Odontogeriatria

Teoria e Prática sob uma Visão Multidisciplinar

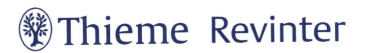

Odontogeriatria

Teoria e Prática sob uma Visão Multidisciplinar

Segunda Edição

Eliana Campostrini

Mestrado em Ciências da Saúde pela Instituto de Previdência dos Servidores do Estado de Minas Gerais (IPSEMG)
Especialista em Periodontia pela FOUI-MG
Especialista em Odontogeriatria pelo Conselho Federal de Odontologia (CFO-CRO-MG)
Especialista em Prótese Dentária pelo IES – BH-MG
Gerontóloga pela Sociedade Brasileira de Geriatria e Gerontologia (SBGG)
Membro Colaborador do Hospital Mater Dei, MG
Professora Convidada do Curso em Odontologia e Gerontologia do Hospital Sírio-Libanês de São Paulo
Diploma Reconhecido pela Faculdade de Medicina Dentária da Universidade de Lisboa, Portugal

Monira Samaan Kallás

Doutorado em Ciências da Saúde pelo Instituto de Ensino e Pesquisa do Hospital Sírio-Libanês
Especialista em Saúde Coletiva pela Faculdade de Odontologia da Universidade de São Paulo (USP)
Especialista em Gerontologia pela Sociedade Brasileira de Geriatria e Gerontologia (SBGG)
Coordenadora de Cursos em Odontologia e Gerontologia do Hospital Sírio-Libanês
Docente nos Cursos de Especialização em Geriatria e no Curso de Empreendedorismo e Gerontologia do Hospital Sírio-Libanês

Thieme
Rio de Janeiro • Stuttgart • New York • Delhi

Dados Internacionais de Catalogação na Publicação (CIP) (eDOC BRASIL, Belo Horizonte/MG)

C198o

Campostrini, Eliana.
Odontogeriatria: teoria e prática sob uma visão multidisciplinar/ Eliana Campostrini, Monira Samaan Kallás. – 2.ed. – Rio de Janeiro, RJ: Thieme Revinter, 2024.

21 x 28 cm
Inclui bibliografia.
ISBN 978-65-5572-271-0
eISBN 978-65-5572-272-7

1. Odontologia. 2. Gerontologia. 3. Geriatria I. Kallás, Monira Samaan. II. Título.

CDD 618.977

Elaborado por Maurício Amormino Júnior – CRB6/2422

Nota: O conhecimento médico está em constante evolução. À medida que a pesquisa e a experiência clínica ampliam o nosso saber, pode ser necessário alterar os métodos de tratamento e medicação. Os autores e editores deste material consultaram fontes tidas como confiáveis, a fim de fornecer informações completas e de acordo com os padrões aceitos no momento da publicação. No entanto, em vista da possibilidade de erro humano por parte dos autores, dos editores ou da casa editorial que traz à luz este trabalho, ou ainda de alterações no conhecimento médico, nem os autores, nem os editores, nem a casa editorial, nem qualquer outra parte que se tenha envolvido na elaboração deste material garantem que as informações aqui contidas sejam totalmente precisas ou completas; tampouco se responsabilizam por quaisquer erros ou omissões ou pelos resultados obtidos em consequência do uso de tais informações. É aconselhável que os leitores confirmem em outras fontes as informações aqui contidas. Sugere-se, por exemplo, que verifiquem a bula de cada medicamento que pretendam administrar, a fim de certificar-se de que as informações contidas nesta publicação são precisas e de que não houve mudanças na dose recomendada ou nas contraindicações. Esta recomendação é especialmente importante no caso de medicamentos novos ou pouco utilizados. Alguns dos nomes de produtos, patentes e design a que nos referimos neste livro são, na verdade, marcas registradas ou nomes protegidos pela legislação referente à propriedade intelectual, ainda que nem sempre o texto faça menção específica a esse fato. Portanto, a ocorrência de um nome sem a designação de sua propriedade não deve ser interpretada como uma indicação, por parte da editora, de que ele se encontra em domínio público.

Contato com as autoras:
Eliana Campostrini
elianacampostrini@gmail.com

Monira Samaan Kallás
monirask@gmail.com

© 2024 Thieme. All rights reserved.

Thieme Revinter Publicações Ltda.
Rua do Matoso, 170
Rio de Janeiro, RJ
CEP 20270-135, Brasil
http://www.ThiemeRevinter.com.br

Thieme USA
http://www.thieme.com

Design de Capa: © Thieme

Impresso no Brasil por Forma Certa Gráfica Digital Ltda.
5 4 3 2 1
ISBN 978-65-5572-271-0

Também disponível como eBook:
eISBN 978-65-5572-272-7

Todos os direitos reservados. Nenhuma parte desta publicação poderá ser reproduzida ou transmitida por nenhum meio, impresso, eletrônico ou mecânico, incluindo fotocópia, gravação ou qualquer outro tipo de sistema de armazenamento e transmissão de informação, sem prévia autorização por escrito.

DEDICATÓRIA

Aquilo que a memória ama, fica eterno....

Adélia Prado

Aos meus pais, Dona Azilmar Juliati e Sr. Campostrini. Aos meus nonos e nonas (*in memoriam*), famílias de imigrantes, pela coragem e fé. Um carinho especial a avó adotiva, Maria.

Eliana Campostrini

Aos meus queridos Kallás: Georges Mikhael (*in memoriam*) e Meire Ésper.
Aos meus queridos Samaan: Samaan (*in memoriam*), Linda, Nassim e Alessandra, Diba e Jefferson, Farid e Adriane. E para os nossos frutos: Linda, Miguel, Caio, Helena, Maria, Alice e José.
E, ao meu eterno amado e estimado David Kallás.
Obrigada a todos vocês, por serem o ar que eu respiro.

Monira Samaan Kallás

AGRADECIMENTOS

Ao Carlos, meu marido.
Aos amigos colaboradores, pelo carinho e dedicação.
Aos meus pacientes idosos.
Um obrigada especial à "Bella", minha dedicada assistente.

Eliana Campostrini

A todos os meus queridos pacientes destes 26 anos de caminhada.
À estimada Professora Doutora Maria Luiza Moreira Arantes Frigerio e ao estimado Professor Doutor Leonardo Marchini, grandes orientadores, mentores e maiores exemplos em Odontogeriatria no Brasil e no mundo.
Obrigada por trazerem significado e propósito para minha vida.

Monira Samaan Kallás

PREFÁCIO

Os idosos octogenários são o grupo populacional que cresce mais rapidamente em todo o mundo. É gratificante ver um paciente muito idoso que preserva a independência para todas as suas atividades e mantêm um bom nível de socialização, inclusive comendo com prazer nos almoços de domingo com a família. Mas no Brasil é significativa a prevalência de edentulismo e doença periodontal dentre os idosos, especialmente os de baixa renda. As más condições de saúde bucal comprometem a nutrição: se por um lado as mudanças do paladar levam à preferência por doces, por outro as dificuldades para mastigar limitam a ingestão de proteínas, resultando em sarcopenia, osteoporose e problemas metabólicos. É um privilégio ter acesso ao livro *Odontogeriatria – Teoria e Prática sob uma Visão Multidisciplinar* que aborda de maneira ampla as questões de saúde bucal dos idosos. Estudar os capítulos escritos pelos melhores especialistas do Brasil é essencial para os dentistas que precisam aperfeiçoar a abordagem dos pacientes idosos, e para os geriatras e gerontólogos que precisam aperfeiçoar sua abordagem de saúde bucal.

Flávio Chaimowicz
Mestrado em Epidemiologia Clínica pelo Netherlands Institute for Health Sciences (NIHES)
Doutorado em Medicina pela Faculdade de Medicina da Universidade Federal de Minas Gerais (UFMG)
Pós-Doutorado em Educação Médica pelo Institute of Medical Education Research da
Erasmus University de Rotterdam-Holanda

PREFÁCIO

Há 21 anos, um grupo de profissionais de diferentes áreas que compartilhavam uma visão multidisciplinar sobre a saúde do idoso se organizaram como equipe. O objetivo era desenvolver ações de promoção, prevenção e reabilitação que trouxessem benefícios aos idosos assistidos, garantindo um processo de envelhecimento com qualidade.

Nesse contexto, muitos profissionais forjaram sua formação em Geriatria e Gerontologia, resultando em iniciativas como a publicação de textos científicos de alta qualidade como *Odontogeriatria, 2004. Revinter,* idealizado e organizado pela Odontogeriatra, Dra. Eliana Campostrini. O livro abordava temas específicos relacionados à saúde bucal do idoso e os princípios básicos da Geriatria e da Gerontologia, oferecendo ao profissional de odontologia capacitação para trabalhar as necessidades específicas do idoso.

Passam-se os anos, a primeira edição mostrou ser uma leitura produtiva e essencial na Gerontologia. Porém, novos saberes e práticas no campo da saúde bucal levaram mais uma vez, a Dra. Eliana Campostrini, com a colaboração da Dra. Monira Samaan Kallás, a reunir especialistas de primeira linha para atualização da obra de 2004.

É com muita honra e satisfação que apresento a nova edição de *Odontogeriatria – Teoria e Prática sob uma Visão Multidisciplinar.* Uma proposta abrangente, corajosa e atual. Uma combinação equilibrada de teoria e prática, onde, na primeira parte, são apresentadas e discutidas noções básicas de geriatria e gerontologia, mesclando temas variados que envolvem o envelhecimento fisiológico, psíquico e social. A segunda parte associa temas específicos de odontologia e envelhecimento. Nota-se a preocupação em abordar todas os saberes e atuações possíveis, desde a epidemiologia aos cuidados paliativos, passando pela teleodontologia.

Com certeza o livro é leitura obrigatória e imprescindível para a formação do Odontogeriatra e de profissionais de áreas afins. Todos serão beneficiados com o conteúdo, adquirindo conhecimentos sobre a saúde física e mental da população idosa no contexto multidisciplinar: ***geronto-geriátrica***.

Erica de Araujo Brandão Couto
Fonoaudióloga
Gerontóloga Titulada pela Sociedade Brasileira de Geriatria e Gerontologia (SBGG)
Professora Associada do Departamento de Fonoaudiologia da Faculdade de Medicina da
Universidade Federal de Minas Gerais (FMUFMG)
Mestrado em Educação Especial pela Universidade de Purdue – Indiana, USA
Doutora em Linguística Aplicada pela Faculdade de Letras da UFMG

PREFÁCIO

Vivemos um momento que será lembrado como a maior transição epidemiológica de todos os tempos. O envelhecimento populacional que estamos vivendo tem grande influência nos sistemas sociais, econômicos e de saúde. Em 2050, teremos mais idosos do que crianças no mundo e esta tendência continua até o final deste século.

Nos últimos anos, houve um avanço das publicações na área de Gerontologia e esta obra inspiradora, que tenho a honra de prefaciar, constitui um marco inovador de intersecção entre Gerontologia e Odontologia em nosso meio.

O conhecimento acerca do Envelhecimento passou a ser muito importante para praticamente todos os profissionais de saúde, generalistas ou especialistas, que necessitarão de um aprimoramento para executar melhor o atendimento, mas é fundamental que os profissionais saibam trabalhar na interdisciplinaridade, alcançando uma coesão e sinergia, bem como um melhor entendimento sobre a importância das ações de cada membro da equipe.

Sabemos que o processo de envelhecimento pode levar à maior suscetibilidade de manifestações clínicas, mas existe uma heterogeneidade muito significativa nessa população. Assim, quem se propõe a atender a pessoa idosa precisa conhecer, além da senescência e senilidade, princípios de funcionalidade, comunicação adequada, multimorbidades, polifarmácia, comprometimentos cognitivos, fragilidade, entre as muitas particularidades que envolvem o atendimento multidimensional da pessoa idosa.

Cada capítulo deste livro nos brinda com a demonstração clara da necessidade de domínio de conhecimentos das particularidades das doenças odontológicas que acometem a pessoa idosa, mas principalmente esclarece, de forma prática, como fazer a melhor abordagem de excelência.

Alexandre Leopold Busse
Professor Livre-Docente de Geriatria da Faculdade de Medicina da Universidade de São Paulo (USP)

APRESENTAÇÃO

A passagem do tempo – o envelhecimento – traz uma gama de experiências que, se somadas à variabilidade genética, resultam na singularidade do indivíduo idoso. Estas experiências advêm dos hábitos durante a vida, dos problemas médicos, do meio psicossocial e econômico.

O envelhecimento constitui um processo biológico em que ocorre o declínio das capacidades físicas, psicológicas e comportamentais. Esta fase da vida determina uma atenção à saúde diferenciada, geralmente dispensada por uma equipe multiprofissional.

O objetivo deste livro é validar o papel do cirurgião-dentista na equipe de assistência à saúde do idoso, propondo uma nova postura e uma adequada atuação do profissional da Odontologia. Para tanto, torna-se necessária uma reflexão deste processo multifacetado e com diversas dimensões: cronológica, biológica, social, econômica e cultural.

Ao planejar sobre os capítulos do *Odontogeriatria,* lembrei de Rubem Alves – "A primeira lição da velhice é filosófica", e gostaria de sensibilizar o leitor com o primeiro capítulo, sabiamente escrito pelo Professor Amauri. Ele faz um convite à reflexão sobre o existir efêmero do corpo, o limite e a atitude de cuidado – que nos leva a refletir sobre a cura. Cura, em latim, em sua forma mais antiga, se escrevia *coera,* uma palavra usada no contexto da relação de amor e amizade. Ou *cogitare – cogitatus,* com o mesmo sentido de cura – *coyedar, coidar,* cuidar.

A atitude de cuidar pode vir de uma escolha profissional, envolvendo uma relação essencial e digna entre os seres humanos. Outro capítulo presenteado é do tema **Empatia**, valioso na relação paciente-profissional.

Este livro aborda, na primeira parte, noções básicas de geriatria e gerontologia alicerçadas em uma rica bibliografia. Na segunda parte, discute-se a assistência odontológica nas diferentes especialidades. Foram convidados renomados profissionais para a exposição dos temas selecionados.

A quem o livro é dirigido? Espero que ele se mostre valioso não só para estudantes, mas para todos aqueles que desejem aumentar seus conhecimentos no campo da odontogeriatria e áreas afins.

Acredito que este trabalho possa contribuir para discutir técnicas e conceitos com o intuito de melhorar a saúde e a qualidade de vida do paciente geriátrico dentro de um contexto gerontológico e humano.

Para encerrar este prefácio, proponho uma reflexão sobre uma fala de Roland Barthes ao fazer um pronunciamento em uma conferência inaugural como professor do *College de France*. "Sabia que estava ficando velho, mas saudava a velhice como tempo de recomeço, o início de uma *vita nuova*". E, ao terminar sua fala, fez uma confissão pessoal espantosa. Disse que havia chegado o momento de entregar-se ao esquecimento de tudo o que aprendera. Tempo de desaprender... Ele tinha que abandonar os saberes com que a tradição o envolvera. Somente assim a vida poderia brotar de novo, fresca, do seu corpo, como a água que brota. E disse, então, que este era o sentido de ficar sábio:

Nada de poder;
Um pouquinho de saber;
E o máximo possível de sabor…

As Autoras

COLABORADORES

ADRIANO ROBERTO TARIFA VICENTE
Médico Especialista em Geriatria pela Sociedade Brasileira de Geriatria e Gerontologia (SBGG)
Médico Especialista em Clínica Médica pelo Conselho Federal de Medicina (CFM)
Mestrado em Terapia Intensiva pela Instituto Brasileiro de Terapia Intensiva (IBRATI-SP)
Doutorado em Ciências da Saúde pela Fundação Oswaldo Cruz (FIOCRUZ-CPQRR-MG)

ALFREDO CARLOS RODRIGUES FEITOSA
Doutorado em Ciências pela Universidade de São Paulo (USP)
Pós-Doutorado na University of Florida Center for Molecular Microbiology
Professor Titular de Periodontia na Universidade Federal do Espírito Santo (UFES)

ALEXANDRE LEOPOLD BUSSE
Professor Livre-Docente de Geriatria da Faculdade de Medicina da Universidade de São Paulo (FMUSP)

AMAURI CARLOS FERREIRA
Professor de Filosofia na Pontifícia Universidade Católica de Minas Gerais (PUC Minas) e no Ista
Pós-Doutorado em Educação pela Universidade Federal de Minas Gerais (UFMG)
Doutorado em Ciências da Religião pela Universidade Metodista de São Paulo (UMESP)
Mestrado em Ciências da Religião pela Pontifícia Universidade Católica de São Paulo (PUC-SP)

BRUNO GUARDIEIRO
Graduado em Odontologia pela Universidade de Uberlândia (UFU)
Especialista em Pacientes Portadores de Necessidades Especiais e Habilitação em Odontologia Hospitalar pelo Hospital de Clínicas da Faculdade de Medicina da Universidade de São Paulo (FMUSP)
Especialista em Implantodontia pela Universidade Cruzeiro do Sul (UNICSUL)
Doutorado em Ciências da Saúde pela FMUSP

BRUNO VASCONCELOS DE ALMEIDA
Professor de Psicologia da Pontifícia Universidade Católica de Minas Gerais (PUC Minas)
Pós-Doutorado em Filosofia pela Universidade Federal de Minas Gerais (UFMG)
Doutorado e Mestrado em Psicologia Clínica pela Pontifícia Universidade Católica de São Paulo (PUC-SP)

CARLA CRISTINA NUNES DE ARAUJO
Especialista em Odontologia para Pacientes com Necessidades Especiais pela Faculdade de Odontologia da Universidade de Pernambuco (FOP/UPE)
Especialista em Prótese Dentária pelas Faculdades Unidas do Norte de Minas (FUNORTE)
Habilitação em Odontologia Hospitalar pelo Conselho Federal de Odontologia (CFO)
Mestrado em Odontologia pelo Instituto de Saúde de Nova Friburgo da Universidade Federal Fluminense (ISNF-UFF)

CAROLINE CARVALHO DOS SANTOS
Mestrado em Endodontia pela Faculdade de Odontologia da Universidade de São Paulo (FOUSP)

CAROLINE GABRELIAN FRANCO DA SILVA
Fisioterapeuta das Equipes do Corpo Clínico do Hospital Sírio-Libanês
Diretora da ONI Fisioterapia Integral
Aprimoramento em Gerontologia e Empreendedorismo pelo Instituto de Ensino e Pesquisa do Hospital Sírio-Libanês

CELSO LUIZ CALDEIRA
Professor Titular da Disciplina de Endodontia da Faculdade de Odontologia da Universidade de São Paulo (FOUSP)
Mestrado e Doutorado em Endodontia pela FOUSP

CHRISTIAN WEHBA
Professor Coordenador do Curso de Especialização em Implantodontia da FUNORTE-SP
Professor Assistente do Curso de Especialização em Implantodontia da Associação Brasileira de Cirurgiões-Dentistas (APCD)
Professor do Curso de Especialização em Implantodontia da NAP Instituto
Mestrado em Odontologia pela Universidade Paulista (UNIP)

CLAUDIA PACHECO CACIQUINHO VIEIRA
Mestrado em Saúde do Adulto pela Universidade Federal de Minas Gerais (UFMG)
Professora do Curso de Medicina da Faculdade de Ciências Médicas de Minas Gerais (FCMMG)
Membro da Equipe de Geriatria do Hospital Mater Dei, MG

CLÁUDIA STORTI
Mestrado em Odontologia na Área de Bio-Odontologia e Biomateriais pela Universidade Ibirapuera (UNIB)
Especialista em Ortodontia e Ortopedia Funcional dos Maxilares pela Sociedade Brasileira de Ortodontia e Ortopedia Funcional dos Maxilares (SBOOM)

CLAUDIA WILLIAN RACHED
Graduação em Odontologia e Habilitação em Laserterapia pela
Universidade de São Paulo (USP)
Estomatologista pela Associação Brasileira de Odontologia (ABO-SP)
Convidada do Curso de Gerontologia e Odontologia do Hospital
Sírio-Libanês

DANIEL GONÇALVES RÊGO
Médico Especialista em Clínica Médica pela Santa Casa de BH
Especialista em Geriatria e Gerontologia pela Sociedade
Brasileira de Geriatria e Gerontologia (SBGG-AMB)
Mestrado em Neurociências pela Universidade Federal de
Minas Gerais (UFMG)
Professor do Curso de Medicina do Centro Universitário de
Belo Horizonte (Uni-BH)

DANILO ROCHA DIAS
Professor Adjunto na Faculdade de Odontologia da Universidade
Federal de Minas Gerais (UFMG)
Mestrado em Odontologia – Área de Reabilitação Oral pela
Universidade Federal de Uberlândia (UFU)
Doutorado em Ciências da Saúde pela Universidade Federal de
Goiás (UFG)
Doutorado Sanduíche pela Universidade de Malmö, Suécia
Pós-Doutorado pela UFG

DENISE TIBERIO
Especialista em Periodontia, Gerontologia e Odontogeriatria
Mestrado em Ciências da Saúde pela Universidade Federal de
São Paulo (Unifesp)
Doutorado em Ciências da Saúde pela Unifesp
Habilitação em Odontologia Hospitalar pelo Conselho
Federal de Odontologia (CFO)
Presidente da Câmara Técnica de Odontogeriatria CRO-SP
Coordenadora da Especialização em Odontogeriatria – Núcleo de
Ensino e Pesquisa do Hospital Israelita Albert Einstein

DIANA ROSADO LOPES FERNANDES
Especialista em Periodontia pela Associação Brasileira de
Odontologia (ABO-RN)
Mestrado em Ciências da Saúde pela Universidade de
São Paulo (USP)
Docente de Curso de Graduação em Odontologia (UnP) e de
Atendimento Odontológico Domiciliar – H3 Odonto
Doutorado em Saúde Pública pela Escola Nacional de Saúde Pública
Consultora do Programa Telessaúde Brasil-MS, Núcleo UERJ
Coordenadora Adjunta do Mestrado Profissional em Telemedicina e
Telessaúde pela Universidade do Estado do Rio de Janeiro (UERJ)

ELEN CRISTINA DA MATA
Médica
Residência em Geriatria pelo Hospital das Clínicas da Universidade
Federal de Minas Gerais (UFMG)
Especialista em Geriatria e Gerontologia pela Sociedade
Brasileira de Geriatria e Gerontologia (SBGG-AMB)
Professora do Curso de Medicina da FCM – Minas Gerais

ELIANE PERLATTO MOURA
Farmacêutica
Mestrado em Ciências Farmacêuticas pela Universidadde
Federal de Minas Gerais (UFMG)
Doutorado em Ciências: Parasitologia pela UFMG
Professora do Curso de Medicina e do Mestrado em Ensino em
Saúde da UNIFENAS, MG

ELSON FONTES CORMACK
Professor Titular da Faculdade de Odontologia da Universidade
Federal do Rio de Janeiro (UFRJ)
Chefe do Departamento de Odontologia Legal e Saúde Coletiva
Doutorado e Mestrado em Odontologia Social pela Universidade
Federal Fluminense (UFF)
Especialista em Geriatria e Gerontologia pela FM-UFF
Avaliador Institucional e de Cursos de Odontologia do
INEP-MEC e do Sistema ARCU-SUR-MERCOSUL

ÊNIO LACERDA VILAÇA
Professor Associado da Faculdade de Odontologia da Universidade
Federal de Minas Gerais (UFMG)
Mestrado em Odontologia pela UFMG
Doutorado em Odontologia – Área Clínica Integrada pela
Universidade de São Paulo (USP)
Especialista em Odontopediatria pela Pontifícia Universidade
Católica de Minas Gerais (PUC Minas)

ERICA DE ARAUJO BRANDÃO COUTO
Fonoaudióloga
Gerontóloga Titulada pela Sociedade Brasileira de Geriatria e
Gerontologia (SBGG)
Professora Associada do Departamento de
Fonoaudiologia da Faculdade de Medicina da Universidade
Federal de Minas Gerais (FMUFMG)
Mestrado em Educação Especial pela Universidade de
Purdue – Indiana, USA
Doutorado em Linguística Aplicada pela Faculdade de Letras da
Universidade Federal de Minas Gerais (UFMG)

FERNANDA FAOT
Graduada em Odontologia pela Pontifícia Universidade
Católica do Paraná (PUCPR)
Mestrado e Doutora em Clínica Odontológica – Área de Prótese
Dentária pela Universidade Estadual de Campinas (Unicamp)
Professora Associada Nível IV da Universidade Federal de
Pelotas (UFPel)

FLÁVIO CHAIMOWICZ
Mestrado em Epidemiologia Clínica pela Netherlands Institute for
Health Sciences (NIHES)
Doutorado em Medicina pela Faculdade de Medicina da
Universidade Federal de Minas Gerais (UFMG)
Pós-Doutorado em Educação Médica pelo Institute of Medical
Education Research da Erasmus University de Rotterdam-Holanda

FREDERICO SANTOS LAGES
Professor Adjunto na Faculdade de Odontologia pela Universidade
Federal de Minas Gerais (UFMG)
Mestrado em Implantodontia pela Universidade de
Araraquara (Uniara)
Doutorado em Odontologia pela UFMG
Especialista em Implantodontia pela Uniara

GABRIEL DE FARIA CHAIMOWICZ
Acadêmico do Curso de Medicina da FMUFMG

COLABORADORES

GISLAINE GIL
Doutorado em Ciências Médicas pela Faculdade de Medicina da
Universidade de São Paulo (USP)
Mestrado em Gerontologia Social pela Pontifícia Universidade
Católica de São Paulo (PUC-SP)
Pós-Graduada (Aperfeiçoamento e Especialização) em Avaliação
Psicológica e Neuropsicológica pelo IPq do Hospital das Clínicas da
Faculdade de Medicina da USP
Coordenadora da Pós-Graduação em Gerontologia e
Empreendedorismo do IEP do Hospital Sírio-Libanês

GUSTAVO DE ALMEIDA LOGAR
Especialista em Prótese Dentária
Pós-Graduado em Odontologia Hospitalar pelo Hospital das
Clínicas da Faculdade de Medicina da Universidade de
São Paulo (HCFMUSP)
Mestrado em Fisiopatologia Animal pela Universidade do
Oeste Paulista (UNOESTE)
Docente das Disciplinas de Odontogeriatria e Pacientes com
Necessidades Especiais da UNOESTE

GUSTAVO VAZ DE OLIVEIRA MORAES
Médico
Especialista em Geriatria e Gerontologia pela Sociedade
Brasileira de Geriatria e Gerontologia (SBGG)
Mestrado em Ciências da Saúde pela Fiocruz
Professor do Curso de Medicina da Faculdade de Ciências
Médicas de Minas Gerais (FCMG)

IVANA MÁRCIA ALVES DINIZ
Professora Adjunta na Faculdade de Odontologia da Universidade
Federal de Minas Gerais (UFMG)
Mestrado em Dentística pela UFMG
Doutorado em Dentística pela Universidade de São Paulo (USP)
Doutorado Sanduíche na Universidade do Sul da Califórnia, EUA

JOSÉ BENEDITO DIAS LEMOS
Professor Doutor da Disciplina de Traumatologia Maxilofacial,
Departamento de Cirurgia, Prótese e Traumatologia
Maxilofaciais da Faculdade de Odontologia pela Universidade de
São Paulo (USP)
Coordenador do Curso de Especialização em Cirurgia e
Traumatologia Bucomaxilofacial e dos Cursos de
Atualização I e II em Cirurgia Oral da Fundação Faculdade de
Odontologia –Conveniada à FOUSP
Cirurgião Bucomaxilofacial do Hospital das Clínicas Luzia de Pinho
Melo SUS/SPDM e do Hospital Ipiranga – Mogi das Cruzes – SP

JOSÉ MARIA PEIXOTO
Doutorado em Patologia pela Universidade Federal de
Minas Gerais (UFMG)
Professor de Cardiologia na UNIFENAS – BH
Associado do Departamento de Cardiogeriatria da Sociedade
Brasileira de Cardiologia (SBC)

JUAN RAMON SALAZAR SILVA
Professor Titular da Disciplina de Endodontia da Universidade
Federal da Paraíba (UFPB)
Mestrado e Doutorado em Endodontia pela Faculdade de
Odontologia da Universidade de São Paulo (FOUSP)

JUÇARA GUIÇARDI VERCELINO
Especialista em Farmácia Clínica e Atenção Farmacêutica pela
Universidade de São Paulo (USP)
Especialista em Gestão em Saúde pela USP
Especialista em Gerontologia pela Faculdade Israelita
Albert Einstein

JULIANA MONTIJO VASQUES
Médica Geriatra
Mestrado em Educação e Saúde pela UNIFENAS
Docente no Centro Universitário de Belo Horizonte – UniBH e FCMMG

JULLIANA SOUSA LAGE
Especialista em Periodontia pela Universidade Gama Filho, RJ
Especialista em Implantodontia pela Universidade Estácio de Sá, RJ
Habilitação em Odontologia Hospitalar – CEMOI-RJ
Habilitação em Laserterapia – IBOM

KAIO HEIDE SAMPAIO NÓBREGA
Bacharelado em Odontologia pela UF de Pelotas
Residência em Estomatologia pelo AC Camargo Câncer Center
Especialização em Saúde da Família pelo Centro
Universitário Estácio
Habilitado em Laserterapia pelo Instituto Albert Einstein

KARINA SANTOS CLETO
Médica Especialista em Psiquiatria pela Associação
Brasileira de Psiquiatria e em Geriatria pela Sociedade Brasileira de
Geriatria e Gerontologia (SBGG)
Especialista em Clínica Médica pelo CFM – MG
Especialista em Neurociências e Comportamento pela Universidade
Federal de Minas Gerais (UFMG)

KÁTIA REGINA DE CAMPOS
Especialista em Odontologia para Pacientes com Necessidades
Especiais pelo Hospital das Clínicas da Faculdade de Medicina da
Universidade de São Paulo (HCFMUSP)
Habilitação em Odontologia Hospitalar pela HCFMUSP
Cirurgiã-Dentista no Ambulatório Médico de Especialidades – AME
IDOSO OESTE
Mestranda em Gerontologia – EACH – USP

LIA SILVA DE CASTILHO
Professora Associada na Faculdade de Odontologia da Universidade
Federal de Minas Gerais (UFMG)
Mestrado em Odontologia pela UFMG
Doutorado em Ciências Farmacêuticas pela UFMG

LILIAN CITTY SARMENTO
Doutorado em Odontopediatria pela Universidade
Cruzeiro do Sul (UNICSUL)
Residência em Odontologia Hospitalar pelo Hospital das Clínicas da
Faculdade de Medicina da Universidade de São Paulo (HCFMUSP)
Professora do Departamento de Clínica Odontológica da UFES nas
Disciplinas de Odontopediatria, Biossegurança em Odontologia e
Introdução à Educação Interprofissional
Professora da Residência Multiprofissional em Saúde da
Criança e do Adolescente do Hospital das Clínicas Antônio de
Moraes (HUCAM-UFES)

LUCIANA DE REZENDE PINTO
Cirurgiã-Dentista pela Universidade Estadual Paulista Júlio de
Mesquita (Unesp)
Especialista em Prótese Dentária pelo Hospital de Reabilitação de
Anomalias Craniofaciais (HRAC-USP)
Mestrado e Doutora em Clínica Odontológica – Área de
Reabilitação Oral pela Universidade de São Paulo (USP)
Professora Associada Nível III da UFPEL

LUIS CLAUDIO SUZUKI
Tecnologia Nuclear pela Universidade de São Paulo (USP)
Doutorado em Tecnologia Nuclear pelo Instituto de Pesquisas
Energéticas Nucleares (IPEN)
Especialista em Implantodontia pela Universidade Cruzeiro do Sul

MAGÁLI BECK GUIMARÃES
Especialista em Prótese Dentária pela Associação Brasileira de
Odontologia (ABORS)
Mestrado em Prótese Dentária pela Pontifícia Universidade
Católica do Rio Grande do Sul (PUCRS)
Doutorado em Odontologia pela PUCRS
Mestrado em Gerontologia pela Universidade Federal de
Santa Maria (UFSM-RS)
Professora do Departamento de Odontologia
Restauradora da UFSM-RS

MÁRCIA MARIA RENDEIRO
Doutorado em Saúde Pública pela Escola Nacional de Saúde Pública
Gestão em Saúde Pública e Gestão de Projetos
Consultora do Programa Telessaúde Brasil-MS, Núcleo da
Universidade do Estado do Rio de Janeiro (UERJ)
Coordenadora Adjunta do Mestrado Profissional em Telemedicina e
Telessaúde da UERJ
ISFTeH WG *Teledentistry Coordinator*

MARCOS CABRERA
Médico Geriatra
Professor Titular da Disciplina de Geriatria da Universidade
Estadual de Londrina (UEL)
Mestrado em Medicina Interna pela UEL-PR
Doutorado em Ciências Médicas pela Faculdade de Medicina da
Universidade de São Paulo (FMUSP)

MARIA CECÍLIA AZEVEDO DE AGUIAR
Especialização em Odontogeriatria pelo Associação Brasileira de
Ensino Odontológico (ABENO-SP)
Doutorado em Saúde Coletiva pela Universidade Federal do Rio
Grande do Norte (UFRN)
Docente de Curso de Atendimento Odontológico
Domiciliar – H3 Odonto

MARIANA SARMET SMIDERLE MENDES
Doutoranda na área de Periodontia do Instituto de Ciências e
Tecnologia da Universidade Estadual Paulista (Unesp)
Membro da Diretoria do Comitê de Atenção Primária em Saúde e
Atenção Domiciliar da Academia Nacional de Cuidados
Paliativos (ANCP)
Residência Multiprofissional de Saúde do Idoso com Ênfase em
Cuidados Paliativos do Hospital das Clínicas da Faculdade de
Medicina da Universidade de São Paulo (HCFMUSP)

MARIO CHUEIRE DE ANDRADE JUNIOR
Fisioterapeuta Especialista em Gerontologia e Sarcopenia do
Serviço de Reabilitação do Hospital Sírio-Libanês
Diretor da ONI Fisioterapia Integral
Especialista em Gerontologia Clínica e Social e Mestrado em
Ciências da Saúde da Universidade Federal de São Paulo (Unifesp)
Mestrado em Ciência da Saúde – Otorrinolaringologia pela Unifesp

MILENA FAZOLIN
Graduação pela Uninove
Especialização Odontologia do Sono Clínica e Laboratório Pró-Sono

RENATA MATALON NEGREIROS
Especialista em CTBMF e Professora Assistente do Curso de
Especialização FFO-USP
Habilitada em OH e Laserterapia pelo Hospital das Clínicas da
Faculdade de Medicina da Universidade de São Paulo (HCFMUSP)
Doutorado em Ciências Odontológicas pela Faculdade de
Odontologia da Universidade de São Paulo (FOUSP)
Pós-Doutorado em Biofotônica pela UNINOVE
Professora do Curso de Gerontologia e Odontologia do Hospital
Sírio-Libanês

RICARDO CASTRO BARBOSA
Cirurgião Dentista
Especialista, Mestrado e Doutorado pela Faculdade de Odontologia
da Universidade de São Paulo (FOUSP)
Especialista – APCD. Odontologia do sono
Docente de Graduação e Pós-Graduação da UNINOVE

RODRIGO FORONDA
Cirurgião Bucomaxilofacial
Especialista e Mestrado pela Faculdade de Odontologia da
Universidade de São Paulo (FOUSP)

RUTH NE CHA MYSSIOR
Assistente Social
Especialista em Gerontologia Social pela Pontifícia Universidade
Católica de Minas Gerais (PUC Minas)
Terapia Familiar pela Universidade Federal do Rio de Janeiro (UFRJ)

STEFANIA CARVALHO KANO
Mestrado e Doutorado em Reabilitação Oral pela Faculdade de
Odontologia de Bauru (FOB-USP)
Professora Associada III, Departamento de Prótese Dentária,
Faculdade de Odontologia, Centro de Ciências da Saúde da
Universidade Federal do Espírito Santo (UFES)

STEPHANIE ISABEL DIAZ ZAMALLOA
Mestrado em Endodontia pela Faculdade de Odontologia da
Universidade de São Paulo (FOUSP)

THAÍS DE SOUZA ROLIM
Mestrado em Ciências e Saúde pelo Hospital das Clínicas da
Faculdade de Medicina da Universidade de São Paulo (HCFMUSP)
Especialista em Odontologia para Pacientes com Necessidades
Especiais pelo HCFMUSP
Cirurgiã-Dentista do Ambulatório Médico de Especialidades –
AME BARRADAS

TULIO EDUARDO NOGUEIRA
Professor Adjunto da Universidade Federal de Goiás (UFG)
Mestrado e Doutorado em Odontologia pela UFG
Doutorado Sanduíche na McGill University, Canadá
Pós-Doutorado pela UFG
Especialista em Implantodontia pela Universidade Paulista (UNIP)
Economia e Gestão em Saúde pela Universidade Estadual de
Campinas (Unicamp)

VALÉRIA DA PENHA FREITAS
Doutorado em Clínica Odontológica pela Faculdade São
Leopoldo Mandic
Mestrado em Clínica Odontológica pela Universidade Federal do
Espírito Santo (UFES)
Especialização em Prótese Dentária pela Associação Brasileira de
Odontologia (ABO-ES)

VITOR HENRIQUE DIGMAYER ROMERO
Cirurgião-Dentista pela UF de Pelotas
Doutorando em Clínica Odontológica com Ênfase em
Dentística e Cariologia na Universidade Federal de Pelotas –
Radboud UMC-Charité Universitätsmedizin – Berlin – Alemanha

SUMÁRIO

PRANCHA EM CORES xxv

PARTE I
NOÇÕES BÁSICAS DE GERIATRIA E GERONTOLOGIA PARA O CIRURGIÃO-DENTISTA

1   A MORADA DA VELHICE: CORPO E CUIDADO 3
Amauri Carlos Ferreira ■ Bruno Vasconcelos de Almeida

2   A TRANSIÇÃO DEMOGRÁFICA E EPIDEMIOLÓGICA NO BRASIL 7
Flávio Chaimowicz ■ Gabriel de Faria Chaimowicz

3   ASPECTOS BIOLÓGICOS DO ENVELHECIMENTO: BASES BIOLÓGICAS, FISIOLÓGICAS E IMUNOLÓGICAS 21
Marcos Cabrera

4   VELHICES E INTERDISCIPLINARIDADE – CONTRIBUIÇÕES DA PSICOLOGIA DO ENVELHECIMENTO AO
ATENDIMENTO ODONTOLÓGICO 27
Gislaine Gil

5   ASPECTOS SOCIAIS E FAMILIARES DO ENVELHECIMENTO 33
Ruth Ne Cha Myssior

6   TÉCNICAS E ESTRATÉGIAS DE COMUNICAÇÃO COM O IDOSO 37
Erica de Araujo Brandão Couto

7   SAÚDE BUCAL E NUTRIÇÃO 41
Eliana da Penha Campostrini

8   FARMACOLOGIA E ENVELHECIMENTO 47
Juçara Guiçardi Vercelino

9   SÍNDROMES GERIÁTRICAS E PRINCIPAIS DOENÇAS CRÔNICO-DEGENERATIVAS DO PACIENTE IDOSO 53
Daniel Gonçalves Rêgo ■ Elen Cristina da Mata ■ Gustavo Vaz de Oliveira Moraes

10 PRINCIPAIS DESORDENS NEUROPSIQUIÁTRICAS RELACIONADAS COM O ENVELHECIMENTO 63
Adriano Roberto Tarifa Vicente ■ Karina Santos Cleto

11 ASPECTOS CARDIOLÓGICOS IMPACTANTES NO ATENDIMENTO ODONTOLÓGICO 71
José Maria Peixoto ■ Claudia Pacheco Caciquinho Vieira

12 DESORDENS FUNCIONAIS E POSTURAIS NO IDOSO – PRINCIPAIS IMPLICAÇÕES CLÍNICAS PARA A
ODONTOLOGIA 79
Mario Chueire de Andrade Junior ■ Caroline Gabrelian Franco da Silva

xxi

xxii SUMÁRIO

13 A EQUIPE MULTIPROFISSIONAL NO ATENDIMENTO AO PACIENTE IDOSO 85
Elson Fontes Cormack

14 IMPORTÂNCIA DA EMPATIA NA PRÁTICA DO ODONTOGERIATRA 91
Juliana Montijo Vasques ▪ José Maria Peixoto ▪ Eliane Perlatto Moura

PARTE II
CLÍNICA ODONTOLÓGICA E PACIENTE IDOSO

15 EPIDEMIOLOGIA DAS DOENÇAS BUCAIS EM IDOSOS.. 97
Alfredo Carlos Rodrigues Feitosa ▪ Valéria da Penha Freitas

16 PROMOÇÃO DE SAÚDE BUCAL DO IDOSO.. 103
Monira Samaan Kallás ▪ Kaio Heide Sampaio Nóbrega ▪ Danilo Rocha Dias

17 AVALIAÇÃO GLOBAL DO IDOSO EM ODONTOLOGIA 109
Eliana da Penha Campostrini ▪ Claudia Pacheco Caciquinho Vieira

   Anexo I ▪ Ficha Suplementar ao Prontuário Odontológico Usual – MODELO FS-POU – 122

   Anexo II ▪ Questionário de Atividades Funcionais.. 126

   Anexo III ▪ Inventário Neuropsiquiátrico (Questionário) NPI – Q 127

18 CÁRIE DENTÁRIA: DECISÃO CLÍNICA E MANEJO EM IDOSOS.. 129
Eliana da Penha Campostrini ▪ Thaís de Souza Rolim ▪ Kátia Regina de Campos ▪ Lilian Citty Sarmento ▪ Vitor Henrique Digmayer Romero

19 CONSIDERAÇÕES ENDODÔNTICAS NO PACIENTE IDOSO 135
Celso Luiz Caldeira ▪ Juan Ramon Salazar Silva ▪ Caroline Carvalho dos Santos ▪ Stephanie Isabel Diaz Zamalloa

20 PERIODONTIA E ENVELHECIMENTO HUMANO – DESAFIOS DA SAÚDE BUCAL NA LONGEVIDADE 143
Denise Tiberio ▪ Gustavo de Almeida Logar ▪ Magáli Beck Guimarães

21 PRINCIPAIS MANIFESTAÇÕES E ALTERAÇÕES NA MUCOSA E ESTRUTURAS DA CAVIDADE ORAL E NAS GLÂNDULAS SALIVARES DO PACIENTE GERIÁTRICO 151
Renata Matalon Negreiros ▪ Kaio Heide Sampaio Nóbrega ▪ Monira Samaan Kallás ▪ Claudia Willian Rached

22 CONSIDERAÇÕES SOBRE O TRATAMENTO PROTÉTICO EM PACIENTES IDOSOS 161
Bruno Guardieiro ▪ Fernanda Faot ▪ Luciana de Rezende Pinto

23 CIRURGIA E TRAUMATOLOGIA BUCOMAXILOFACIAL EM ODONTOGERIATRIA 165
José Benedito Dias Lemos ▪ Rodrigo Foronda

24 IMPLANTODONTIA NA ODONTOGERIATRIA 175
Túlio Eduardo Nogueira ▪ Danilo Rocha Dias ▪ Luis Claudio Suzuki ▪ Christian Wehba ▪ Cláudia Storti

25 ODONTOGERIATRIA COM ÊNFASE EM CUIDADOS PALIATIVOS... 183
Mariana Sarmet Smiderle Mendes

26 ODONTOLOGIA DOMICILIAR... 189
Diana Rosado Lopes Fernandes ▪ Maria Cecilia Azevedo de Aguiar

27 TELEODONTOLOGIA E INTERFACE COM ODONTOGERIATRIA 195
Lilian Citty Sarmento ▪ Monira Samaan Kallás ▪ Márcia Maria Rendeiro ▪ Stefania Carvalho Kano

28 ODONTOGERIATRIA NO AMBIENTE HOSPITALAR.. 201
Eliana da Penha Campostrini ▪ Carla Cristina Nunes de Araujo ▪ Julliana Sousa Lage

29 ODONTOLOGIA DO SONO APLICADA À ODONTOGERIATRIA 205
Ricardo Castro Barbosa ▪ Milena Fazolin

30 DOR OROFACIAL EM ODONTOGERIATRIA 213

Danilo Rocha Dias ▪ Ênio Lacerda Vilaça ▪ Frederico Santos Lages ▪ Ivana Márcia Alves Diniz ▪ Lia Silva de Castilho ▪ Tulio Eduardo Nogueira

ÍNDICE REMISSIVO 219

PRANCHA EM CORES

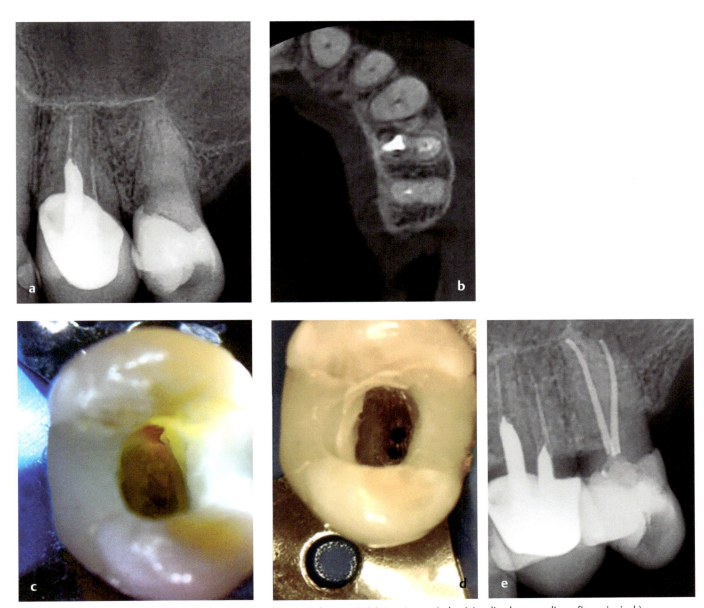

Fig. 19-1. Paciente idoso submetido a tratamento endodôntico (dente 25). (**a**) Canais atresiados (visualizados na radiografia periapical.) (**b**) Tomografia CBCT. (**c**) Obliteração da entrada do canal vestibular. (**d**) Canal localizado e ampliado (uso de microscopia e ultrassom). (**e**) Radiografia periapical final.

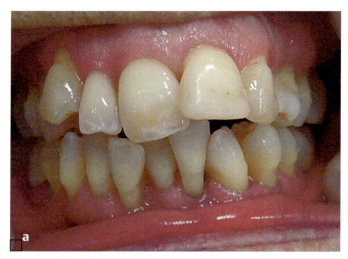 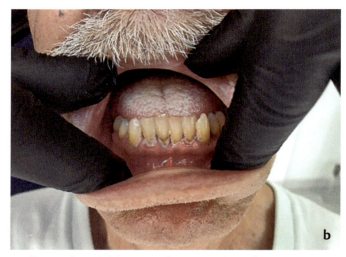

Fig. 20-1. Hábitos bucais durante a vida interferem na saúde bucal dos idosos no último ciclo vital. (**a**) Paciente de 78 anos, gênero feminino, apresentando retrações gengivais, cemento exposto, maloclusão e apinhamento dentário – fatores que dificultam a higiene bucal. Ao longo da vida, conseguiu manter a saúde periodontal. (**b**) Paciente de 78 anos, gênero masculino, apresentando retrações gengivais, cemento exposto, dentes em posições razoavelmente adequadas. Entretanto, os hábitos de higiene acabaram por comprometer a saúde bucal.

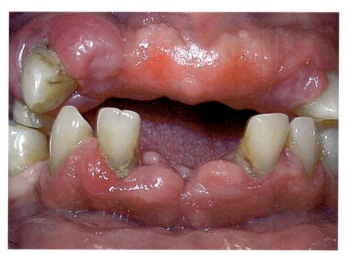

Fig. 20-2. Paciente de 78 anos, gênero masculino, com quadro de hipertensão arterial, fazendo uso de anlodipino – fármaco que influencia na saúde do tecido gengival, principalmente quando o controle de biofilme é ineficiente.

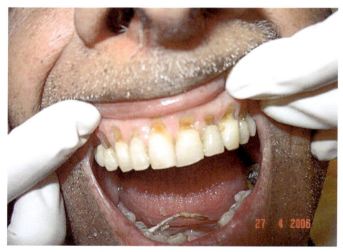

Fig. 20-3. Paciente de 78 anos, gênero masculino, portador de demência, com raízes expostas em decorrência de escovação com força demasiada.

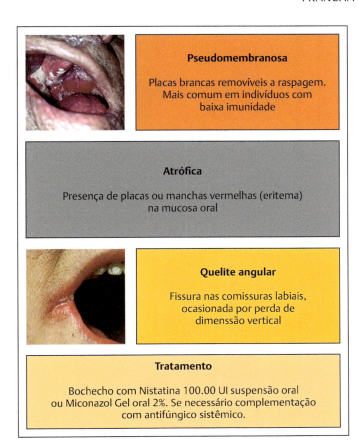

Fig. 21-2. Subtipos da candidíase e tratamento.

TRATAMENTO DA MUCOSITE ORAL COM LASERTERAPIA DE BAIXA POTÊNCIA: FOTOBIOMODULAÇÃO E TERAPIA FOTODINÂMICA ANTIMICROBIANA (aPDT)

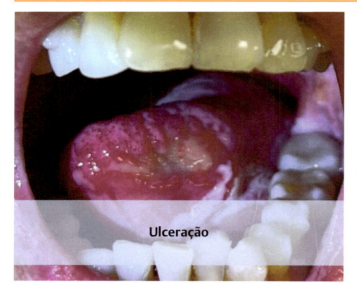
Ulceração

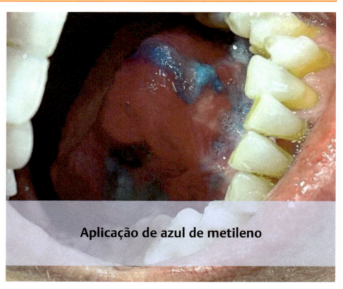
Aplicação de azul de metileno

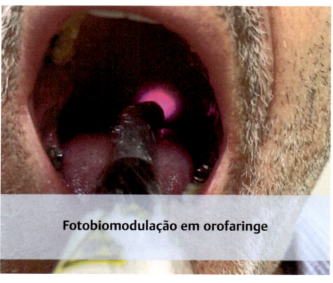
Fotobiomodulação em orofaringe

Fig. 21-6. Mucosite oral e Laserterapia.

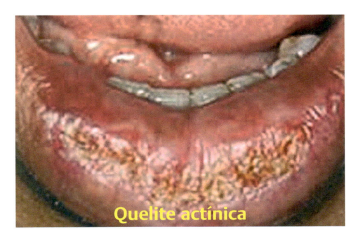
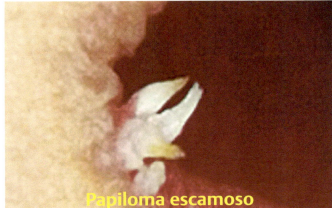
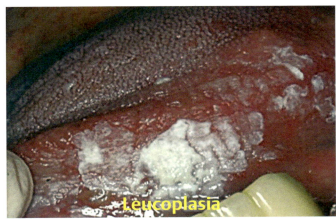

Fig. 21-8. Apresentação clínica das lesões potencialmente malignas.

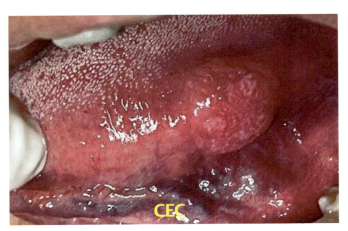
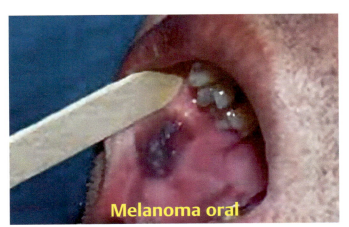

Fig. 21-9. Apresentação clínica de lesões malignas em cavidade oral.

Odontogeriatria

Teoria e Prática sob uma Visão Multidisciplinar

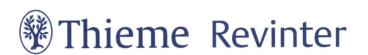

Parte I

Noções Básicas de Geriatria e Gerontologia para o Cirurgião-Dentista

A MORADA DA VELHICE: CORPO E CUIDADO

CAPÍTULO 1

Amauri Carlos Ferreira ▪ Bruno Vasconcelos de Almeida

Sabia profundamente, uma longa vida, com todas as suas dores, vale à pena ser vivida, mesmo com a inelutável decadência física.

Lou Andreas Salomé

INTRODUÇÃO

Ao pensar sobre o corpo que não permanece no tempo, ocorre a necessidade de refletir a respeito da transitoriedade da existência e sobre os limites por ela impostos. Filosofar sobre a velhice implica refletir sobre a condição humana em sua universalidade, ou seja, o que é comum a todos independentemente da cultura a que se pertence. A velhice faz parte de situações-limites impostas aos seres humanos, como o nascimento e a morte.

No entanto, pode-se não chegar a essa etapa que antecipa o fim. A contingência pode abater o corpo que entra no mundo por escolha de outros sujeitos e sai do mundo, na maioria das vezes, sem a possibilidade de escolhas. A contingência faz parte do inesperado. A qualquer instante se pode não mais existir no mundo. Se, por acaso, o ser humano sobreviver às contingências desse tempo de existir, como a doença e a decrepitude, chega-se a essa etapa.

A velhice, prelúdio do fim, dá sinais ao corpo. Todo corpo que chega ao mundo hospeda, como um devir, o seu aniquilamento. É o corpo que nos instiga a pensar sobre a transitoriedade e a inexorabilidade de permanecer no tempo e no mundo, pois "estar vivo significa viver em um mundo que precede a própria chegada e que sobreviverá à partida".[1] É o próprio limite inscrito em uma vida que não permanece, a parte que cabe a cada um neste intervalo de existir.

A reflexão proposta neste capítulo é um convite a pensar a morada da velhice a partir do corpo e do cuidado. Corpo que se transforma com a experiência do viver. A velhice na singularidade de cada um demanda pensar sobre a existência de um corpo traduzido em memória e história, permanências e rupturas. Ao mesmo tempo nos convida a uma reflexão sobre o cuidado. É o passado revisitado nessa demanda permanente de cuidados específicos com o corpo em seu processo de individuação.

O CORPO: LIMITES E VIRTUALIDADES DA EXISTÊNCIA

Envelhecer não é bom para ninguém. Mesmo quando os sujeitos ressignificam a experiência vivida. Os gregos antigos percebiam a velhice e sua personificação mítica. Cotejavam o desejo de morrer jovens e belos. A boa e a bela morte era o desejo do herói morrer jovem. Caso se chegasse à velhice, horror da modificação do corpo, teria como compensação a narrativa do passado, uma inscrição no epitáfio e uma experiência digna de ser contada em prosa e verso.

O corpo vai perdendo sua forma, e sua vitalidade juvenil se esvai. Os gregos nomeavam esse acontecimento de deformação e ausência de vitalidade como *morphe* (a forma física) e *eidos* (seu aspecto exterior, ou de sua própria essência de viver). Com a chegada da velhice, esse aspecto belo e bom que implicava a força e a vitalidade do herói se perdem. A bela e a boa morte na etapa da velhice explicitavam a mudança. "Trata-se do velho sem força física, sem ímpeto, sem juventude vigorosa e impossibilitado do manejo do escudo e do carro. É visto e vê a si mesmo como lamentável, destruído em sua pessoa".[2]

Essa figuração da velhice cantada em verso e prosa nos poemas da Ilíada e da Odisseia, e depois na literatura e nas artes em geral, remetem-nos à ideia de uma morada provisória da existência.

A palavra existência vem do latim *existere, sistere ex,* que etimologicamente denota *origem, mostrar-se aparecer, sair de.* Diversos filósofos vão utilizá-la segundo a corrente filosófica ou o modo de pensar a vida. Tomamos como a referência da filosofia da *existenz* para diferenciar do existencialismo francês, corrente filosófica do século XX. Segundo Hannah Arendt (1993), a filosofia da *existenz* começou com Shelling, em seu período tardio, e com Kierkgaard. Desenvolveu-se com Nietzsche, em muitas possibilidades ainda exauridas, determinou a parte essencial do pensamento de Bergson e da assim chamada filosofia de vida, até alcançar finalmente a Alemanha do pós-guerra, com Sheller, Heidegger e Jaspers, um grau de consciência ainda insuperado daquilo que realmente está em jogo na filosofia moderna.

A filosofia da existência propõe investigar, mediante o sentido que o ser humano atribui ao mundo, sentimentos ligados ao existir no tempo, por algum tempo. Dessa forma, a proposta é compreender as marcas deixadas na vida de seres que já existiram um dia e que agora se tornaram apenas lembranças. Com esse objetivo, o caráter de indagação pela existência coloca ao ser humano questões que permanecem no tempo, como: o que é a morte? O que é dor? O que é sofrimento? Qual o sentido de viver para morrer? Enfim, o que é um corpo em sua expressão de existir para morrer? O que é o envelhecimento?

O ser humano está presente no mundo com seu corpo. Presença tanto físico-biológica como também lugar de sentido, corpo próprio em sua intencionalidade fenomenológica. É nessa perspectiva que o corpo, ao se presentificar no mundo, pertence a ele por algum tempo. Corpo que nos instiga a pensar sobre a transitoriedade e a inexorabilidade de permanecer no tempo e no mundo. É por meio do corpo que o ser humano organiza seu estar no mundo, mesmo que seja de forma provisória.

O corpo na sua finitude assume o sentido humano de que as coisas vivas não permanecem. Significá-las é encontrar o sentido para se viver no mundo. Não há como transpor certos limites. O ser humano vive uma existência finita na sua solidão. A dor, o sofrimento e a própria morte são elementos constitutivos desse limite. A filosofia da existência inicia-se quando o ser humano percebe que está condenado ao sentido e que existe uma inexorabilidade no tempo em que se vive.

Segundo Montaigne, "filosofar é aprender a morrer". Talvez a impossibilidade de continuar existindo no tempo conduz a reflexões sobre a morte e a velhice. Morrer e envelhecer não é bom para nenhum ser humano, pois ocorre a dilaceração do corpo.

Para refletirmos sobre a condição desse limite da existência, remontamos à configuração mítica grega sobre Tânatos (morte) e Geras (a velhice), personificações que nos fazem pensar a vida, uma vez que "a morte é a porta da vida"[3] e que envelhecer é um processo natural.

Ferreira, em 2004,[4] aponta que a morte em seu aspecto etimológico e mítico é Tânatos. Assume o dissipar-se, extinguir-se, tornar-se sombra. No entanto, nunca foi agente, pois é "cessação, uma descontinuidade, uma inversão da vida",[5] que liberta os sofrimentos. Possui vários irmãos, dentre eles Geras (a velhice), as Moiras (mensageiras do destino): Cloto, Láquesis e Átropos que fiam o tempo de existir dos seres no mundo. Cada uma possui uma função.

Cloto coloca o fio da existência na roca, segura o fuso e puxa o fio; sua função é fiar. Láquesis firma esse fio, o enrola e o sorteia para enredar nossa existência; sua função é tecer, sendo exímia tecelã. Por fim, Átropos, ao receber o fio da existência fiado e tecido pelas irmãs, talha-o; sua função é cortar, quando Tânatos deixa de amar o vivente e passa à esfera da paixão, apropriando-se de sua vida.

Ao se pensar esse limite, as possibilidades de morte se apresentam e fazem-nos refletir sobre o tempo do corpo no mundo. A primeira delas equivale à morte por contingência, o que pode ocorrer ou não, a incerteza. Constitui a indeterminação, o imprevisível. A qualquer momento a vida pode não ser mais, o que nos leva a Paul Auster, em 1982, quando afirma:

Num dia há vida. Um homem, por exemplo, com ótima saúde, nem sequer velho, sem qualquer doença. Tudo é como foi antes, como sempre será. Ele passa um dia após o outro cuidando de suas coisas, sonhando apenas com a vida que se estende à frente. E então, subitamente, acontece a morte. (...) A vida torna-se morte, e é como se tal morte houvesse possuído essa vida o tempo todo. Morte sem aviso

equivale a dizer: a vida para e pode parar a qualquer momento.[6]

Outra forma de morte é a execução, a apropriação de um corpo sem a permissão do sujeito. Esse tipo de morte configura uma ação violenta sobre o outro. Um contexto de extrema fragilidade humana e de ausência de pensar no outro. É o exercício da ação violenta. A ação violenta perde-se no tempo. Entre os gregos, ela aparece como *hybris*, como descomedimento, excesso, mas também como loucura, excesso de paixão, que se produz numa relação atribuída pelos deuses na instauração do destino. No mundo dos mortais, a violência em sua ação pode ser percebida a partir de sua etimologia que para os latinos equivale a *viga vis*, (...) uma tensão entre os contrários. O termo designava, originariamente, a fibra (*vi*), que conduz a ação de vergar, dobrar a viga. O sujeito em sua ação violenta faz um arco e dele um instrumento, uma arma. Para tal ação demanda um ser forte e viril. É uma transformação da *viga vis* no termo vir que vai resultar na ação do sujeito viril que se apropria do corpo do outro e o elimina.

A terceira possibilidade é a de escolha, que surge quando o suicídio se apresenta como a única solução de não permanecer no mundo, a descontinuidade decidida.

No entanto, é na quarta maneira de morrer que continuar no tempo emerge como benéfico ao ser que vive: é a decrepitude. Acontece quando Geras (velhice) olha para Hebe (juventude) e pode afirmar: "não disse que te esperava?" Talvez seja esta a mais plausível compreensão do limite, o sentido de que o envelhecer torna-se um momento de pura sabedoria, uma vez que, ao se olhar para o passado, descobre-se que viver é morrer um pouco a cada dia.

Essas possibilidades de morrer indicam caminhos de uma existência na maioria das vezes sem controle, em que cessa a vivência.

Há, contudo, duas outras possibilidades que se hospedam na existência quando assunto é o limite. É a morte em vida, aquela que flerta com a loucura e faz com que o humano se aproxime do zumbi, tornando-o um morto vivo. O sujeito mergulha na loucura, na idiotice ou na demência.

A literatura é pródiga em exemplos de como a sabedoria faz tênue limite com o tempo da loucura: o *clown*, o palhaço, e o bobo da corte trazem consigo algum tipo de saber ou verdade. O príncipe Míchkin, humanista e epilético, de Dostoievsky, o bobo da corte, em Noite de Reis, e o bufão, em Rei Lear, de Shakespeare, são notórios exemplos. A outra possibilidade é a consciência de que se morre todos os dias. Daí a sabedoria de olhar para o passado e esculpir no tempo formas de existir nesse corpo que envelhece e demanda cuidados.

Nessa singularidade das aparências, a negação do "poente da vida" se complexifica na medida em que não se atende às exigências do corpo. Corpo que se integra, desintegra, aniquila; corpo que necessita de um saber-sabor: o cuidado.

O CUIDAR: EXPRESSÃO DA ALTERIDADE E SENTIDO PARA A VIDA

Ao esculpir no tempo vivido uma forma, a percepção do mundo desvela-se no corpo, corpo como presença imediata que assume mediações. Mediações a partir de escolhas envolvendo o sujeito autônomo e o cuidado para com o outro.

O sujeito torna-se autônomo quando se vincula a um grupo com normas morais já estabelecidas. Ele as interioriza e, ao refletir sobre as consequências de suas decisões, escolhe. É necessário ressaltar que o sujeito, para ser autônomo, precisa interiorizar a norma e refletir sobre ela para, posteriormente, decidir aceitá-la ou recusá-la.

A autonomia é o conceito-chave da modernidade. A origem dela remonta aos gregos, no que se refere às cidades-estados. O exercício dela pelo sujeito como ato reflexivo torna-se categoria de análise no século XVIII. Segundo Araújo em 1995:[7]

> *Kant a introduziu na esfera da reflexão filosófica e através disto lhe deu a determinidade de exprimir aquilo que o homem tem de mais próprio e que, assim, o distingue dos demais seres. A autonomia significa, a partir de então, a capacidade e a tarefa que caracterizam o homem como homem, ou seja, de autodeterminar-se e de autoconstruir-se em acordo com as regras de sua própria razão.*

Ferreira, em 2004,[8] na sua reflexão sobre a pessoa autônoma como sujeito nos diz que "o sujeito autônomo passa a estabelecer relações que fazem sentido em sua existência efêmera. Essas relações configuram o ser e estar no mundo. Elas estão intimamente ligadas. Didaticamente são: mundo, ele mesmo, o outro".

A relação do sujeito com o mundo se efetiva a partir do momento em que ele reflete sobre o seu estar em um lugar de passagem. Os corpos entram e saem do mundo. Lugar provisório, palco onde criaturas se apresentam e fazem-se representar. Dessa forma, o mundo pode ser considerado como sendo o real em sua dupla face: real posto e de sentido.

O real posto é aquele que não depende da escolha do sujeito. Entramos no mundo e ele já estava aí, lugar físico e simbólico construído por outros. Não escolhemos nascer, desejo de outros, se é que eles desejaram. Logo, o real é apresentado como sendo o dado objetivo de não escolhas.

A outra face do real, o sentido, pode ser compreendida a partir da cultura em que o sujeito está inserido. O ser humano é símbolo. A cultura é entendida como produção permanente do sujeito face à natureza e está presente na construção de sistemas simbólicos que permanecem no mundo. Estar no mundo pode então se constituir em um processo de pertença, em que as escolhas são mediadas pelo sujeito que reflete sobre sua condição de ser humano.

A relação sujeito ele mesmo é mediada pela construção da identidade. A compreensão da identidade passa pela percepção do imaginário epocal dominante, tornando-se referência para responder questões fundantes como "o que fomos" e "quem somos". A pergunta "o que fomos" remete à memória cultural que nos iguala na espécie e diferencia-nos na particularidade. A indagação "quem somos" remete também à vida privada de cada um, levando em conta sua inserção no contexto social. É uma marca da singularidade de cada corpo. Desse modo, para apreender quem somos, torna-se necessário saber o que fomos como espécie humana, em uma diligência de se compreender o enigma da identidade.

A relação do sujeito com o outro convoca-nos à reflexão ética. Reflexão que emerge como um dos elementos constituintes desse campo. O outro se torna a referência para a ação, pois demanda uma relação de cuidado.

Pensar no outro é despertar em nós a atitude de cuidado, o que nos leva a refletir que, em sua forma mais antiga, cura em latim se escrevia *coera* e era usada num contexto de relações de amor e de amizade. Expressava atitude de cuidado, de desvelo, de preocupação e de inquietação pela pessoa amada ou por um objeto de estimação. Ou no sentido de *cogitare–cogitatus* e sua corruptela *coyedar, coidar,* cuidar. O sentido de *cogitare–cogitatus* é o mesmo de cura: cogitar, pensar, colocar atenção, mostrar interesse, revelar uma atitude de desvelo e de preocupação. O cuidado somente surge quando a existência de alguém tem importância para mim. Passo então a dedicar-me a ele; disponho-me a participar de seu destino, de sua busca, de seu sofrimento e de seu sucesso, enfim, de sua vida.[9]

O cuidar do outro em cada etapa da vida demanda singularidades. A atitude de cuidar de nós mesmos e do outro que se encontra frágil demarca nossa implicação com ele, faz parte de uma ação advinda de escolha pessoal e/ou profissional.

Torralba i Roselló, em 1998,[10] citando o geneticista Edmund Pellegrino, diz que a área da saúde contempla quatro sentidos para o termo cuidar: o primeiro sentido refere-se a uma espécie de compaixão, de sentir o que o outro está sentindo, de participar da vida do doente; o segundo sentido é o da ação de cuidar, de ajudar o outro a ter autonomia, de ajudar o outro a fazer as coisas; já o terceiro diz respeito ao convite que se faz ao paciente para que confie no profissional, que este possa ser receptáculo de suas demandas e angústias – a confiança é que é primeira; e, por fim, o quarto sentido é uma resposta ao terceiro: cuidar significa colocar a serviço do outro seu saber e sua prática, pessoal e profissional.

Todos necessitamos do olhar cuidadoso do outro em cada fase da vida. Vida que é de nossa responsabilidade. Em nossa perspectiva, o cuidar é um processo de singularização das existências, que reconhece a especificidade de cada indivíduo e que, ao se iniciar, estabelece alguma comunicação com o outro. Gesto de alteridade, portanto, que demarca a diferença e ao mesmo tempo afirma a dimensão coletiva da vida e, no mesmo lance, cria sentidos para o viver e o existir.

PALAVRAS FINAIS

A morada da velhice demanda cuidados com o corpo. O ciclo da velhice e o processo de envelhecimento demandam a atitude de cuidar como modo essencial de se refletir a própria existência, no sentido de uma relação que envolva a dignidade do ser humano.

O sofrimento imposto à condição humana é o da não permanência no tempo com a mesma vitalidade. É uma dor no espírito. Dor provocada pelo sofrimento de não poder usufruir dos objetos do mundo.

Ao afirmar o cuidado como expressão da alteridade e sentido para a vida, estabelece-se um gesto que preserva, no ser humano, uma capacidade de viver bem cada etapa da vida. Em um outro que acolhe somente é possível confortar, e abrir possibilidades para um reconhecimento de si, mas não há como dar esperanças de retornos a uma vida que já não é mais, pois o limite se instaurou. O que é possível fazer? O que é possível esperar?

No mundo do descartável e da ocupação das máquinas avançadas de alta tecnologia, é preciso pensar em nós mesmos e no outro. Não sabemos ao certo de que maneiras as máquinas que cuidam, que se multiplicam na área da saúde, a ponto de já termos robôs que acompanham idosos, serão capazes de reproduzir o gesto humano de olhar, tocar, sentir, cuidar, experimentar a singularização da existência de que tratamos acima. Sabemos que a utilização delas com cuidado ainda traduzem a extensão de nossos corpos: como o martelo foi uma extensão do braço, como o computador uma extensão da memória. Como qualquer instrumento em seu uso se torna a extensão de si, a extensão de quem somos.

O corpo, em seu processo de envelhecimento, necessita de cuidados permanentes e na velhice, prelúdio do fim, ocorre uma complexidade nesse corpo que aos poucos perde seu vigor e sua forma. A rigor, cuidar desse corpo em seus limites é perceber, no intervalo de tempo, o cultivar das relações. Ao se envelhecer aprende-se a ser sábio nessa existência efêmera, cuja fugacidade ecoa dizeres e saberes.

REFERÊNCIAS BIBLIOGRÁFICAS

1. Arendt H. A natureza fenomênica do mundo. In: A vida do espírito. Rio de Janeiro: Relume Dumará; 1992. p. 17.
2. Gazola R. A bela e a boa morte. In: Pensar mítico e filosófico - estudos sobre a Grécia Antiga. São Paulo: Loyola; 2011. p. 124.
3. Brandão JS. Dicionário mítico etimológico. Petrópolis: Vozes; 1992. p. 400.
4. Ferreira AC. Filosofia e envelhecimento. In: Odontogeriatria. Rio de Janeiro: 2004; p. 3.
5. Brandão JS. Dicionário mítico etimológico. Petrópolis: Vozes; 1992. 399 p.
6. Auster P. O inventor de solidão. São Paulo: Círculo do Livro, n. 7; 1982. p. 7.
7. Araújo M. Ética e práxis histórica. São Paulo: Ática; 1995. p. 19.
8. Ferreira, AC. Filosofia e envelhecimento. In: Odontogeriatria. Rio de Janeiro: 2004. p. 5.
9. Boff L. Saber cuidar. Petrópolis: Vozes; 1999. p. 91.
10. Torralba I Roselló F. Antropologia do cuidar. Tradução Guilherme Laurito Summa (Série Enfermagem). Petrópolis, RJ: Vozes; 2009.

A TRANSIÇÃO DEMOGRÁFICA E EPIDEMIOLÓGICA NO BRASIL

CAPÍTULO 2

Flávio Chaimowicz ▪ Gabriel de Faria Chaimowicz

INTRODUÇÃO

O século XXI tem sido marcado por profundas transformações da estrutura populacional em diversos países, inclusive o Brasil. Resultado de conquistas sociais e da incorporação de novas tecnologias de cuidados com a saúde, o envelhecimento populacional é um dos principais acontecimentos desse período. Neste texto, analisaremos os determinantes e as características da modificação da estrutura etária da população brasileira, do início do século passado ao fim do século atual.

A TRANSIÇÃO DEMOGRÁFICA NO MUNDO

O aumento da proporção de idosos é um fenômeno global; à exceção de alguns países africanos, todo o mundo encontra-se em algum estágio deste processo. Esse aumento não é repentino ou inesperado; pelo contrário, resulta das transformações demográficas ocorridas nas décadas pregressas. Por esse motivo, será inexorável na maioria dos países. Tampouco se trata de um fato isolado; invariavelmente está associado a modificações do perfil epidemiológico e características sociais e econômicas das populações.

No entanto, este acontecimento é tão novo que só recentemente as demandas de uma sociedade envelhecida têm sido reconhecidas. **Transição demográfica** é o termo que designa este conjunto de modificações do tamanho e estrutura etária da população que, frequentemente, acompanham a evolução socioeconômica de diversos países. Ela se inicia em uma população com elevadas taxas de fecundidade, mas também de mortalidade, e, portanto, com **baixo crescimento**. Quando a mortalidade começa a diminuir, a fecundidade ainda elevada promove o **crescimento populacional**. Em seguida, a queda da fecundidade provoca o **envelhecimento populacional** e **diminuição** da população.

NO INÍCIO DO SÉCULO PASSADO: ELEVADA MORTALIDADE

Durante quase toda a sua existência, em virtude da elevada mortalidade, a espécie humana apresentou expectativa de vida* bastante baixa; no início do século XX, ainda era de aproximadamente 45 anos em países como a França, a Itália e o Japão. Na estrutura etária havia ampla predominância de crianças e adultos jovens, que raramente alcançavam os 60 anos. A mortalidade – principalmente infantil – sempre foi muito elevada em consequência da fome, doenças e problemas climáticos. O demógrafo norte-americano Kevin Kinsella, em 1996,[1] chegou a afirmar que a sobrevivência da espécie só foi possível em virtude das elevadas taxas de fecundidade** que compensavam a mortalidade.

O Brasil também apresentava grande estabilidade de sua estrutura etária durante as quatro primeiras décadas do século passado. Embora a taxa de fecundidade se mantivesse elevada – seis a sete filhos em média por mulher – a mortalidade também era elevada (três óbitos por 100 habitantes por ano), resultando em lento crescimento da população, por volta de 2% ao ano.

Grande parte destes óbitos ocorria dentre as crianças, principalmente por doenças transmissíveis associadas à pobreza e desnutrição, como o sarampo, a gastroenterite aguda, as pneumonias e a tuberculose. Em todas as faixas etárias, as principais causas de morte (as doenças transmissíveis) eram também as principais causas de morbidade. Hoje, as principais causas de morte (o acidente vascular cerebral e o infarto agudo do miocárdio) são muito distintas das principais causas de morbidade (osteoartrose, depressão, demências). Em outras palavras, as pessoas tornam-se doentes por muito tempo antes de morrer.

Naquela época, ao nascer, um brasileiro poderia esperar viver menos de 40 anos; e menos de um quarto dos brasileiros alcançava os 60 anos. Na pirâmide etária brasileira, a elevada mortalidade infantil é evidenciada pelo drástico estreitamento da base entre as faixas etárias de 0 a 5 anos (Fig. 2-1). Os jovens representavam cerca de 45% de toda a população, e, de cada 100 brasileiros, menos de três tinham 65 anos ou mais.

1940 A 1970: A MORTALIDADE CAIU E A POPULAÇÃO CRESCEU

A queda da mortalidade que deu início à transição demográfica iniciou-se nos países desenvolvidos logo após a Revolução Industrial. Seus determinantes foram o progresso das estratégias de produção e distribuição de alimentos, a melhoria das condições sanitárias e de habitação e os programas de saúde pública e de erradicação de doenças, reduzindo o impacto da tuberculose e cólera. A queda da mortalidade,

---

* **Expectativa de vida ou expectativa de vida ao nascer**: o número de anos que se espera que vá viver alguém que acabou de nascer.
** **Taxa de fecundidade**: é o número de filhos que as mulheres têm, em média, ao longo de sua vida reprodutiva.

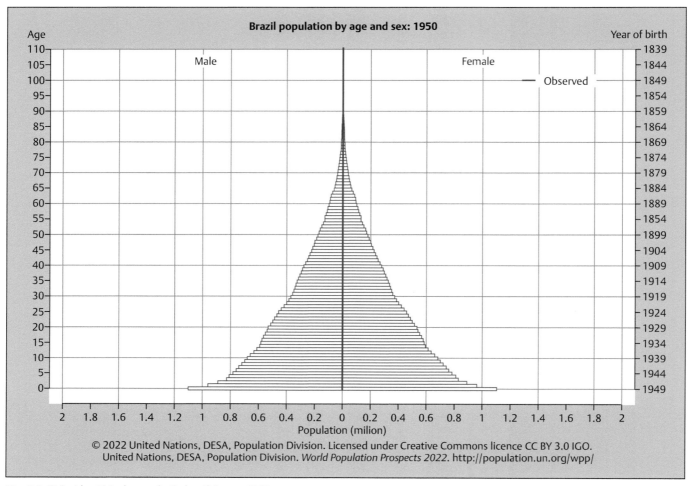

Fig. 2-1. Pirâmide etária da população brasileira em 1950.

especialmente a infantil, resultou diretamente no aumento da expectativa de vida, haja vista que o maior obstáculo para se alcançar os 60 anos era superar as doenças da infância.

Nos países em desenvolvimento, no entanto, a mortalidade começou a declinar somente após a difusão dos antibióticos e das imunizações, na segunda metade do século XX. Este é o motivo pelo qual o epidemiologista Alexandre Kalache classificou como artificial o início da transição demográfica brasileira.[2]

A partir de 1940, com o advento de estreptomicina, penicilina, imunizações e terapia de reidratação oral, a mortalidade – principalmente infantil – começou a declinar no Brasil, processo que persistiu em ritmo acelerado até a década de 1970. Como a mortalidade infantil era o maior obstáculo para se alcançar idades mais avançadas, sua queda resultou em aumento da esperança de vida: quatro anos para homens e sete para mulheres. Ao nascer em 1970, a esperança de vida de um brasileiro já se aproximava dos 54 anos.

Este é um conceito importante: o principal fator que leva ao aumento da expectativa de vida é a redução da mortalidade infantil. Isto porque morrer nos primeiros anos de vida é o maior obstáculo para alguém alcançar os 60 anos.

O aumento da longevidade, fruto da contínua queda da mortalidade, foi tão expressivo que, se no início do século passado menos de ¼ da população conseguia alcançar os 60 anos, em 2000, cerca de 81% das mulheres e 71% dos homens já conseguiam; a esperança de vida ao nascer, então, ultrapassava 65 anos (homens) e 73 anos (mulheres).

Neste período de queda da taxa de mortalidade, a taxa de fecundidade persistiu elevada, provocando aumento extraordinário do crescimento vegetativo. Crescendo em média quase 3% ao ano entre 1940 e 1970, ou 30% a cada 10 anos, a população brasileira saltou de 41 para 93 milhões de pessoas. Os idosos que hoje começam a completar 80 anos de idade são oriundos dessa extensa coorte de 52 milhões de brasileiros.

Mesmo tendo ocorrido aumento da longevidade entre 1940 e 1970, a estrutura etária da população não se alterou, pois a redução da mortalidade se deveu principalmente à queda da mortalidade infantil. Sendo preservadas mais crianças, o efeito sobre a distribuição etária foi semelhante ao aumento da fecundidade, levando ao rejuvenescimento da população. Naquele período, jovens ainda representavam mais de 40% da população e idosos menos de 3%.

Na pirâmide etária brasileira em 1980 (Fig. 2-2), que já é muito mais larga que a pirâmide de 1950, é fácil observar o abaulamento provocado por aquela extensa coorte (10 a 30 anos na escala da esquerda; 1950 a 1970 na escala da direita). Os nascidos neste período, por sua vez, detendo padrões

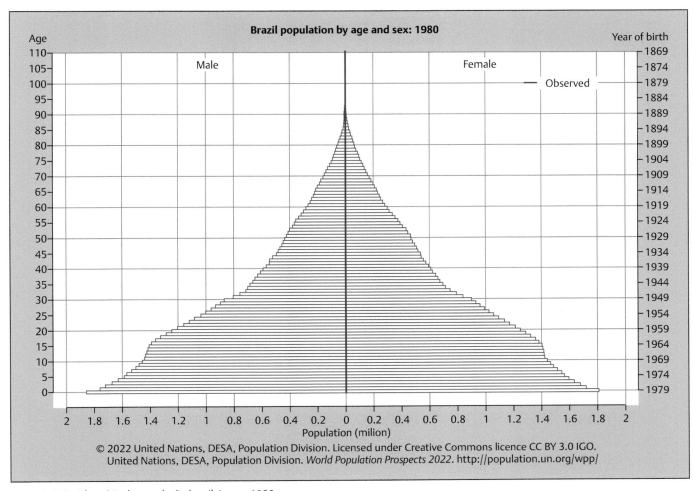

Fig. 2-2. Pirâmide etária da população brasileira em 1980.

de elevada fecundidade, geraram uma segunda onda de crescimento populacional, que começa a abaular a base da pirâmide etária.

Tanto os brasileiros nascidos na primeira quanto na segunda onda de crescimento populacional escaparam artificialmente da mortalidade infantil. Mas sem a contrapartida da melhoria das condições de vida, durante a vida adulta, não conseguiram manter hábitos de vida saudáveis. Neste período tornou-se muito elevada a prevalência de hipertensão arterial não controlada, hipercolesterolemia e – especialmente dentre os homens – tabagismo, abuso de álcool e acidentes.

1980 A 2000: A FECUNDIDADE CAIU E A POPULAÇÃO ENVELHECEU

Na Europa, ao longo da primeira metade do século XX, a fecundidade declinou gradativamente acompanhando o progresso socioeconômico: as mulheres preferiam (e conseguiam) ter menos filhos. Já, nos países em desenvolvimento, a queda ocorreu de maneira brusca e intensa somente a partir da década de 1960. Entre 1965 e 1995, a taxa de fecundidade caiu de seis para três filhos por mulher na maioria dos países da Ásia e América Latina.

No caso específico do Brasil, a fecundidade começou a declinar rapidamente a partir da metade da década de 1960, como consequência das mudanças socioculturais associadas ao crescimento da população urbana e a disponibilidade de métodos contraceptivos. A ligadura de trompas, irreversível, era o método disponível para as mulheres de baixa renda. Iniciado nas áreas urbanas das regiões Sul e Sudeste, o processo estendeu-se às demais regiões brasileiras e áreas rurais a partir de 1970, e, aos poucos, atingiu todas as classes sociais. A taxa de fecundidade caiu 60% entre 1970 e 2000, chegando a 2,2 filhos por mulher (Fig. 2-3).

Com a redução progressiva do peso relativo das faixas etárias dos jovens, aumentou a proporção de adultos. Este é outro conceito importante: "o principal fator que leva ao envelhecimento da população é a redução da fecundidade". Na pirâmide etária brasileira de 1980 (Fig. 2-2), o início do processo de redução da fecundidade é evidenciado pela cintura estreita dos grupos abaixo de 15 anos.

Um país é considerado jovem quando menos de 7% de sua população tem 65 anos; e passa a ser considerado envelhecido quando 14% já alcançaram esta idade. Dessa forma, a velocidade do envelhecimento populacional pode ser medida. A França era um país jovem até 1865 e somente em 1980 – após 115 anos – tornou-se um país envelhecido. O mesmo processo ocorreu em 85 anos na Suécia e 73 anos na Austrália.

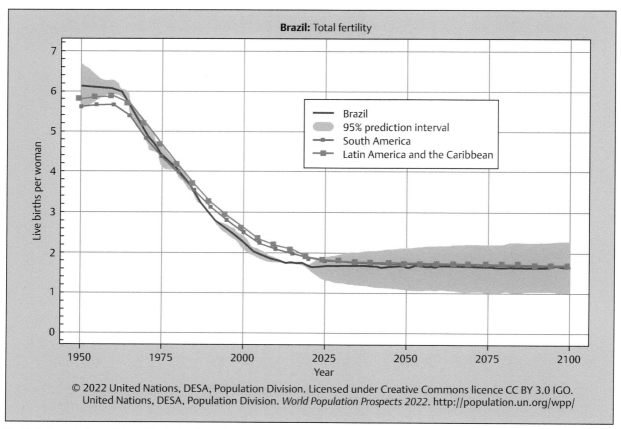

Fig. 2-3. Taxa de fecundidade. Brasil, América do Sul e América Latina – 1950-2100.

Esses países tiveram algum tempo para se adaptar às complexas demandas de uma sociedade envelhecida.

Em virtude da rápida queda das taxas de fecundidade, entretanto, vários países em desenvolvimento deixarão de ser jovens e se tornarão envelhecidos em apenas uma geração. O Brasil passará do estágio jovem para o envelhecido em cerca de 20 anos – 2015 a 2035.

2000 A 2020: SURGE A ONDA DE IDOSOS

No final do século passado, a mortalidade era proporcionalmente mais elevada na extensa coorte de adultos, principalmente dentre os homens: por homicídios e acidentes dentre os mais jovens; por doenças circulatórias dentre os mais velhos. Entretanto, a expansão do acesso ao sistema de saúde – especialmente o tratamento de hipertensão, diabetes e cardiopatias, além da prevenção de neoplasias – contribuiu para reduzir progressivamente a mortalidade.

A Figura 2-4[3-6] apresenta a distribuição proporcional, por faixa etária, dos óbitos ocorridos no Brasil em 1999 e 2019. Em 1999, a proporção de mortes de adultos (15-59 anos) dentre os óbitos de todas as faixas etárias já era mais baixa dentre as mulheres (26% do total) do que dentre os homens (41% do total). E no período entre 1999 e 2019, a queda da mortalidade de mulheres adultas (28%) também foi mais significativa que a de homens (19%). Desta forma, mais mulheres adultas conseguiam se tornar idosas. Como discutiremos a frente, é essa sobremortalidade masculina* de jovens e adultos que contribui para a feminização do envelhecimento**.

Desta forma, da coorte de nascidos a partir de 1940 que escaparam da mortalidade infantil, grande parte sobreviveu às doenças adquiridas na vida adulta. São dezenas de milhões de brasileiros que começaram a alcançar os 60 anos em 2000. Assim, além do aumento **proporcional** de idosos, tem ocorrido aumento significativo do número **absoluto** de idosos. Na pirâmide etária brasileira de 2020, os sobreviventes desta **coorte** – especialmente as mulheres – estão abaulando as faixas etárias de 50 a 80 anos (Fig. 2-5).

Os nascidos na **segunda onda** de crescimento populacional também alargam as faixas etárias de adultos. Na medida em que envelhecerem, aumentarão muito o número de idosos, que alcançará 50 milhões em 2050. Entretanto, como tiveram poucos filhos – observe a drástica redução das faixas etária até 15 a 20 anos – a proporção daqueles com 65 anos ou mais saltará de 5% do total em 2000 para quase um quarto da população em 2050 (Fig. 2-6).

---

* **Sobremortalidade masculina**: a predominância de óbitos de homens em relação aos das mulheres.
** **Feminização do envelhecimento**: a preponderância progressiva de mulheres entre as populações de idosos.

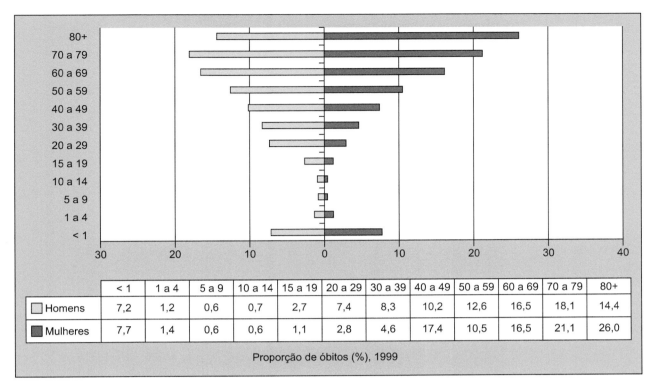
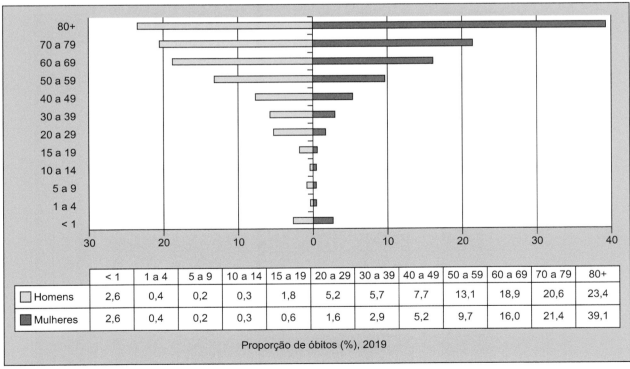

Fig. 2-4. Mortalidade proporcional por idade. Brasil, 1999 e 2019.[3-6]

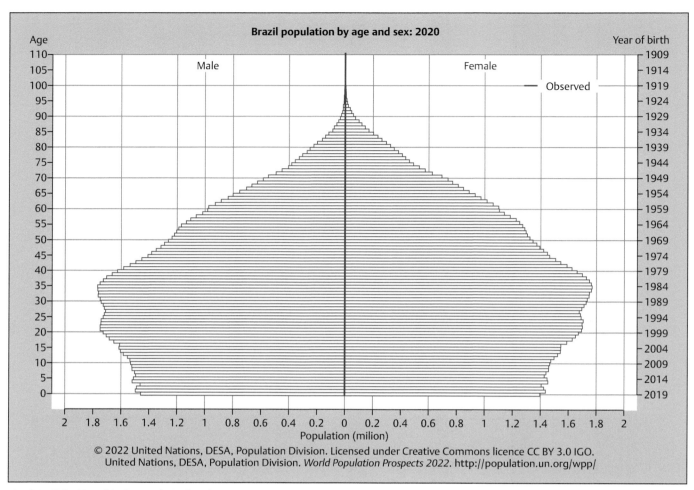

Fig. 2-5. Pirâmide etária da população brasileira em 2020.

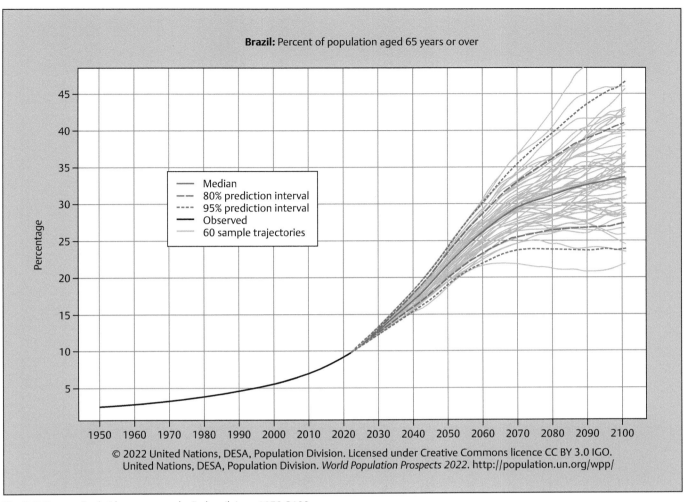

Fig. 2-6. Proporção de idosos na população brasileira – 1950-2100.

OS IDOSOS MUITO IDOSOS

Uma característica de fases avançadas da transição demográfica é o aumento da proporção de idosos com mais de 80 anos. Em diversos países, este é o segmento populacional que cresce mais rapidamente.

No Brasil, esse também é o grupo etário que mais vem crescendo. Em 1975, os idosos com 80 anos ou mais representavam 12% de **todos os idosos**. Em 2030, representarão mais de 20% dos idosos, ou quase 3% de todos os brasileiros. Naquele ano o Brasil contará com 5 milhões de octogenários, número que deverá quintuplicar até o ano 2100 (Fig. 2-7).

Este aumento da proporção de idosos mais velhos se deve à queda da mortalidade dos idosos mais jovens. O adiamento das mortes de idosos jovens, que já era evidente dentre as mulheres, também vem ocorrendo intensamente dentre os homens. A Figura 2-4 mostra, por exemplo, que, dentre os homens, a expressiva queda da mortalidade entre 15-49 anos (30%) no período de 1999-2001 foi acompanhada do aumento das mortes que ocorrem somente após os 80 anos (63%).

Cada vez mais a morte será uma ocorrência de idosos mais velhos: já em 2013, 27% de todos os óbitos no Brasil ocorreram em octogenários, que representavam menos de 2% da população. Aquele foi o primeiro ano no Brasil em que a proporção de óbitos de octogenários, tanto de homens quanto de mulheres, foi a maior dentre todas as idades.

Desta forma, a própria expectativa de vida **dos idosos mais velhos** tem aumentado. Uma mulher que completou 80 anos em 2020 deverá viver em média mais 11 anos, enquanto um homem deverá viver mais nove anos (Fig. 2-8). Em 2040, essa sobrevida será de 12 e 10 anos, respectivamente.

O aumento da expectativa de vida de idosos é o fenômeno mais tardio da transição demográfica, e acarreta profundas modificações nas demandas sociais e econômicas das populações.[7] Estes idosos constituem um grupo bastante distinto dos idosos jovens se considerarmos a prevalência de doenças e o grau de dependência funcional; eles consomem recursos elevados do sistema de saúde (que, na realidade, foram eles mesmos que financiaram) e demandam grandes modificações na dinâmica familiar, social e econômica. Um exemplo é o aumento da prevalência de demências, uma síndrome muito comum dentre os idosos muito idosos. Um estudo realizado em São Paulo (Fig. 2-9)[8] demonstra claramente o aumento da prevalência com a idade.

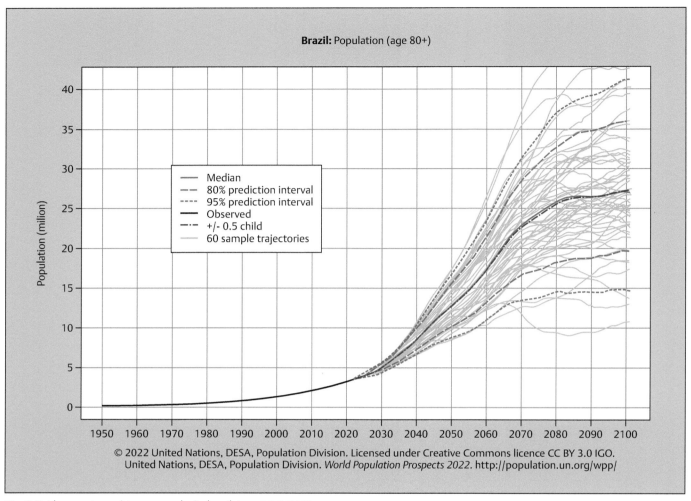

Fig. 2-7. Idosos octogenários na população brasileira – 1950-2100.

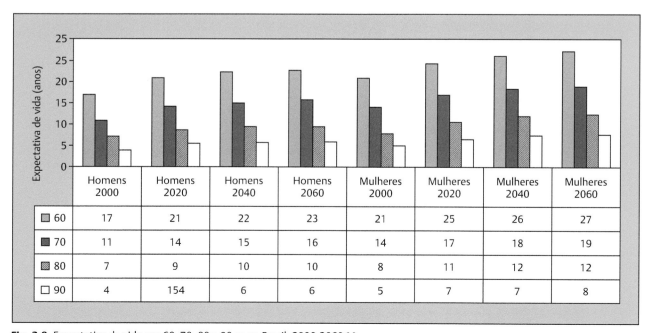

Fig. 2-8. Expectativa de vida aos 60, 70, 80 e 90 anos. Brasil, 2000-2060.[3-6]

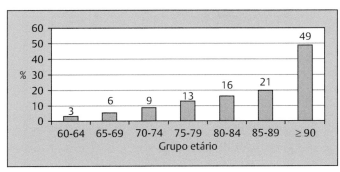

Fig. 2-9. Prevalência de demência em São Paulo.[8]

A FEMINIZAÇÃO DO ENVELHECIMENTO

Outra tendência crescente e generalizada no mundo é a maior longevidade das mulheres. Na América do Norte e Europa, em 1900, as mulheres viviam dois a três anos mais que os homens; hoje vivem em média oito anos mais. O mesmo fenômeno é observado nos países em desenvolvimento, embora as diferenças sejam menores. Esta é uma consequência da sobremortalidade masculina em todas as faixas etárias e para a maioria das causas de morte.

Como vimos, ela se associa à maior exposição dos homens a fatores de risco, como álcool e tabaco, aos acidentes de trabalho e homicídios e ao aumento da mortalidade por câncer de pulmão e doenças cardiovasculares. Por outro lado, o século XX assistiu um importante declínio na mortalidade materna perinatal e por câncer do útero; fatores hormonais são ainda determinantes de uma proteção cardiovascular que se estende até alguns anos após a menopausa.

Essa aparente vantagem das mulheres é parcialmente atenuada pela maior prevalência de demências, depressão e dependência funcional, especialmente dentre as mais velhas, reduzindo sua expectativa de vida livre de incapacidades*. Por este motivo, o epidemiologista Jorge Litvak afirmava, já no século passado: cada vez mais os problemas socioeconômicos e de saúde de idosos serão problemas de mulheres idosas.[9]

A **razão de sexos**, ou número de homens para cada 100 mulheres é um índice demográfico que retrata a proporção de homens e mulheres em uma população e permite quantificar, de maneira prática, a "feminização do envelhecimento".

No Brasil, em 1950, existiam aproximadamente 100 homens para cada 100 mulheres na faixa etária de 60 a 69 anos. Em 2019, para cada 100 dessas idosas jovens, no Brasil, havia 83 homens da mesma idade; para cada 100 octogenárias, apenas 63 homens da mesma idade (Fig. 2-10). Quando analisamos a saúde dos idosos, portanto, devemos calibrar nosso olhar para o gênero, especialmente dentre os idosos mais velhos.

A feminização do envelhecimento ocorre também dentre os octogenários, pois a proporção de mulheres idosas que alcança os 80 anos é superior à dos homens, e a diferença vem aumentando. Em 1999, 26% das mulheres, mas apenas 14% dos homens, completaram 80 anos antes de morrer; em 2019, 39% e 23% (Fig. 2-11).[3,4]

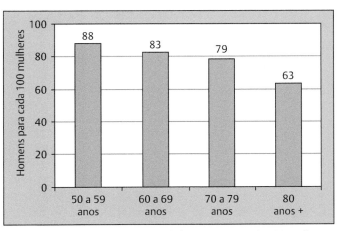

Fig. 2-10. Razão de sexos: número de homens para cada 100 mulheres no Brasil, 2019.[3-6]

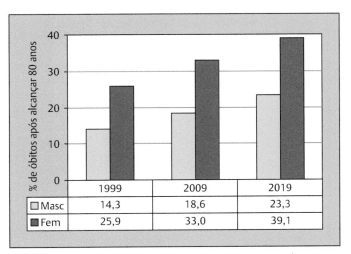

Fig. 2-11. Proporção de óbitos após completar 80 anos. Brasil, 1999 a 2019.[3-6]

PERSPECTIVAS PARA AS PRÓXIMAS DÉCADAS

A modificação da proporção entre crianças, adultos e idosos ao longo da transição demográfica cria novos fluxos de apoio e dependência entre as gerações, o que tem trazido grandes desafios aos países europeus já envelhecidos. Embora as transições demográfica e epidemiológica no Brasil se deem em ritmos diferentes nos diversos extratos de renda,[10] a intensidade e velocidade do envelhecimento populacional tornarão virtualmente impossível criar a infraestrutura necessária para responder às novas demandas deste grande contingente de idosos.

As perspectivas de médio e longo prazos aqui são alarmantes. A proporção de idosos hoje, ainda muito pequena, é constituída em sua maioria por idosos jovens, com muitos filhos, a maioria recebendo aposentadoria, e grande parcela possuidora de casa própria. Suas condições financeiras são, em média, melhores que a de seus filhos, resultando em um fluxo bidirecional de auxílio intergeracional.

---

* **Expectativa de vida livre de incapacidades**: é o número de anos que se espera que alguém conseguirá alcançar antes de surgirem incapacidades (como hemiparesia após acidente vascular cerebral).

A partir de 2020, esses sobreviventes da coorte de 50 milhões de brasileiros nascidos entre 1940 e 1970 – que escaparam da mortalidade infantil, atravessaram a vida adulta em condições socioeconômicas precárias e tornaram-se idosos, mas não morreram – começaram a se tornar octogenários. Muito deles, especialmente os de baixa renda, serão altamente dependentes.[11] Isto porque é exatamente nessa idade que os hábitos de vida deletérios (como o tabagismo e sedentarismo) e doenças crônico-degenerativas (como hipertensão e diabetes) deixarão suas consequências: neoplasias, pneumopatias tabágicas, acidente vascular cerebral, insuficiência cardíaca e renal.[12]

Seus filhos começam a formar a segunda onda de idosos, que em muitas famílias serão os únicos cuidadores disponíveis para prover assistência aos pais octogenários. A população dessa segunda onda, como a de seus pais, tem elevada prevalência de fatores de risco para doenças cardiovasculares e neoplasias.[13] Entretanto, ao contrário deles, apresenta elevado índice de trabalho informal e capacidade reduzida de poupar ou adquirir casa própria. Suas famílias têm menos filhos e a participação feminina no mercado de trabalho têm aumentado. Todos esses fatores aumentarão a demanda e reduzirão a disponibilidade de cuidadores no futuro.[14] Ao se tornarem octogenários, dependerão cada vez mais do suporte do Estado, que nem mesmo nos países desenvolvidos conseguiu se preparar.[15]

De um ponto de vista demográfico, este apoio intergeracional é medido pela razão entre idosos e adultos (Fig. 2-12): em 1950, existiam 4 idosos para cada 100 adultos; em 2020, eram 13 e, em 2100, estima-se que serão 63 idosos para cada 100 adultos.

Embora esta seja uma maneira prática de estimar a oferta e demanda de auxílio entre as gerações, nem sempre os idosos dependem dos adultos. Se por um lado o cuidado aos idosos frequentemente é negligenciado pelos parentes mais jovens e é delegado ao conjugue ou irmãos, por outro lado, muitas vezes, é o idoso quem oferece o apoio aos parentes jovens, compartilhando sua renda e moradia.

A demógrafa brasileira Ana Amélia Camarano discutiu de modo aprofundado esta questão em seu livro Idosos Brasileiros: que dependência é esta. Ela demonstrou que grande parte dos adultos brasileiros necessita do auxílio de seus pais idosos: seja para cuidar dos netos permitindo que a mãe trabalhe fora de casa, seja para residir com a família na casa dos avós. E cada vez mais os domicílios que têm idosos necessitam da renda proveniente do trabalho do idoso, além dos benefícios previdenciários.[16]

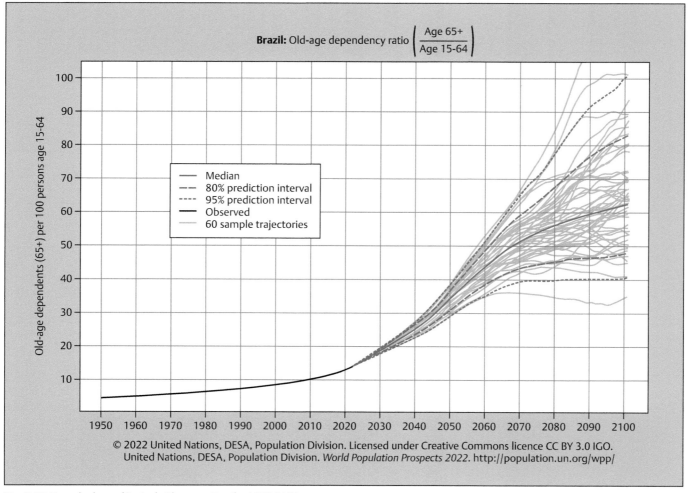

Fig. 2-12. Taxa de dependência de idosos no Brasil – 1950-2100.

Ao longo da transição demográfica, há um período em que a proporção de crianças já diminuiu, os adultos representam a grande maioria da população e a proporção de idosos ainda é baixa. Este período, quando há redução dos custos com educação infantil e de jovens e pouca pressão sobre o sistema de saúde é considerado uma janela de oportunidade para o fortalecimento da estrutura de suporte social de um país.[17] É o momento de manter a grande proporção de adultos empregada, investindo na estrutura do sistema de saúde e seguridade e contribuindo para a previdência. No Brasil, essa janela está prestes a se encerrar (Fig. 2-13).

A oferta adequada de cuidados à saúde dos adultos e idosos jovens poderá estender sua expectativa de vida livre de incapacidades. Políticas públicas de suporte aos idosos mais velhos, já com níveis moderados de dependência, poderão prolongar um pouco o seu período de vida produtiva, em atividade, com autonomia. Trata-se de uma questão fundamental, pois, nas últimas décadas deste século (Fig. 2-14), não haverá quem cuide deles. Não haverá quem cuide de nós.

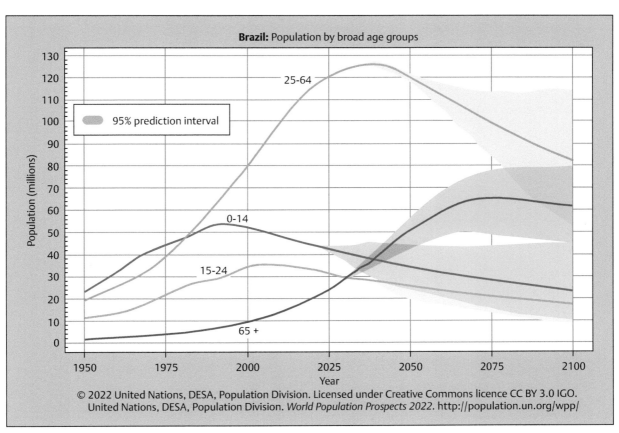

Fig. 2-13. Grupos etários no Brasil – 1950-2100.

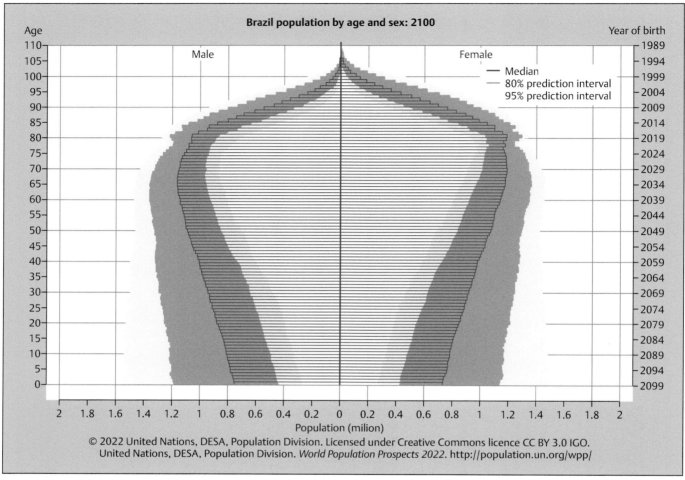

Fig. 2-14. Pirâmide populacional brasileira em 2100.

REFERÊNCIAS BIBLIOGRÁFICAS

1. Kinsella, K. Demographic aspects. In: Ebrahim S, Kalache A. (editors.) Epidemiology in old age. London: BMJ Publishing Group; 1996. p. 32-40.
2. Kalache A, Veras RP, Ramos LR. O envelhecimento da população mundial. Um desafio novo. Rev Saúde Pública 1987;21(3):200-10.
3. Brasil. Ministério da Saúde. Informações de saúde (Tabnet). Estatísticas vitais. Mortalidade geral 2019. In: Brasil. Ministério da Saúde. Datasus. Brasília, DF. 2020. Disponível em: <http://tabnet.datasus.gov.br/cgi/deftohtm.exe?sim/cnv/obt10uf.def>.
4. Brasil. Ministério da Saúde. Secretaria de Vigilância em Saúde. Departamento de Vigilância de Doenças e Agravos não Transmissíveis e Promoção da Saúde. Vigitel Brasil 2019: vigilância de fatores de risco e proteção para doenças crônicas por inquérito telefônico/Ministério da Saúde, Secretaria de Vigilância em Saúde, Departamento de Vigilância de Doenças e Agravos não Transmissíveis e Promoção da Saúde. Brasília: Ministério da Saúde; 2020.
5. Instituto Brasileiro de Geografia e Estatística - IBGE. PNAD contínua. Características gerais dos domicílios e dos moradores; [Internet]. 2019.
6. Instituto Brasileiro de Geografia e Estatística - IBGE. Projeção da População do Brasil por Sexo e Idade para o Período 2000/2060 e Projeção da População das Unidades da Federação por Sexo e Idade para o período 2000/2030. Rio de Janeiro: IBGE; 2013.
7. Chaimowicz F. A saúde dos idosos brasileiros às vésperas do século XXI: problemas, projeções e alternativas. Rev Saúde Pública. 1997;31:184-200.
8. Bottino CM, Azevedo D Jr, Tatsch M et al. Estimate of dementia prevalence in a community sample from São Paulo, Brazil. Dement Geriatr Cogn Disord. 2008;26(4):291-9.
9. Litvak, J. El envejecimiento de la población: un desafío que va más allá del año 2000. Bol Oficina Sanit Panam. Washington. 1990;109(1):1-5.
10. Paes-Souza, R. Diferenciais intraurbanos de mortalidade em Belo Horizonte, Minas Gerais, Brasil, 1994: revisitando o debate sobre transições demográfica e epidemiológica. Cad Saúde Pública, Rio de Janeiro. 2002;18:1411-22.
11. Danielewicz AL, d'Orsi E, Boing AF. Renda contextual e incidência de incapacidade: resultados da Coorte EpiFloripa Idoso. Revista de Saúde Pública 2019;53:11.
12. Nepomuceno MR, Turra CM. Expectativa de vida saudável no Brasil com base no método intercensitário (Trabalho apresentado no XVIII Encontro Nacional de Estudos Populacionais, ABEP, realizado em Águas de Lindóia/SP – Brasil, de 19 a 23 de novembro de 2012). 2012.
13. Schmidt TP, Wagner KJ, Schneider IJC et al. Padrões de multimorbidade e incapacidade funcional em idosos brasileiros: estudo transversal com dados da Pesquisa Nacional de Saúde. Cadernos de Saúde Pública 2020;36(11):e00241619.

14. Turra CM, Rios-Neto E. Intergenerational accounting and economic consequences of aging in Brazil. Trabalho apresentado no XXIV IUSSP General Population Conference, Salvador, Brasil. 2001.
15. Wetle TF. The oldest old: missed public health opportunities. American Journal of Public Health 2008;98(7):1159.
16. Camarano AA (Org.). Muito além dos 60. Os novos idosos brasileiros. apud Pasinato; Camarano; Machado, 2006, Rio de Janeiro: IPEA. 1999:382.
17. Carvalho JAM, Garcia RA. O envelhecimento da população brasileira: um enfoque demográfico. Cad Saúde Pública. Rio de Janeiro. 2003;19(3):725-33.

ASPECTOS BIOLÓGICOS DO ENVELHECIMENTO: BASES BIOLÓGICAS, FISIOLÓGICAS E IMUNOLÓGICAS

CAPÍTULO 3

Marcos Cabrera

INTRODUÇÃO

Com o processo de transição demográfica e o consequente aumento do número de idosos na população, os profissionais da área da saúde deverão estar capacitados a assisti-los adequadamente.

Além do entendimento das situações patológicas que atingem os idosos, é necessária a compreensão do processo normal do envelhecimento humano para que sejam respeitadas as peculiaridades desta faixa etária.

Um dos objetivos deste capítulo é a fundamentação biológica do processo do envelhecimento, com a apresentação dos mecanismos que levam às alterações senescentes nos níveis celular, tecidual e funcional.

Além disso, serão caracterizadas as transformações nos principais sistemas fisiológicos, focalizando as suas implicações no atendimento ao paciente idoso.

COMO SE DEFINE O ENVELHECIMENTO – O CONCEITO DE SENESCÊNCIA

O processo do envelhecimento tem características que dificultam uma definição teórica. Alguns autores apresentam certas definições:

"Fenômeno caracterizado por uma falência na manutenção da homeostase sob condições de estresse fisiológico, que estaria relacionada a uma diminuição da viabilidade e um aumento da vulnerabilidade.[1]

...resultado de progressivas e generalizadas alterações na função, resultando a perda à resposta adaptativa ao estresse e um aumento do risco de doenças relacionadas à idade.[2]

.... é o processo que converte adultos jovens, muitas vezes saudáveis e sem necessidade de assistência de médicos, em idosos cuja alterações fisiológicas levam ao aumento progressivo de doença e morte".[3]

Todas essas definições ressaltam a existência de um processo denominado senescência, que apresenta um caráter progressivo das alterações da célula ao indivíduo, levando a transformações que aumentam a vulnerabilidade dos que envelhecem e, não necessariamente, tornando-os mais frágeis.

A coexistência de doenças crônico-degenerativas está intimamente relacionada com o processo de envelhecimento. Entretanto, este processo não é apenas biológico; o elenco de transformações senescentes inclui as alterações nos níveis social e psicológico.

POR QUE E COMO ACONTECE O ENVELHECIMENTO?– TEORIAS DO ENVELHECIMENTO

Nas últimas décadas, houve um aumento significativo da produção de conhecimento visando a elucidar os mecanismos envolvidos no processo do envelhecimento.

Inicialmente, as teorias eram fundamentadas a partir de modelos com alterações nos mecanismos infecciosos, imunológicos, endocrinológicos etc. Atualmente, busca-se o entendimento celular e molecular destas alterações, visto que ainda não se tem um modelo definido que consiga explicar todo o processo.

A pesquisa gerontológica parte de três observações fundamentais para entender o envelhecimento. Primeiro, o padrão de envelhecimento em todos os mamíferos é similar. Em segundo lugar, o ritmo de envelhecimento é determinado por genes que variam de acordo com as espécies. E, finalmente, este ritmo de envelhecimento pode ser diminuído em roedores por meio da restrição calórica.[3]

Apesar de reconhecermos a participação de inúmeros processos que agem concomitantes no envelhecimento, podemos apresentar algumas teorias com maiores evidências de estarem envolvidas no processo biológico do envelhecimento.

Teoria dos Radicais Livres ou Estresse Oxidativo

Sugere que produtos altamente reativos oriundos do metabolismo oxidativo podem reagir com constituintes celulares importantes, como as proteínas, o ácido desoxirribonucleico (DNA) e os lipídios, e gerar moléculas disfuncionais que interfiram na função celular. Entretanto, as pesquisas não estabelecem o real papel do estresse oxidativo na determinação da longevidade (Fig. 3-1).

Teoria da Glicosilação

Sugere que a glicosilação não enzimática pode produzir formas modificadas de proteínas e, talvez, outras macromoléculas que se acumulam e causam disfunção nos animais em envelhecimento. Formas glicosiladas de colágenos humanos acumulam-se nos tendões e pele com o passar dos anos; entretanto, outras proteínas de longa duração alteram-se muito pouco durante a vida. A restrição calórica tende a menores taxas de glicose e consequentemente menor deposição de produtos da glicosilação, e então teria um papel na lentificação do processo de envelhecimento (Fig. 3-2).

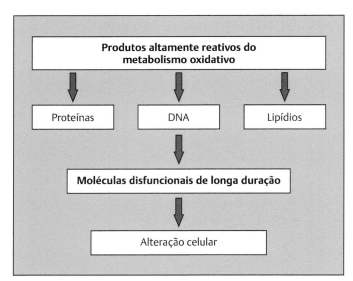

Fig. 3-1. Teoria dos radicais livres.

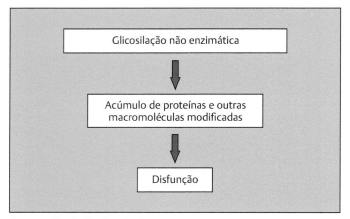

Fig. 3-2. Teoria da glicosilação.

Teoria da Reparação do DNA ou Instabilidade Genômica

Alguns estudos em fibroblastos e também em primatas demonstram que uma maior expectativa de vida se relaciona a uma maior capacidade dos mecanismos de reparação do DNA (Fig. 3-3).

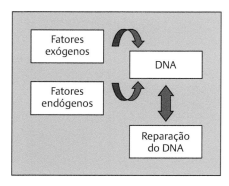

Fig. 3-3. Teoria da reparação do DNA.

Além destas teorias, alguns mecanismos são identificados como potencialmente importantes para avanço do entendimento do envelhecimento e recebem cada vez mais a atenção dos pesquisadores:[4]

- Mutações somáticas no DNA.
- Presença de pontes cruzadas de fibras do tecido conjuntivo extracelular.
- Alterações na composição da membrana plasmática.
- Alterações na função mitocondrial.
- Alterações imunológicas.
- Alterações na frequência da síntese e degradação das proteínas.
- Perda programada da capacidade mitótica nos fibroblastos.
- Velocidade nas enzimas de reparação de DNA.
- Alterações no comprimento do telômero.[5]
- Alterações endocrinológicas no hipotálamo, na pineal e na pituitária.

Ainda temos o fenômeno da epigenética interferindo na expressão gênica das doenças relacionadas com a idade. Há possibilidades de que modificação do DNA e das histonas a partir de mecanismos de metilação, fosforilação e acetilação. Essas alterações não modificam a sequência de DNA, mas interferem na expressão gênica. As altercações epigenéticas acontecem muitas vezes em consequências de estilo de vida e podem impactar em situações importantes do envelhecimento, como resistência aos estresses, composição corporal e comportamento.[6,7]

Apesar de todas estas hipóteses e evidências, ainda não se tem um modelo definitivo, mas já se espera que este modelo seja determinado por inúmeros mecanismos que atuariam conjuntamente e submetidos a fatores hereditários e externos, como o estilo de vida e a presença de doenças.[8]

O QUE MUDA COM O ENVELHECIMENTO – TRANSFORMAÇÕES SENESCENTES

Sistema Cardiovascular

As alterações principais são decorrentes da diminuição da complacência arterial e da diminuição da responsividade β-adrenérgica que ocorrem com o avançar da idade.

Em repouso, os idosos saudáveis não apresentam alterações significativas da função cardiovascular. Há um aumento da pós-carga determinada pela diminuição da complacência vascular e uma diminuição do enchimento inicial e aumento do enchimento final diastólico do ventrículo esquerdo. A contratilidade muscular não se altera no repouso.[9]

Durante o esforço, a hiporresponsividade β-adrenérgica leva a uma diminuição da frequência cardíaca máxima e da contratilidade do miocárdio. Entre os 20 e os 80 anos, esta diminuição é em torno de 30%.[7]

O aumento do débito cardíaco durante o exercício é consequência do aumento do volume sistólico determinado pelo aumento do volume diastólico final, que decorre do processo de hipertrofia e fibrose miocárdica senescente.[9]

As alterações senescentes no sistema cardiovascular devem ser reconhecidas durante a assistência ao paciente idoso; entretanto, elas se confundem e fundem-se com as alterações decorrentes da alta prevalência das doenças cardiovasculares e do sedentarismo, comum nesta faixa etária.

Sistema Respiratório

O padrão respiratório no envelhecimento é determinado pela coexistência de outros fatores externos, como as doenças associadas (asma, doença pulmonar obstrutiva crônica, obesidade e infecções), cirurgias torácicas prévias, deformidades torácicas, medicamentos e, principalmente, o tabagismo.[10]

Há alterações estruturais nas vias aéreas e no parênquima pulmonar, como a redução do número de células do epitélio glandular e a dilatação dos ductos alveolares e dos espaços aéreos com aumento da área de ventilação, que leva a um declínio da pressão média de oxigênio arterial.[11]

A degeneração do suporte de elastina e colágeno das pequenas vias aéreas é responsável pelo aumento da tendência de colapso destas vias durante a expiração, provocando um aumento do volume de fechamento pulmonar. Podemos observar uma diminuição do volume expiratório forçado no primeiro segundo (VEF1) e uma manutenção dos níveis de capacidade ventilatória forçada (CVF).[10]

A força dos músculos respiratórios diminui em consequência da atrofia das fibras tipo IIA. Além disso, ocorrem alterações no monitoramento e controle da respiração.

Estas alterações senescentes não apresentam significância clínica em idosos saudáveis, mas comprometem a reserva funcional destes indivíduos, a qual tem importante papel em algumas situações como a imobilidade, as doenças infecciosas e os pós-operatórios.

Composição Corpórea

O tecido gorduroso aumenta com o envelhecimento. A proporção de gordura corpórea aumenta de 25 para 41% entre os 25 e 75 anos em mulheres. Em homens, o aumento é semelhante, mas com a acentuação já a partir dos 50 anos.[12]

Há uma diminuição da massa corpórea magra, determinada, principalmente, pela atrofia da musculatura esquelética em torno dos 40 anos.

Apesar da diminuição dos músculos e do aumento da gordura corpórea relacionadas com a idade, o treinamento muscular adequado poderá aumentar a massa magra em pessoas idosas, minimizando as alterações morfológicas e metabólicas associadas à idade.[13]

Sistema Osteoarticular

O tecido ósseo diminui com a idade, em consequência do aumento da reabsorção óssea e de uma diminuição na atividade dos osteoblastos. Esta alteração se apresenta diferentemente em homens e mulheres, devido ao impacto da diminuição da produção de estrogênio no período da menopausa.

Nos discos intervertebrais e nas cartilagens articulares, ocorre um adelgaçamento das estruturas cartilaginosas com uma diminuição da água e dos proteoglicanos e um aumento das fibras do colágeno.

Sistema Renal

Os rins diminuem de tamanho com o envelhecimento. Funcionalmente, há uma diminuição progressiva da taxa de filtração glomerular e do fluxo sanguíneo renal. Os idosos apresentam uma maior dificuldade de manter a homeostase de fluidos e solutos diante de situações de estresse para o

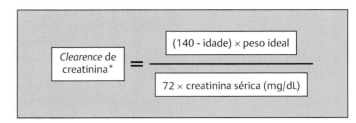

Fig. 3-4. *Clearance* de creatinina. *Em mulheres, multiplicar por 0,85.

sistema renal, como a utilização de medicamentos nefrotóxicos e a depleção de volume.

Há uma diminuição de aldosterona, que associada à diminuição da sede e a uma resposta menor ao hormônio antidiurético predispõe o idoso à perda de sal e à desidratação.

Estas alterações levam a um declínio do *clearance* de creatinina, que deverá ser redimensionado em idosos, principalmente em momentos de utilização de drogas e sobrecarga de volume. A maneira mais racional do cálculo do *clearance* de creatinina é por meio da fórmula proposta por Cockcroft e Gault (Fig. 3-4).[14]

Visão

As deficiências visuais são muito frequentes entre os idosos, em torno de 7% aos 70 anos e 40% aos 90 anos. As principais causas são catarata, retinopatia diabética, glaucoma e degeneração macular.[15]

Além da alta prevalência de doenças que interferem na acuidade visual, o processo do envelhecimento provoca algumas alterações, como os declínios da visão periférica, da acuidade visual central, da sensibilidade a contrastes e da visão para cores.

Audição

Com o envelhecimento, há uma alteração no limiar de sensibilidade aos sons, com um comprometimento específico na audição de sons de alta frequência e uma redução na habilidade de entendimento das palavras.

Sistema Digestivo

O tubo digestivo apresenta inúmeras transformações com o processo do envelhecimento; entretanto, o idoso saudável não apresenta disfunções relevantes, apenas sofre uma interferência no limiar de desencadeamento de disfunções.

Há um comprometimento da coordenação neuromuscular da mastigação, levando a maiores frequências de disfagia e aspiração em vias respiratórias. Os mecanismos de proteção da mucosa gástrica estão prejudicados bem como a produção exócrino-pancreática.

A metabolização hepática é alterada, propiciando maiores interações medicamentosas.

Há uma maior lentidão no trânsito colônico e menor pressão no esfíncter anal.[16]

Sistema Endócrino

As alterações senescentes do sistema endócrino repercutem em transformações funcionais em outros sistemas.

O envelhecimento leva a um aumento da atividade do sistema nervoso simpático com aumento da produção de norepinefrina, apesar do declínio da resposta adrenérgica fisiológica mediada pelo receptor. Há, também, um aumento do tônus dopaminérgico, interferindo na produção de prolactina e de outros hormônios da pituitária.

A produção de cortisol diminui com a idade, mas, devido a uma diminuição do *clearance*, os níveis plasmáticos permanecem inalterados. Há uma diminuição na sensibilidade do eixo hipófise-hipotálamo-adrenal ao *feedback* negativo do corticoide.

O hormônio do crescimento (GH) é produzido em menor intensidade em idosos, com um declínio estimado em 14% por década, sendo isto responsável por algumas alterações na pele, nos músculos e na proporção de gordura corpórea observadas com o envelhecimento.

No idoso do sexo masculino, existe uma diminuição da produção de testosterona, principalmente na forma livre, em decorrência da diminuição do número e do volume das células de *Leydig* e da disfunção hipotalâmico-pituitária. Na mulher há um declínio da secreção de estrogênio a partir do climatério e, em menor proporção, uma diminuição dos androgênios.

Os idosos também apresentam uma diminuição de androgênios adrenais – deidroepiandrosterona (DHEA) – e um aumento do hormônio antidiurético (ADH).[17]

Sistema Neurológico

O peso do encéfalo diminui a partir dos 20 anos, com uma perda de cerca de 7% aos 80 anos. Clinicamente, há uma tendência em diminuir a memória episódica de fatos recentes, provavelmente associada às alterações nos núcleos da base, no giro para-hipocampal e nas áreas de associação do córtex cerebral.

Os idosos apresentam maior dificuldade para manter-se equilibrados em situações de maior necessidade. Isto se dá em virtude de algumas alterações no sistema labiríntico e no controle muscular, além das disfunções auditivas e visuais, muito frequentes nesta faixa etária.[18]

Algumas degenerações nos neurônios ocasionadas pelo envelhecimento predispõem a algumas doenças, como a de Alzheimer, de Parkinson e depressão.

Sistema Imunológico

As condições imunológicas dos idosos são bastante heterogêneas, pois são determinadas por alterações senescentes, mas também recebem forte influência de outros fatores como a nutrição, a institucionalização asilar, o uso de medicamentos, as doenças debilitantes e os distúrbios psicológicos.

O envelhecimento é associado a uma involução do timo, levando a uma redução da produção de linfócitos T. Entretanto, a despeito desta involução, não há um significativo declínio destes no sangue periférico, mas um predomínio de células T já ativadas e com uma menor capacidade de resposta aos estímulos antigênicos.[19]

Há um aumento da produção de autoanticorpos e a diminuição da produção de interleucina 2.

As alterações na resposta imunológica do idoso, isoladamente, não estão relacionadas com o aumento da morbidade associada a infecção, neoplasias e doenças autoimunes. Mas,

ocorre um aumento desta suscetibilidade, quando há uma interação com outras disfunções e/ou com as doenças relacionadas com a idade.

Cavidade Bucal

No envelhecimento ocorre uma diminuição do conteúdo de fibra e fibroblastos dos ligamentos periodontais, com aumento dos compartimentos intersticiais. Há uma diminuição da síntese de colágeno e uma calcificação difusa, fazendo com que as fibras se tornem mais espessas e estáveis, com um aumento da estabilidade térmica e da força mecânica.[20]

A mucosa bucal torna-se mais fina, lisa e seca. Há uma perda da elasticidade e um aumento da suscetibilidade a lesões. A língua apresenta-se mais lisa com a perda das papilas filiformes, podendo apresentar pequenas alterações do paladar e a sensação de queimação.

Há uma diminuição da queratinização e uma simplificação da estrutura epitelial da mucosa bucal. Apesar disso, estas alterações senescentes não alteram a capacidade de cicatrização e não comprometem os resultados das intervenções periodontais.[21]

Muitas alterações da mucosa bucal e da língua são decorrentes de distúrbios nutricionais, frequentemente encontrados em idosos, como as anemias e as deficiências de vitaminas e minerais.

Os ossos da mandíbula sofrem atritos constantes e podem apresentar alteração do alinhamento e aumento do atrito mastigatório. Entretanto, as maiores interferências na mandíbula são em consequência da extração de dentes, com atrofia do osso alveolar.

Os idosos saudáveis têm uma menor produção de saliva sem apresentar repercussão clínica importante. Esta redução assume uma grande importância no aumento da suscetibilidade dos idosos ao uso de medicamentos e a doenças que levam a xerostomia.[21]

Mesmo com todas estas alterações senescentes, as disfunções em dentes e cavidade bucal em idosos são em decorrências de doenças periodontais e lesões de mucosas, determinadas por inadequadas condições de higiene e de alimentação e pelas doenças sistêmicas.

CONCLUSÕES

O conhecimento e a compreensão das alterações identificadas no processo do envelhecimento proporcionam uma abordagem terapêutica que contempla as características inerentes aos idosos, bem como as suas interações com as condições psicossociais e as doenças.

REFERÊNCIAS BIBLIOGRÁFICAS

1. Davies I. Cellular mechanisms of aging. In: Tallis, Fillit, Blocklehurst, editors. Brocklehurst´s textbook of geriatric medicine and gerontology. 5th ed. New York: Churchill Livingstone; 1998. p. 51-75.
2. Kirwood TBL. Evolution theory and the mechanisms of aging. In: Tallis, Fillit, Blocklehurst, editors. Brocklehurst´s textbook of geriatric medicine and gerontology. 5th ed. New York: Churchill Livingstone; 1998. p. 45-50.
3. Lombard DB, Miller RA, Pletcher SD. Biology of aging and longevity. In: Hazzard´s geriatric medicine and gerontology. 7th ed. New York: McGraw-Hill; 2017. p. 58-82.

4. Li Z, Zhang Z, Ren Y et al. Aging and age-related diseases: from mechanisms to therapeutic strategies. Biogerontology 2021;22:165-87.
5. Lin J, Epel E. Stress and telomere shortening: Insights from cellular mechanisms. Ageing Research Reviews 2022;73:101507.
6. Chakravarti D, LaBella KA, DePinho RA. Telomeres: history, health, and hallmarks of aging. Cell 2021;184(2):306-22.
7. McHugh D, Gil J. Senescence and aging: Causes, consequences, and therapeutic avenues. J Cell Biol 2018;217(1):65-77.
8. Dodig S, Čepelak I, Pavić I. Hallmarks of senescence and aging. Biochem Med (Zagreb). 2019;29(3):030501.
9. Paneni F, Diaz Cañestro C, Libby P et al. The aging cardiovascular system: Understanding it at the cellular and clinical levels. J Am Coll Cardiol 2017;69(15):1952-67.
10. Shanker S, Rojas M, Caufield C. Aging of the respiratory system. In: Hazzard`s geriatric medicine and gerontology. 7th ed. McGraw-Hill Education; 2017.
11. Schneider JL, Rowe JH, Garcia-de-Alba C, Kim CF, Sharpe AH, Haigis MC. The aging lung: Physiology, disease, and immunity. Cell 2021;184(8):1990-2019.
12. Kim S, Won CW. Sex-different changes of body composition in aging: a systemic review. Arch Gerontol Geriatr 2022;102:104711.
13. Evans WJ. Effects of exercise on body composition and functional capacity of the elderly. J Gerontol 1995;50A:147-50.
14. O'Sullivan ED, Hughes J, Ferenbach DA. Renal aging: Causes and consequences. J Am Soc Nephrol. 2017;28(2):407-20.
15. Watson GR. Low vision: Assessment and rehabilitation. In: Hazzard´s Geriatric Medicine and Gerontology. 7th ed. New York: McGraw-Hill; 2017. p. 701-22.
16. Dumic I, Nordin T, Jecmenica M et al. Gastrointestinal tract disorders in older age. Can J Gastroenterol Hepatol 2019;2019:6757524.
17. Van den Beld AW, Kaufman JM, Zillikens MC et al. The physiology of endocrine systems with ageing. Lancet Diabetes Endocrinol 2018;6(8):647-58.
18. Schott JM. The neurology of ageing: what is normal? Pract Neurol 2017;17(3):172-82.
19. Sadighi Akha AA. Aging and the immune system: An overview. J Immunol Methods. 2018;463:1-26.
20. Devlin H, Ferguson MWJ. Aging and the orofacial tissues. In: Tallis, Fillit, Blocklehurst, editors. Brocklehurst´s textbook of geriatric medicine and gerontology. 5th ed. New York: Churchill Livingstone; 1998. p. 789-802.
21. Calabrese JM, Jones JA. Oral health. In: Hazzard´s Geriatric Medicine and Gerontology. 7th ed. New York: McGraw-Hill; 2017. p. 682-700.

VELHICES E INTERDISCIPLINARIDADE – CONTRIBUIÇÕES DA PSICOLOGIA DO ENVELHECIMENTO AO ATENDIMENTO ODONTOLÓGICO

CAPÍTULO 4

Gislaine Gil

INTRODUÇÃO

A longevidade é uma das maiores conquistas da humanidade e, com ela, surge a responsabilidade na área da saúde de atender as necessidades e exigências do ser que envelhece. Como a velhice é heterogênea e complexa, faz-se necessária a troca de conhecimento no contexto interdisciplinar. Portanto, o objetivo do capítulo é trazer conhecimentos da psicologia do envelhecimento para as práticas do atendimento odontológico e, com isso, tornar a experiência da pessoa idosa melhor e a prestação do cuidado mais eficiente e calorosa.

LONGEVIDADE: CRONOS OU KAIRÓS?

Se a longevidade corresponde a viver mais tempo, precisamos, como profissionais que estamos ingressando no vasto mundo da Gerontologia, entender inicialmente a que tempo nós estamos nos referindo durante as nossas consultas com as pessoas idosas; ao tempo Cronos ou Kairós?

O tempo Cronos é o cronológico, ligado aos dias, meses e anos de vida; que rejeita a escolha da pessoa e, simplesmente, estabelece por meio de números quem é o mais velho e o mais novo. Ou, nos referimos, ao tempo Kairós que é o tempo experienciado, aquele que privilegia a história individual, o tempo das escolhas que relaciona a vida aos aprendizados, nos faz experientes, atemporais e únicos.

Como profissionais focados em Gerontologia temos que nos distanciar da ideia de velhice estereotipada, focada no Cronos, durante a comunicação e atuação. Como fazer isso contribuindo para o envelhecimento ativo e sem preconceitos?

- Na consulta, a pessoa idosa sempre deverá ser a protagonista, logo os olhares e falas tem de ser direcionados a ela e não ao seu acompanhante.
- Discutir os casos clínicos não se referindo a pessoa idosa como "vozinho, idosinho, inhos" de todo tipo, como se essa fosse criança.
- Pensar em tratamentos que levem em consideração a funcionalidade e as potencialidades da pessoa idosa, independente da doença e idade cronológica.
- Não direcionar as conversas, somente focando em perguntas sobre a vida dos netos, filhos, dores ou novos remédios.

O tempo para nos comunicarmos com a pessoa idosa deve envolver o futuro; aquele que é cheio de possibilidades, planos e desejos; o tempo Kairós. Logo, é fundamental:

- Entender o seu propósito, sendo que esse pode ser encontrado em pequenas ações, coisas ou pessoas do dia a dia.
- Abordar o senso de pertencimento dentro da família e comunidade, sendo ela a protagonista.
- Entender o conceito de religiosidade e espiritualidade.
- Falar sobre o projeto de vida.
- Contemplar a perspectiva da reinvenção.

O profissional também deve agir como agente de promoção de saúde e responsável por transformações. E, assim, deve falar sobre longevidade com todos os pacientes e, não só com os 60+, pois todas as pessoas vivenciam o próprio envelhecimento dia a dia e de parentes e amigos próximos. Refletir junto com eles sobre o envelhecimento envolve questionar:

- Você está preparado para os 100 anos?
- Cada dia mais vemos surgir novos modelos de trabalho e de emprego. Você se percebe em uma nova carreira ou adquirindo um hobby após se aposentar?
- Ter a situação financeira resolvida parece não ser tudo no futuro, precisamos aprender a lidar com nossa saúde mental, física, e aprendermos a ressignificar a vida nas novas fases, você concorda?[1]

As indagações contribuem para a quebra do etarismo (ou idadismo) e estimula a promoção do envelhecimento saudável, independente da faixa etária.

ESTRESSORES E SAÚDE MENTAL

Cada pessoa é única em seus aspectos biológicos, psicológicos, ambientais e sociais, e assim é o seu envelhecimento, por isso, falamos em "velhices". As suas reações aos estressores, como luto, pobreza, múltiplas condições médicas, limitações funcionais, alterações cognitivas, dor crônica, cuidado de um familiar enfermo,[2] ausência de papéis sociais favoráveis, também são únicas.

Haverá pessoas idosas que enfrentarão os estressores e as tensões com resiliência e outras que não conseguirão e os vivenciaram com resignação e melancolia. E é nesse contexto que os psicólogos desempenham um papel significativo, ajudando a pessoa a aumentar a sua autoestima, lidar com conflitos e crises diante das mudanças, apoiando as suas potencialidades e criando ferramentas que ajudam a pessoa a ser mais resiliente nos momentos de crise vindoura.

Considerando-se que o estigma atrelado aos problemas de saúde mental pode dificultar a busca por ajuda, contribuindo para os casos de subnotificação e, consequentemente, a sua cronicidade e ao aumento da mortalidade,[3] verifica-se a necessidade de capacitar todos os profissionais da saúde a reconhecer as principais patologias mentais, assim como desenvolver serviços e ambientes mais amigáveis e saber quando encaminhar o idoso especificamente ao atendimento psicológico.

No capítulo em questão serão tratadas somente as doenças neuropsiquiátricas mais prevalentes na pessoa idosa, sejam essas: depressão, ansiedade e transtornos neurocognitivos e as contribuições da Psicologia.

Depressão

A depressão na pessoa idosa pode ser difícil de reconhecer porque pode ter sintomas diferentes dos mais jovens. Para alguns idosos com depressão, a tristeza não é o principal sintoma. Eles podem ter falta de interesse nas atividades e não estar tão dispostos a falar sobre seus sentimentos.[4] O Quadro 4-1 é uma *checklist* de sintomas comuns apresentada como alerta para a identificação.

A temática da depressão na velhice exige do profissional, além da sensibilidade em perceber ou detectar os sintomas citados acima, investigar aspectos mais subjetivos, como as atitudes e crenças da pessoa. Há três padrões de pensamentos frequentes nos depressivos que o profissional de odontologia pode observar durante as conversas. São esses:

- Enxergar a si mesmo de forma negativa, por meio de falas como: "sou incapaz, é minha culpa, é bem a minha cara fazer isso".
- Enxergar o ambiente como hostil, por meio de falas como: "quem é que vai querer fazer alguma coisa comigo, todo mundo me crítica, as pessoas têm ideias melhores".
- Enxergar o futuro de modo pessimista, por meio de falas como: "nunca mais vou sair dessa, isso não adianta mais".[5]

As pessoas idosas que tendem a definir depressão enquanto um **estado psicológico** procura ajuda profissional, enquanto aquelas que definem como **doença** tendem a não procurar ajuda devido ao estigma vigente na sociedade em relação às doenças mentais.[6] Parece mais sensato e eficaz aos profissionais de saúde abordar o assunto como um estado psicológico, a fim de atenuar ou diminuir o estigma. Logo, o profissional odontólogo pode junto com a pessoa idosa parar por um tempo e propor que ela responda:

- Seu estado psicológico iniciou rapidamente ou desenvolveu-se lentamente com o tempo?

- Seu estado psicológico teve um impacto leve, moderado ou grave em sua vida?
- É a primeira vez que você se sentiu assim?[6]

Quando o profissional de odontologia perceber a pessoa idosa triste, seja qual for a situação, deve-se tentar compreender o que é realmente importante para ela, sem julgamento. São igualmente erradas afirmações desviantes, como as citadas abaixo, que só causam distanciamento e dão a sensação da pessoa não ser compreendida:[5]

- Já vai melhorar.
- Amanhã vai ser outro dia.
- Já melhorou muito.
- Eu já tive isso.

É importante deixar a pessoa declarar o que mais a assusta, pois quanto mais compreensível for o profissional melhor será o caminho para ajudá-la a procurar auxílio psicológico.

Quando a pessoa já estiver em tratamento psicológico aprenderá ferramentas que envolvem aprender a modificar o pensamento por meio do desenvolvimento de reconstruções racionais, aumentar comportamentos prazerosos ou diminuir eventos desagradáveis da vida por meio da resolução de problemas, modificar a intensidade dos estados emocionais com relaxamento ou outras técnicas comportamentais e melhorar a comunicação eficaz em situações de conflito.[7]

Ansiedade

A ansiedade é caracterizada por uma preocupação excessiva de que algo ruim vai acontecer, associada ao medo, como resposta emocional por uma ameaça real ou imaginária. Há uma tendência para subestimar ou normalizar certos comportamentos, que podem ser indicativos de ansiedade no idoso, por exemplo, evitação de sair de casa ou medo de quedas.[8]

O tratamento da ansiedade geriátrica envolve mais abordagens não farmacológicas, que são recomendadas inicialmente, em vez de abordagens farmacológicas.[8] Logo, ao odontólogo pode ser útil se apropriar de algumas técnicas utilizadas nas terapias cognitivo-comportamentais (um tipo de tratamento na área da Psicologia), como: a respiração diafragmática e imagem guiada para auxiliar a pessoa com ansiedade.[9]

A respiração diafragmática usa o diafragma para respirar, reduzindo a tensão no peito e fornecendo mais oxigênio para o corpo. A técnica pode ser feita da seguinte forma:

- A pessoa deve estar sentada e com a cabeça ereta, ou seja, não pendurada para a frente ou inclinada para trás. Deverá descansar uma mão no peito e a outra no abdome. Em seguida, deverá ser orientada a soprar todo o ar em seus pulmões até se sentir vazia, então começar a inspirar; a inspiração deve ser feita uniformemente (contar a respiração até se sentir exatamente cheia). Após deverá ser orientada a expirar uniformemente: contando a respiração para fora do corpo, sem qualquer liberação repentina. Expirar mais do que inspirar.

A imaginação guiada usa todos os sentidos para criar um estado focado de relaxamento e uma sensação de bem-estar físico e emocional. É um exercício mente-corpo, em que as pessoas idosas são ensinadas a desenvolver uma imagem mental de uma experiência agradável e tranquila que cons-

Quadro 4-1. Sintomas comuns apresentados como alerta da depressão[4]

Sentimentos de desesperança, culpa, inutilidade ou desamparo	Perda de interesse em atividades antes prazerosas, incluindo sexo	Pensamentos de morte ou suicídio, ou tentativas de suicídio
Irritabilidade, inquietação ou dificuldade para ficar parado	Dificuldade para dormir, acordar muito cedo pela manhã ou dormir demais	Comer mais ou menos do que o habitual, geralmente com ganho ou perda de peso não planejado
Diminuição da energia ou fadiga	Mover ou falar mais devagar	Dificuldade em se concentrar, lembrar ou tomar decisões

cientemente orienta sua atenção para alcançar o relaxamento. Geralmente, há três estágios para a imaginação guiada: relaxamento, visualização e sugestão positiva.

- A imaginação pode ser um lugar agradável, como uma praia, montanhas, lago ou um lugar seguro, e deve ser envolvente e personalizada para cada pessoa idosa. Elas podem escolher sua própria imagem mental ou podem ser guiadas usando um *script*. As pessoas idosas são instruídas a criar um cenário cheio de detalhes específicos e concretos, juntamente com som, cheiro e cores da cena. Esta técnica produz um relaxamento em todo o corpo.

Ao exposto, acrescenta-se que atitudes como acolhimento, carinho, alegria e atenção devem fazer parte, o tempo todo, do atendimento à pessoa idosa, a fim dela sentir-se confortável e confiante para ser encaminhada para atendimento psicológico.

Ansiedade Odontológica

Muitas pessoas idosas enfrentam ansiedade e medo ao se depararem com os procedimentos odontológicos, a intitulada ansiedade odontológica.

O corpo lembra aos idosos que não é agradável a experiência odontológica, por meio de músculos cerrados, punhos fechados e retraídos. Acalmar o sistema sensorial deixará o corpo mais relaxado e tornará os bloqueios anestésicos mais fáceis, com uma melhor visão da cavidade oral e uma prestação de cuidados mais eficiente. Logo, o profissional deve ter uma conversa calma e ininterrupta com a pessoa idosa e tentar identificar qual das situações odontológicas gera medo e ansiedade. Fazer algumas perguntas abertas pode ajudar a orientar a conversa na direção certa. O profissional precisa identificar o motivo da visita atual, o tipo de experiência que a pessoa idosa teve durante o tratamento odontológico anterior, os principais medos e preocupações e as expectativas.[10]

Abaixo serão descritas algumas das experiências odontológicas que desencadeiam os sentimentos de ansiedade e as propostas de estratégias cognitivas e comportamentais que o profissional de odontologia pode se apropriar.

- Barulho da broca. Nesses casos, fones de ouvido com cancelamento de ruído podem ajudar.[11]
- Cheiro de um dente sendo perfurado. O uso de óleos essenciais no babador do paciente pode ajudar a reduzir essa experiência sensorial negativa.[12]
- Indicadores de toque (pressão ou dor). Durante o tratamento, pode ser útil oferecer avisos para quando a pessoa idosa possa sentir alguma pressão ou sentir gosto de anestésico para que não se surpreenda quando surgir uma nova sensação.
- Cobertores pesados, travesseiros de joelho e pescoço, envoltórios aquecidos no pescoço, máscaras para os olhos são produtos considerados úteis para proporcionar conforto e reduzir sentimentos de ansiedade.
- Pessoas ansiosas não devem esperar muito tempo na sala de espera, para que tenham menos tempo para absorver experiências negativas; além disso, os tempos de espera mais longos dão-lhes tempo para recordar os estímulos ameaçadores.[12]

- Sala de espera do consultório. A atmosfera do consultório pode-se tornar calma e não ameaçadora ao tocar uma música suave e evitar luzes brilhantes. Consultório odontológico um pouco mais frio foi avaliado por Bare e Dundes[11] como fator para minimização de sintomas ansiosos. As paredes podem ser enfeitadas com pôsteres e fotos, e a sala de espera com amplos livros e revistas.[11]

A forma como o profissional se comunica com a pessoa idosa também pode suscitar sentimentos de ansiedade. Logo é importante o profissional:

- Sentar-se ao lado da pessoa idosa e colocar-se no mesmo nível dos olhos ao falar diretamente com ela.
- Conversar sobre o cronograma do tratamento, mas evitar explicar demais ou usar jargões dentários complexos.

É nessa atmosfera de modificações ambientais, preocupação e respeito para com os medos da pessoa idosa que poderá ser aberto o diálogo para o seu encaminhamento ao psicólogo.

TRANSTORNOS NEUROCOGNITIVOS

A denominação demência foi substituída por transtorno neurocognitivo maior e os casos mais leves de prejuízo cognitivo sem interferência funcional, antes diagnosticados como comprometimento cognitivo leve, receberam a denominação de transtorno neurocognitivo leve.[13] Nesse, apesar de uma independência nas atividades cotidianas, pode haver necessidade de estratégias compensatórias, maior esforço ou acomodação.

Segundo os critérios do DSM-V, os transtornos neurocognitivos são diagnosticados a partir de um declínio cognitivo em relação a um nível de desempenho anterior, reforçado pelo relato do próprio indivíduo, de um informante ou pela observação clínica. O DSM-V ainda salienta a importância de que o desempenho cognitivo seja documentado por avaliação neuropsicológica padronizada,[13] levando a mais uma das contribuições da Psicologia, especificamente da sua especialidade a Neuropsicologia, o diagnóstico diferencial entre modificações cognitivas que ocorrem com o envelhecimento daquelas representativas de uma doença.

É fundamental o reconhecimento na prática clínica do odontólogo de pessoas idosas com suspeita de comprometimento cognitivo, visto que essas apresentam pior higiene bucal, alto escore de gengivite e superfícies radiculares mais cariadas, menor propensão a usar dentaduras do que aquelas com cognição intacta.[10] Portanto, no Quadro 4-2 será fornecida uma *checklist* de alerta para a identificação dessas pessoas e posterior encaminhamento para a Avaliação Neuropsicológica.[10]

O neuropsicólogo irá, por meio de testes, escalas e questionários quantitativos e qualitativos, mapear o funcionamento cerebral, o humor e as características comportamentais e funcionais relacionadas com as queixas. Ao final, entregará ao profissional odontólogo o laudo da avaliação neuropsicológica.

Muitas são as estratégias que o odontólogo poderá incorporar ao seu atendimento, após a avaliação neuropsicológica. Abaixo, será ilustrado um caso clínico dos recursos cognitivos remanescentes da pessoa idosa com demência por doença de Alzheimer na tarefa de escovação dos dentes.

Quadro 4-2 Alerta para posterior encaminhamento para avaliação neuropsicológica[10]

Memória	Atenção	Funções executivas
▪ repete os mesmos assuntos ▪ Repete as mesmas perguntas ▪ Esquece eventos ▪ Esquece compromissos ▪ Esquece onde guardou seus pertences	▪ Dificuldade de realizar mais de uma atividade simultaneamente ▪ Dificuldade em prestar atenção quando há barulho no ambiente	▪ Tem compreensão pobre de situações de risco ▪ Redução da capacidade para cuidar das finanças ▪ Dificuldade na tomada de decisões ▪ Dificuldade de planejar atividades complexas ou sequenciais
Linguagem	**Perceptomotor**	**Personalidade ou comportamento**
▪ dificuldade para encontrar ou compreender palavras ▪ Erros ao falar e escrever, não decorrentes de nível prévio de funcionamento, ou seja, baixa escolaridade ▪ Troca palavras ou fonemas, não explicável por déficit sensorial ou motor	▪ Dificuldade para reconhecer faces ou objetos comuns ▪ Dificuldade para encontrar objetos no campo visual ▪ Dificuldade para manusear utensílios ▪ Dificuldade para vestir-se e escovar os dentes não explicáveis por déficit sensorial ou motor	▪ Alteração no humor ▪ Agitação ▪ Apatia ▪ Desinteresse ▪ Desinibição ▪ Comportamentos obsessivos-compulsivos ▪ Comportamento socialmente inaceitável

Caso Clínico

Situação 1

A avaliação neuropsicológica do paciente 1 (masculino) apontou que ele não entende mais comandos verbais tão prontamente quanto os sinais visuais. Nesse caso, durante a escovação dos dentes será fundamental que o odontólogo quebre as etapas da ação em pequenas partes, assim: pegar a pasta com uma mão, pegar a escova com a mão contralateral, abrir a tampa da pasta, colocar a pasta na escova, abrir a boca, mostrar os dentes, mostrar os movimentos adequados para a escovação dos dentes e assim por diante. A posição da pessoa em frente ao espelho será fundamental para que ela possa se ver durante todas as etapas da tarefa, usando assim o recurso visual remanescente.

Situação 2

A avaliação neuropsicológica do paciente 1 (masculino) indicou ausência de iniciativa do movimento. Nesse caso, durante a escovação será fundamental colocar a mão sobre a mão do paciente, levá-la até a sua boca, junto com a escova já com a pasta e orientar o movimento da escovação suavemente, sempre verbalizando cada etapa da tarefa ao realizá-la e, com isso, acionando as vias da memória de procedimento remanescente.

Situação 3

A avaliação neuropsicológica do paciente 1 (masculino) apontou presença de sintomas comportamentais e psicológicos da demência, pois ele se agita, e, por vezes, não se demonstra cooperativo. Logo, diante desse comportamento, a escovação deverá ser adiada para outro momento. Cabe ao profissional sair de cena quando perceber que o paciente 1 (masculino) não estiver colaborativo e, após alguns minutos, tentar novamente, retornando ao local ao qual a pessoa idosa se encontra e trazendo uma informação agradável. Na sequência, relatar que esta solicitou ao odontólogo que a lembrasse da escovação.

Situação 4

A avaliação neuropsicológica do paciente 1 (masculino) apontou que, ao ser colocado na frente do espelho, ele não mais se reconhece e acha que está sendo observado por um estranho. Logo, será fundamental modificar o ambiente; por exemplo, usar um espelho vazado onde cada pessoa se senta de um dos dois lados de uma moldura de madeira, como se estivesse olhando para um espelho.

Como observado, o manejo à pessoa idosa com transtornos neurocognitivos dependerá das alterações e das potencialidades cognitivas pontuadas no relatório neuropsicológico. Métodos compensatórios sugeridos na avaliação e respeito às habilidades funcionais e cognitivas também poderão ser utilizadas pelo odontólogo para promover maior autonomia e qualidade de vida da pessoa com demência.[13] O odontólogo também poderá achar pertinente indicar a pessoa para tratamento em Reabilitação Neuropsicológica (um tipo de tratamento psicológico para pessoa com demência, com apoio do familiar). Na reabilitação, o neuropsicólogo identificará as áreas em que a pessoa idosa está mais preparada e motivada para alcançar mudança, ajudando, com isso, a estabelecer metas pessoalmente significativas para ela ou seu familiar ao longo dos estágios da doença.[14]

CONCLUSÃO

Ao profissional que se adentra a conhecer a Gerontologia (às velhices), faz-se necessário dialogar com outras áreas do saber, como a psicologia do envelhecimento, para que o cuidado seja direcionado às particularidades e necessidades da pessoa que envelhece.

REFERÊNCIAS BIBLIOGRÁFICAS

1. Mazzaferro D, Bernhoeft R. Longevidade: os desafios. São Paulo: Evora; 2016.
2. Cabeza R, Albert M, Belleville S, Craik FI, Duarte A, Grady CL, Rugg MD. Maintenance, reserve and compensation: the cognitive neuroscience of healthy ageing. Nature Reviews Neuroscience 2018;19(11):701-10.

3. World Health Organization. (2017). Mental health of older adults. Recuperado em 26 outubro, 2022 de https://www.who.int/news-room/fact-sheets/detail/mental-health-of-older-adults
4. National Institute on Aging. Depression and Older Adults. Recuperado em 31 de outubro de 2022 de https://www.nia.nih.gov/health/depression-and-older-adults.
5. Hautzinger M. Como lidar com a depressão: guia prático para familiares e pacientes que sofrem de Depressão. São Paulo: Hogrefe CETEPP; 2016.
6. Goffman E. Estigma: notas sobre a manipulação da identidade deteriorada. Rio de Janeiro (RJ): LTC, 1988.
7. Gallagher-Thompson D, Larry WT. (2010). Effectively using cognitive behavioral therapy with the oldest-old: case examples and issues for consideration. In: Pachana N, Laidlaw K, Knight B, editors. Casebook of clinical geropsychology: International perspectives on practice. online ed. Oxford: Oxford Academic; 2013.
8. Subramanyam AA, Kedare J, Singh OP, Pinto C. Clinical practice guidelines for geriatric anxiety disorders. Indian J Psychiatry 2018 Feb;60(Suppl 3):S371-S382.
9. Getka EJ, Glass CR. (1992). Behavioral and cognitive-behavioral approaches to the reduction of dental anxiety. Behav Ther 1992;23(3):433-48
10. Appukuttan DP. (2016). Strategies to manage patients with dental anxiety and dental phobia: literature review. Clin Cosmet Investig Dent 2016Mar;10;8:35-50.
11. Bare LC, Dundes L. Strategies for combating dental anxiety. J Dent Educ 2004;68(11):1172-7.
12. Lehrner J, Marwinski G, Lehr S, Johren P, Deecke L. (2005). Ambient odors of orange and lavender reduce anxiety and improve mood in a dental office. Physiol Behav 2005;86(1):92-5.
13. American Psychiatric Association. Diagnostic and Statistical Manual of Mental Disorders. (DSM-V). 5th ed. In: Arlington VA. American Psychiatric Association; 2013.
14. Brueggen K, Kasper E, Ochmann S, Pfaff H, Webel S, Scheneide W, Teipel S. (2017). Cognitive rehabilitation in Alzheimer's disease: a controlled intervention study. J Alzheimers Dis 2017;57(4):1315-24.

ASPECTOS SOCIAIS E FAMILIARES DO ENVELHECIMENTO

CAPÍTULO 5

Ruth Ne Cha Myssior

O tempo passou na janela, só Carolina não viu.

Chico Buarque

INTRODUÇÃO

Um dos fenômenos mais relevantes, do ponto de vista demográfico e social, nas sociedades modernas, é o envelhecimento de suas populações. Os fatores-chave deste processo evolutivo encontram-se no aumento da longevidade que se produz a partir dos anos 1960, resultado da diminuição da mortalidade adulta, assim como da queda das taxas de fecundidade. Envelhecimento rápido da população, mudanças profundas na estrutura e função social da família e as transformações nos papéis tradicionais das mulheres são alguns dos aspectos deste fenômeno, resultado também dos avanços científicos e tecnológicos, assim como de incentivos e promoção de políticas sociais.

Entretanto, não aprendemos a utilizar plenamente as possibilidades que a maior duração da vida nos oferece. A atitude da sociedade, os costumes e a educação não evoluíram paralelamente à distribuição da população segundo a idade. O tema "velhice e pessoas que envelhecem" somente há pouco tempo, e de maneira tímida, começou a receber a merecida atenção.

No transcurso de sua vida, o ser humano transita por diferentes fases ou etapas estabelecidas e inter-relacionadas: a infância e a adolescência, a idade adulta e a velhice ou idade avançada, na qual se incluem geralmente as pessoas de 60 anos e mais, critério adotado pela OMS (Organização Mundial da Saúde) para categorizar a pessoa na qualidade de "idoso", nos países em desenvolvimento, e 65 anos nos países desenvolvidos. De acordo com as definições da PNI (Política Nacional do Idoso – Lei 8.842, de 4 de janeiro de 1994, cap. 1, art. 2º), idosas são as pessoas acima de 60 anos, seguindo um critério de "limite etário", de acordo com Camarano.

A velhice é, então, uma etapa no curso de vida das pessoas, com suas características próprias, suas necessidades e interesses específicos, não deixando de carregar consigo as necessidades básicas da vida humana, como: alimentação, sono, trabalho/atividades, amor, aceitação, autonomia, autoaceitação, segurança, respeito, realização e agregação.

Esta fase deve ser encarada como parte do desenvolvimento integral da pessoa, resultado dinâmico de uma vida, durante a qual o indivíduo se modifica e se enriquece constantemente, o que deveria permitir às pessoas mais velhas transmitir a outras gerações os valores humanos, sociais e culturais que hoje possuem.

> *A função social do velho é lembrar e aconselhar – memini, moneo – unir o começo e o fim, ligando o que foi e o porvir.*

Conhecimento, experiência, destrezas, valores e tradições vêm sendo gradativamente marginalizados em detrimento de uma sociedade cada vez mais tecnocrática. A sociedade moderna, que toma por base a cultura do trabalho e do consumo, é uma sociedade orientada para a juventude e seus valores, onde os idosos não se percebem como tais, tendendo a estabelecer um paralelo entre velhice e enfermidade, solidão, marginalização social e pobreza. Fica evidenciado que os contextos social e cultural criam a imagem dos velhos a partir de suas normas e dos ideais humanos que persistem em cada época.

> *A sociedade capitalista desarma o velho mobilizando mecanismos pelos quais oprime a velhice, destrói os apoios da memória e substitui a lembrança pela história oficial celebrativa.*

ALGUNS COMPONENTES SOCIAIS DO ENVELHECIMENTO

O termo envelhecimento pode referir-se, então, a um indivíduo ou a uma população, tratando-se de conceitos diferentes. Um indivíduo pode envelhecer, considerando-se o aumento de sua idade cronológica, passando por uma série de etapas que vão da concepção até a morte. O envelhecimento das populações humanas é um conceito mais complexo. Uma população não envelhece, necessariamente, pelo transcurso do tempo, mas quando se registra um aumento na proporção de pessoas classificadas como de idade avançada no total da população.

As mudanças que ocorrem com estas variáveis demográficas trazem consequências importantes na vida econômica, política e social dos países, processo este que não ocorre num vazio, mas dentro de contextos sociais diferenciados. O componente social do envelhecimento tem a ver com o que acontece às pessoas, de acordo com o seu envelhecer, em nossa sociedade, e como estas, por sua vez, adaptam-se ao seu próprio processo de envelhecer. O que existe de comum nas diversas sociedades é que a população idosa tem-se tornado um grupo definido e identificável, e a longevidade, um processo irreversível.

O Brasil, que também está envelhecendo, é marcado por uma "história lenta", em que as conquistas sociais sempre foram postergadas ao longo da história. Os idosos, em função de um meio social relativamente hostil à sua presença, das dificuldades advindas de suas aposentadorias, da carência de políticas efetivas que garantam melhor qualidade de vida, nem sempre têm encontrado condições para uma vida socialmente produtiva, integrada e participativa.

> *Observe-se, pois, que, da década de 1970, quando foi assinado o primeiro dispositivo legal de assistência aos idosos, decorreram 20 anos até a sanção da Lei nº 8.842 (04/01/1994), dispondo sobre a política nacional do idoso, que, regulamentada pelo Decreto nº 1.948 (03/07/1996), é regida pelos seguintes princípios:*
> *I – A família, a sociedade e o Estado têm o dever de assegurar ao idoso todos os direitos da cidadania, garantindo sua participação na comunidade, defendendo sua dignidade, bem- estar e o direito à vida;*
> *II – O processo de envelhecimento diz respeito à sociedade em geral, devendo ser objeto de conhecimento e informação para todos;*
> *III – O idoso não deve sofrer discriminação de qualquer natureza;*
> *IV – O idoso deve ser o principal agente e o destinatário das transformações a serem efetivadas através desta política;*
> *V – As diferenças econômicas, sociais, regionais e, particularmente, as contradições entre o meio rural e o urbano do Brasil deverão ser observados pelos poderes públicos e pela sociedade em geral, na aplicação desta lei (Lei 8.842, art. 3º).*

Para que os princípios e diretrizes da política social para a velhice respondam às necessidades e demandas dos velhos, deverão estar inseridos no contexto de uma política social mais ampla, que atinja os diferentes segmentos populacionais, colocando em discussão aspectos fundamentais que interferem na realidade e no cotidiano daqueles que envelhecem.

> *Em nossa sociedade, a velhice difere de outras categorias etárias basicamente no que se refere a inúmeras perdas de relacionamentos afetivos (por afastamento ou morte); profundas modificações familiares (com a ausência dos próprios pais, quiçá do cônjuge, e o surgimento de novas famílias constituídas pelos filhos); dificuldades quanto ao mercado de trabalho ou opção por uma segunda carreira, especialmente coercitivo de aposentadoria e subempregos [...].*

Então, ao separar-se do trabalho, que era sua principal fonte de prestígio, perde também os companheiros com quem habitualmente se relacionava. Por não ter sido suficientemente preparado para a nova situação, este idoso pode ficar reduzido à inatividade total, à carência de relações sociais, além de trazer consequências em todos os âmbitos de sua vida.

FAMÍLIAS: ESTÁGIO TARDIO DA VIDA

A existência, o crescimento e a conduta dos seres humanos estão condicionados pela interação entre a pessoa e o ambiente. Assim, os seres humanos estão inseparavelmente unidos aos laços emocionais e interativos que surgem de sua existência na família.

Os especialistas em gerontologia e demais profissionais devem aceitar que a família é um componente essencial no manejo da população idosa. Um atendimento que se depara com barreiras e dificuldades torna-se inoperante, se não for buscado o entendimento sobre o contexto, o momento atual do curso de vida da família e do idoso, o significado da doença ou da saúde no sistema e a sua resposta às situações apresentadas.

> *A resposta de cada família aos desafios do estágio tardio da vida decorreu de padrões familiares anteriores desenvolvidos para manter a estabilidade e a integração. A maneira pela qual a família e seus membros lidam com essa situação depende muito do tipo de sistema que criaram ao longo dos anos e da capacidade e formas do sistema de ajustar-se às perdas e às novas exigências. Certos padrões estabelecidos, outrora adequados, podem tornar-se disfuncionais com as mudanças no ciclo de vida das pessoas.*

A família atual, diminuída em tamanho, vivendo em espaços vitais reduzidos, continua sendo um ponto de referência crucial para as pessoas em idade avançada. Grande parte dos idosos está vinculada a uma rede de apoio familiar, na qual um dos cônjuges, as filhas e/ou filhos ocupam papéis primordiais. É, ainda, a família que tem, como peso maior, o encargo da prestação de cuidados ao idoso; aquela que possui uma posição privilegiada na provisão da segurança emocional e material da pessoa de mais idade.

Apesar de muitas dificuldades, o vínculo entre idoso e família expressa-se em contatos frequentes, interdependência e atenção em momentos de crise. A responsabilidade filial ocupa um papel significativo e mantém-se bastante forte em nossa sociedade. Há um momento na vida do adulto em que ele, invertendo antigos papéis, é instado a cuidar de seus pais como se fossem seus filhos. Essa troca de papéis ocorre num momento de suas vidas em que estão emocional e profissionalmente estabilizados, têm seus próprios filhos, os problemas e crises desta etapa do curso da vida, e quase não dispõem de tempo livre. Passar por tal experiência se dá, principalmente, no caso de haver idosos dependentes no sistema.

O cotidiano das relações familiares altera-se radicalmente, em muitos casos. Novas demandas são apresentadas, novos papéis assumidos, novos atores entram em cena. Existe a convivência hoje de até quatro gerações: pais, filhos, netos e bisnetos, cada um vivendo etapas distintas que se traduzem em diferentes interesses e necessidades.

Surgem, também, em determinados casos, os chamados cuidadores familiares: geralmente filhas solteiras, esposas, parentes próximos. A atenção requerida, a necessidade de divisão dos papéis, a fragilidade física e mental do parente, sentimentos de culpa, raiva, intolerância, impotência, esgotamento e pena convertem-se em situações de conflito, gerando crises há muito encobertas. A gestão das novas situações implica um alto custo econômico, afetivo e social no seu manejo.

Tomando como referência uma crônica publicada no extinto *Jornal de Casa*, Belo Horizonte (MG), identificamos situações e expressões que retratam situações semelhantes ao cotidiano de atendimento a famílias em clínicas de Geriatria e Gerontologia:

> *A família trabalha, todos trabalham. O velho, com quem fica?*
> *Não, vocês não entenderam, eu não quero ver a mamãe nos finais de semana. Preciso descansar. Ela é quem vai para a casa de vocês.*
> *Filha que precisa esconder a chave do armário de remédios dentro do sapato para a irmã não dopar a mãe.*
> *Filho que viaja a serviço, paga enfermeira e nunca tem tempo para carinho.*
> *Pai com demência, que foge de casa quando encontra a porta aberta.*
> *Filha única que teve que internar a mãe em instituição e fica em dúvida se agiu certo.*
> *Mãe que se recusa a tomar medicação.*
> Nilza Helena, [s.d.]

Atender à família do idoso é diferente de atender às famílias que estão vivendo outros estágios do curso da vida. A intervenção com o idoso e sua família, sempre que possível, deve ser realizada em conjunto. É importante e necessário escutá-los e observar como o sistema interage. O enfoque sistêmico ou interacional aponta para o entendimento de que qualquer conduta ou situação de uma pessoa não pode ser vista isolada do comportamento dos demais membros da família.

> *As incursões no âmbito da família no estágio tardio da vida se darão por meio de técnicas de diagnóstico/assessoramento/orientação e educação gerontológica.*

O assistente social que se propõe a atender e intervir no sistema familiar de idosos deverá ter formação específica na área da terapia familiar e da gerontologia. O processo de intervenção deve ser conduzido com ética, boa escuta, compreensão empática, comunicação clara e "cuidado" para não entrar em disputa de poder com a família. Reveste-se de importância fundamental conhecer e compreender os valores e crenças que orientam a trajetória de vida das pessoas envolvidas.

> *A família constitui um intermediário útil na procura de recursos de saúde na velhice, pois, devido à própria debilidade da pessoa afetada e à complexidade dos sistemas modernos de atenção à saúde, tornam-se*

difíceis à compreensão do idoso. A pessoa chave procede normalmente da família, comumente a filha ou a nora do idoso, que se torna a responsável principal na tomada de decisões.

O *atendimento familiar* servirá para clarear papéis, regras, hierarquias, mitos, e entender o funcionamento da família – passado e presente. Os dados coletados, no contexto dos aspectos sociais e familiares, podem subsidiar todos os profissionais envolvidos no atendimento do idoso.

Como mensagem final, fica o depoimento de uma idosa/aluna da Universidade para a 3ª Idade da PUC–MG: *O que é afinal a velhice?*

> *O que é afinal a velhice?*
> *Velhice é uma palavra como outra que se usa para identificar alguma coisa. Essa identificação é interpretada pelas pessoas de acordo com a maneira que cada um tem de analisar as palavras.*
> *Viver a velhice é viver e, se está vivo, não importa que seja velho ou novo; o importante é viver.*
> *Vida é só uma e é igual para todos. É só aceitá-la em sua plenitude e usá-la em seu favor, seja novo ou velho.*
> *A vida na velhice é mais saborosa, é vitória, é felicidade, é prioridade de alguns e, por isso, deve ser usada com todos os seus direitos. Esses direitos devem ser respeitados. Eles variam de acordo com a maneira que cada pessoa usou a sua vida.*
> *[...] Eles só gostariam é que a velhice fosse respeitada e valorizada, o que nem sempre acontece.*
> ZÉLIA, 1992

BIBLIOGRAFIA

Bosi E. Memória e sociedade: lembranças de velhos. São Paulo: Queiroz TA; 1983.

Camarano AA. (Org). Muito além dos 60: os novos idosos brasileiros. Rio de Janeiro: IPEA; 1999.

Carter B, McGoldrick M. As mudanças no ciclo de vida familiar: uma estrutura para a terapia familiar. Porto Alegre: Artes Médicas; 1995.

Castri OP. (Org.) Velhice que idade é esta? Uma construção psicossocial do envelhecimento. Porto Alegre: Síntese; 1998.

Fraiman A. Coisas da idade. São Paulo: Gente; 1995.

Guidi MLM, Moreira MR. Rejuvenescer a velhice. Brasília: Editora UNB; 1996.

Haddad EGM. Idosos. Do assistencialismo ao Direito. Revista Inscrita, Brasília: CFESS 2000;8(6).

Helena N. Quem fica comigo. Belo Horizonte: Jornal de Casa [s.d.]; 2002.

Moragas RM. Gerontologia social: envelhecimento e qualidade de vida. São Paulo: Paulinas; 1997.

Ottoni ZF. O que é afinal a velhice. Belo Horizonte. Caderno: no meu tempo era assim. Oficina da memória. Universidade para a 3ª idade. PUC-MG, maio a dezembro; 1992.

Pintos CCGA. Família e a terceira idade. São Paulo: Paulinas; 1997.

TÉCNICAS E ESTRATÉGIAS DE COMUNICAÇÃO COM O IDOSO

CAPÍTULO 6

Erica de Araujo Brandão Couto

INTRODUÇÃO

Estabelecer um relacionamento com o meio, trocar informações, manifestar desejos, ideias e sentimentos só é possível com o desenvolvimento de um processo da comunicação verbal e não verbal. Nele o indivíduo compreende e expressa seu mundo, e para que isso ocorra de maneira adequada e efetiva, deverá existir uma mensagem organizada e enviada por um emissor e recebida e interpretada por um receptor. Os dois parceiros do processo comunicativo, emissor e receptor, utilizarão suas habilidades linguísticas, cognitivas e interacionais, somadas a percepção auditiva e visual, para criar e interpretar os significados diretos e indiretos da mensagem.

A dificuldade para entender o parceiro ou se fazer entender pelo parceiro pode ocorrer em qualquer momento de nossas vidas e nas mais variadas situações, mas a idade traz alterações bastante significativas nas habilidades comunicativas. Algumas habilidades, como o vocabulário e a conversação, mantêm-se intactas até a idade avançada. Outras, como a compreensão e a retenção de informações, apresentam um declínio evidente. A idade afeta ainda o sistema auditivo periférico e central, ocasionando perdas auditivas neurossensoriais que alteram o processamento auditivo.[1] Com o avançar da idade, o declínio gradual das habilidades visuais poderá comprometer a comunicação, pois dificulta a leitura e a percepção de aspectos não verbais, como o olhar, a mímica facial e a postura corporal. A idade também leva a mudanças estruturais e morfológicas nos mecanismos de fala, que acarretam alterações na inteligibilidade da expressão oral.[2] Condições gerais de saúde física, alterações do funcionamento cognitivo, depressão e as expectativas do próprio idoso e do parceiro de comunicação, também levam a inadequação do processo comunicativo.

Por estas razões é que a comunicação e seus mecanismos, assim como a utilização de técnicas e estratégias que aumentem sua efetividade, têm-se tornado uma preocupação para todos os profissionais que lidam com a população idosa. Esta preocupação surge da observação de que muitos dos problemas surgidos no relacionamento com o idoso, seja no âmbito familiar, seja no âmbito clínico, poderiam ser impedidos ou minimizados se algumas orientações e estratégias conversacionais fossem observadas pelo cuidador, modificando seu comportamento com o idoso.

Por isso, devemos buscar responder a perguntas, como: qual a importância para o profissional da saúde entender o processo de comunicação oral e seus mecanismos? Qual a importância de se estabelecer uma situação comunicativa adequada na situação de cuidado? Que comportamentos o profissional poderia adotar para facilitar a comunicação com o paciente e como estas condutas afetariam a boa evolução do cuidado?

Este capítulo pretende discutir alguns aspectos fundamentais para a comunicação entre o profissional de saúde bucal e seu paciente idoso e principalmente fornecer informações que irão facilitar este profissional conviver e administrar as dificuldades que eventualmente possam surgir na interação comunicativa entre o profissional e o paciente.

SAÚDE BUCAL E COMUNICAÇÃO

A saúde bucal da população idosa tem recebido especial atenção por parte dos serviços de saúde. O número crescente de pessoas idosas portadoras de dentição natural aparece como fator determinante no desenvolvimento de cuidados odontológicos. O aumento do período de permanência dos dentes que leva ao risco de cáries e doenças periodontais e os altos níveis de edentulismo requerem atenção especial da equipe de saúde bucal, principalmente no desenvolvimento de técnicas e condutas preventivas.

Quanto ao processo comunicativo do idoso, as particularidades surgidas com o envelhecimento normal e o patológico irá demandar, por parte dos odontogeriatras, a adaptação aos estilos de comunicação e às necessidades do indivíduo idoso que apresenta mudanças em suas habilidades sensoriais, cognitivas e físicas.

A utilização de estratégias de comunicação específicas pode auxiliar na obtenção de uma história médica e dental mais fidedigna e consequentemente permitir ao profissional oferecer um tratamento mais apropriado às necessidades e desejos do paciente. Uma boa interação comunicativa irá auxiliar o profissional a compreender as queixas do paciente, planejar e executar um tratamento mais eficaz. Em contrapartida, o paciente terá condições de compreender melhor as orientações sobre o cuidar dos preventivos, o tratamento e a manutenção de uma boa condição oral.

ALTERAÇÕES SENSORIAIS E COGNITIVAS NO IDOSO

Como já foi dito anteriormente, comunicação é o processo de transmitir, perceber e interpretar informação por meios verbais e não verbais. Tanto o emissor quanto o receptor de uma mensagem em particular devem possuir certas habilidades, como a habilidade verbal, em que ele se expressa por meio de símbolos orais e escritos. O receptor, por sua vez, deverá possuir receptores visuais e auditivos adequados para ser capaz de interpretar o significado direto ou indireto da mensagem.

Além das habilidades sensoriais é importante que o receptor da mensagem possua ainda a capacidade de reter e/ou resgatar informação, ou seja, possua memória.

A função sensorial e a cognição têm sido consistentemente associadas em idosos[3] e um dos aspectos que mais influenciam a comunicação na senescência é o declínio das habilidades sensoriais. À medida que vamos envelhecendo, apresentamos mudanças auditivas, visuais, gustativas, olfativas e cenestésicas, e qualquer modificação nestes canais sensoriais acarretará modificações na comunicação. As mudanças visuais e auditivas são as que mais influenciam a comunicação.

Transformações na Audição

A audição e, consequentemente, a comunicação, envolvem mecanismos centrais de compreensão, processamento da informação, elaboração de uma resposta ao estímulo recebido e a emissão dela. Em cada etapa deste complexo processo, há perda de características do funcionamento com a idade.

A redução da acuidade auditiva é uma das alterações mais comuns surgidas com o envelhecimento. A presbiacusia é caracterizada como perda auditiva bilateral para tons de alta frequência devido a mudanças degenerativas e fisiológicas no sistema auditivo, ocorridas com o aumento da idade.[1] A presbiacusia irá afetar a comunicação na medida em que reduz a percepção da fala, interferindo na recepção e compreensão oral das mensagens. Obviamente, irá influir nas interações sociais com família, amigos, comunidade e profissionais de saúde, acarretando um efeito adverso na qualidade de vida e no bem-estar social do indivíduo. As medidas para o tratamento da presbiacusia são a utilização de prótese auditiva associada a observação da utilização de estratégias compensatórias de comunicação e a redução de ruídos no ambiente durante a interação.

Alguns idosos possuem integridade auditiva periférica e/ou são protetizados com ganho funcional do aparelho auditivo adequado para a perda, mas apresentam manifestações incompatíveis com tais características audiológicas. Estas dificuldades podem estar relacionadas com as perdas da capacidade de realizar o processamento auditivo dos sons, associadas ao envelhecimento. Processamento Auditivo refere-se a um conjunto de habilidades específicas das quais o indivíduo depende para compreender o que ouve e envolve predominantemente as estruturas do sistema nervoso central: vias auditivas e córtex, e os processos que são classificados como detecção, sensação, discriminação, localização, reconhecimento, compreensão, memória e atenção seletiva.[4]

Outra alteração surgida com a idade é o zumbido. Apesar de não ser considerado uma doença, o zumbido surge como um sintoma muito prevalente e de alto impacto na qualidade de vida do paciente idoso, podendo refletir o funcionamento do organismo do indivíduo como um todo. Refere-se a um ruído constante, de alta frequência e sem variações de intensidade gerando um incomodo que, associado à deficiência auditiva própria da idade (presbiacusia), leva ao isolamento social, muitas vezes, por dificuldade de comunicação.

Os déficits de atenção, concentração e alterações no sono, já vigentes nesta idade, são aumentados na presença do zumbido, dificultando a realização das atividades instrumentais de vida diária e até mesmo gerando riscos de quedas.[5,6]

Transformações na Visão

Com relação à visão, as alterações mais comuns no envelhecimento são: diminuição da acuidade visual, diminuição do campo visual periférico, declínio da habilidade de focar perto/longe – também denominada de acomodação – causando a presbiopia; declínio na percepção de cor e profundidade, o que leva o idoso a um julgamento errôneo de distância e da profundidade; dificuldade para adaptar-se a mudanças de claro e escuro, o que requer do idoso mais tempo para ajustar-se a ambientes com diferentes iluminações; aumento da opacidade, que, atingindo níveis elevados, não permite que a luz chegue até a retina, levando ao desenvolvimento da catarata.[7]

Como consequências da visão alterada em relação ao ambiente: detalhes podem passar despercebidos, como degraus, objetos no chão; dificuldades com letras pequenas; dificuldade com excesso de luminosidade, instabilidade nas passagens para ambientes mais claros/escuros; desorientação em ambientes com monotonia de cores.

Para a comunicação, as mudanças visuais implicarão na não percepção de sinais não verbais como a expressão facial, o contato de olhos, a postura corporal e o apontar. As alterações visuais poderão acarretar um certo grau de confusão e desconforto com relação à variedade de estímulos apresentados na interação com o paciente. Buscando minimizar as dificuldades de comunicação resultantes do declínio visual, o profissional de saúde deverá observar primeiramente se o paciente está fazendo o uso de óculos durante a conversação e, em seguida, procurar colocar-se no campo visual do paciente para que este faça contato de olhos, aumentando assim o foco de atenção do paciente para a comunicação. Ao fornecer orientação por escrito, deve-se procurar utilizar cores contrastantes, letras grandes e desenhos. Além disso, deve-se observar algumas mudanças no ambiente de trabalho quanto a: luminosidade (o paciente não deverá ser colocado contra a luz, de frente para a janela, por exemplo); mobiliário (o excesso de móveis e o posicionamento dos mesmos podem causar danos físicos) e evitar a utilização de escadas, degraus e pisos que reflitam a luz.

Transformações na Cognição

As habilidades cognitivas são definidas como um conjunto de aptidões ou faculdades mentais que nos permite processar tudo aquilo que nos rodeia e, assim, poder formar uma resposta adequada ao estímulo. Os processos cognitivos básicos trabalham diretamente sobre a informação obtida pelos sentidos processando a informação do exterior. As habilidades cognitivas básicas são: Memória, Percepção, Atenção, Linguagem, Praxia e Função Executiva.[8]

Todas as habilidades estão envolvidas no processo da comunicação e são determinantes para que o processo de comunicação ocorra eficientemente. Mas funções como linguagem e memória são imprescindíveis na medida em que qualquer alteração ou mau funcionamento destas duas funções acarretará a ausência parcial ou total do processo comunicativo na memória.

Os quadros demenciais, independentemente do tipo e etiologia, são caracterizados por uma deterioração das funções cognitivas, principalmente memória e linguagem, e alterações do comportamento.

Com relação aos aspectos comunicativos, as demências têm em comum o distúrbio na comunicação intencional, seja ela linguística ou não linguística. A comunicação de ideias com significado é a base da comunicação intencional, e é justamente no âmbito das ideias que o processo degenerativo da demência mais se acentua. As regras gramaticais e fonológicas permanecem inalteradas, mas os sistemas mnêmicos, conceituais e inferenciais, onde as ideias se formam, são recebidas e estocadas, estão alterados.

ESTRATÉGIAS DE COMUNICAÇÃO PARA PESSOAS COM DIFICULDADES SENSORIAIS E COGNITIVAS

Para o profissional de saúde e o cirurgião-dentista, em particular, tanto o envelhecimento normal quanto o patológico implicarão em uma dificuldade por parte do paciente em entender ordens, explicações sobre o tratamento, orientações quanto ao cuidado e higiene bucal. O profissional, por sua vez, terá dificuldades em entender as queixas e explicações do paciente.

Alguns autores[9,10] têm apresentado estratégias que poderão ajudar na comunicação com o idoso em geral e com o portador de déficit auditivo em particular. Estas estratégias estão listadas abaixo e têm como objetivo suplementar e facilitar a comunicação:

1. Ganhe a atenção do idoso tocando em seus braços e garantindo o contato de olhos.
2. Fale devagar e articulando as palavras de forma clara, mas sem exageros.
3. Fale um pouco mais alto que o normal, mas não grite. O grito não favorece a comunicação, além de aumentar a tensão entre os falantes.
4. Se o paciente idoso demonstrar não entender o que lhe foi dito, repita a mensagem, e, se ainda assim ele não a entender, refaça-a com outras palavras e uma estrutura sintática mais simples.
5. Tenha uma comunicação face a face, possibilitando assim pistas visuais; não cubra sua boca ou coloque- se fora do campo visual do paciente.
6. Tente comunicar-se em locais silenciosos, procurando reduzir os ruídos ambientais – desligue rádio, televisão etc.
7. Use expressões faciais, gestos indicativos e representativos para complementar a mensagem.
8. Procure conversar em locais claros, com boa iluminação.
9. Avise ao idoso quando estiver mudando o tópico da conversação.
10. Evite andar pelo ambiente ou se afastar do campo visual e auditivo do idoso enquanto conversa com ele.
11. Em casos de acometimento severo da audição e, se for possível, comunique-se por escrito.

Considerando as alterações cognitivas decorrentes da idade, o cirurgião-dentista poderá se beneficiar de algumas recomendações que deverão ser seguidas, independentemente do grau de severidade da alteração cognitiva. Estas recomendações tendem a prevenir os problemas que potencialmente surgirão durante o processo de comunicação profissional-paciente, como a não compreensão das informações passadas durante o tratamento, reduzindo assim insatisfação e frustração para ambos.

1. Permaneça amável, calmo e tolerante, transmitindo estes sentimentos por meio de sua fala e expressões faciais.
2. Observe sua postura corporal para que você não pareça ameaçador(a), invasivo(a).
3. Estabeleça uma comunicação face a face, fazendo o contato de olhos, assegurando a atenção do paciente e, se necessário, tocando-o nos braços para assegurar que ele está prestando atenção a você.
4. Utilize outras formas de comunicação para suplementar a oral, apontando, tocando, levando a mão da pessoa aos objetos. Por exemplo, demonstre o escovar os dentes, o bochechar etc. com a informação oral e a mímica correspondente.
5. Fale devagar e aguarde resposta da pessoa. Lembre-se de que eles necessitam de mais tempo para processar a informação recebida e organizar a resposta.
6. Apresente a informação em pequenas frases, pausadamente, e assegure-se que o paciente entendeu antes de continuar.
7. Repita a informação quantas vezes for necessário. Ao refazer a sentença, procure ser mais simples e direto.
8. Peça a pessoa para realizar uma tarefa de cada vez e estruture a mensagem de uma forma cronológica ou passo a passo. Algumas tarefas, como a escovação dos dentes, podem ser divididas em, por exemplo: "Pegue a escova, escove os dentes da frente, agora escove os dentes de trás, ponha a água na boca, bocheche, agora cuspa".
9. Discuta a avaliação, o tratamento e as recomendações em um ambiente calmo e sem ruídos distratores, como música ambiente, pessoas falando ao telefone, ruídos de máquinas.
10. Evite usar uma linguagem excessivamente técnica, mas cuidado ao usar diminutivos e palavras infantilizadas.
11. Ao apresentar alguma informação escrita para o paciente, procure revisá-la oralmente. Este tipo de estratégia auxilia o paciente a reter a informação por período maior, ao mesmo tempo que não deixa dúvidas quanto aos procedimentos.
12. Ao fornecer algum material escrito, use letra de imprensa em formato grande. Utilize cores contrastantes para o fundo e a letra.

As estratégias oferecidas por cuidadores familiares e formais para a comunicação com pessoas com demência sugerem que essas estratégias devem ser individualizadas. Recomendações gerais sobre o que fazer em determinada situação podem não ser aplicáveis a todos os indivíduos com demência. Além disso, as estratégias mudam: conforme a doença progride, os cuidadores podem precisar usar mais métodos de comunicação não verbais, como tocar ou abraçar. A necessidade de comunicar-se, mesmo em um nível muito básico, continua ao longo do curso da doença. A família é o principal cuidador de pessoas com demência, principalmente nas fases iniciais e intermediárias da doença. Padrões de comunicação dependem da interação recíproca existente entre quem cuida e quem recebe os cuidados.[11]

Considerando a comunicação e as alterações sensoriais decorrentes do envelhecimento, por vezes, potencializadas por processos de doenças ocorridos nesta fase, é possível observar o uso da Comunicação Suplementar e Alternativa (CSA) como ferramenta para intervenção da ausência da comunicação, e/ou na sua diminuição, em uma função facilitadora ou como um método alternativo de comunicação.

Entende-se a CSA como uma área interdisciplinar, que envolve um conjunto de serviços, recursos e estratégias utilizados para resolver desafios cotidianos de comunicação de pessoas que apresentam algum tipo de comprometimento da linguagem oral. Entre os recursos da CSA é possível identificar conjuntos de sinais gráficos agrupados em categorias sintáticas e semânticas, além da utilização de palavra escrita, alfabeto, fotos e objetos concretos. A utilização da CAS vem minimizar a dificuldade na interação entre os indivíduos que leva a uma possível exclusão social, podendo interferir na qualidade de vida, no desempenho do indivíduo idoso e em suas ocupações.[12]

CONSIDERAÇÕES GERAIS

O cirurgião-dentista, como qualquer profissional de saúde, deve mostrar-se sensível às preocupações do seu paciente idoso quanto a tratamento, custos, duração, constrangimentos com a higiene bucal inadequada e mesmo dores que o tratamento poderá acarretar. Com o crescimento da população idosa em nosso país, torna- se crítico e necessário que o profissional esteja atento e informado sobre as mudanças sensoriais e cognitivas ocorridas no envelhecimento. Estando atento e sensível às preocupações de seu paciente, o cirurgião--dentista terá condições de estabelecer um relacionamento de confiança e motivação, conduzindo o tratamento ao sucesso. Saber ouvir e falar ao paciente torna-se um fator crítico e determinante para a atuação do cirurgião-dentista com o idoso, chegando a ser tão importante quanto as técnicas específicas do tratamento odontológico.

REFERÊNCIAS BIBLIOGRÁFICAS

1. Russo IP. Distúrbios de audição: A Presbiacusia. In: Russo IP, editor. Intervenção fonoaudiológica na terceira idade. Rio de Janeiro: Revinter; 1999. p. 51-82.
2. Mansur LL, Rodrigues LMO. Distúrbios de linguagem: Afasias. In: Russo IP, editor. Intervenção fonoaudiológica na terceira idade. Rio de Janeiro: Revinter; 1999. p. 101-19.
3. Lessa AH. Costa MJ. Influência da cognição em habilidades auditivas de idosos pré e pós-adaptação de próteses auditivas, Audiol, Commun Res 2016;21.
4. Buss LH. Graciolli LS, Rossi AG. Processamento auditivo em idosos: Implicações e soluções. Auditory processing in elderly: implications and solutions. Rev CEFAC 2010;12(1):146-51.
5. Ferreira LMBMI, Ramos Júnior ANI, Mendes EP. Caracterização do zumbido em idosos e de possíveis transtornos relacionados. Rev Bras Otorrinolaringol 2009;75(2).
6. Ribeiro MBN, Mancini PC, Bicalho MAC. Habilidades cognitivas envolvidas na avaliação e reabilitação vestibular: revisão integrativa. Distúrb Comun, São Paulo 2022;34(2):e55278.
7. Mendes LUS. Análise ergonômica da situação dos idosos pedestres em relação à sinalização de Copacabana. Rio de Janeiro. Tese apresentada ao Programa de Pós-graduação em Design do Departamento de Artes e Design da PUC-Rio. 2008.
8. Dalmas F. Neuropsicologia de la memória. In: Dalmás FJ, editor. La memoria desde la neuropsicologia. Montevideo: Roca Viva Editorial; 1992. p. 21-42.
9. Lubinski R. Environmental considerations for elderly patients. In: Lubinski R, editor. Demetia and communication. San Diego: Singular Publishing Group; 1995. p. 257-73.
10. Delfino LL, Cachioni M. Estratégias comunicativas de cuidadores de idosos com demência: uma revisão sistemática. Communication strategies of caregivers of patients with dementia: a systematic review. J Bras Psiquiatr 2016;65(2):186-95.
11. Assef CA, Garros DSC, Oliveira JP, Rocha ANDC. Comunicação suplementar e alternativa na população idosa e sua relação com as atividades de vida diária: uma revisão sistemática. Distúrb Comun, São Paulo 2021;33(3):481-9.
12. Carvalho DN, Queiroz IP, Araújo BC, et al. Comunicação suplementar e/ou alternativa com adultos e idosos no ambiente hospitalar: uma revisão integrativa da literatura. Rev CEFAC [Internet]. 2020;22(5).

SAÚDE BUCAL E NUTRIÇÃO

CAPÍTULO 7

Eliana da Penha Campostrini

INTRODUÇÃO

A relação entre as condições de saúde bucal e o estado nutricional é amplamente discutida por impactar na condição geral de saúde, na qualidade de vida, na morbidade e na mortalidade. Neste grupo etário, os problemas nutricionais podem ser agravados pelo aumento da idade, presença de doenças crônicas, uso de medicamentos, pior condição psíquica e social, institucionalização e presença de problemas de saúde bucal. Alterações bucais, como perdas dentárias, reabilitação protética ausente ou inadequada, presença de cáries, fraturas nos dentes, doença periodontal, lesões na mucosa e hipossalivação, podem interferir na seleção de alimentos e consequentemente afetar o equilíbrio nutricional.[1,2] O Ciclo da Fragilidade de Fried e Walston (1999)[3] ilustra que a dentição pobre, a demência, a depressão, o uso de medicamentos, a hospitalização e a presença de doenças são fatores determinantes para a incapacidade funcional do idoso. Este ciclo mostra que a ingesta inadequada de proteínas e micronutrientes devido à incapacidade bucal resulta em perda da massa muscular (sarcopenia) e consequentemente na dependência do idoso (ver capítulo 09). Na avaliação clínico-funcional do idoso (avaliação multidimensional do idoso), a saúde bucal e o estado nutricional são duas das oito funções determinantes para a funcionalidade e a qualidade de vida deste paciente.[4] Portanto, é necessária uma maior integração entre nutrição e odontologia na promoção de saúde em idosos, especialmente na prevenção da perda dentária e na reabilitação oclusal posterior, contribuindo para uma dieta adequada.[2]

A avaliação do estado nutricional do idoso deve envolver as alterações fisiológicas, os processos patológicos crônicos e as situações individuais que ocorrem com o envelhecimento, que necessitam ser investigadas detalhadamente para se obter um diagnostico nutricional acurado e uma intervenção nutricional adequada. A avaliação nutricional é de extrema importância para a prevenção primária, secundária e terciaria no contexto do envelhecimento.[5] Nesta avaliação, o nutricionista deve atentar para a importância do exame bucal como parte da avaliação física de indivíduos idosos, principalmente porque sinais clínicos de desnutrição ou deficiência nutricional podem aparecer precocemente na cavidade bucal. Os passos para o exame bucal serão descritos mais adiante neste capítulo.

O objetivo deste capítulo é abordar a relação entre o estado nutricional e as condições de saúde bucal e apresentar a miniavaliação nutricional (MAN) como ferramenta frequentemente utilizada para avaliar o risco nutricional em idosos.

Esse teste pode ser usado por todos os profissionais da equipe multiprofissional envolvidos na atenção do paciente idoso.

IMPACTO DA INGESTÃO DE ALIMENTOS NA MANUTEÇÃO DOS TECIDOS ORAIS

O desenvolvimento, a integridade e a manutenção dos tecidos orais sofrem influência tanto da dieta como do estado nutricional propriamente dito. Assim podemos considerar:

- A mucosa bucal é particularmente sensível às mudanças no estado nutricional do organismo devido à sua própria característica de renovação celular; portanto, se o organismo apresenta uma desnutrição proteico-calórica (DPC), deficiências nutricionais especificas podem produzir alterações nesta mucosa.[6,7]
- As deficiências de nutrientes também podem comprometer a resposta inflamatória e a cicatrização de feridas.
- As deficiências de vitamina C, folato e zinco aumentam a permeabilidade da barreira no sulco gengival contribuindo para a suscetibilidade da doença periodontal. As vitaminas A, E e C, o betacaroteno e o folato e as proteínas exercem importante papel na manutenção da integridade gengival e no sistema imunológico. A desnutrição proteica ou de micronutrientes específicos podem, portanto, atuar como fator causal ou potencializador da doença periodontal,[7] como também interferir na resposta imunológica, na atividade fagocítica e na integridade da mucosa e dos tecidos periodontais.[8] A deficiência crônica de ferro e de ácido ascórbico também afeta a resposta dos neutrófilos polimorfonucleares (PMN) facilitando a doença do periodonto.[6]
- O consumo diário abusivo de alimentos fermentáveis, semissólidos ou aderentes, ricos em sacarose, glicose, frutose e maltose aumentam o risco de cáries dentárias por serem alimentos fermentados pelas bactérias da placa bacteriana.[1]
- O uso de medicação oral líquida e com açúcar pode afetar a saúde de idosos cronicamente doentes.[9]

IMPACTO DAS CONDIÇÕES DE SAÚDE BUCAL NA MANUTENÇÃO DO ESTADO NUTRICIONAL

Diversos fatores podem explicar a associação entre más condições bucais e déficit nutricional.

Doença Periodontal

A doença periodontal pode interferir na seleção e no consumo de alimentos. A inflamação do tecido gengival, a sensibilidade dos dentes a reabsorção óssea, e a mobilidade dos

PARTE I ▪ NOÇÕES BÁSICAS DE GERIATRIA E GERONTOLOGIA PARA O CIRURGIÃO-DENTISTA

dentes podem conduzir a escolha por alimentos macios de baixo valor nutritivo e levar o idoso a evitar alimentos que exigem mastigação mais eficiente.[10]

Cárie Dentária

A presença de cáries dentárias e dentes fraturados pode causar dor e lesões ulceradas na língua e nas mucosas, interferindo na seleção e trituração dos alimentos. O estado dental comprometido pode também alterar os aspectos sensoriais no ato de comer porque os odores voláteis entram retronasalmente na cavidade nasal durante a mastigação, e a capacidade de mastigação em declínio entre idosos impede a liberação de odores dos alimentos, portanto a mastigação comprometida altera os aspectos sensoriais e psicológicos de comer, causando restrições na seleção de alimentos.[1,11]

Perda Dentária

A perda dos dentes tem um impacto negativo na capacidade de mastigação, e as próteses totais removíveis não restauram totalmente esta função. A ausência de oclusão posterior e a reduzida eficiência mastigatória associada com a mobilidade dentária restringe a dieta a alimentos mais macios com alto valor enérgico e baixo valor nutricional.[12,13] A associação entre eficiência mastigatória comprometida e o aumento no consumo de gorduras e colesterol podem ser uma hipótese para fator de risco indireto para doenças cardiovasculares.[14]

Próteses Dentárias Inadequadas

Quanto ao tipo e a qualidade das próteses, é relevante citar que são imprescindíveis para a manutenção da função mastigatória. Restabelecer e manter a saúde do sistema estomatognático de pacientes senescentes desdentados totais, por diferentes tipos de próteses, visa a proporcionar o equilíbrio biopsicossocial necessário e a motivação por diferentes tipos de alimentos.[15] A adequação das próteses removíveis totais e parciais é uma condição primordial para o estado nutricional dos usuários. Deve-se eliminar e corrigir os defeitos das próteses que causam lesões na mucosa oral.

O risco de desnutrição pode estar associado também as más condições protéticas, como a falta de retenção, de estabilidade e de conforto. Tais problemas são decorrentes da alteração contínua de reabsorção óssea da estrutura do rebordo residual fazendo com que a maioria dos idosos rejeite as suas próteses mandibulares, com dificuldade de mastigar alimentos firmes.[15,16] Um estudo realizado no sul do Brasil em 2008,[14] relatou o uso de uma única prótese em pessoas totalmente desdentadas, isto é, sem a reabilitação da oclusão, o que aumentava o risco nutricional segundo a MAN.

A prótese total removível (PTR) pode, também, afetar o paladar e a capacidade de deglutir, especialmente a prótese total superior. A PTR cobre o palato onde estão localizados os botões gustativos e, consequentemente, pode diminuir a sensibilidade para o paladar. Quando o palato superior é coberto pela PTR é difícil a língua determinar a localização do alimento na boca e isto também pode interferir na deglutição.[6]

Lesões na Mucosa Bucal

Os portadores de doenças imunossupressoras e pacientes em terapia para tratamento de câncer, frequentemente, apresentam complicações orais, como as lesões de mucosa. Estas feridas diminuem a ingestão de alimentos e consequentemente há perda de peso. As Infecções fúngicas bucais e faríngeas causam dor, queimação e disfagia. As infecções virais, como herpes simples e citomegalovírus, conduzem a ulcerações dolorosas e crônicas. Estes problemas, juntamente com estomatite e periodontite, estão associados à dor e ao desconforto para mastigar e deglutir, causando redução do apetite e da dieta oral. O comprometimento da ingestão de alimentos muitas vezes vem da própria condição patológica, do uso de drogas e da alteração no paladar. Estes fatores são muitas vezes ignorados até que o paciente evolua com perda de peso e a DPC se instale. É importante investigar e tratar os problemas orais para facilitar as intervenções médicas e a dietoterapêutica com a assistência integrada da equipe multidisciplinar.[1]

Alterações no Fluxo Salivar: Xerostomia (Sensação de Boca Seca) e Hipossalivação (Redução do Fluxo Salivar)

A hipossalivação (baixa produção de saliva) dificulta a formação do bolo alimentar na fase inicial da mastigação e a ingestão de alimentos, especialmente os que são ricos em fibras, como carnes e verduras, de forma que seu consumo fica comprometido.[17]

A boca seca pode causar disfagia e disgeusia, dificultando também o uso de próteses dentárias. Para aliviar a sensação de boca seca, é indicado o uso de saliva artificial, que umedece e lubrifica a mucosa oral desidratada, protegendo a cavidade oral contra a irritação e facilitando as funções mecânicas, como a fala e a deglutição.

Alterações na Percepção do Paladar (Disgeusia), Perda do Paladar (Ageusia) e Redução do Paladar (Hipogeusia)

Acima dos 60 anos, há significativa redução do número de botões gustativos numa papila, ocasionando alterações no seu limiar, levando a necessidade de consumir alimentos com maior concentração de doce, salgado, ácido e amargo.[18] Muitos idosos tentam compensar e mascarar as alterações do paladar, em decorrência do uso crônico de fármacos, com a adição de sal ou açúcar no alimento. Presumivelmente, isso pode conduzir ao estabelecimento de doenças ou exacerbações de condições preexistentes, como hipertensão, diabetes melito ou outras complexas síndromes geriátricas.[19] Os pacientes com disgeusia frequentemente se queixam de distorções do paladar, inclusive de gostos colaterais amargos\metálicos usualmente não associados com os alimentos que estão consumindo.[1,20]

ORIENTAÇÃO PARA O EXAME DE SAÚDE BUCAL PARA NUTRICIONISTAS E OUTROS PROFISSIONAIS DE SAÚDE

O exame bucal deve fazer parte da avaliação física. A presença de problemas bucais pode comprometer a prática dietética, o estado nutricional e consequentemente a capacidade funcional do idoso.[1]

Para a avaliação bucal, é fundamental uma boa iluminação. A cavidade bucal está ilustrada na Figura 7-1.[21,22]

Passos para o exame bucal:

A) Usar luvas descartáveis.
B) Lubrificar os lábios (p. ex.: vaselina).
C) Remover os aparelhos protéticos (observar a higiene e a condições funcionais da prótese).
D) Observar a face e o pescoço (verificar presença de inchaço).
E) Apalpar os nódulos linfáticos bilaterais sob a mandíbula, atrás das orelhas e ao longo do pescoço em direção à tireoide e, posteriormente, em direção à nuca. Observar também se há dificuldade para mastigar ou engolir (disfagia) e ou dor ao engolir (odinofagia).

Proceder o exame da boca, sistematicamente, conforme indicado na Figura 7-1.

Utilizar uma pequena lanterna e um depressor de língua:

- Lábio e mucosa labial: observar os lábios e os cantos da boca. Delicadamente, puxar os lábios para frente, afastando-os dos dentes.
- Comissura e mucosa bucal: olhar o lado direito da comissura da boca e a superfície interna da face direita (mucosa bucal); em seguida, verificar o lado esquerdo.
- Gengiva e vestíbulo: observar a gengiva em torno dos dentes, e a mucosa vestibular e o rebordo alveolar onde não houver dentes.
- O tecido mole é considerado saudável quando se apresenta rosado.
- Palato mole e palato duro: verificar o céu da boca (quando muito vermelho pode ser sinal de estomatite protética, comumente encontrada em desdentados em uso de PTR).
- Língua: observar as superfícies dorsal e laterais direita e esquerda da língua. Se necessário, usar uma gaze para segurar a ponta da língua. (Atentar para a higiene lingual: a saburra lingual é responsável por grande parte dos tipos de halitose. Na presença da halitose, é valioso pesquisar a causa.)
- Assoalho da boca: levantar a língua utilizando a gaze. Observar o fundo da boca e a superfície ventral da língua.
- Dentes: verificar condições de higiene e presença de cáries visíveis e fraturas.

Concluído o exame, realizar o inquérito[21] descrito no Quadro 7-1.

Com base nos dados colhidos, anotar quaisquer alterações e encaminhar o idoso ao profissional da equipe multidisciplinar que trabalha com o enfoque no conceito ampliado de saúde (ver capítulos 17 e 21).

APRESENTAÇÃO DO INSTRUMENTO DA MINIAVALIAÇÃO NUTRICIONAL (MAN) PARA CIRURGIÕES-DENTISTAS E OUTROS PROFISSIONAIS DE SAÚDE

Durante o envelhecimento é sabido que ocorrem alterações fisiológicas nos ossos, nas articulações, nos músculos e nos sistemas respiratório, cardíaco e digestivo, que comprometem o condicionamento físico e a composição corporal. Estas alterações, somadas a fatores de risco como tabagismo, sedentarismo, alcoolismo e maus hábitos alimentares, podem levar ao aparecimento das doenças crônicas, a complicações nas atividades de vida diárias, ao aumento das quedas e à sarcopenia.[23] Portanto, a avaliação do estado nutricional é importante, já que o controle de muitas doenças e a prevenção de complicações advindas das mesmas dependem de uma dieta equilibrada.[1]

Avaliar o estado nutricional de idosos é uma atividade complexa, uma vez que existe a dificuldade de distinguir as alterações decorrentes da senescência daquelas decorrentes de doenças, do consumo de dieta inadequada, do estilo de vida sedentário ou mesmo do impacto adverso de um baixo nível socioeconômico. Além disso, a avaliação pode ser influenciada pelos efeitos de doenças crônicas e do uso de fármacos que podem interferir na absorção, metabolismo e função de alguns nutrientes.[1,5,24]

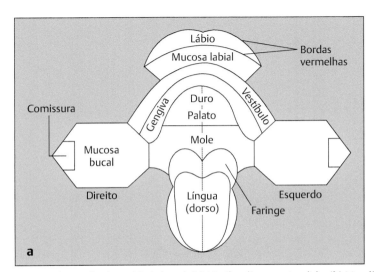
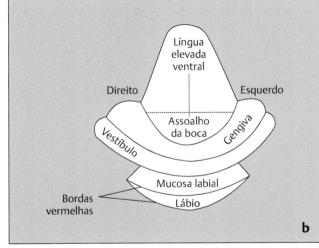

Fig. 7-1. Ilustração da cavidade bucal. (**a**) Maxila – língua estendida. (**b**) Mandíbula – língua elevada.

44 PARTE I ■ NOÇÕES BÁSICAS DE GERIATRIA E GERONTOLOGIA PARA O CIRURGIÃO-DENTISTA

Quadro 7-1. Questionário sobre os tecidos bucais[37]

Sobre a boca
A) Observou ou apalpou algum tipo de caroço na boca?
B) Existe algum inchaço aparente na gengiva ou em algum outro lugar?
C) Foram identificadas manchas brancas ou vermelhas, ou lesões?
D) O paciente queixou-se de dor ou sangramento na gengiva ou outro lugar na cavidade bucal?

Sobre os dentes
E) Existe alguma secreção entre os dentes e a gengiva?
F) Existe algum dente quebrado?
G) Tem algum dente que apresente mobilidade?
H) Existe algum dente cariado?
I) O paciente queixa-se de dor de dente?
J) Se o paciente usa prótese total removível, estas estão bem-adaptadas?

Outros indícios
K) A saliva tem consistência espessa e viscosa em vez de fina e fluida?
L) O paciente tem-se queixado de xerostomia ou apresenta sinal clínico desta condição?
M) O paciente tem-se queixado de queimação na língua ou alteração no paladar?
N) Existe relato de alterações na dieta que possam estar relacionadas com os resultados do monitoramento da saúde bucal?

Quanto aos métodos de avaliação nutricional, nenhum método é considerado padrão-ouro.[25] Avaliar um idoso requer a análise conjunta dos diversos métodos existentes, a fim de se obter diagnóstico global e exame detalhado do estado nutricional. A avaliação nutricional do idoso faz parte da Avaliação Geriátrica Ampla, e envolve métodos (p. ex.: questionários de autoavaliação, procedimentos para determinar a altura e peso corporal, protocolos validados) que utilizam questões simples e rápidas, que destacam sinais de alerta do estado nutricional e direcionam para intervenções, e que devem ser realizadas pelos profissionais da equipe multidisciplinar.[1,5,26]

A avaliação nutricional completa deve incluir informações sobre a ingestão de alimentos, história clínica, dados antropométricos, dados bioquímicos, informações psicossociais, exame clínico, uso de medicamentos, estado mental\cognitivo, estado funcional e **saúde bucal**.[1] Essa avaliação detalhada, é uma atividade atribuída ao nutricionista especializado em Gerontologia.

Para a avaliação nutricional, destaca-se a miniavaliação nutricional (MAN), veja o Quadro 7-2, podendo ser usada frequentemente em ambiente hospitalar, ambulatorial, institucional e em atendimento domiciliar, por ser um instrumento considerado simples, de baixo custo e de elevada acurácia, capaz de precaver a desnutrição no idoso. A MAN é considerada uma das melhores ferramentas já validada.[27,28] Essa ferramenta contempla 18 itens que englobam antropometria, avaliação dietética, avaliação clínica global e autopercepção de saúde e estado nutricional.[28] A pontuação total do seguimento varia de zero a trinta. Menos de 17 pontos indicam desnutrição; 17 a 23,5, significam risco de desnutrição; igual ou acima de 24, indicam estado nutricional normal.[29] Na MAN, a avaliação antropométrica engloba o índice de massa corporal (IMC), circunferência do braço, circunferência da panturrilha e perda de peso.[28] A recomendação do Protocolo do Sistema de Vigilância Alimentar e Nutricional (SISVAN) é a utilização de pontos de corte específicos de IMC para idosos: < 22 kg/m^2–baixo-peso; ≥ 22 e < 27 kg/m^2–eutrofia; ≥ 27 kg/m^2–sobrepeso.[30] A medida da circunferência da panturrilha, definido pela Organização Mundial de Saúde (*World Health Organization*–WHO), com $\leq$ 31 cm indica perda de massa muscular.[31]

O objetivo da MAN é estabelecer o risco individual de desnutrição de modo a permitir uma intervenção precoce quando necessária. O desenvolvimento e a validação deste teste foi o resultado de um esforço conjunto de pesquisa dos Departamentos de Medicina Interna e Gerontologia Clínica do Hospital Universitário de Toulouse/França; do Programa de Nutrição Clínica da Universidade do Novo México/Estados Unidos e do Centro de Pesquisa Nestlé, em Lausanne/Suíça. A população estudada abrangeu todo o espectro de indivíduos idosos, desde os saudáveis e muito ativos aos indivíduos frágeis e restritos ao lar, e aos internados por demência. Mediante a MAN, pode-se também avaliar o risco de desnutrição antes que as alterações clínicas se manifestem. É uma ferramenta útil para que cirurgiões-dentistas e outros profissionais façam uma avaliação rápida e confiável de pacientes idosos como parte de uma avaliação geriátrica ampla, reconhecendo precocemente as situações de risco e fazendo o encaminhamento correto.

CAPÍTULO 7 ▪ SAÚDE BUCAL E NUTRIÇÃO

45

Quadro 7-2. Formulário da miniavaliação nutricional (MAN)[23,25,55]

Nome:		Sexo:	Data:
Idade:	Peso (kg):	Altura (cm):	Altura do joelho (cm):

A) Nos últimos três meses houve diminuição da ingesta alimentar devido à perda de apetite, problemas digestivos ou dificuldade para mastigar ou deglutir?
0 = diminuição severa da ingesta
1 = diminuição moderada da ingesta
2 = sem diminuição da ingesta

J) Quantas refeições faz por dia?
0 = uma refeição
1 = duas refeições
2 = três refeições

B) Perda de peso nos últimos meses:
0 = superior a três quilos
1 = não sabe informar
2 = entre um e três quilos
3 = sem perda de peso

K) O paciente consome:
▪ Pelo menos uma porção diária de leite ou derivados (queijo, iogurte)?
  ☐ sim – ☐ não
▪ Duas ou mais porções semanais de legumes ou ovos?
  ☐ sim – ☐ não
▪ Carne, peixe ou aves todos os dias?
  ☐ sim – ☐ não
0,0 = nenhuma ou uma resposta **sim**
0,5 = duas respostas **sim**
1,0 = três respostas **sim**

C) Mobilidade:
0 = restrito ao leito ou à cadeira de roda
1 = deambula, mas não é capaz de sair de casa
2 = normal

L) O paciente consome duas ou mais porções diárias de frutas ou vegetais?
0 = não
1 = sim

D) Passou por algum estresse psicológico ou doença aguda nos últimos três meses?
0 = sim 2 = não

M) Quantos copos de líquidos (água, suco, café, chá, leite) o paciente consome por dia?
0,0 = menos de três copos
0,5 = três a cinco copos
1,0 = mais de cinco copos

E) Problemas neuropsicológicos
0 = demência ou depressão graves
1 = demência leve
2 = sem problemas psicológicos

N) Modo de se alimentar
0 = não é capaz de se alimentar sozinho
1 = alimenta-se sozinho, porém com dificuldade
2 = alimenta-se sozinho sem dificuldade

F) Índice de massa corpórea (IMC = peso [kg]/estatura [m]²):
0 = IMC < 19
1 = 19 ≤ IMC < 21
2 = 21 ≤ IMC < 23
3 = IMC ≥ 23

O) O paciente acredita ter algum problema nutricional?
0 = acredita estar desnutrido
1 = não sabe dizer
2 = acredita não ter problema nutricional

G) O paciente vive em sua própria casa (não em casa geriátrica ou hospital):
0 = não 1 = sim

P) Em comparação a outras pessoas da mesma idade, como o paciente considera a sua própria saúde?
0,0 = não muito boa
0,5 = não sabe informar
2,0 = melhor

H) Utiliza mais de três medicamentos diferentes por dia?
0 = sim 1 = não

Q) Circunferência do braço (CB) em cm
0,0 = CB < 21
0,5 = 21 ≤ CB ≤ 22
1,0 = CB > 22

I) Lesões de pele ou escaras?
0 = sim 1 = não

R) Circunferência da panturrilha (CP) em cm
0 = CP < 31
1 = CP ≥ 31

Avaliação global (máximo 16 pontos)
Escore da triagem
Escore total (máximo 30 pontos)

REFERÊNCIAS BIBLIOGRÁFICAS

1. Coelho AK. Nutrição e saúde bucal. In: Campostrini E. Odontogeriatria. Noções de interesse clínico. Rio de Janeiro: Revinter; 2004.
2. Mesas AE, Andrade SM, Cabrera MAS, Bueno VLRC. Saúde bucal e déficit nutricional em idosos não institucionalizados em Londrina, Paraná, Brasil. Ver Bras Epidemiol. 2010;13(3):1-12.
3. Fried LP, Walston J. Frailty and failure to thrive. In: Hazzard WR, Blass JP, Ettinger Jr WH, Halter JB. Ouslander JB, editors. Principles of geriatrics medicine and gerontology. 4ª ed. USA. MC Grawhill. 1999:1387-402.
4. Moraes NM, Moraes FL, Coelho AK, Ribeiro MTF. Avaliação clínico-funcional do idoso. In: Moraes EM. princípios básicos de geriatria e gerontologia. Belo Horizonte: 2008. p. 63-84.
5. Ferreira LF, Silva CM, Paiva AC. Importância da avaliação do estado nutricional de idosos. Braz J Hea Rev, Curitiba. 2020;3(5):1412-20.
6. DePaola DP, Faine MP, Palmer CA. Nutrition in relation to dental medicine. In: Shils ME, Olson JA, Shike M, Ross AC, editors. Modern nutrition in health and disease. 9th ed. Baltimore: Willians & Wilkins; 1999. p. 1099-112.
7. Riva T. Nutrição e saúde dental. In: Mahan LK, Escott-Stump S, Krause, editors. Alimentos, nutrição e dietoterapia. 10. ed. São Paulo: Roca; 2002. p. 612-18.
8. Meydani SN, Barklund MP, Liu S, et al. Vitamin E supplementation enhances cell-mediated immunity in healthy elderly subjects. Am J Clin Nutr. 1990;52(3):55-563.
9. Hargreaves JA. Discussion: diet and nutrition in dental health and disease. Am J Clin Nutr. 1995;61(2):447-8.
10. Monjon P, Budtz J, Rapin CH. Relationship between oral health and nutrition in very old people. Age Aging. 1999;28:463-8.
11. Griep MI, Verleye G, Franck AH, et al. Variation in nutrient intake with dental status, age and odour perception. Eur J Clin Nutr. 1996;50:816-25.
12. Sahyoun NR, Lin CL, Krall E. Nutritional status of the older adult is associated with dentition status. J Am Diet Assoc. 2003;103:61-6.
13. Yoshihara A, Watanabe R, Hanada N, Miyazaki. A longitudinal study of the relationship between diet intake and periodontal disease in elderly Japanese subjects. Gerodontology. 2009;26:130-6.
14. Marchi RJ, Hugo FN, Padila DMP, et al. Edentulism, use of dentures and consumption of fruit and vegetables in South Brazilian community-dwelling elderly. 2011;38:533-40.
15. Oliveira TRC, Frigeiro MLMA. Avaliação nutricional e protética de pacientes senescentes desdentados – estudo comparativo entre pacientes portadores de próteses totais mucossuportadas-implanto-retidas e próteses totais convencionais. RPG Rev Pós Grad. 2005;12(2):255-63.
16. Prado MMS, Borges TF, Prado CJ, et al. Função mastigatória de indivíduos reabilitados com próteses totais mucoso suportadas. Pesq Bras Odontope Clin integr. 2006;6(3):259-66.
17. Ikebe K, Hazeyama T, Morii K, et al. Impact of masticatory performance on oral health-related quality of life for elderly Japanese. Int J Prosthodont. 2007;20:478-85.
18. Cormarck EF. A saúde oral do idoso. J Brs Odontol Clin. 1998;2(9):81-7.
19. Douglas R, Heckman G. Drug-related taste disturbance: a contributing factor in geriatric syndromes. Can Fam Physician. 2010;5(11):1142-7.
20. Shiffman SS. Internacional Symposium on Glutamate: Intensification of sensor properties of foods for the elderly. J Nutr. 2000;130(45):891-1079.
21. Mobley C, Saumders MJ. Oral health screening guidelines for nondental health care providers. J Am Diet Assoc. 1997;97(2):123-6.
22. World Health Organization. Guide to epidemiology and diagnosis of oral mucosal diseases and conditions. Community Dental Oral Epidemiology. Copenhagen\Denmark: Mungksgaard. 1980;8:1.
23. Freitas EV, Py L. Tratado de geriatria e gerontologia. 4 ed. Guanabara Koogan; 2016.
24. Guigoz Y, Vellas B, Garry PJ. Assessing the nutritional status of the elderly: the mini nutritional assessment as part of the geriatric evaluation. Nutr Ver. 1996;54:59-65.
25. Santos ACO, Machado MMO, Leite EM. Envelhecimento e alterações no estado nutricional. Sociedade Brasileira de Geriatria e Gerontologia. 2010;4(3).
26. Najas M, Yamatto TH. Avaliação nutricional de idosos. Nestlé Nutricion. Educação Continuada. Nutrição na maturidade. 2014.
27. Bensberg GC, Pinheiro DF, Cardoso SN, et al. Avaliação nutricional em idosos: uma revisão integrativa. PRW [Internet]. 2º de outubro de 2023. 2024;5(21):66-7.
28. Muniz TR, Silva OS, Maciel JC, Ferko GPS. Avaliação do estado nutricional de idosos institucionalizados em uma região do norte do Brasil. Revista Saúde em Redes. 2022;8(3):265-79.
29. Bakhtiari A, Pourali M, Omidvar S. Nutrition assessment and geriatric associated conditions among community dwelling Iranian elderly people. BMC Geriatric. 2020;20:278.
30. Tavares EL, Santos DM, Ferreira AA, Menezes MFG. Avaliação nutricional de idosos: desafios da atualidade. Rev Bras Geriatr Gerontol. 2015;18(3)643-50.
31. Wanderley EM, Coimbra AMV, Falsarella GM, et al. Associação entre indicadores da capacidade funcional e do estado nutricional em idosos da comunidade: uma nova abordagem. Cadernos Saúde Coletiva. 2023;31(1):1-14.

FARMACOLOGIA E ENVELHECIMENTO

CAPÍTULO 8

Juçara Guiçardi Vercelino

INTRODUÇÃO

Com o aumento da expectativa de vida e a maior prevalência de morbimortalidade na população, torna-se mais frequente o uso de diversos medicamentos, caracterizando a polifarmácia. Ela pode ser definida de modo quantitativo, estipulando-se um número corte de medicamentos concomitantes a partir do qual é caracterizada, ou qualitativo, definido como um aumento do número de medicamentos prescritos acima da quantidade clinicamente indicada para o paciente. Dentre os problemas relacionados com essa condição, tem-se o aumento da ocorrência de interações medicamentosas, do risco de desenvolvimento de reações adversas, da ocorrência de iatrogenias, dos custos relacionados com a terapia e a diminuição da adesão à terapia farmacológica proposta.[1,2]

Neste capítulo, descreveremos as principais alterações fisiológicas decorrentes do envelhecimento que afetam a farmacocinética e a farmacodinâmica. Abordaremos também as interações, as reações adversas e a farmacologia dos principais medicamentos prescritos para os pacientes idosos.

ALTERAÇÕES FISIOLÓGICAS

O envelhecimento é definido como um processo heterogêneo que ocorre devido ao acúmulo de danos moleculares e celulares no organismo, levando a um declínio gradual de reservas fisiológicas, risco aumentado para acometimento de doenças e redução da capacidade de reagir ao estresse ambiental, aumentando, desse modo, a possibilidade de morte.[3]

Dentre as alterações fisiológicas que decorrem do envelhecimento, podemos destacar:[4,5]

- *Composição corporal*: redução da água intratecidual, da massa muscular e aumento do tecido gorduroso.
- *Sistema nervoso central*: atrofia cerebral com redução de neurônios, neurotransmissores e declínio da função sináptica.
- *Sistema respiratório*: redução da elasticidade pulmonar e enrijecimento da parede torácica reduzindo a potência motora e muscular.
- *Sistema digestório*: perda de paladar, perda de músculos da mastigação, aumento do tempo de esvaziamento gástrico, diminuição de prostaglandinas e da produção de muco, diminuição do fluxo sanguíneo hepático e redução das microvilosidades intestinais.
- *Sistema urinário*: redução do número de glomérulos, do fluxo sanguíneo renal e da filtração glomerular.
- *Sistema cardiovascular*: redução do débito cardíaco e da reserva funcional, aumento da rigidez e calcificação dos vasos sanguíneos.
- *Sistema osteoarticular*: perda óssea progressiva, envelhecimento articular e perda de força muscular.
- *Órgãos dos sentidos*: xerostomia, perda de dentes, redução da acuidade visual, perda de células ciliares auditivas.

Neste contexto, o profissional de saúde precisa ter competência para distinguir o processo natural do envelhecimento e senilidade, do processo de senescência, ou seja, das comorbidades apresentadas pelo paciente idoso. Muitas vezes, o envelhecimento e a doença são tratados como interligados devido à vulnerabilidade aumentada a adoecer diante da redução das reservas fisiológicas.[6]

ALTERAÇÕES FARMACOCINÉTICAS

Uma grande dificuldade no cuidado ao paciente idoso é a heterogeneidade das mudanças que acontecem durante o envelhecimento. A idade cronológica não é o melhor marcador para as mudanças resultantes do envelhecimento, sendo importante a avaliação do estado de saúde, autonomia e níveis de independência juntamente com as possíveis alterações farmacocinéticas que podem decorrer do envelhecimento.[7]

Absorção

A via oral é a forma de administração de medicamentos mais utilizada, sendo a via mais segura, conveniente e econômica. Os medicamentos administrados por essa via são absorvidos pelo trato gastrointestinal e os parâmetros farmacocinéticos dependem de fatores intrínsecos ao paciente, mas também de fatores relacionados com o medicamento, como a forma farmacêutica, sua solubilidade em água e sua concentração no local de absorção.[8]

Apesar do envelhecimento poder resultar em atrofia da mucosa intestinal, redução da secreção de enzimas digestivas, do fluxo sanguíneo esplâncnico e da diminuição da motilidade do trato gastrintestinal, na prática, não tem sido observada redução significativa da absorção dos medicamentos na população geriátrica.[8,9]

Distribuição

A distribuição de um medicamento no organismo é influenciada pela composição corporal, como a distribuição de gordura, água intracelular, concentração plasmática de albumina e glóbulos vermelhos.[8,9]

47

O envelhecimento acarreta algumas alterações na composição corporal que afetam a distribuição dos fármacos, dentre elas: redução da água corporal, aumento do tecido gorduroso, redução de albumina e glóbulos vermelhos e redução do débito cardíaco. O aumento da gordura corpórea torna o volume de distribuição dos fármacos lipossolúveis – como o Diazepam e outros benzodiazepínicos – maior nos idosos, aumentando a meia-vida dessas substâncias. Por outro lado, o volume de distribuição das substâncias hidrossolúveis – como digoxina e álcool – torna-se menor, produzindo, para uma mesma dose, concentrações plasmáticas maiores nos idosos do que em adultos jovens.[8,9] A redução da albumina sérica aumenta a fração livre dos fármacos que se ligam fortemente a essa proteína, como varfarina, furosemida e fenitoína.[8]

Metabolismo

Existem duas vias principais para metabolização hepática de medicamentos. O metabolismo da fase I envolve reações de oxidação, redução ou hidrólise, catalisadas pelas enzimas do citocromo P450 e produzindo metabólitos ativos. Já a fase II envolve reações de conjugação dos fármacos – por exemplo, glicuronização, sulfatação e acetilação – e produzem metabólitos farmacologicamente inativos. O lorazepam, por exemplo, é metabolizado por conjugação (fase II), não gerando metabólitos ativos.

O fluxo sanguíneo hepático e o tamanho do fígado podem diminuir com o avanço da idade, porém isso não justifica a necessidade de redução de dose de medicamentos administrados nesses pacientes. A presença de insuficiência hepática ou interações medicamentosas são fatores que devem ser considerados para ajuste de dose.[8,9]

Eliminação

A eliminação dos medicamentos é determinada principalmente pela função renal, a qual pode sofrer declínio com o envelhecimento em consequência da redução do fluxo sanguíneo renal, da taxa de filtração glomerular e da secreção tubular. Essas alterações, particularmente quando exacerbadas pelos efeitos deletérios da diabetes, da hipertensão e da insuficiência cardíaca, influenciam substancialmente a excreção de diversos medicamentos. Dentre estes, podemos citar aminoglicosídeos, o imipenem, a digoxina, o propranolol e o lítio.[8,9]

ALTERAÇÕES FARMACODINÂMICAS

As alterações farmacodinâmicas podem ser resultantes da alteração do número ou afinidade dos receptores, alterações nas sinalizações intracelulares ou por deficiência nos mecanismos de hemostasia.[10] Assim, observa-se que pacientes idosos estão sujeitos a maior efeito sedativo com o uso de benzodiazepínicos, são mais sensíveis ao uso de opioides, apresentando maior efeito analgésico, maior sensibilidade ao efeito anticoagulante da varfarina, estando sujeitos a maior risco de sangramento.[9,10]

REVISÃO DA PRESCRIÇÃO MÉDICA E RISCOS ASSOCIADOS AO USO DE MEDICAMENTOS

A decisão pela farmacoterapia mais apropriada não é um processo simples por envolver escolhas baseadas em segurança, eficácia e melhor relação custo-benefício. Dessa forma, quando esses fatores não são levados em consideração, a prescrição medicamentosa pode envolver o uso de medicamentos inapropriados, predispondo o paciente idoso a uma maior ocorrência de reações adversas à terapia medicamentosa (RAM).[11]

As RAMs são as principais iatrogenias relacionadas com o uso de medicamento e, muitas vezes, podem ser evitadas. Frequentemente, estão associadas à apresentação de sintomas e eventos, como confusão mental, sonolência, quedas, fraturas, imobilidade, constipação e depressão. Ademais, podem ser responsáveis pela necessidade e/ou prolongamento de internação hospitalar, desfechos incapacitantes e até morte.[11]

Se não identificadas as iatrogenias, se estabelece uma cascata iatrogênica, em que novos medicamentos são adicionados à farmacoterapia do paciente para tratamento de reações adversas causadas por um medicamento prescrito previamente, como, por exemplo, o uso de antipsicóticos causando sinais e sintomas extrapiramidais e sendo iniciada terapia antiparkinsoniana para controle desses sintomas.[12]

Os pacientes idosos também estão mais propensos às interações medicamentosas devido a frequentes multicomorbidades e uso concomitante de diversos medicamentos, sendo necessário cautela e revisão constante de toda a lista de medicamentos utilizados sempre que for necessário incluir um novo medicamento à terapia do paciente idoso. Um exemplo é o risco de sangramento aumentado durante o uso de varfarina, quando utilizada juntamente com anti-inflamatórios não esteroides, omeprazol e amiodarona.[13]

Para prescrição adequada aos pacientes idosos, os prescritores norteiam-se por instrumentos que utilizam critérios implícitos – baseados em julgamentos clínicos – e critérios explícitos – baseados na identificação de uma lista de medicamentos inapropriados para determinadas condições ou situações específicas.[14] As listas mais utilizadas mundialmente para a tomada de decisão na prescrição para pacientes geriátricos são os Critérios de Beers[15] e os Critérios STOPP/START (Screening Tool of Older People's Prescriptions/Screening Tool to Alert to Right Treatment).[16]

Risco de Quedas

As quedas são definidas como qualquer deslocamento de um corpo de uma posição inicial para uma posição inferior, sem que haja a capacidade de correção em tempo hábil, podendo ou não resultar em danos.[17] São mais frequentes em idosos e podem resultar em lesões fatais e não fatais, limitando sua independência para as atividades básicas de vida diária.[18] As causas de quedas em idosos são multifatoriais, classificadas em fatores de risco biológicos, comportamentais, ambientais e socioeconômicos.[17]

O risco de queda associado ao uso de medicamentos relaciona-se, na maioria das vezes, com as reações adversas causadas por eles. Assim, os principais medicamentos relacionados com o risco de queda são aqueles que podem causar efeitos como hipotensão ortostática, distúrbios de equilíbrio, tontura, sonolência, alterações visuais e disfunção motora e cognitiva. Há também os relacionados indiretamente com as quedas, como os diuréticos, que podem causar poliúria e nictúria.[19]

Confusão Mental

As alterações do estado mental provocadas pelos medicamentos são um evento muito comum em pacientes idosos. Os mais frequentemente envolvidos são os psicotrópicos, os anticolinérgicos, os anticonvulsivantes, os corticosteroides, antagonistas H2 e quinolonas.[11]

Alterações na Boca e Suas Estruturas

Diversos medicamentos podem causar lesões na boca e suas estruturas, que incluem mucosa bucal, língua, tecidos periodontais, estruturas dentárias, glândulas salivares, comissuras labiais, palato, músculos e estruturas nervosas. Além de lesões da boca, os medicamentos também podem causar distúrbios do paladar, halitose, edema facial e discrasias sanguíneas.[20]

A hipersensibilidade de tipo retardado é a forma de reação que mais comumente afeta a mucosa bucal. Elas podem ser classificadas como estomatite medicamentosa ou *venata*. Na estomatite medicamentosa, as lesões apresentam-se como áreas de eritema e de ulceração, sendo causadas por barbitúricos, indometacina e penicilamina. Já a estomatite *venata* ocorre por contato repetido da mucosa com antibióticos, dentifrícios, anestésicos tópicos, cosméticos, aditivos alimentares e antissépticos.[20,21]

As erupções liquenoides podem ser causadas por betabloqueadores, anti-inflamatórios não esteroides, metildopa e cloroquina. Já as lesões vesiculares e bolhosas podem ocorrer com o uso de corticosteroides, naproxeno e penicilamina. A hiperplasia gengival pode ser induzida pela fenitoína, ciclosporina, bloqueadores dos canais para cálcio, valproato de sódio e carbamazepina.[20]

A descoloração da mucosa bucal e dos dentes pode ser produzida após contato com o medicamento ou sua absorção sistêmica, como durante o uso de cloroquina, fenotiazinas, hormônios estrogênicos e metildopa. Já as cáries dentárias têm sido relacionadas com o uso de lítio e de betabloqueadores. A fenitoína também tem sido implicada como causa de anormalidades na raiz dentária, como reabsorção, redução do tamanho da raiz e aumento da deposição de cemento.[20]

A xerostomia é comumente causada por substâncias com ação anticolinérgica. Dentre estas, citam-se os antidepressivos tricíclicos, os antipsicóticos e os ansiolíticos. Outros medicamentos, ao contrário, aumentam a produção de saliva e causam sialorreia. Neste grupo, estão incluídos os fármacos com ação colinérgica, como a pilocarpina, e os anticolinesterásicos, como a donepezila, a rivastigmina e a galantamina.[20,21]

Os inibidores da monoaminoxidase, estreptomicina, isoniazida, ácido nalidíxico, acetazolamida, nitrofurantoína, antidepressivos tricíclicos, propranolol e hidralazina podem causar neurite dos ramos do nervo trigêmeo, que se manifesta com sensação de queimação e formigamento da face ou da boca.[20]

As alterações do paladar podem-se manifestar como redução (hipogeusia), perda total (ageusia) ou distorção da percepção gustativa e podem ser causadas pelos inibidores da enzima conversora da angiotensina (iECA), aspirina, etambutol, imipramina, levodopa, carbonato de lítio, fenitoína, metformina. Além disso, o dinitrato de isossorbida e o dissulfiram podem ser citados como causadores de halitose.[20]

Por fim, comumente os antibióticos, imunossupressores e corticosteroides de uso sistêmico podem predispor a infecções da cavidade bucal, tanto por fungos quanto por bactérias.[20]

MEDICAMENTOS FREQUENTEMENTE PRESCRITOS PARA IDOSOS

As classes terapêuticas mais prescritas para pacientes idosos são os medicamentos cardiovasculares e os diuréticos. Outros também frequentemente utilizados são os anti-infecciosos, anti-inflamatórios, analgésicos, psicotrópicos, hipoglicemiantes, oftálmicos e os broncodilatadores.[2] Neste capítulo, discutiremos apenas as classes mais utilizadas em odontologia.

Antibióticos

Muitos fatores influenciam na abordagem para seleção, administração e monitorização da antibioticoterapia em pacientes idosos, entre eles as dificuldades para obtenção de amostras para exames, a heterogeneidade de causas infecciosas, a farmacologia e os custos financeiros. Algumas alterações farmacocinéticas, como absorção gastrointestinal, volume de distribuição e metabolismo hepático influenciam pouco na seleção, administração e dose dos antibióticos. Entretanto, as alterações da função renal impõem um grande risco de aumento das concentrações plasmáticas e da toxicidade de alguns fármacos, particularmente dos aminoglicosídeos.[22]

Os antibióticos betalactâmicos, representados pelas penicilinas e pelas cefalosporinas, são substâncias bactericidas que agem inibindo a síntese de proteínas da parede bacteriana. Suas meias-vidas estão aumentadas nos pacientes idosos, entretanto, apresentando pouco significado clínico, não havendo necessidade de ajuste das doses.[22]

As cefalosporinas têm um amplo espectro de atividade bacteriana e são mais resistentes do que as penicilinas à inativação pelas betalactamases. São excretadas primariamente pelos rins, porém uma porção significativa é excretada pela bile. Embora, em alguns estudos, tenham apresentado meias-vidas prolongadas em pacientes idosos, não há necessidade de ajuste de doses nesses pacientes se a sua função renal estiver normal.[22]

A clindamicina é um derivado da lincomicina. A sua prescrição tem sido restrita aos casos de infecções por anaeróbios. É metabolizada principalmente pelo fígado e excretada na sua forma inativa na urina e nas fezes. Alguns cuidados devem ser tomados ao se prescrever esse antibiótico para idosos, pois observa-se um aumento da incidência de diarreia e colite em pessoas com mais de 60 anos.[22]

As tetraciclinas também têm ação bacteriostática, atuando por inibição da síntese de proteínas bacterianas. Essa classe de antibióticos atinge altas concentrações no fluido gengival, portanto constituindo uma opção para tratamento auxiliar das doenças periodontais. As concentrações das tetraciclinas são maiores em idosos em comparação com adultos jovens. Dessa forma, deve-se ter cuidado com as doses desses antibióticos naqueles pacientes.[22]

Anestésicos Locais

A lidocaína é um dos anestésicos locais mais largamente utilizados. Sua ação anestésica local é demonstrável em concentrações de 0,5-2,0%, quando o fármaco é injetado próximo ao nervo, e 4% quando aplicado topicamente nas mucosas. O início de ação após infiltração local é de 5 min, e, após infiltração regional, de 20 min. A adição de adrenalina retarda a absorção da lidocaína, incrementando seu tempo de ação local. A duração de ação é de aproximadamente 1 hora quando injetada sem adrenalina e de 1h30 quando associada à adrenalina.[9]

Analgésicos

O paracetamol atua perifericamente, sem afetar a enzima cicloxigenase, não exercendo ação anti-inflamatória. Na mesma dose, a sua potência é equivalente à da aspirina. Doses elevadas, por tempo prolongado, podem causar hepatotoxicidade.[9]

Os anti-inflamatórios não esteroides (AINEs) fazem parte de um grande grupo que se caracteriza por possuírem ação anti-inflamatória, analgésica e antipirética. Estão indicados para dores musculoesqueléticas, estados inflamatórios pós-traumáticos (inclusive trauma cirúrgico) e para dores articulares.[23]

As reações adversas aos AINEs são mais acentuadas nos idosos e incluem efeitos sobre o sistema digestivo (dispepsia, úlceras, hemorragia e perfuração gástrica), sobre o rim (retenção de sódio e água, nefrite intersticial, insuficiência renal) e sobre as vias aéreas (broncospasmo). Atenção especial deve ser dada ao prescrever AINEs de meia-vida longa, como o piroxicam e o tenoxicam.[23]

Os analgésicos opioides têm papel importante no tratamento das dores moderadas a severas, sendo eles o tramadol, o fosfato de codeína, a oxicodona, a morfina, a meperidina, a metadona, o cloridrato de buprenorfina, o cloridrato de nalbufina e o fentanil.[9]

Os analgésicos opioides podem apresentar meia-vida mais longa e maiores concentrações plasmáticas em pacientes idosos. Além disto, esses pacientes apresentam maior sensibilidade ao efeito analgésico e maior suscetibilidade à depressão respiratória e cardíaca a esses agentes. Para amenizar esse risco, as doses iniciais devem ser reduzidas nesses pacientes.[8,9]

Benzodiazepínicos

Embora sejam considerados seguros em adultos jovens, em idosos, são causa frequente de complicações e internações hospitalares. Além de atingirem concentrações plasmáticas mais altas, os efeitos dos benzodiazepínicos são acentuados pelas alterações fisiológicas do envelhecimento. Em idosos, provocam sonolência, fadiga, confusão mental, alucinações, ataxia, retardo psicomotor e quedas. Se sua prescrição for necessária, a escolha deve recair sobre aqueles com menor meia-vida de eliminação e que não apresentam metabólitos ativos, como o lorazepam.[9]

CONCLUSÃO

Como resultado das alterações fisiológicas associadas à idade e à alta frequência de comorbidades, a prescrição de medicamentos para esses pacientes é um grande desafio, podendo os colocar em risco de interações medicamentosas e reações adversas. Além disso, quanto maior a frequência de administração de medicamentos, mais difícil será a compreensão das orientações médicas, maior será o custo e menor será a aderência ao tratamento. Para minimização dos riscos, alguns aspectos devem ser levados em consideração:

- Avaliar os riscos e benefícios do medicamento a ser prescrito, iniciando com pequenas doses e aumentá-las, gradualmente, até atingir a dose terapêutica;
- Simplificar o esquema posológico sempre que possível;
- Suspeitar dos medicamentos como causa quando o paciente apresentar um novo sintoma clínico;
- Informar ao paciente, aos seus familiares e cuidadores sobre as potenciais reações adversas de cada medicamento prescrito e como agir se elas surgirem.

REFERÊNCIAS BIBLIOGRÁFICAS

1. Rankin A, Cadogan CA, Petterson SM, et al. Interventions to improve the appropriate use of polypharmacy for older people. Cochrane Database Syst Rev 2018;(9):1-186.
2. Payne RA. The epidemiology of polypharmacy. Clin Med (Northfield Il) 2016;16(5):465-9.
3. World Health Organization. World report on ageing and health. Geneva: WHO 2015:260.
4. Shilpa Amarya KS, Shilpa Amarya MS. Ageing process and physiological changes. In: Intech [Internet] 2012:13.
5. Preston J, Biddell B. The physiology of ageing and how these changes affect older people. Med (United Kingdom) [Internet] 2021;49(1):1-5.
6. Ciosak SI, Braz E, Costa MFBNA, et al. Senescência e senilidade: novo paradigma na atenção básica de saúde. Rev da Esc Enferm da USP 2011;45(2):1763-8.
7. World Health Organization. Envelhecimento ativo: uma política de saúde. 2005;62.
8. Ulrich K. Pharmacokinetics and drug metabolism in the elderly. Drug Metabolism Reviews 2009;41(2):67-76.
9. Andres TM, McGrane T, McEvoy MD, Allen BFS. Geriatric pharmacology: An update. Anesthesiology Clinics 2019;37(3):475-92.
10. Shi S, Mörike K, Klotz U. The clinical implications of ageing for rational drug therapy. Eur J Clin Pharmacol 2008;64(2):183-99.
11. Oliveira MG, Amorim WW, Oliveira CRB, et al. Consenso brasileiro de medicamentos potencialmente inapropriados para idosos. Geriatr Gerontol Aging 2017;10(4):168-81.
12. Rochon PA, Gurwitz JH. The prescribing cascade revisited. Lancet 2017;389(10081):1778.

CAPÍTULO 8 ■ FARMACOLOGIA E ENVELHECIMENTO

13. Juurlink DN, Mamdani M, Kopp A, et al. Drug-drug interactions among elderly patients hospitalized for drug toxicity. JAMA 2003;289(13):1652.
14. Kaufmann CP, Tremp R, Hersberger KE, Lampert ML. Inappropriate prescribing: A systematic overview of published assessment tools. Eur J Clin Pharmacol 2014;70(1):1-11.
15. Fick DM, Semla TP, Steinman M, et al. American Geriatrics Society 2019 Updated AGS Beers Criteria® for Potentially Inappropriate Medication Use in Older Adults. J Am Geriatr Soc 2019;67(4):674-94.
16. O'mahony D, O'sullivan D, Byrne S, et al. STOPP/START criteria for potentially inappropriate prescribing in older people: Version 2. Age Ageing 2015;44(2):213-8.
17. WHO. Global report on falls prevention in older age. Geneva 2007:1-7.
18. Ribeiro TB, De Melo DO, Maia FDOM, Ribeiro E. Medication-related inpatient falls: A critical review. Brazilian J Pharm Sci 2018;54(1):1-18.
19. ISMP. Medicamentos associados à ocorrência de quedas. Boletim ISMP Brasil; [Internet]. 2017;6.
20. Pires AB, Madeira ACA, D'Araújo KM, et al. Reações adversas na cavidade oral em decorrência do uso de medicamentos. SALUSVITA 2017;36(1):157-85.
21. Yuan A, Woo SB. Adverse drug events in the oral cavity. Oral Medicine 2015;119(1):35-47.
22. Herring AR, Williamson JC. Principles of antimicrobial use in older adults. Clin Geriatr Med 2007;23:481.
23. Budnitz DS, Pollock DA, Weidenbach KN, et al. National surveillance of emergency department visits for outpatient adverse drug events. JAMA 2006;296(15):1858.

SÍNDROMES GERIÁTRICAS E PRINCIPAIS DOENÇAS CRÔNICO-DEGENERATIVAS DO PACIENTE IDOSO

CAPÍTULO 9

Daniel Gonçalves Rêgo ▪ Elen Cristina da Mata ▪ Gustavo Vaz de Oliveira Moraes

INTRODUÇÃO

O envelhecimento é um processo natural da vida humana. Inexorável, desde que se viva o suficiente para experimentá-lo. E heterogêneo, porque cada indivíduo tem trajetória própria, definida pela exposição particular aos muitos fatores que determinam este processo: a herança genética, os fatores ambientais, a condição socioeconômica, certos comportamentos, a ingestão/inalação de substâncias específicas e a presença de doenças crônico-degenerativas.[1] Uma das maneiras de o profissional da Odontologia que atende o indivíduo idoso perceber esta característica do envelhecimento é testemunhar que alguns apresentam fraturas ou perda de dentes antes dos 70 anos, enquanto outros seguem com quase toda sua dentição original intacta além dos 80 ou 90 anos de idade.

O incrível aumento do número de idosos na população brasileira nos últimos anos (ver **Cap. 2 A Transição Demográfica e Epidemiológica no Brasil**) foi acompanhado pelo crescimento da prevalência de algumas doenças crônico-degenerativas, como o *diabetes mellitus*. Algumas doenças crônico-degenerativas podem ser evitadas. Quando não, podem ser tratadas adequadamente, reduzindo seu impacto sobre o processo de envelhecimento. Por exemplo, pensemos em um paciente de 65 anos de idade, que apresenta uma evolução desfavorável do seu *diabetes mellitus*, diagnosticado quando tinha 45 anos. Digamos que, por não ter se comprometido com um bom tratamento, o *diabetes* causou uma insuficiência arterial grave em membros inferiores, mais um quadro intenso de polineuropatia motora e sensitiva nestes mesmos membros. Tal paciente tem grande dificuldade para andar, e apresenta quedas frequentes. Este é um caso de envelhecimento desfavorável, que talvez pudesse ter sido evitado com as medidas tão conhecidas de promoção da saúde e prevenção de doenças. Consideremos que, por causa das complicações desencadeadas pelo diabetes citadas anteriormente, ele não conseguiu mais dirigir, trabalhar e cuidar das tarefas domésticas diárias que faziam parte de sua rotina. Tornou-se também deprimido, magro e fraco. Neste exemplo dramático, temos um envelhecimento sem sucesso, no qual uma doença crônico-degenerativa teve grande responsabilidade.

Agora pensemos em outro exemplo. Uma mulher de 75 anos, que desde jovem cuida com dedicação de sua saúde. Descobriu aos 45 anos um **pré-diabetes**. Com a otimização de seus hábitos alimentares e prática de atividades físicas conseguiu manter um peso apropriado, assim como o controle glicêmico até o presente momento, evitando a evolução para um *diabetes mellitus*. Ela se sente bem, mantendo-se plenamente ativa: dirige, trabalha (em ritmo menor, mas não pretende parar) e cuida sozinha de todos os aspectos de sua vida, gozando total autonomia e independência.

Estes dois exemplos ilustram bem o que ainda hoje vemos na população geriátrica: idosos ditos "robustos", pois envelheceram **com sucesso**, e outros que não tiveram a mesma trajetória, tornando-se **frágeis**. A fragilidade do idoso é uma condição que se manifesta pela redução na agilidade física e/ou mental, peso abaixo do ideal e fraqueza muscular. Ela causa dificuldades no desempenho das tarefas da vida diária, como dirigir e fazer compras. Quando tal fragilidade assume gravidade maior, até mesmo as tarefas mais simples, como tomar banho ou levantar-se da cama, tornam-se um grande desafio. Dizemos que estes idosos frágeis têm um **prejuízo funcional**, o qual pode ser mensurado por meio de escalas específicas (Quadro 9-1) (Ver **Cap. 17 Avaliação Global do Idoso em Odontologia**).

O idoso frágil pode ser a resultante de um processo de envelhecimento desfavorável. Com muita frequência, o idoso frágil apresenta condições clínicas que foram categorizadas em cinco grandes síndromes. São as chamadas síndromes geriátricas ou "gigantes da geriatria". Em termos mnemônicos, são os "cinco is da geriatria": incapacidade cognitiva, iatrogenia, instabilidade postural, imobilismo e incontinência urinária.[2] Recentemente foram incluídos outros dois "is": a insuficiência familiar e a incapacidade comunicativa. Identificá-las favorece a condução apropriada por parte do profissional que atende este paciente. Por exemplo, o dentista que percebe que seu paciente fica confuso e desorientado durante

Quadro 9-1. Versão brasileira da escala FRAIL[33]

FRAIL-BR
1. Você se sente cansado?
2. Tem dificuldade para subir um lance de escadas?
3. Tem dificuldade para andar um quarteirão?
4. Você tem mais de 5 doenças? *
5. Você perdeu mais que 5% do seu peso nos últimos 6 meses?

Dar um ponto para cada resposta positiva.
*Hipertensão arterial sistêmica, *diabetes mellitus*, câncer (sem considerar carcinoma basocelular em pele ou equivalente), doença pulmonar obstrutiva crônica, doença coronariana ou infarto do miocárdio, insuficiência cardíaca congestiva, asma, artrite, acidente vascular encefálico, insuficiência renal crônica.

todo o período de tratamento que envolve a extração de raízes dentárias mortas associadas à doença periodontal e pode estar diante de um idoso portador de incapacidade cognitiva, associada ou não à iatrogenia (digamos que o paciente tomou comprimidos de tramadol, prescritos para tratar a dor após as extrações). Este estado é passageiro ou em verdade reflete uma condição subclínica preexistente que emergiu em função dos procedimentos envolvidos no tratamento? O que o dentista deve saber quando for realizar um procedimento mais intenso/invasivo em um paciente idoso, a fim de tomar medidas que possam prevenir tal evolução?

Este capítulo pretende apresentar, de maneira resumida e objetiva, estas síndromes geriátricas, assim como a fragilidade, a sarcopenia e as principais doenças crônico-degenerativas que muito frequentemente se associam às mesmas. As doenças cardiovasculares encontram-se descritas no capítulo 11 – **Aspectos Cardiológicos Impactantes no Atendimento Odontológico**.

INCAPACIDADE COGNITIVA

A cognição é um verdadeiro monumento da vida mental. Ela engloba múltiplas funções que permitem ao indivíduo: perceber o mundo onde se encontra, comparar, dimensionar, elaborar, apreender, planejar e resolver tudo o que for possível para manter sua integridade. Pode ser dividida em domínios: atenção, função executiva, aprendizagem e memória, linguagem, percepto motor e cognição social. As alterações cognitivas normais que o envelhecimento causa não geram perdas significativas na independência e autonomia, ao contrário do declínio cognitivo decorrente das doenças. Quando autonomia e independência são afetadas de maneira significativa, configura-se a incapacidade cognitiva, um diagnóstico sindrômico cujas causas e fatores associados devem ser identificados. Um idoso confuso e desorientado, incapaz de cuidar sozinho de sua saúde bucal pode representar um quadro passageiro, porém preocupante (por exemplo, de um idoso que se encontra em tratamento de insuficiência cardíaca congestiva descompensada, agudamente desidratado e com sódio sérico de 130 mEq/L por estar em uso de dose elevada de furosemida), ou um quadro estabelecido e permanente (um idoso portador da doença de Alzheimer). O capítulo 10, **Principais Desordens Neuropsiquiátricas Relacionadas com o Envelhecimento**, trata com maior profundidade este grande I da Geriatria.

INSTABILIDADE POSTURAL E QUEDAS

A estabilidade postural (ou equilíbrio) é o resultado de diversos mecanismos neuronais e musculoesqueléticos que agem de forma continuada, envolvendo a captação de informações por neurorreceptores, a transmissão pelas vias aferentes até o sistema nervoso central para processamento e interpretação e, finalmente, a geração de estímulos para os órgãos efetores (músculos e ligamentos). Há um "excesso", em outras palavras, uma redundância de informações que são transmitidas pelas vias aferentes, provenientes da visão, do labirinto e da propriocepção. Tal fato explica a manutenção do equilíbrio, a despeito do declínio orgânico que envolve aqueles mecanismos.[3,4] Situações de estresse que superem a capacidade desses mecanismos em manter o equilíbrio resultam em quedas. (Ver capítulos 3 – **Aspectos Biológicos do**

Envelhecimento: Bases Biológicas, Fisiológicas e Imunológicas e 12 – **Desordens Funcionais e Posturais no Idoso: Principais Implicações Clínicas para a Odontologia**).

Aproximadamente 30-40% dos idosos que vivem na comunidade caem, sendo a maioria em seu domicílio,[5,6] enquanto a prevalência alcança até 80% dos idosos residentes em instituições de longa permanência.[7,8] Apenas 1 em 40 necessita de tratamento hospitalar. A ocorrência da fratura de fêmur varia bastante, a depender da população estudada (desde menos de 10% até 68,6%).[9,10] Noventa por cento das fraturas de quadril estão associadas às quedas, e a maioria ocorre em pessoas acima dos 70 anos de idade.[11] Os idosos com fraturas no quadril têm uma mortalidade 12-22% mais alta do que aqueles sem fraturas, quando emparelhados por idade e/ou sexo.[12,13] Dos sobreviventes, 40% necessitarão de cuidados por longo prazo, sendo alguns institucionalizados e apresentando, ainda que retornem para seus domicílios, outros déficits funcionais que requerem assistência de outras pessoas ou aparelhos de auxílio para mobilidade.[14,15]

O idoso caidor é definido como aquele que sofreu duas ou mais quedas no intervalo de um ano.[16,17] Independentemente de qualquer outro fator, ele deve ser conduzido à consulta médica geriátrica.

Na população geriátrica, as quedas têm prognóstico pior que no adulto jovem. Além de as fraturas e suas consequências orgânicas serem mais frequentes nesse grupo, alguns idosos desenvolvem o medo de cair, restringindo progressivamente suas atividades e limitando então seu espaço vital. Tornam-se funcionalmente dependentes e não raro deprimidos. Os principais fatores de risco para quedas são a idade, a história prévia de queda, o déficit cognitivo e o uso de medicamentos.[5,9,18]

As quedas podem ser classificadas em: extrínsecas, quando as causas se relacionam com fatores externos (tapetes, degraus, baixa iluminação), ou intrínsecas, quando causadas por problemas inerentes ao indivíduo (hipotensão postural, déficit visual, doenças neurodegenerativas).[11] A etiologia das quedas é com frequência multifatorial. Sendo assim, uma causa evidente para um episódio de queda não exclui a necessidade de investigação adicional de outros fatores possíveis.

A prevenção e o tratamento das quedas nessa faixa etária são, portanto, complexos e necessitam da intervenção de diversos profissionais da equipe de saúde. Sendo assim, os profissionais que lidam com a pessoa idosa devem estar atentos para a identificação dos idosos com risco aumentado para quedas, assim que seja feito o diagnóstico precoce das condições associadas que são tratáveis ou evitáveis. Nesse contexto, o cirurgião-dentista, que usualmente mantém contato por períodos longos com os idosos em tratamento, poderá participar de maneira fundamental desse processo.

Inicialmente é importante identificar e executar as modificações ambientais pertinentes no consultório odontológico, de forma a reduzir os riscos de quedas nos locais de acesso. A luminosidade deve ser adequada, mesmo em corredores, áreas de acesso e salas de espera. Os tapetes devem ser evitados ou pelo menos fixados com antiderrapantes. A fiação dos equipamentos e outros eventuais obstáculos devem ser removidos das vias de acesso dos clientes. O piso deve ser antiderrapante e preferencialmente de uma única cor, geralmente clara, evitando desenhos geométricos e mosaicos, pois estes podem confundir o paciente idoso e predispor a quedas.

Os pisos não devem ser brilhantes, pois criam a ideia de espelho d'água. Banheiros devem ser equipados com barras de apoio próximas à pia e ao vaso sanitário. A altura do vaso sanitário pode exigir ajustes (há dispositivos que o tornam mais elevado, facilitando seu uso por idosos com fraqueza muscular ou processos dolorosos em articulações de membros inferiores). O profissional também precisa ter cuidado ao posicionar o paciente idoso em sua cadeira, mantendo-o em posição confortável. Ao ajudá-lo a levantar-se, deve fazê-lo devagar, sentando-o por alguns segundos e finalmente o auxiliando a ficar de pé. Tal procedimento visa a evitar uma queda brusca dos níveis de pressão arterial (hipotensão ortostática).

O estado da higiene bucal do idoso reflete seu estado funcional. Usar fio dental e escovar os dentes são atos complexos, que exigem a integridade de vários sistemas que controlam o equilíbrio do indivíduo. Portanto, a primeira avaliação do idoso pelo cirurgião-dentista deve incluir dados para determinar sua independência funcional e autonomia (**ver capítulo 17 – Avaliação Global do Idoso em Odontologia**), a fim de planejar o tratamento dentro das possibilidades, sendo feito o encaminhamento do idoso aos demais profissionais de saúde, quando assim for necessário. As mesmas adaptações ambientais sugeridas para o consultório odontológico são necessárias no domicílio do idoso com prejuízo funcional, de forma a permitir que ele tenha condições de manter sua higiene bucal. Há no mercado diversos dispositivos para o auxílio do idoso com habilidade manual reduzida, como as manoplas de escovas dentárias, que facilitam a preensão da escova, e os suportes de fio dental.

Em última instância, o cirurgião-dentista pode ser chamado ao domicílio, ao hospital ou a outra instituição, onde o idoso se encontre, para prestar atendimento.

INCONTINÊNCIA

Define-se como incontinência urinária (IU) a perda involuntária de urina. A continência é o resultado da integridade anatômica do trato urinário inferior e dos mecanismos fisiológicos determinantes da estocagem e da eliminação da urina, além da capacidade cognitiva, da mobilidade e da motivação para ir banheiro.[19]

A IU é muito frequente na população geriátrica e afeta principalmente as mulheres. Aproximadamente 30% dos idosos que vivem na comunidade e 50% dos institucionalizados têm IU.[3] É causa de isolamento social, predispõe à infecção do trato urinário e a lesões da pele do períneo (especialmente em pacientes acamados, que permanecem com fraldas geriátricas continuamente), contribui para o estabelecimento de um quadro depressivo e precipita a institucionalização.[20,21]

Como até 80% dos sintomas podem ser melhorados com medidas comportamentais e farmacológicas, a IU não deve ser negligenciada, e os profissionais de saúde precisam vencer o constrangimento que muitos idosos têm, identificando ativamente quem é incontinente.

A IU é classificada como transitória ou persistente. A primeira é geralmente causada por doença aguda ou iatrogenia, por exemplo, *delirium*, fecaloma, infecção urinária, hiperglicemia, hipercalcemia, uso de diuréticos e drogas anticolinérgicas. A segunda se associa a condições anatômicas que propiciam sua manutenção, podendo ser classificada em quatro tipos: IU de esforço ou estresse, IU de urgência, IU por transbordamento e IU funcional.

Ao conhecer e compreender o estado funcional do idoso, o cirurgião-dentista antecipa potenciais dificuldades, tendo a oportunidade de trabalhar com elas. O idoso dependente para as atividades básicas de vida diária (AVDs) provavelmente é incontinente e, caso compareça ao consultório odontológico, exige abordagem específica. O profissional deve recomendar que esvazie a bexiga ao acordar e ao chegar ao consultório odontológico, reduzindo assim o desconforto de reter, muitas vezes sem sucesso, a urina, quando já na cadeira de exame. Beber volume menor de líquidos na manhã do tratamento odontológico também é útil, assim como ter banheiro ao alcance e com as adaptações necessárias (barra de apoio próximo ao vaso sanitário, por exemplo).

Algumas drogas de prescrição frequente para a IU têm efeitos anticolinérgicos acentuados, promovendo xerostomia, a qual predispõe à cárie e à doença periodontal. Esse fato deve ser levado ao conhecimento do médico responsável pelo idoso, com destaque para o agravamento ou o surgimento de problemas dentários que interferem no prazer de alimentar-se, com o objetivo de sugerir uma reavaliação da prescrição.

IMOBILISMO

Traduz-se imobilismo pela redução dos limites do espaço vital de um indivíduo, que passa a se restringir de maneira acentuada, tornando-se dependente para as AVDs. Um exemplo extremo é o paciente demente em fase avançada, que permanece geralmente restrito ao leito. São muitas as causas, que, quando combinadas, contribuem para o estabelecimento desse quadro sindrômico (osteoartrose, sequelas de fraturas do quadril, insuficiência cardíaca grave, doenças cerebrovasculares e neurodegenerativas).

As consequências do imobilismo são observadas em praticamente todos os sistemas orgânicos, mas destacam-se a perda de massa muscular com encurtamento dos músculos e consequente flexão dos membros, levando o idoso a assumir uma postura fetal; o aparecimento das úlceras de pressão nas regiões de projeções ósseas, onde a pele permanece comprimida por 3 ou mais horas entre essas estruturas e o leito; e o estabelecimento da incontinência urinária do tipo funcional. O idoso que chega a esse extremo geralmente tem a deglutição alterada, com aspiração de saliva e alimento para a árvore traqueobrônquica, fato que explica a elevada frequência de pneumonia nesses casos.

O cirurgião-dentista encontrará muitos obstáculos ao abordar o idoso imóvel. A dificuldade para o transporte pode demandar um atendimento domiciliar. Quando no consultório odontológico, o posicionamento do paciente na cadeira odontológica exigirá manobras para permitir o acesso adequado do profissional à cavidade bucal. Considerando o encurtamento muscular com a flexão dos membros, a hiperextensão da cabeça e a acentuação da lordose da coluna lombar, torna-se necessário um coxim para ser posto sob os joelhos, outro sob a nuca e um entre a região lombar e a cadeira.

Comum nas fases de imobilismo de longa evolução, a perda de massa óssea, associada à perda de massa muscular acima relatada, resulta em nova conformação da boca. Portanto, próteses dentárias antigas podem ficar mal aderidas,

IATROGENIA

Um evento iatrogênico (*iatros*: médico, *genia*: origem) pode ser definido como qualquer doença ou danos à saúde decorrente de um procedimento diagnóstico, de uma intervenção terapêutica, farmacológica ou não, ou da falência ou incapacidade de se instituir um cuidado adequado à saúde.[22]

Os principais fatores de risco para a iatrogenia são a idade avançada, a dependência funcional, o declínio cognitivo, o número de drogas em uso e o número de comorbidades.[23]

Idosos são particularmente susceptíveis a iatrogenias por serem usualmente mais expostos aos procedimentos necessários para o diagnóstico e o tratamento de seus problemas de saúde. Além disso, há o declínio da função de diversos órgãos e sistemas, com alterações na farmacocinética e na farmacodinâmica das drogas, o uso de várias medicações, as hospitalizações mais frequentes e a presença de várias doenças agudas e crônicas associadas, muitas vezes com manifestações atípicas, inclusive as de suas complicações.

Os principais eventos iatrogênicos são: reações adversas a medicamentos, complicações cirúrgicas e pós-operatórias, *delirium*, lesões por pressão, quedas e imobilidade, infecções hospitalares, desidratação e desnutrição.

A incidência das reações adversas a medicamentos aumenta com a idade e é o principal evento iatrogênico. São responsáveis por 3-5% das internações hospitalares.[24] Nos EUA, os idosos representam 16% da população e recebem 1/3 de todos os medicamentos prescritos, sem contar a automedicação. Um estudo norte-americano verificou que 87% dos idosos utilizavam pelo menos um medicamento prescrito, 36% utilizavam cinco ou mais medicamentos prescritos e 38% usavam alguma automedicação.[25]

Com a finalidade de auxiliar a prescrição segura, foram criadas listas de medicamentos potencialmente inapropriados para idosos (MPI), cujos riscos potenciais superam os possíveis benefícios. Exemplos de ferramentas com listas de MPIs são os Critérios de Beers,[26] critérios *STOPP (Screening tool of older people's prescription)/START (Screeening tool to alert to right treatment criteria for potentially inappropriate prescribing for older people)*[27] e o Consenso Brasileiro de Medicamentos Potencialmente Inapropriados para Idosos.[28] Esse último está disponível em http://www.ggaging.com/details/397/pt-BR/consenso-brasileiro-de-medicamentos-potencialmente-ina-propriados-para-idosos.

Cabe ressaltar que todo medicamento pode causar efeitos colaterais. O cirurgião-dentista deve estar atento a qualquer novo problema que surja após o uso de uma droga, por mais habituado que esteja a prescrevê-la. Sempre que houver dúvida ou dificuldade no manejo do paciente, antes ou após o procedimento odontológico, o médico assistente deverá ser consultado.

As complicações cirúrgicas são afecções iatrogênicas que também merecem destaque na prática odontológica. As patologias neuropsiquiátricas, como as demências, dificultam a cooperação do paciente, podendo comprometer a técnica operatória e os cuidados pós-operatórios. As infecções pós-operatórias e a deiscência de suturas são influenciadas pelo estado nutricional do idoso, que, frequentemente, encontra-se desnutrido.[23]

As afecções iatrogênicas têm em comum a característica de ser potencialmente preveníveis. As medidas preventivas objetivam a individualização de cada caso e devem ser observadas por qualquer profissional de saúde ao lidar com o idoso. As principais são:

- Estabelecer o perfil de risco do paciente: idade avançada, declínios funcional e cognitivo, desnutrição, comorbidades e medicações em uso.
- Tratar efetivamente os pacientes idosos, pois procedimentos subterapêuticos expõem o paciente a um risco desnecessário sem atingir o objetivo desejado.
- Realizar uma abordagem interdisciplinar, planejando com os outros profissionais envolvidos o melhor momento para a intervenção, assim como as estratégias mais apropriadas para cada caso.
- Utilizar unidades especializadas para idosos, com adaptações ambientais adequadas e equipe treinada.

INSUFICIÊNCIA FAMILIAR

O idoso que não dispõe de uma ou mais pessoas, geralmente da família, para lhe amparar nas necessidades que sozinho não consegue resolver encontra-se em grande risco. A insuficiência familiar é desafio também para o profissional de saúde, que precisa saber qual instância do Estado deve procurar para garantir que seu paciente seja devidamente assistido.

INCAPACIDADE COMUNICATIVA

Não conseguir se comunicar adequadamente, por quaisquer motivos, limita significativamente a vida do indivíduo idoso, podendo colocar em risco sua saúde quando, por consequência, sua independência e autonomia são ameaçadas. Doenças neurodegenerativas (demências, doença de Parkinson) e acidentes vasculares cerebrais estão entre as causas mais frequentes. O cirurgião-dentista pode atuar em algumas das causas de incapacidade comunicativa assim favorecendo o processo de reabilitação, com vistas a atenuar a incomunicabilidade.

FRAGILIDADE, SARCOPENIA E AS PRINCIPAIS DOENÇAS CRÔNICO-DEGENERATIVAS DO PACIENTE IDOSO

Assim como muitas doenças crônico-degenerativas, a fragilidade e a sarcopenia são condições cuja prevalência aumenta com o envelhecimento e serão descritas nesse capítulo. A principais doenças cardiovasculares estão descritas no capítulo 11 – **Aspectos Cardiológicos Impactantes no Atendimento Odontológico**.

Fragilidade

A fragilidade pode ser compreendida como uma síndrome de declínio fisiológico relacionada com a idade, caracterizada por um aumento crescente da vulnerabilidade a desfechos indesejáveis, como hospitalizações, infecções, quedas, institucionalização, perda da independência e morte.[29]

Idosos frágeis apresentam uma complexidade maior de cuidados de saúde, têm maior necessidade de suporte familiar e social e são mais suscetíveis a complicações de intervenções médicas e cirúrgicas, incluindo as odontológicas. Sendo assim, é fundamental que os profissionais de saúde envolvidos na assistência ao idoso tenham a capacidade de reconhecer a fragilidade a fim de que possam instituir medidas preventivas e terapêuticas adequadas e eficazes nessa população.

Devido à transição demográfica, a população brasileira está envelhecendo rapidamente e, consequentemente, o número de idosos frágeis também. Segundo o levantamento de publicações realizado pelo Consenso Brasileiro de Fragilidade, a prevalência de fragilidade entre idosos no Brasil variou de 7-74% de acordo com a escala e os critérios utilizados. Em países de alta renda, 10-25% dos idosos foram classificados como frágeis. Os principais fatores associados foram a idade mais avançada e o sexo feminino.[29]

Em relação à fisiopatologia, proposta por Fried *et al*,[30] a fragilidade pode ser compreendida como uma condição complexa resultante da redução progressiva das reservas biológicas e da capacidade do organismo de manter a homeostase diante de eventos estressores. É uma condição biológica dependente da idade, resultante de uma combinação de fatores genéticos, comportamentais, ambientais e sociais e que também sofre influência da ação de agentes patológicos e de comorbidades. Na fragilidade, há um ciclo cumulativo e progressivo, levando a uma espiral negativa de energia, composto pelas seguintes alterações relacionadas com o envelhecimento: sarcopenia (perda de massa muscular), desregulação neuroendócrina e disfunção imunológica.[31] Durante o envelhecimento, há alteração do nível de alguns hormônios circulantes. Níveis elevados de cortisol geram aumento do catabolismo, levando à perda de massa muscular, de apetite e de peso e redução do gasto de energia. Da mesma forma, a inflamação está associada com anorexia e catabolismo muscular e adiposo, contribuindo para o comprometimento nutricional, fraqueza muscular e perda de peso. A sarcopenia acentua as alterações metabólicas e leva à redução da capacidade aeróbica (VO_2 máx.) e da força e da potência musculares (Fig. 9-1).[32] Desse modo, idosos que apresentam essa tríade estariam propensos à redução mais acentuada da massa muscular e a um estado inflamatório crônico que, se associados a fatores extrínsecos, como a incidência de doenças agudas ou crônicas, a imobilidade, a hospitalização, a reação adversa a tratamentos, a redução da ingestão alimentar e outros, levariam a um ciclo vicioso de redução de energia e aumento da dependência, da incapacidade e da susceptibilidade a agressores.

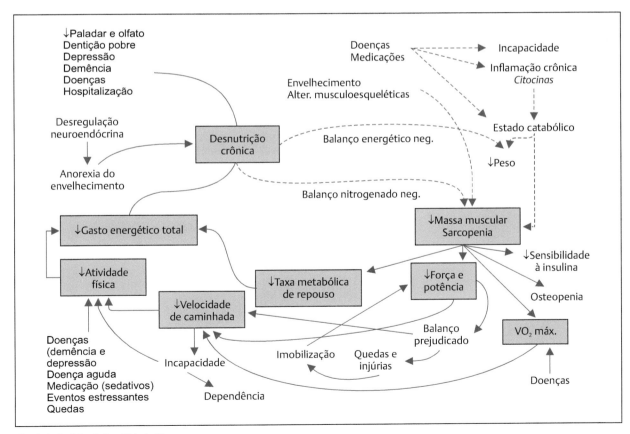

Fig. 9-1. O ciclo da fragilidade.[32]

Não existe um modelo explicativo único e consensual para a fragilidade. Atualmente, existem três grandes modelos conceituais que influenciaram o desenvolvimento de múltiplas ferramentas de identificação de fragilidade:

- A fragilidade física, também chamada de fragilidade fenotípica, que valoriza sinais e sintomas físicos (fadiga, baixa atividade, fraqueza muscular, perda de peso e marcha lenta).
- A fragilidade por acúmulo de déficits, que considera o somatório de doenças e de limitações funcionais.
- A fragilidade multidimensional, caracterizada como um estado dinâmico de perdas que afeta uma ou mais áreas, como cognição, condição física e o domínio social.[29]

Assim como não há um modelo explicativo único para a fragilidade, também não existe um instrumento consensual para o seu diagnóstico, o que justifica a grande variabilidade na sua prevalência demonstrada nos estudos epidemiológicos de acordo com o instrumento utilizado.

Um exemplo de instrumento de aplicação rápida e validado para a população brasileira, que pode ser aplicado por qualquer profissional de saúde, é a escala FRAIL (*Fatigue, Resistance, Ambulation, Illnesses, Loss of weight*) que avalia cinco itens com base na apresentação clínica da fragilidade (Quadro 9-1).[33] Uma resposta **sim** a cada uma das questões equivale a 1 ponto e o valor máximo possível é de 5 pontos. A classificação é de acordo com a pontuação final da escala: frágil (3-5 pontos), pré-frágil (1-2 pontos) ou normal (0).

Em relação ao manejo da fragilidade, é fundamental estabelecer metas de cuidados com os pacientes e seus familiares, identificando as prioridades e preferências individuais e ponderando riscos e benefícios das intervenções propostas. Os cuidados devem ser adaptados a tais metas e às condições de saúde e de fragilidade de cada paciente.

As intervenções preventivas e terapêuticas que têm demonstrado eficácia são relacionadas com a prática de exercícios físicos e a nutrição adequada. Quanto aos exercícios físicos, é importante ressaltar que, embora idosos frágeis possam nunca conseguir atingir os níveis mínimos recomendados de atividade, mesmo atividades modestas de fortalecimento muscular podem afetar positivamente a progressão das limitações funcionais. Com relação à nutrição, é necessário avaliar a presença de condições que afetam o apetite, a salivação, a mastigação e a deglutição, como efeitos colaterais de medicamentos, depressão, demência, restrições nutricionais e condições de dentição e de saúde bucal. Nesse aspecto, a participação do cirurgião-dentista é de suma importância. Além da adequação alimentar, com ingestão adequada de proteínas, a suplementação proteica e calórica pode ser recomendada em idosos frágeis com perda de peso.[34]

As intervenções anti-inflamatórias e de reposição hormonal, como a suplementação de testosterona, de hormônio do crescimento e de sulfato de desidroepiandrosterona (DHEA-S), mostraram-se ineficazes, trouxeram riscos adicionais e, portanto, não são recomendadas.[34]

SARCOPENIA

O envelhecimento acompanha-se da perda progressiva da massa e da força muscular. Essa condição, conhecida como sarcopenia, pode levar à incapacidade funcional, à síndrome de fragilidade, contribuir para maior mortalidade de idosos e está presente em mais de 53% naqueles com mais de 80 anos.[35,36]

Os fatores de risco são divididos em modificáveis e não modificáveis. A perda de massa muscular associada ao avançar da idade é um fator não modificável fortemente influenciado por fatores modificáveis que envolvem nutrição, comportamentos de estilo de vida, diminuição do apetite e alterações do paladar e gastrointestinais.

A sarcopenia, de acordo com suas causas, pode ser dividida em primária, nos casos em que não se encontra nenhuma outra causa além do envelhecimento, e secundária, quando está associada à falta da prática de atividade física, a doenças e ao estado nutricional.[37]

O *European Working Group on Sarcopenia in Older People* (EWGSOP) recomenda que, para diagnosticar a sarcopenia, é necessária a documentação do critério 1 adicionado do critério 2 ou 3: 1. massa muscular diminuída; 2. força muscular diminuída; 3. baixo desempenho físico. Todo idoso deve ser avaliado periodicamente para que se possa detectar a sarcopenia. O SARC-F (*Simple Questionnaire to Rapidly Diagnose Sarcopenia*) é uma importante ferramenta de rastreio validada no Brasil (Quadro 9-2).[38,39]

Para o tratamento da sarcopenia, são indicadas a prática de exercícios físicos e a intervenção nutricional. A ingestão de proteínas é fundamental para manter a massa muscular. Segundo o Grupo de Estudos para Estabelecer a Necessidade de Proteínas para Idosos (PROT-AGE), para manter ou ganhar massa muscular, os idosos saudáveis necessitam de mais proteínas na dieta do que adultos jovens. Recomenda-se, para idosos, a ingestão diária de 1-1,2 g de proteínas de alto valor biológico por kg de peso. Para aqueles com doenças agudas ou crônicas, deve-se orientar o consumo de até 1,2-1,5 g/kg/dia. O adequado manejo das doenças crônicas, a otimização da prescrição medicamentosa e a reabilitação física são essenciais para reduzir o impacto da sarcopenia nas atividades da vida diária e na qualidade de vida desses pacientes.[40]

Diabetes *Mellitus*

O diabetes *mellitus* é uma desordem do metabolismo dos carboidratos, em que há uma diminuição na produção de insulina (tipo 1) ou uma resistência do organismo à ação da insulina (tipo 2), levando à hiperglicemia crônica e risco aumentado de complicações vasculares. Em odontologia, diabéticos têm maior risco de sangramento em procedimentos, dificuldades de cicatrização, redução do fluxo salivar, mau hálito e maior incidência de cáries, infecções fúngicas e bacterianas e de doenças periodontais. É uma doença comum na população idosa e sua prevalência aumenta com a idade. No Brasil, a prevalência do diabetes na população adulta é de 7,7% e de 20% na população acima de 60 anos.[41]

O diabetes pode provocar complicações agudas e crônicas. As últimas comprometem a retina, os rins, o sistema cardiovascular e o sistema nervoso periférico e aumentam substancialmente a morbidade e a mortalidade nos idosos. O diabetes é um importante fator de risco cardiovascular e, independentemente desse risco, o diabético é mais propenso a ter hipertensão arterial, dislipidemia e obesidade. Portanto, ao se abordar um paciente diabético, deve-se ter em mente que se pode estar diante de um vasculopata em potencial.[41]

CAPÍTULO 9 ▪ SÍNDROMES GERIÁTRICAS E PRINCIPAIS DOENÇAS CRÔNICO-DEGENERATIVAS DO PACIENTE IDOSO **59**

Quadro 9-2. SARC-F: Questionário simples para diagnosticar rapidamente a sarcopenia[38,39]

	Componente + Pergunta	Pontuação
Força	O quanto de dificuldade você tem para levantar-se e carregar 5kg?	Nenhuma – 0 Alguma – 1 Muita/Não consegue – 2
Ajuda para caminhar	O quanto de dificuldade você tem para atravessar um cômodo?	Nenhuma – 0 Alguma – 1 Muita/Incapaz/Usa apoio – 2
Levantar-se da cadeira	O quanto de dificuldade você tem para levantar de uma cama ou cadeira?	Nenhuma – 0 Alguma – 1 Muita/Precisa de ajuda – 2
Subir escadas	O quanto de dificuldade você tem para subir um lance de escadas de 10 degraus?	Nenhuma – 0 Alguma – 1 Muita/Não consegue – 2
Quedas	Quantas vezes você caiu no último ano?	Nenhuma – 0 1 a 3 quedas – 1 4 ou mais quedas – 2

Somatório:
0-5: Sem sinais sugestivos de sarcopenia no momento (cogitar reavaliação periódica)
6-10: Sugestivo de sarcopenia (encaminhar para investigação e diagnóstico completo)

Para que o tratamento odontológico seja bem-sucedido é importante que a glicemia esteja controlada e o paciente liberado pelo seu médico, não devendo ser realizado com glicemia menor do que 70 mg/dL ou maior do que 300 mg/dL. A maior preocupação é com as complicações agudas. Entre estas, a que merece maior destaque é a hipoglicemia, que, no idoso, pode manifestar-se de modo atípico. Os sintomas clássicos de hipoglicemia são sudorese, tremores e taquicardia, mas, muitas vezes, passam despercebidos. O paciente idoso hipoglicêmico pode manifestar apenas um estado confusional agudo. O diagnóstico imediato (glicemia < 70 mg/dL) é fundamental devido à evolução do quadro, com convulsão e coma. O tratamento é feito com a administração de glicose por via oral ou endovenosa. Mesmo assim, os medicamentos hipoglicemiantes orais e a insulina não devem ser suspensos no dia do procedimento. Recomenda-se que este seja realizado no período da manhã, com o objetivo de se evitar um período de jejum prolongado.

O acompanhamento pós-operatório também é bastante importante devido ao maior risco de complicações, pois o diabetes aumenta o tempo de cicatrização e a suscetibilidade a infecções.

Osteoporose

A osteoporose é uma doença esquelética sistêmica caracterizada por baixa massa óssea e deterioração da microarquitetura do tecido ósseo, com consequente aumento da fragilidade óssea e suscetibilidade a fraturas.[42] A osteoporose pode ser diagnosticada com base na ocorrência de uma fratura por fragilidade ou no rastreio avaliando a densidade mineral óssea (DMO). Segundo estimativa da *International Osteoporosis Foundation* (IOF), uma em cada três mulheres e um em cada cinco homens, com mais de 50 anos, sofrerão, em algum momento, uma fratura devida à fragilidade óssea.[43]

A osteoporose em si é assintomática. O que provoca os sintomas são as fraturas. O manejo multidisciplinar e a prevenção primária e secundária poderão ser úteis para reduzir fraturas e diminuir o ônus individual e sistêmico.[44] A reabsorção óssea é um processo mais rápido do que a formação óssea e essa discrepância de temporalidade também ajuda a entender por que terapias antirreabsortivas são tão eficazes em tratar a osteoporose.[45]

A avaliação da densidade mineral óssea (DMO) é o teste padrão para o diagnóstico. Um escore T ≤ -2,5 é consistente com osteoporose, enquanto um escore T entre -1 e -2,5 corresponde a osteopenia. Indivíduos com osteoporose têm maior incidência de doença periodontal com maior risco para perda dentária.[46] O diagnóstico precoce é de suma importância para prevenir fraturas e obter uma melhor resposta ao tratamento.[47]

Tratamentos farmacológicos para osteoporose são prescritos para diminuir o risco de fraturas por fragilidade. Esses medicamentos devem ser usados em conjunto com suplementos de cálcio e vitamina D, além de mudanças de estilo de vida, nutrição adequada e atividade física. Agentes antirreabsortivos, que incluem terapia hormonal, bifosfonatos e denosumabe, reduzem a reabsorção óssea e subsequentemente melhoram a formação óssea, preservando a DMO. Agentes anabólicos, que incluem teriparatida e abaloparatida estimulam a formação óssea. O romosozumabe é um agente antirreabsortivo e anabólico para pacientes com risco muito alto de fratura e fraturas prévias, podendo ser utilizado ainda em primeira linha de tratamento.[48]

Um dos possíveis efeitos colaterais relacionados com o uso de antirreabsortivo é a osteonecrose de mandíbula (ONM), evento raro, mas de grande importância para o comanejo do binômio médico-dentista. A osteonecrose de mandíbula é definida como a exposição do osso na região maxilofacial que não cicatriza dentro de 8 semanas.

A incidência de ONM na osteoporose com uso de bifosfonatos orais varia de 1,04 a 69 por 100.000 pacientes-ano e com bifosfonatos por via venosa varia de 0 a 90 por 100.000 pacientes-ano. Já com o denosumabe, a incidência varia de

0 a 30,2 por 100.000 pacientes-ano. Outros fatores de risco incluem anemia, doença periodontal, extração dentária e infecção local. O diagnóstico é feito de acordo com a apresentação clínica e com exames de imagem.

O tratamento para ONM ainda não foi bem estabelecido, no entanto, a abordagem inclui o controle dos sintomas e de infecção associada. A decisão pode depender da idade, sexo, estado da doença, estágio da ONM, tamanho da lesão, exposição à medicação, entre outros fatores. As opções de tratamento incluem terapia não cirúrgica conservadora com higiene bucal adequada, eliminação de doenças dentais e periodontais ativas, enxaguatórios bucais com antibióticos tópicos e antibioticoterapia sistêmica ou tratamento cirúrgico. A decisão em relação à interrupção ou continuidade da terapia específica da osteoporose em caso de ONM deverá ser compartilhada entre o médico e o cirurgião-dentista.[47] O benefício da terapêutica da osteoporose nos pacientes de risco ultrapassa largamente o pequeno risco de desenvolvimento de ONM. A interrupção da terapia antirreabsortiva deve ser uma decisão médica baseada, principalmente, no risco de eventos esqueléticos secundários à baixa DMO e não no risco potencial de ONM.[49,50]

As recomendações para reduzir o risco de ONM incluem manutenção da boa higiene oral, uso de antibióticos antes e/ou depois do procedimento, bochechos com antimicrobianos, fechamento apropriado da ferida após a extração dentária e utilização de técnica mais atraumática possível.[47]

Estudos em indivíduos com osteoporose não mostraram diferenças na durabilidade dos implantes em comparação com indivíduos saudáveis. Portanto, a osteoporose não pode ser considerada uma contraindicação para a colocação do implante.[51,52] Os procedimentos dentários invasivos deverão ser priorizados antes do início do tratamento medicamentoso da osteoporose.

Osteoartrite

A osteoartrite (OA) é a doença articular mais frequente na população idosa. A OA localizada é caracterizada por degeneração focal da cartilagem articular com erosão óssea e esclerose e, às vezes, formação de osteófitos nas margens articulares. Estima-se que esteja presente em 80% das pessoas com mais de 50 anos.[53]

A OA é caracterizada por ser de baixa mortalidade, mas de grande morbidade, por provocar limitações importantes que determinam perda da independência funcional. Com a progressão da doença, pode haver limitação da mobilidade e perda da função da articulação envolvida. Na articulação temporomandibular (ATM), a osteoartrite é a forma de artrite mais comum. O diagnóstico é feito clinicamente por meio de palpação e auscultação, e radiograficamente em estágios avançados.[54]

O suporte oclusal posterior deficiente pode ser considerado um dos principais agentes etiológicos de disfunção temporomandibular (DTM) nos idosos. Sendo assim, o idoso edêntulo, que não é usuário de próteses removíveis, apresenta maior risco de desenvolver sinais e sintomas de DTM. Próteses removíveis sem os devidos cuidados de manutenção também são fatores etiológicos para a DTM.[55]

A maioria dos estudos para tratamento da DTM envolvem terapias multimodais para o manejo sintomático com uso de aparelhos oclusais, exercícios, uso a curto prazo de anti-inflamatórios, estímulo térmico e aconselhamento geral sobre a redução de uso da função mandibular. Para o paciente com DTM de início recente e sinais de gravidade, o cirurgião dentista deverá avaliar com cautela a indicação cirúrgica.[56]

REFERÊNCIAS BIBLIOGRÁFICAS

1. Netto, MP. Estudo da velhice. Histórico, definição do campo e termos básicos. In: De Freitas EV, Py L, Gorzoni ML, Cançado FAX, Doll J. Tratado de geriatria e gerontologia. 4. ed. Rio de Janeiro: Guanabara-Koogan; 2016. p.103.
2. Isaacs B. The giants of geriatrics. Inaugural lecture delivered in the University of Birmingham, England. 1976:1-16.
3. Woollacott MG, Shumway-Cook A, Nashner LM. Aging and posture control: changes in sensory organization and muscular coordination. Int J Aging Hum Dev 1986;23:97-114.
4. Manchester D, Woollacott M, Zederbauer-Hylton N, Marin O. Visual, vestibular and somatosensory contributions to balance control in the older adult. J Gerontol 1989;44:M118-M127.
5. Tinetti ME, Speechley M, Ginter SF. Risk factors for falls among elderly persons living in the community. N Engl J Med 1998;0319:170.
6. Ganz DA, Latham NK. Prevention of falls in community-dwelling older adults. N Engl J Med. 2020;382:734-43.
7. Rubenstein LZ, Josephson KR, Robbins AS. Falls in nursing homes. Ann Intern Med 1994;121:442-51.
8. Alves AHC, Patrício ACFA, Albuquerque KF, et al. Ocorrência de quedas entre idosos institucionalizados: prevalência, causas e consequências. Rev Pesq Cuid Fundam 2016;8(2):4376-86.
9. Grisso JA, Kelsey JL, Strom BL, et al. Risk factors for falls as a cause of hip fracture in women. N Engl J Med 1991;324:1326-30.
10. Coutinho ES, Bloch KV, Rodrigues LC. Characteristics and circumstances of falls leading to severe fractures in elderly people in Rio de Janeiro, Brazil. Cad Saúde Pública 2009;25(2):455-59.
11. Campbell AJ, Borrie MJ, Spears GF, et al. Circumstances and consequences of falls experienced by a community population 70 years and over during a prospective study. Age Ageing 1990;19:136-41.
12. Campbell AJ, Diep C, Reinken J, McCosh L. Factors predicting mortality in a total population sample of the elderly in a defined population. J Epidemiol Community Health 1985;39:337-42.
13. Rubenstein LZ, Robbins AS, Josephson KR, et al. The value of assessing falls in an elderly population: a randomized clinical trial. Ann Intern Med 1990;113:308-16.
14. Marotolli RA, Berkman LF, Cooney LM. Decline in physical function following hip fracture. J Am Geriatr Soc 1992;40:861-6.
15. Dann JE, Furner SE, Miles TP. Do falls predict institutionalization in older persons? J Aging Health 1993;5:194-207.
16. Campbell AJ, Spears GF. Fallers and non-fallers. Age Ageing 1990;19:345-6.
17. Evans JG. Fallers, non-fallers and poison. Age Ageing 1990;19:268-9.
18. Sheldon JH. The effect of age on the control of sway. Gerontol Clin 1963;5:129-38.
19. de Brito AC, de Oliveira Caldas GH. Incontinência urinária. In: De Freitas EV, Py L, Gorzoni ML, Cançado FAX, Doll J. Tratado de geriatria e gerontologia. 4. ed. Rio de Janeiro: Guanabara-Koogan. 2016:1808.
20. Lee SY, Phanumus D, Fields SD. Urinary incontinence: a primary care guide to managing acute and chronic symptoms in older adults. Geriatrics 2000;55(11):6571.

21. Chutka DS, Fleming KC, Evans MP, et al. Urinary incontinence in the elderly population. Mayo Clin Proc 1996;71:93-101.
22. Fleming KC. Acute and chronic care of the elderly: Minimizing iatrogenic illness. In: Gallo JJ, Busby-Whitehead J, editors. Reichel's care of the elderly: clinical aspects of aging. 5. ed. Baltimore: Lippincott Williams & Wilkins. 1999:749-62.
23. Rothschild JM, Bates DW, Leape LL. Preventable medical injuries in older patients. Arch Intern Med. 2000;160:2717-28.
24. Onder G, Pedone C, Landi F, et al. Adverse drug reactions as cause of hospital admissions: results from the Italian group of pharmacoepidemiology in the elderly (GIFA). J Am Geriatr Soc 2002;50:1962-8.
25. Qato DM, Wilder J, Schumm LP, et al. Changes in prescription and over-the-counter medication and dietary supplement use among older adults in the United States. 2005 vs 2011. JAMA Intern Med 2016;176(4):473-82.
26. By the 2023 American Geriatrics Society Beers Criteria® Update Expert Panel. American Geriatrics Society 2023 updated AGS Beers Criteria® for potentially inappropriate medication use in older adults. J Am Geriatr Soc 2023:1-30.
27. O'Mahony D, Cherubini A, Guiteras AR et al. STOPP/START criteria for potentially inappropriate prescribing in older people: version 3. Eur Geriatr Med 2023.
28. Oliveira MG, Amorim WW, Ribeiro C, et al. Consenso brasileiro de medicamentos potencialmente inapropriados para idosos. Geriatr Gerontol Aging 2016;10(4):168-81.
29. Lourenço RA, Moreira VG, Mello RGB, et al. Consenso Brasileiro de Fragilidade em Idosos: conceitos, epidemiologia e instrumentos de avaliação. Geriatr Gerontol Aging, [Internet]. 2018.
30. Fried LP, Tangen CM, Walston J, et al. Frailty in older adults: evidence for a phenotype. J Gerontol A Biol Sci Med Sci 2001;56:M146-56.
31. Clegg A, Young J, Iliffe S, et al. Frailty in elderly people. Lancet 2013;381(9868):752-62. Epub 2013 Feb 8. Erratum in: Lancet. 2013;382(9901):1328.
32. Duarte YAO, Nunes DP, Andrade FB, et al. Fragilidade em idosos no município de São Paulo: prevalência e fatores associados. Rev Bras Epidemiol 2019;21(2).
33. Aprahamian I, Lin SM, Suemoto CK, et al. Feasibility and factor structure of the FRAIL Scale in Older Adults. J Am Med Dir Assoc 2017;18(4):367.e11-367.e18.
34. Walston JD. Frailty. In: Schmader KE, Givens J, ed. Up to date. Waltham, Mass. [Internet]: UpToDate. 2023.
35. Baumgartner RN, Koehler KM, Gallagher D, et al. Epidemiology of sarcopenia among the elderly in New Mexico. Am J Epidemiol 1998.
36. Butler SG, Stuart A, Leng X, et al. The relationship of aspiration status with tongue and handgrip strength in healthy older adults. J Gerontol A Biol Sci Med Sci 2011.
37. Kim TN, Choi KM. Sarcopenia: definition, epidemiology, and pathophysiology. J Bone Metab 2013.
38. Malmstrom TK, Miller DK, Simonsick EM, et al. SARC-F: a symptom score to predict persons with sarcopenia at risk for poor functional outcomes. J Cachexia Sarcopenia Muscle 2016;

39. Barbosa-Silva TG, Menezes AM, Bielemann RM, et al. Grupo de Estudos em Composição Corporal e Nutrição (COCONUT). Enhancing SARC-F: improving sarcopenia screening in the clinical practice. J Am Dir Assoc 2016.
40. Veronese N, Beaudart C, Sabico S, editors. Sarcopenia: Research and clinical implications. Cham, Switzerland: Springer; 2021.
41. Malta DC, Bernal RTI, de Sá ACMGN, et al. Diabetes autorreferido e fatores associados na população adulta brasileira: Pesquisa Nacional de Saúde, 2019. Ciênc Saúde Coletiva [Internet]. 2022;27(7):2643-53.
42. Consensus Development Conference: Diagnosis, prophylaxis, and treatment of osteoporosis. Am J Med 1993.
43. Aziziyeh R, Amin M, Habib M, et al. The burden of osteoporosis in four Latin American countries: Brazil, Mexico, Colombia, and Argentina. J Med Econ 2019.
44. Assessment of fracture risk and its application to screening for postmenopausal osteoporosis. Report of a WHO Study Group. World Health Organ Tech Rep Ser 1994.
45. Bouxsein ML. Determinants of skeletal fragility. Best Pract Res Clin Rheumatol 2005.
46. Medeiros FCFL, Kudo GAH. Dental implants in patients with osteoporosis: a systematic review with meta-analysis. Int J Oral Maxillofac Surg 2018.
47. Khan AA, et al. Diagnosis and management of osteonecrosis of the jaw: a systematic review and international consensus. J Bone Miner Res 2015.
48. Pundole X, Lopez-Olivo M, Suarez-Almazor M, Lu H. Anti-sclerostin antibodies for the treatment of osteoporosis: A systematic review and meta-analysis. J Bone Miner Res 2018.
49. Hellstein JW, et al. Managing the care of patients receiving antiresorptive therapy for prevention and treatment of osteoporosis: executive summary of recommendations from the American Dental Association Council on Scientific Affairs. J Am Dent Assoc 2011.
50. Ruggiero SL, Dodson TB. American Association of Oral and Maxillofacial Surgeons position paper on medication-related osteonecrosis of the jaw 2014 update. J Oral Maxillofac Surg 2014.
51. Mellado-Valero A, Ferrer-García JC, Calvo-Catalá J, Labaig-Rueda C. Implant treatment in patients with osteoporosis. Med Oral Patol Oral Cir Bucal 2010.
52. Holahan CM, Koka S, Kennel KA, et al. Regennitter FJ, Kademani D. Effect of osteoporotic status on the survival of titanium dental implants. Int J Oral Maxillofac Implants 2008.
53. Mello LW. Problemas oclusais e articulares na terceira idade. In: Campostrini E. Odontogeriatria. Rio de Janeiro: Revinter; 2004.
54. Karlsson S, Persson M. et al. Mandibular movement and velocity in relation to state of dentition and age. J Oral Rehabil 1991.
55. Tervonen T, Knuuttila M. Prevalence of signs and symptoms of mandibular dysfunction among adults aged 25, 35, 50 and 65 years in Ostrobothnia, Finland. J Oral Rehabil 1988.
56. Broussard JS Jr. Derangement, osteoarthritis, and rheumatoid arthritis of the temporomandibular joint: implications, diagnosis, and management. Dent Clin North Am 2005.

PRINCIPAIS DESORDENS NEUROPSIQUIÁTRICAS RELACIONADAS COM O ENVELHECIMENTO

CAPÍTULO 10

Adriano Roberto Tarifa Vicente ▪ Karina Santos Cleto

INTRODUÇÃO

Na prática da odontologia, muitas vezes, ocorrem consultas em pacientes idosos portadores de doenças neuropsiquiátricas. Tais desordens têm alta prevalência e impacto nos idosos, afetando sua saúde bucal devido à menor motivação para cuidados e tratamentos odontológicos. Desta forma, é essencial que os cirurgiões-dentistas que atendam idosos estejam familiarizados com o diagnóstico e o manejo das condições neuropsiquiátricas, a fim de possibilitar encaminhamentos precoces, diagnósticos precisos e tratamentos odontológicos mais eficazes e adequados, evitando estigmatizar esses pacientes como difíceis de abordar.

Pacientes, cuidadores e a comunidade médica geralmente se concentram em outras doenças, deixando a saúde bucal em segundo plano. No entanto, a saúde bucal não está isolada da saúde geral: é um componente crítico desta, do bem-estar e da qualidade de vida.[1,2] A falta de conscientização, de recursos e campanhas educativas contribuem para a negligência dos cuidados bucais nessa população, dificultando a prática da odontogeriatria.

As enfermidades crônico-degenerativas aumentam sua prevalência com o envelhecimento e, com isto, o uso de medicamentos, recursos humanos e financeiros. Na consulta odontológica, muitas vezes, podem ser percebidos déficit de memória, tremores, confusão mental, e é de suma importância o diagnóstico precoce destas enfermidades, a fim de que as doenças exerçam uma pressão menor sobre a qualidade de vida do idoso.[3]

De acordo com pesquisa nacional, observamos que a saúde bucal dos idosos brasileiros é precária, com elevada prevalência de edentulismo, doença periodontal, abrasão, câncer bucal e lesões da mucosa bucal, além da necessidade frequente de próteses totais e removíveis. Doenças neuropsiquiátricas contribuem para essa realidade e coexistem.[4,5]

TRANSTORNOS DE ADAPTAÇÃO E TRANSTORNOS DEPRESSIVOS

Fatores estressantes externos podem gerar consequências significativas na vida dos idosos, tornando-os mais vulneráveis aos transtornos de adaptação. Esses transtornos podem manifestar-se com sintomas depressivos e/ou ansiosos, afetando o comportamento e as emoções.[6] A perda do autocuidado é comum em idosos com transtorno adaptativo, incluindo problemas de saúde bucal, como bruxismo e a síndrome da ardência bucal (SAB). A SAB é uma condição difícil de diagnosticar e tratar, afetando principalmente mulheres pós-menopáusicas, após os 50 anos.[7] Diversos fatores são apontados como possíveis desencadeadores desta patologia, e muito se discute sobre a importância de fatores como ansiedade e depressão na sua etiologia.[8]

Os transtornos depressivos são comuns em idosos, como o transtorno depressivo maior, distimia, transtorno depressivo induzido por substância/medicamento e transtorno depressivo devido a outra condição médica.[9,10] A depressão maior é caracterizada por humor triste ou irritável, perda de prazer, alterações no apetite, sono, psicomotricidade e cansaço frequente.[6,11] Estudos mostram que a depressão afeta cerca de 13% da população brasileira com 60-64 anos, com até 24% dos idosos apresentando sintomas depressivos.[10,12]

Consideramos a depressão de início tardio quando o primeiro episódio ocorre após os 60 anos. Nestes casos, podemos observar um pior prognóstico, com maior cronicidade, mais comorbidades, evidente prejuízo cognitivo e, consequentemente, uma maior mortalidade.[10] Em março de 2020, a pandemia ocasionada pelo coronavírus SARS-CoV-2 – Covid-19 – impôs o isolamento social, fator que impactou de maneira especial a população idosa, uma vez que o distanciamento aumentou a solidão, piorou os índices de distúrbios depressivos, agravou a falta de autocuidado e intensificou outros transtornos.[12]

A depressão está associada a déficits de higiene bucal, xerostomia, cáries, lesões e alterações periodontais, prejudicando a fonação e alimentação. A perda dentária tem um impacto profundo na saúde mental dos idosos, afetando sua interação social, qualidade de vida e autoestima.[13-15] O tratamento dos transtornos depressivos envolve psicoterapia, atividade física e medicamentos, mas o uso de antidepressivos expõe os idosos a efeitos colaterais.[11] Os antidepressivos tricíclicos causam xerostomia (boca seca) e hipotensão ortostática.[7,9] A xerostomia, aumenta a infiltração cariosa com perda das peças de porcelana, dificulta a fixação de próteses removíveis, causa úlceras bucais, glossite, estomatite e parotidite aguda, e cárie dentária. A hipotensão postural também requer cuidados especiais para mobilizar o paciente na cadeira odontológica. Não se deve promover mudanças bruscas de posição do paciente, evitando-se tonteiras e síncopes.[7]

Os inibidores seletivos da recaptação da serotonina (ISRS) são comumente usados. Os mais prescritos são: fluoxetina, paroxetina, sertralina, citalopram, escitalopram e fluvoxamina, porém a fluoxetina e o citalopram em altas doses não devem ser prescritos para idosos.[7,9,11] Cada um tem suas peculiaridades, mas, em geral, os principais efeitos adversos são: náuseas, anorexia, insônia, perda da libido, agitação, ansiedade, tremor, acatisia, cefaleia e bruxismo.[7]

Outras classes incluem os Inibidores da recaptação de serotonina-noradrenalina (IRSN), como a duloxetina que tem ação no tratamento de processos dolorosos crônicos,[9,11] e os inibidores da recaptação de noradrenalina-dopamina (IRND) com efeitos distintos.[7,9]

É crucial que equipes multidisciplinares estejam envolvidas no tratamento, fornecendo apoio e monitorando os efeitos colaterais dos medicamentos. Profissionais de saúde desempenham um papel fundamental ao incentivar o uso adequado dos medicamentos prescritos e valorizar a necessidade de tratamento contínuo. A conscientização sobre a relação entre saúde bucal e mental é essencial para melhorar a qualidade de vida dos idosos.

TRANSTORNO BIPOLAR

O transtorno de humor bipolar pode afetar tanto jovens como idosos, com prevalência de 0,1% nestes, sendo que apenas 8% dos casos iniciam após os 65 anos.[10,11] Caracteriza-se pela presença de episódios maníacos com sintomas como autoestima inflada, necessidade reduzida de sono, pressão de fala, pensamentos acelerados, distração, agitação psicomotora e comportamento de risco. Há também episódios depressivos graves intercalados com fases de eutimia.[11,16] A ciclotimia é um quadro mais leve com sintomas hipomaníacos e depressivos que não atendem aos critérios diagnósticos para episódios depressivos maiores ou maníacos/hipomaníacos.[6,11,16] Já o transtorno bipolar tipo 2 situa-se entre essas condições, com episódios hipomaníacos distintos e observáveis, mas que não causam prejuízo funcional tão significativo, hospitalização ou psicose.[6,15,16] Pessoas com transtorno bipolar apresentam comprometimento importante por aproximadamente metade de suas vidas, principalmente com sintomas depressivos.[11,17-20] No idoso, há uma redução da incidência e gravidade da mania, mas ocorre mais disforia e comprometimento cognitivo, inclusive demência.[18,19]

O tratamento geralmente é feito com lítio, valproato e lamotrigina, além de antipsicóticos em fases agudas. Esses pacientes têm maiores taxas de doenças metabólicas e cardiológicas, e as medicações utilizadas podem interferir na saúde bucal. É importante observar e relatar alterações no estado de humor a familiares, pois muitos não têm juízo crítico nessas viradas.[7,11]

ANSIEDADE E TRANSTORNOS ANSIOSOS

Os transtornos de ansiedade são comuns em idosos, com taxas de prevalência entre 10% e 15% na comunidade.[6,10] Fobias, como o medo de cair, são frequentes nessa faixa etária. Esses transtornos estão associados a complicações e suspeita-se de correlações com doenças orgânicas, como alcoolismo, distúrbios de sono e aumento da mortalidade por causas cardiovasculares.

Os sintomas dos transtornos de ansiedade têm considerável sobreposição com a depressão maior, especialmente transtorno do sono, problemas de concentração, fadiga e sintomas psicomotores ou de excitabilidade.[6,10,11,21] Tanto medicamentos, como corticosteroides, quanto doenças, como hipertireoidismo, podem gerar ansiedade, sendo importante monitorar seu grau durante procedimentos odontológicos. É comum ocorrerem crises de ansiedade durante essas intervenções, incluindo ataques de pânico.[7,11,21] O uso de brocas pelo cirurgião-dentista é uma das situações mais provocadoras de ansiedade.[20]

Em casos graves, pode ser necessária a sedação consciente, sendo importante a comunicação com o médico assistente para garantir o uso adequado de medicação individualizada, considerando possíveis interações com outros medicamentos utilizados pelo idoso.[20-22] O tratamento dos transtornos ansiosos geralmente envolve antidepressivos, ansiolíticos e, em casos específicos, benzodiazepínicos por curtos períodos. Alguns antipsicóticos, como a quetiapina, e estabilizadores de humor, como a pregabalina, também podem ser utilizados. Medicações sublinguais devem ser reservadas para situações que requerem intervenção imediata.[7,22-24]

TRANSTORNOS PSICÓTICOS

Os transtornos psicóticos de início tardio apresentam características distintas em relação aos casos de início precoce. Existe debate sobre sua classificação nosológica e os fatores de risco associados a esse pico de incidência na terceira idade. A esquizofrenia é o transtorno psicótico mais conhecido e afeta cerca de 1% da população, sendo uma das doenças mais devastadoras dentro do escopo da saúde mental. Sua ocorrência durante a adolescência e no início da idade adulta coincide com os anos de vida que deveriam ser os mais dinâmicos e formativos, mas seu início tardio bem como a persistência de tal transtorno ao longo da vida são sempre um desafio ainda maior.[6,10]

A psicose de início tardio é mais comum em mulheres, muito associada a comprometimento sensorial, isolamento social e história familiar de esquizofrenia; geralmente se manifesta com sintomas psicóticos, preservando o afeto e o funcionamento social.[16,19] A prevalência de transtornos psicóticos em idosos é estimada entre 5,7% e 6,3%, porém há subnotificação significativa devido ao isolamento social e desconfiança do paciente em revelar suas preocupações e suspeitas.[10,25] Alguns pacientes podem estar na fase inicial de um processo demencial, e a presença de deficiência sensorial, como a perda auditiva, pode estar relacionada com o surgimento de sintomas psicóticos tardios.[25] Em sua maioria, são pacientes com baixo autocuidado, polimedicados e com comorbidades. O tabagismo também é mais comum nesta população. Cáries, gengivites, glossites, candidíase oral e parotidites agudas são frequentes.[24,26]

Diferentemente dos quadros de esquizofrenia tardia, existem os transtornos delirantes, ou parafrenia tardia, que representam quadros psicóticos com delírios mais bem detalhados e frequentemente únicos, sem alucinações ou alteração cognitiva e não apresentam alterações de personalidade.[25]

O tratamento envolve o uso de medicações antipsicóticas, sendo importante ajustar a dosagem e o tempo de uso para evitar efeitos colaterais. A abordagem requer uma equipe multidisciplinar, em colaboração com o médico assistente, e a possibilidade de sedação assistida ou internação para cuidados bucais deve ser considerada. A assistência de pacientes esquizofrênicos sob sedação mínima é uma importante ferramenta, podendo colaborar para o controle do estresse e ansiedade do paciente, bem como reduzir riscos de crises psicóticas, o que possibilita a reabilitação oral de forma mais segura. Tal sedação pode ser feita com midazolam via oral, entre outros, desde que discutida e acertada com os demais profissionais assistentes do paciente.[27]

TRANSTORNOS COGNITIVOS

A senilidade pode levar a um declínio gradual nas funções cognitivas, podendo ter reflexos em vários campos da cognição. A cada ano, 8 a 15% dos idosos evoluem para algum tipo de demência. Estudos recentes demonstram 12 fatores de risco modificáveis: baixa escolaridade, hipertensão arterial, hipoacusia, tabagismo, obesidade, depressão, sedentarismo, diabetes e suporte social ruim, consumo excessivo de álcool, lesão cerebral traumática e poluição do ar.[28] Assim, cabe ao cirurgião-dentista compreender alguns conceitos sobre tais distúrbios.

Comprometimento Cognitivo Subjetivo

Neste caso, o paciente precisa ter consciência de ter persistente declínio na capacidade cognitiva sem ter ocorrido um evento agudo e não obrigatoriamente notado por outras pessoas. Entre 50-80% das pessoas com 70 anos ou mais relatam declínio cognitivo, mesmo com testes cognitivos normais, podendo evoluir de três formas: **remissão,** quando decorre de quadros depressivos, distúrbios do sono ou efeito adverso de medicamentos (benzodiazepínicos, opioides, anticolinérgicos e corticoides) e regride totalmente ao estado cognitivo prévio quando tratado; **estabilização,** com sintomas cognitivos estáveis e sem piora; **deterioração,** ocorre em 14% dos pacientes e progride para demência.[29]

Comprometimento Cognitivo Leve (CCL)

Ocorre em pacientes com déficit cognitivo mensurável, com dificuldade amnésica na maioria dos casos percebida pelo paciente e seus familiares, não preenche critérios clínicos para demência e não impede as atividades instrumentais de vida diária, mas interfere na qualidade destas. O indivíduo queixa-se de problema de memória, atenção, funções cognitivas e problemas não identificados na maioria dos pacientes com mesma faixa etária e escolaridade. A prevalência é de 6,7% entre 60-64 anos e chega até 25,2% nos idosos de 80-84 anos, sendo a conversão para demência cerca de 10-15% ao ano.[29]

Demência

É caracterizada por sintomas cognitivos e neuropsiquiátricos que interferem na funcionalidade do paciente, especialmente com relação a sintomas amnésicos, comportamentais, alterações visuoespaciais, déficits atencionais, linguagem, perda da autonomia e independência. A depressão é o principal fator de risco para demências e é um importante diagnóstico diferencial, pois quadros depressivos graves podem cursar com declínio cognitivo, com disfunção executiva e déficit atencional. A depressão pode ser a manifestação inicial de uma demência e, portanto, todo paciente com sintomas depressivos deve receber tratamento adequado e, permanecendo déficits cognitivos após o tratamento otimizado, etiologia degenerativa deve ser suspeitada.[30,31]

Podemos classificar as demências como reversíveis e irreversíveis. As reversíveis são menos comuns nos idosos, são tratáveis e passíveis de cura e suas principais causas são: hipotireoidismo, déficit de vitamina B12, hidrocefalia de pressão normal, depressão maior, e, em menos de 1% dos casos, causas como HIV, neurossífilis, encefalite herpética, deficiência de ácido fólico, hematoma subdural crônico e doença de Whipple.[32] As demências irreversíveis mais comuns são a doença de Alzheimer (60%), demência vascular (16%), demência por corpos de Lewy (5%) e a demência frontotemporal (3%).[33] Estudos recentes afirmam que a perda dentária está associada a pior desempenho cognitivo e que o uso de próteses dentárias pode ser um fator protetivo.[34] A Figura 10-1 demonstra ao longo do tempo a evolução do paciente entre o DCS ou CCS, CCL e demência.

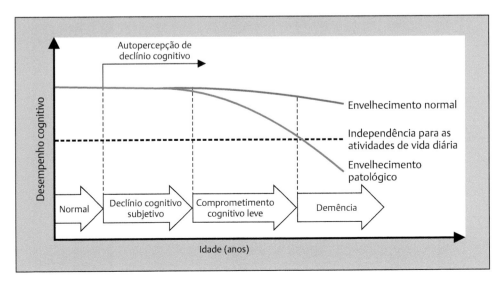

Fig. 10-1. Demostra a evolução do paciente.

Demência de Alzheimer (DA)

É a principal demência e a quarta causa de mortalidade em idosos com mais de 70 anos.[35] Caracteriza-se por sintomas perceptíveis de memória, linguagem, pensamento ou comportamento que prejudicam a capacidade de uma pessoa de exercer suas funções de vida diária, combinados às alterações de biomarcadores cerebrais relacionadas com a DA. Os sintomas evoluem em um ritmo próprio e refletem o grau de dano neuronal em diferentes áreas cerebrais.[29,36]

A principal hipótese para a DA seria o acúmulo de peptídeo beta-amiloide e emaranhados neurofibrilares de proteína tau, levando ao colapso do citoesqueleto neuronal. Placas amiloides e emaranhados neurofibrilares são cardinais na histopatologia de Alzheimer.[29]

O quadro clínico inicial mais comum é a forma típica amnéstica que ocorre em 85% dos casos, com dificuldade predominante da memória episódica associada a lesões degenerativas das estruturas temporais mediais. Existem apresentações atípicas, usualmente pré-senis e menos frequentes, que começam com predomínio de alterações da linguagem, das habilidades visuoespaciais, das funções executivas ou motoras complexas, sendo a mais comum a variante logopênica da afasia progressiva primária e a visual-espacial-apráxica da atrofia cortical posterior (Fig. 10-2).[29]

Fases Clínicas

Fase Pré-Clínica

Podem existir alterações cerebrais mensuráveis chamados biomarcadores, mas ainda não desenvolveram sintomas, como perda de memória. Os sintomas desta fase são alterações, como depressão ou irritabilidade, ansiedade e alterações do sono, que podem ser tanto fator de risco, como consequência da doença.

Fase de CCL

Além dos biomarcadores, surgem sintomas novos e sutis, como problemas de memória, linguagem e pensamento. Esses problemas cognitivos podem ser perceptíveis para o indivíduo e para pessoas mais próximas e podem não interferir na capacidade de realizar atividades cotidianas. Alterações sutis nas habilidades de memória, linguagem e raciocínio estão relacionadas com a incapacidade de compensação do dano e morte neuronal.

Estágio Leve

Ocorre prejuízo de domínios cognitivos, na maior parte dos casos, da memória episódica e prejuízos em atividades instrumentais de vida diária. É provável que precise de ajuda em algumas atividades para maximizar independência e segurança. Lidar com finanças e pagar contas pode ser especialmente desafiador. Demandar mais tempo para concluir tarefas diárias comuns, mantendo a capacidade de direção, trabalho e atividades favoritas, pode ocorrer.

Estágio Moderado

É o mais longo, há maior declínio cognitivo na memória e na linguagem, assim como piora das manifestações comportamentais associada a prejuízo, tanto em atividades instrumentais como em atividades básicas de vida diária, e a presença de anosognosia (aparente inconsciência, má interpretação ou negação explícita da doença). São mais propensos a ficar confusos e acham mais difícil concluir tarefas de várias etapas, como tomar banho e vestir-se. Também podem ter dificuldade de reconhecer entes queridos.

Forma Grave

Existe acentuação do comprometimento cognitivo global, desorientação temporal e espacial grave, prejuízo do julgamento crítico e piora da anosognosia, podendo evoluir, em uma fase mais tardia, com alterações nas funções corporais básicas, como marcha, controle esfincteriano e deglutição. Muitos nesta fase ficam acamados, o que os torna vulneráveis a complicações físicas, incluindo tromboses, infecções de pele e até sepse. A disfagia favorece a broncoaspiração levando a pneumonia aspirativa.

Podem ocorrem apatia, depressão, ansiedade, agitação, agressividade, transtornos do sono, alterações do apetite e delírios. Em 30 a 60% dos pacientes a apatia precisa ser diferenciada da depressão e do *delirium* hipoativo.[29]

Então, dependendo do estágio da demência, ocorre dificuldade da abertura bucal, falta de cooperação e comportamentos agressivos. Reconhecer um estado doloroso nesses pacientes pode ser um desafio, pois, com a perda da linguagem, alterações de comportamento podem-se instalar frente a uma simples dor de dente. A avaliação odontológica envolve, além da anamnese, o exame físico extra e intrabucal. No exame extrabucal, avaliam-se a presença de linfonodos, o tônus muscular, lesões de face, os lábios e comissuras; no exame intrabucal, a mucosa, saliva e dentes, bem como a higiene bucal.

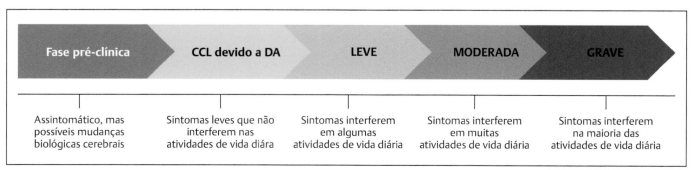

Fig. 10-2. Fases clínicas.

CAPÍTULO 10 ■ PRINCIPAIS DESORDENS NEUROPSIQUIÁTRICAS RELACIONADAS COM O ENVELHECIMENTO

Nos pacientes desdentados parciais e totais, observa-se o uso de próteses, verificando-se suas condições quanto à higienização, fraturas, desgastes, adaptação e aspecto funcional.[37-39]

Os achados bucais comuns são a candidose nas suas diversas formas clínicas; língua saburrosa; lesões por próteses mal adaptadas, como úlceras traumáticas e hiperplasia fibrosa inflamatória, cáries radiculares e periodontopatias. O elevado acúmulo do biofilme dentário, a deficiência da escovação de dentes e das próteses e a presença de saburra lingual denotam a dificuldade de higiene desses pacientes. A hipossalivação tem etiologia muitas vezes medicamentosa. Com a evolução da doença, ocorre a perda do autocuidado refletindo sobre a saúde bucal. Portanto, tão logo seja realizado o diagnóstico do quadro demencial, o paciente deverá ser encaminhado para avaliação odontológica, pois, à medida que se instalam as fases mais graves da doença, dificulta-se a realização dos procedimentos odontológicos, uma vez que se perde a colaboração do paciente.[40,41]

As consultas odontológicas orientam a prevenção das patologias bucodentárias por meio da higiene, tanto para cuidadores como para familiares, por meio da técnica adaptada de higiene bucal e de higiene de próteses dentárias. Os familiares ou auxiliares devem receber treinamento para realizar a higiene bucal do paciente, e, em alguns casos, torna-se necessária a utilização de suportes para fio dental, escovas elétricas, jatos intermitentes de água ou escovas interdentais, instruções sobre dieta não cariogênica, uso de fluoretos e clorexidina para bochechos ou na forma de gel. Nos estágios mais avançados da doença, os procedimentos odontológicos poderão ser realizados com anestesia geral em ambientes hospitalares.[42,43]

Exames Complementares

A DA continua sendo um diagnóstico clínico e depende de uma história detalhada, avaliação cognitiva e exame físico. Podemos fazer exames de imagem (ressonância magnética ou tomografia de crânio) para analisar alterações estruturais, como atrofia dos lobos temporais mediais, um marcador diagnóstico para o estágio de comprometimento cognitivo leve da DA. Exames neurofuncionais, como o SPECT e a tomografia por emissão de pósitron (PET), em especial o PET-FDG (fluorodesoxiglicose), detectam um hipometabolismo na área de associação parietotemporal, cingulado posterior e *precuneus* que está relacionado com a DA. Os biomarcadores no LCR apoiam ainda mais o diagnóstico de DA, o perfil é tau total aumentada (T-tau) e tau fosforilada (P-tau) e beta-amiloide diminuída (Ab42).[29]

Tratamento

Existem duas classes de terapia farmacológica para a doença de Alzheimer (DA): inibidores da colinesterase (donepezil, rivastigmina e galantamina) e memantina. Os inibidores da colinesterase são usados em pacientes com demência leve, moderada ou grave da DA, além da demência na doença de Parkinson. A memantina é aprovada para DA moderada e avançada e estudos sugerem que essas drogas melhoram a cognição, a perfusão cerebral e os sintomas psicóticos.[44,45] Novos estudos envolvem anticorpos monoclonais, como Aducanumab e Lecanemab, ainda com efeitos colaterais importantes, como hemorragia e edema cerebral, e modesta melhora na cognição.[46-48]

Prevenção

Outros objetivos do tratamento visam a minimizar os fatores de risco modificáveis na saúde geral e na "reserva cognitiva", incluindo fatores cardiovasculares/estilo de vida, como uma dieta saudável e exercício físico, bem como envolvimento cognitivo. A reserva cognitiva refere-se à capacidade de envolver vias sinápticas alternativas ou estratégias cognitivas para lidar com a patologia da DA. Ao melhorar o bem-estar físico e a reserva mental, isso pode retardar os sintomas clínicos. Estudos sugerem que uma bactéria chamada *Porphyromonas gingivalis* relacionada com a periodontite crônica tenha correlação importante com a doença de Alzheimer devido à produção de uma neurotoxina chamada *Gingipains*, aumentando a produção de Aβ1-42 que é um componente das placas amiloides, além de exercer um efeito deletério na proteína na Tau, que é fundamental na função neuronal normal, e, portanto, o cuidado odontológico pode prevenir DA.[49,50]

Outras Demências

As demências vasculares (DV) são síndromes associadas a doenças cerebrovasculares, caracterizadas por início abrupto, declínio por etapas, déficit de funções executivas, distúrbios de marcha e labilidade emocional. É importante considerar uma correlação temporal entre o insulto vascular e as alterações cognitivas. A demência frontotemporal apresenta início insidioso, progressão lenta, distúrbios de personalidade e conduta social, além de alterações de linguagem e dificuldades nas atividades diárias. A demência por corpos de Lewy manifesta-se como um declínio cognitivo progressivo, com flutuações cognitivas, variações de atenção e alerta, alucinações visuais recorrentes e parkinsonismo. O diagnóstico é apoiado por quedas repetidas, sensibilidade aos neurolépticos, delírios sistematizados, alucinações não visuais, síncope e perda transitória da consciência.[29,51]

É fundamental que os profissionais da área de saúde que lidam com idosos estejam alertas ao reconhecimento dos primeiros sintomas de demência, até mesmo quando a consulta ocorre por outros motivos. Estando os profissionais familiarizados com os princípios básicos e as repercussões dos quadros demenciais, será possível promover diagnósticos precoces e tratamentos mais adequados para os pacientes acometidos. Vale também lembrar que, embora a maioria dos profissionais não se torne diretamente envolvida no tratamento específico da doença, seguramente será forçada a se defrontar, em sua prática diária, com pacientes nas várias fases de evolução das demências, sendo óbvias as interferências e implicações no processo de tomada de decisões.[28,51]

PARKINSONISMO

A doença de Parkinson é reconhecida como um distúrbio neurodegenerativo multissistêmico complexo[52] caracterizada por sintomas motores (rigidez, bradicinesia, tremor de repouso e instabilidade postural) e não motores (distúrbios neuropsiquiátricos, do sono, autonômicos e sensoriais). Hoje utilizamos o termo parkinsonismo que é uma síndrome que se manifesta por bradicinesia acrescida por, pelo menos, um sintoma cardinal como tremor, rigidez (hipertonia plástica) e instabilidade postural. Podemos classificá-lo em parkinsonismo primário, como a doença de Parkinson (DP), correspondendo a 80% dos casos, ou secundário a causas medicamentosas, vasculares, hidrocefalia de pressão normal, hipóxia, infecciosas, metabólicas, por toxina, traumatismo e tumores, e existem as síndromes parkinsonianas atípicas, como a paralisia supranuclear progressiva, atrofia de múltiplos sistemas, a síndrome de degeneração corticobasal e a demência por corpos de Lewy, que apresentam características diferentes da DP.[53]

A DP ocorre em 1% dos adultos acima de 60 anos, inicia-se comumente por volta dos 55 anos e acomete duas vezes mais homens que mulheres. Do ponto de vista patológico, a DP caracteriza-se pela destruição dos neurônios produtores de dopamina nos gânglios basais, especialmente da substância negra, levando à deterioração das funções motoras. Diversos medicamentos que são consumidos por idosos podem resultar em parkinsonismo e, com frequência, confunde-se com a DP. Apresenta sintomas motores característicos, sendo a acinesia o mais debilitante. Os sinais clínicos incluem perda de expressão facial, redução do balanço dos braços, dificuldade em levantar-se da cadeira, marcha com passos curtos e arrastados, dificuldade em virar-se e hipofonia. A rigidez é comum, manifestando-se como resistência aumentada a movimentos passivos das articulações. O tremor de repouso ocorre a uma frequência de 3-6 Hz e diminui durante o movimento. A instabilidade postural e episódios de congelamento podem afetar a marcha. Esses sintomas são característicos da DP, sendo o tremor de repouso nas mãos altamente sugestivo da doença. A perda dos reflexos posturais pode ser demonstrada por meio do fenômeno de retropulsão ao empurrar o esterno do paciente para trás.[53,54]

Em pacientes jovens com DP, os principais desafios clínicos são o controle do tremor, a acinesia, os movimentos involuntários e as flutuações motoras induzidas por drogas. Nos idosos, entretanto, a acinesia, a mobilização restrita e o equilíbrio precário estão entre os sinais motores mais incapacitantes. Além disso, nessa faixa etária é comum a coexistência de demência, de depressão, de disfunção autonômica e de efeitos colaterais neuropsiquiátricos consequentes ao uso de antiparkinsonianos. Entre os sinais atípicos que requerem a averiguação de diagnósticos alternativos à DP incluem-se: demência precoce, instabilidade postural e quedas precoces, disfunção autonômica severa, benefícios transitórios e pouco consistentes com o uso de drogas antiparkinsonianas, sinais motores nitidamente assimétricos e ausência de tremor de repouso.[55]

O diagnóstico da doença de Parkinson é clínico, e a confirmação definitiva só é possível por meio de exames *post-mortem*. Não existem biomarcadores ou testes que permitam diagnosticar a doença de forma conclusiva em vida, exceto em casos específicos com testes genéticos. A detecção de α-sinucleína em diferentes amostras biológicas tem sido estudada como possível biomarcador, mas sua aplicação clínica ainda não é viável. O parkinsonismo afeta a saúde bucal de várias maneiras. O tremor pode afetar a cabeça e a língua, e os distúrbios de deglutição podem causar sialorreia (excesso de salivação). Por outro lado, a boca seca é uma complicação comum dos medicamentos antiparkinsonianos. A perda de coordenação neuromuscular pode dificultar o uso de próteses dentárias, e a perda de mobilidade e destreza pode levar a problemas de higiene bucal. A disfagia e a dismotilidade

esofágica, sintomas frequentes do parkinsonismo, requerem cuidados especiais para evitar aspiração durante o tratamento odontológico.[56]

Segundo Baram *et al.*, em 2022, pessoas com DP são usuários de atendimento odontológico irregular e, quando recorrem ao tratamento, recebem mais serviços comparados a grupo de controle, indicando a necessidade de iniciativas profiláticas de alta qualidade para evitar altas taxas de obturação e extração dentária.[57]

CONSIDERAÇÕES FINAIS

No tratamento de pessoas idosas com doenças neuropsiquiátricas, surgem questões éticas importantes relacionadas com a perda de autonomia. Decisões sobre capacidade de tomar decisões, diretrizes para sedação, contenção de pacientes não cooperativos e colaboração entre profissionais de saúde, familiares e cuidadores são pontos controversos a serem explorados. É necessário considerar se a combatividade do paciente é uma manifestação de doença mental ou uma expressão legítima de recusa de tratamento. Além disso, a contenção física de pacientes frágeis levanta questões éticas, considerando seu estado de saúde delicado. O diálogo constante entre cirurgiões-dentistas, médicos, familiares e cuidadores é essencial para discutir diagnósticos, prognósticos, planos de tratamento e acompanhamento pré, per e pós-operatório, evitando tratamentos inconsistentes ou irracionais com base em expectativas conflitantes. Essa abordagem colaborativa permite oferecer tratamentos mais eficazes e bem-sucedidos para melhorar a saúde bucal de pacientes com doenças neuropsiquiátricas.

REFERÊNCIAS BIBLIOGRÁFICAS

1. Fereshtehnejad SM, Garcia-Ptacek S, Religa D, et al. Dental care utilization in patients with different types of dementia: A longitudinal nationwide study of 58,037 individuals. Alzheimers Dement 2018;14:10-19.
2. Lauritano D, et al. Aging and oral care: An observational study of characteristics and prevalence of oral diseases in an Italian co-hort. Int J Environ Res Public Health 2019;16:3763.
3. Paschoal SMP. Estudo da velhice, histórico, definição do campo e termos básicos. In: Freitas EV. Tratado de geriatria e gerontologia. 4. ed. Rio de Janeiro: Guanabara Koogan; 2017. p. 121.
4. Rejnefelt I, Anderson P, Renvert S. Oral health status in individuals with dementia living in special facilities. Int J Dent Hyg 2006;4(2):67-71.
5. Loiselle L. Oral health and dementia: strategies and protocols. MAREP 2006;5(2):1-4.
6. American Psychiatric Association (APA). Manual diagnóstico e estatístico de transtornos mentais: DSM-5. 5. ed. Porto Alegre: Artmed; 2014.
7. Stahl SM. Psicofarmacologia: bases neurocientíficas e aplicações práticas. 5. ed. Rio de Janeiro, RJ: Guanabara Koogan; 2022.
8. Meneguette AF, Moraes PC, Guimarães AS, et al. Percepção da dor e qualidade de vida na síndrome da boca ardente. BrJP [Internet]. 2020.
9. Goldberg JF, Stahl SM. Psicofarmacologia prática. Rio de Janeiro, RJ: Guanabara Koogan; 2022.
10. Forlenza OV. Neuropsiquiatria geriátrica. 2. ed. Editora Atheneu; 2014.

11. Kaplan HI, Sadock BJ. Compêndio de Psiquiatria. 11. ed. Porto Alegre: Editora Artes Médicas; 2017.
12. Pesquisa Nacional de Saúde. Instituto Brasileiro de Geografia e Estatística. [Internet]. 2019.
13. Baldwin RC. Depression in later life. 2. ed. Oxford Psychiatry Library; 2014.
14. Shinkai RSA, Cury AADB. O papel da odontologia na equipe interdisciplinar: contribuindo para a atenção integral ao idoso. Cad Saúde Pública 2000;16(4)1099-109.
15. Judd LL, Akiskal HS, Schettler PJ, et al. A história natural de longo prazo do estado sintomático semanal do transtorno bipolar I. Psiquiatria Arch Gen 2002;59:530-7.
16. The Clinical Significance of Subsyndromal Depression in Older Primary Care Patients. The American Journal of Geriatric Psychiatry; 15(3):214-23.
17. Hategan A. Geriatric psychiatry (A case-based textbook). Springer Cham; 2018.
18. Lehmann SW. Bipolar disorder in older age patients. Reprint of the original 1st ed. 2017.
19. Sajatovic M, et al. A report on older-age bipolar disorder from the International Society for Bipolar Disorders Task Force. Bipolar Disord 2015 Nov;17(7):689-704. Epub. 2015.
20. Hasset A, Braz J. Psychiatry; [Internet]. 2002;24(1).
21. Pucca Jr GA. A saúde bucal do idoso: aspectos demográficos e epidemiológicos. Medcenter, [Internet]. 2002.
22. Bottan ER, et al. Relação entre ansiedade ao tratamento odontológico e fatores sociodemográficos: estudo com adultos em Santa Catarina (Brasil). SALUSVITA, Bauru 2015;34(1):57-70.
23. Lima A, Araújo M. Prescrição medicamentosa: Manejo de pacientes ansiosos durante o atendimento odontológico, [Internet]. 2020.
24. Sajatovic M, et al. Efficacy of lurasidone in adults aged 55 years and older with bipolar depression: Post Hoc Analysis of 2 Double-Blind, Placebo-Controlled Studies. J Clin Psychiatry 2016;77(10):e1324.
25. Alves TMS, Boer NP, Oliveira ED, et al. P 34. Sedação mínima no atendimento odontológico de paciente esquizofrênico – Relato de Caso. Archives of Health Investigation, 5; [Internet]. 2016.
26. Correia A. Medical education. The evolution of concepts about late paranoid psychoses. Revista Médica de Minas Gerais 2017;27.
27. The American Geriatrics Society. Beers Criteria Update Expert Panel: American Geriatrics Society updated Beers Criteria for potentially inappropriate medication use in older adults. 2015;63(11):2227-46.
28. Spezzia S. Implicações odontológicas do acometimento pela esquizofrenia/Dental implications of schizophrenia impairment. 2020;30(3):173-9.
29. Livingston G, Huntley J, Sommerlad A, et al. Dementia prevention, intervention, and care: 2020 report of the Lancet Commission. Lancet 2020;396(10248):413-46.
30. Smid J, Studart-Neto A, César-Freitas KG, et al. Declínio cognitivo subjetivo, comprometimento cognitivo leve e demência - diagnóstico sindrômico: recomendações do Departamento Científico de Neurologia Cognitiva e do Envelhecimento da Academia Brasileira de Neurologia. Dement Neuropsychol [Internet]. 2022 Sep;16(3):1-24.
31. Bennett S, Thomas AJ. Depression and dementia: cause, consequence or coincidence? Maturitas 2014;79(2):184-90.
32. Budală DG, Balcoş C, Armencia A, et al. Does the loss of teeth have an impact on geriatric patients' cognitive status? J Clin Med 2023;12(6):2328.
33. Muangpaisan W, Petcharat C, Srinonprasert V. Prevalence of potentially reversible conditions in dementia and mild cognitive impairment in a geriatric clinic. Geriatr Gerontol Int 2012;12(1):59-64.
34. Lopez OL, Kuller LH. Epidemiology of aging and associated cognitive disorders: Prevalence and incidence of Alzheimer's disease and other dementias. Handb Clin Neurol 2019;167:139-48.
35. Bof de Andrade F, de Oliveira C, de Oliveira Duarte YA, et al. Tooth loss, dental prostheses use and cognitive performance in older Brazilian adults: The SABE co-hort study. Geriatr Gerontol Int. 2021;21(12):1093-8.
36. Melo SC, Champs APS, Goulart RF, et al. Dementias in Brazil: increasing burden in the 2000–2016 period. Estimates from the Global Burden of Disease Study 2016. Arq Neuropsiquiatr 2020;78(12):762-71.
37. McKhann GM, Knopman DS, Chertkow H, et al. The diagnosis of dementia due to Alzheimer's disease: recommendations from the National Institute on Aging-Alzheimer's Association workgroups on diagnostic guidelines for Alzheimer's disease. Alzheimers Dement 2011;7(3):263-9.
38. Petersen RC, Lopez O, Armstrong MJ et al. Practice guideline update summary: mild cognitive impairment. Neurology. 2018;90(3):126-35.
39. Canevelli M, Grande G, Lacorte E, et al. Spontaneous reversion of mild cognitive impairment to normal cognition: a systematic review of literature and meta-analysis. J Am Med Dir Assoc 2016;17(10):943-8.
40. Asher S, Stephen R, Mäntylä P, et al. Periodontal health, cognitive decline, and dementia: A systematic review and meta-analysis of longitudinal studies. J Am Geriatr Soc 2022 Sep;70(9):2695-709.
41. Zuluaga DJM. Manejo odontológico de pacientes com demências. Rev Fed Odontol Colomb 2002;(203):28-39.
42. Adam H, Preston AJ. The oral health of individuals with dementia in nursing homes. Gerodontology 2006;23(2):99-105.
43. Hamza SA, Asif S, Bokhari SAH. Oral health of individuals with dementia and Alzheimer's disease: A review. J Indian Soc Periodontol 2021;25(2):96-101.
44. Miranda AF, Lia EN, Leal SC, Miranda MPAF. Alzheimer's disease: characteristics and guidelines in dentistry. RGO 2010;58(1):103-7.
45. d'Angremont E, Begemann MJH, van Laar T, Sommer IEC. Cholinesterase inhibitors for treatment of psychotic symptoms in Alzheimer Disease and Parkinson Disease: A meta-analysis. JAMA Neurol 2023:e231835.
46. Moyaert P, Beun S, Achten E, Clement P. Effect of acetylcholinesterase inhibitors on cerebral perfusion and cognition: A systematic review. J Alzheimers Dis 2023.
47. Cummings J, Zhou Y, Lee G, et al. Alzheimer's disease drug development pipeline: 2023. Alzheimers Dement (NY) 2023;9(2):e12385.
48. Dickson SP, Hennessey S, Nicodemus Johnson J, et al. Avoiding future controversies in the Alzheimer's disease space through understanding aducanumab data and FDA review. Alzheimers Res Ther 2023;15(1):98.
49. van Dyck CH, Swanson CJ, Aisen P, et al. Lecanemab in early Alzheimer's Disease. N Engl J Med 2023;388(1):9-21.
50. Liu S, Dashper SG, Zhao R. Association between oral bacteria and Alzheimer's Disease: A systematic review and meta-analysis. J Alzheimers Dis 2023;91(1):129-50.
51. Dominy SS, Lynch C, Ermini F, et al. Porphyromonas gingivalis in Alzheimer's disease brains: Evidence for disease causation and treatment with small-molecule inhibitors. Sci Adv 2019;5(1):eaau3333.
52. Miranda LFR. A geriatria na atenção primária. Coopmed 2022;1:392-458.

53. Del Rey NL-G, Quiroga-Varela A, Garbayo E, et al. Avanços na doença de Parkinson: 200 anos depois. Front Neuroanat 2018;12:113.

54. Armstrong MJ, Okun MS. Diagnosis and treatment of Parkinson Disease: A review. JAMA 2020;323(6):548-60.

55. Jankovic J, Tan EK. Parkinson's disease: etiopathogenesis and treatment. Journal of Neurology, Neurosurgery & Psychiatry 2020;91:795-808.

56. Saba RA, Maia DP, Cardoso FEC, et al. Guidelines for Parkinson's disease treatment: consensus from the Movement Disorders Scientific Department of the Brazilian Academy of Neurology - motor symptoms. Arq NeuroPsiquiatr [Internet]. 2022;80(3):316-29.

57. Auffret M, Meuric V, Boyer E, et al. Oral health disorders in Parkinson's Disease: More than meets the eye. J Parkinsons Dis 2021;11(4):1507-35.

58. Baram S, Rosing K, Bakke M, et al. Dental care utilization among persons with Parkinson's disease in Denmark. Community Dent Oral Epidemiol 2022.

ASPECTOS CARDIOLÓGICOS IMPACTANTES NO ATENDIMENTO ODONTOLÓGICO

CAPÍTULO 11

José Maria Peixoto ▪ Claudia Pacheco Caciquinho Vieira

INTRODUÇÃO

As doenças cardiovasculares (DCVs) são as principais causas de morbimortalidade no mundo e aumentam de prevalência com o envelhecimento. Os fatores de risco para as DCVs são: tabagismo, hipertensão arterial (HA), diabetes, dislipidemia, sedentarismo, obesidade, herança genética, sexo masculino e o envelhecimento. Idosos portadores de DCVs já fazem parte da rotina dos atendimentos odontológicos, sendo necessário que o cirurgião-dentista (CD), esteja ciente das cardiopatias de seus pacientes, por meio de uma anamnese cuidadosa, e seja capaz de inferir suas condições clínicas pela análise de dados vitais (pressão arterial, frequência cardíaca, saturação de oxigênio) e interpretação de exames laboratoriais de rotina. É importante que conheça as particularidades das DCVs, compreenda as estratégias terapêuticas empregadas, suas repercussões na saúde bucal e nas intervenções odontológicas planejadas, para que possa oferecer um tratamento individualizado e seguro ao paciente. Neste capítulo, serão abordados aspectos da interface entre a cardiologia e a odontologia, com foco direcionado ao idoso. Importante salientar que as recomendações apresentadas poderão sofrer mudanças de acordo com a incorporação de novos dispositivos e/ou fármacos para o tratamento das DCVs.

HIPERTENSÃO ARTERIAL

É uma condição assintomática, que, se não tratada, promoverá complicações, como: acidente vascular encefálico (AVE), insuficiência cardíaca (IC), infarto do miocárdio (IM), retinopatia, insuficiência renal (IR), demência, além de complicações arteriais. Trata-se de um importante problema de saúde pública pela elevada prevalência e baixos índices de controle. Até 32,3% dos adultos no Brasil são portadores de HA, podendo chegar a 71,7% em pessoas > 70 anos. A medida da PA deve ser realizada por todos os profissionais de saúde. O diagnóstico de HA é definido pela elevação persistente da pressão arterial sistólica (PAS) ≥ 140 mm Hg e/ou pressão arterial diastólica (PAD) ≥ 90 mm Hg. Os esfigmomanômetros oscilométricos e os auscultatórios são os métodos utilizados para essa avaliação. A PA deve ser medida nos dois braços e considerada o maior valor. O Quadro 11-1 apresenta a classificação da PA em adultos.

Para avaliação da PA, o paciente deve estar sentado em ambiente calmo por 5 min, com as pernas descruzadas, pés apoiados, dorso recostado, braço apoiado na altura do coração com a palma da mão para cima. As roupas não devem garrotear o membro onde será realizada a aferição e não se deve conversar durante a avaliação. O paciente deve estar com a

Quadro 11-1. Classificação da PA de consultório para adultos ≥ 18 anos de idade

Classificação	PAS (mm Hg)		PAD (mm Hg)
PA ótima	< 120	e	< 80
PA normal	120-129	e/ou	80-84
Pré-hipertensão	130-139	e/ou	85-89
HA estágio 1	140-159	e/ou	90-99
HA estágio 2	160-179	e/ou	100-109
HA estágio 3	≥ 180	e/ou	≥ 110
HAS	≥ 140	e	< 90

Fonte: Diretrizes Brasileiras de Hipertensão Arterial – 2020.
Legenda: PA: pressão arterial; PAS: pressão arterial sistólica; PAD: pressão arterial diastólica; HA: hipertensão arterial; HAS: hipertensão arterial isolada.

bexiga vazia, não ter praticado exercícios ou fumado ou ingerido bebida alcoólica ou café nos últimos 30 min. Em idosos portadores de diabetes, disautonomias ou em uso de anti-hipertensivos (AH), deve-se aferir a PA na posição de pé após 3 min, para avaliar a presença de hipotensão ortostática, definida como redução da PAS ≥ 20 mm Hg ou na PAD ≥ 10 mm Hg no 3º min em pé, que é associada a risco de queda e eventos cardiovasculares (CVs). A avaliação da PA em idosos apresenta particularidades que podem interferir nos resultados pela possibilidade dos seguintes fatores: **Pseudo-hipertensão**: ocasionada pelo enrijecimento arterial que impede o colapso da artéria no momento de aferição, falseando para mais o valor da PA. **Hiato auscultatório**: desaparecimento dos sons durante a deflação do manguito no final da fase I de Korotkoff, resultando em valores falsamente baixos da PAS. Para evitar isso, deve-se estimar o valor da PAS pelo método palpatório e inflar o manguito 20 a 30 mm Hg acima deste ponto. **HA do avental branco**: quando a PA se encontra elevada no consultório em um paciente normotenso. Lembrar que o paciente pode não estar em tratamento ou sem controle adequado da PA, apesar dos medicamentos, e pode ocorrer ainda do paciente estar bem controlado, mas apresentar elevação da PA durante o atendimento devido à ansiedade. A HA estágio III deve ser controlada antes de uma cirurgia eletiva, pelo risco de isquemia miocárdica na cirurgia. A Sociedade Brasileira de Cardiologia (SBC) orienta que a meta de tratamento da PA em idosos deve levar em consideração seu estrato funcional, propondo, para os idosos hígidos, a meta de PAS de 130-139 e PAD entre 70-79 mm Hg; e, para os frágeis, PAS de 140-149 e PAD entre 70-79.

Crise Hipertensiva

Define-se pela elevação da PAS > 180 mm Hg e/ou PAD > 120 mm Hg. Quando associada a lesão de órgãos-alvo (LOA), como o coração, cérebro, rins e artérias, denomina-se Emergência Hipertensiva (EH). Nestes casos, há risco de morte e o paciente deve ser encaminhado a um pronto-socorro. O Quadro 11-2 apresenta algumas EHs que eventualmente podem ser identificadas no consultório odontológico.

A elevação acentuada da PA sem LOA, denomina-se urgência hipertensiva (UH), em que não há risco de morte iminente e a redução da PA pode ser atingida em 48 h. Importante salientar que, uma vez que a HA é frequente em idosos, muitos pacientes assintomáticos com PAS ≥ 180 mm Hg e/ou PAD ≥ 110 mm Hg e sem LOA, não irão requerer intervenção imediata. Duas situações durante o atendimento odontológico podem confundir o diagnóstico de crise hipertensiva: a **pseudocrise hipertensiva**, que se refere a pacientes assintomáticos sem LOA com elevação acentuada e transitória da PA, secundária a problemas emocionais ou dor; outra são os pacientes assintomáticos portadores de HA estágio III, por baixa adesão terapêutica ou HA de difícil controle. Estas condições devem ser diferenciadas das UH e EH, uma vez que não requerem intervenção imediata além da orientação de procurarem avaliação médica.

Manifestações Bucais dos Anti-Hipertensivos

Os AH podem promover efeitos adversos com repercussão na saúde bucal como: hipossalivação, xerostomia, sangramento gengival, reações liquenoides, eritema multiforme, alteração do paladar, edema de glândulas salivares, hiperplasia gengival, paralisa do nervo facial, dentre outros. A xerostomia é o efeito mais reportado no idoso; no entanto, os estudos são conflitantes em relação à associação ao comprometimento da **qualidade de vida relacionada com a saúde bucal**, uma vez que outros fatores concorrem para xerostomia nesta população, como: idade avançada, sexo feminino, distúrbios hormonais, doenças autoimunes, diabetes, doenças sistêmicas e o uso de outros fármacos. Os bloqueadores dos canais de cálcio (BCC), os diuréticos e os betabloqueadores foram associados às maiores taxas de xerostomia. Outros AH podem causar a xerostomia, como a clonidina, o minoxidil e os inibidores dos receptores de angiotensina (IECA). A hiperplasia gengival é observada com os BCC; as reações liquenoides foram descritas com o uso da metildopa, diuréticos e betabloqueadores. Alteração do paladar, sensação de gosto metálico e angioedema labial foram relatados com o IECA.

ARRITMIAS CARDÍACAS

Termo utilizado para se referir a um distúrbio do ritmo cardíaco (RC). O RC normal é o ritmo sinusal (RS). A frequência cardíaca (FC) no RS varia de 50 a 99 batimentos por minuto (bpm). Considera-se bradicardia para uma FC < 50 bmp e taquicardia para uma FC ≥ 100 bpm. Avaliação do RC pode ser inferida pela contagem da frequência do pulso arterial (FP), pela palpação do pulso radial ou com medidores automáticos de PA e oxímetros de pulso. As arritmias cardíacas são frequentes na população idosa, sendo classificadas como bradiarritmias (FC < 50 bpm) e taquiarritmias (FC ≥ 100 bmp). Na maioria das vezes são assintomáticas, mas podem provocar: palpitações, síncope, dispneia, angina, AVE, sensação de coração "falhando" e morte súbita. Os sintomas relacionam-se à FC, que, se excessivamente baixa ou elevada, poderá comprometer o débito cardíaco. As arritmias podem ser causadas por DCVs ou por motivos extracardíacos. Quando causadas por DCVs apresentam maior risco e devem ser avaliadas pelo cardiologista. A fibrilação atrial é uma arritmia frequente em idosos que aumenta o risco de AVE, e, geralmente, estes pacientes estão em uso de anticoagulantes orais (varfarina, rivaroxabana, dabigratana, apixabana ou edoxabana). Casos de bradicardia serão menos comuns na odontologia, mas vale atentar que a FC < 40 bpm deve ser avaliada para verificar a necessidade de marca-passo. As arritmias merecem atenção, uma vez que os fatores desencadeadores são comuns no consultório odontológico: estresse, dor, anestésicos com vasoconstrictores adrenérgicos. Uma alternativa é utilizar a felipressina, substância geralmente associada à prilocaína, pois não age em receptores adrenérgicos, mas na musculatura lisa, não desencadeando alterações cardíacas significativas. Nota-se a importância da promoção de um ambiente acolhedor, minimizando a ansiedade do paciente e assegurando o controle da dor.

CARDIOPATIA ISQUÊMICA

O coração tem como função o bombeamento de sangue para a circulação sistêmica. Para isso, o miocárdico necessita ser suprido de oxigênio (O2), que é fornecido pelas artérias coronárias. Quando a oferta de O2 não for proporcional à demanda, as células entrarão em isquemia, que, após 20 minutos, levará ao infarto.

A Figura 11-1, apresenta os fatores de oferta e consumo de O_2 para o miocárdio, que podem ser avaliados pelo cirurgião-dentista por meio da aferição de dados vitais (PA, FP e $SatO_2$), exame das mucosas e hemograma. A cardiopatia isquêmica, trata de doenças que possuem como mecanismo a incapacidade do fornecimento de um fluxo sanguíneo coronário capaz de atender as demandas do miocárdio. As principais formas de apresentação são: *angina pectoris* (AP), IM, IC e morte súbita.

Quadro 11-2. Situações de clínicas de emergências hipertensivas

Cerebrovasculares	Renais
Encefalopatia hipertensiva	Hipertensão acelerada/maligna
Hemorragia intracerebral ou subaracnóidea	**Crises adrenérgicas graves**
Acidente vascular encefálico	Crise de feocromocitoma
Cardiovasculares	Drogas ilícitas (cocaína, *crack*, LSD)
Dissecção aguda de aorta	**Hipertensão na gestação**
Edema agudo de pulmão	Eclâmpsia e pré-eclâmpsia grave
Infarto do miocárdio e/ou angina instável	Hipertensão grave em final de gestação

Fonte: Livro-texto da Sociedade Brasileira de Cardiologia 3ª edição.

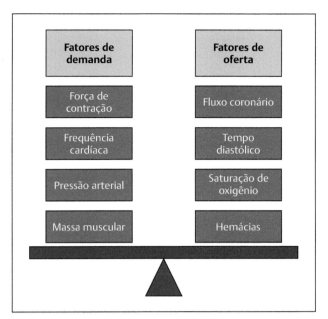

Fig. 11-1. Fatores de demanda e oferta de O_2 para o miocárdio que devem estar em equilíbrio.

Angina Pectoris

Causada pela obstrução aterosclerótica parcial de uma coronária. Assim, em situações de aumento da demanda de O_2 para o miocárdio, a coronária não consegue aumentar o fluxo de sangue, levando ao desequilíbrio entre a oferta vs. demanda de O_2, promovendo isquemia. A AP é uma dor mal localizada, opressiva ou em queimação, retroesternal ou precordial, que pode irradiar para membros superiores, região epigástrica, dorsal, cervical e mandíbula. Idosos podem desenvolver isquemia sem AP; nestes casos, apresentarão dispneia, sudorese e náuseas. A AP é classificada como estável ou instável. A estável é desencadeada aos esforços e melhora no repouso ou com nitrato sublingual, tem duração de 3-5 min e melhora em 10-15 min. Quando a AP ocorre de forma recorrente, para esforços cada vez menores e necessita do uso frequente de nitrato sublingual, será categorizada como AP instável, havendo risco de evoluir para o IM. Conhecer os fatores desencadeantes da AP é importante na prática odontológica, uma vez que estes fatores podem-se relacionar com elementos presentes no consultório odontológico: medo, ansiedade, dor e anestésicos com vasoconstritor adrenérgico. Se durante o atendimento odontológico o paciente apresentar AP, deve-se interromper os procedimentos e encaminhá-lo para avaliação médica.

Infarto do Miocárdio

Ocorre quando há obstrução total do fluxo coronário que, após 20 minutos, evoluirá para necrose. Nestes casos, a dor torácica não melhora no repouso, nem alivia com nitrato sublingual, poderá ser mais intensa, duradoura e associada a sudorese e náuseas. Um paciente com estas manifestações deve ser encaminhado de ambulância ao pronto-socorro. Uma dúvida frequente se refere à segurança da realização de uma cirurgia após um IM. Apesar de não haver um consenso, é preconizado um período de 6 meses com um mínimo de 60 dias.

Nos pacientes que se submeteram à cirurgia de revascularização miocárdica, o período deve ser de 3 meses após a cirurgia. Para os casos de maior risco, pode-se considerar a realização dos procedimentos cirúrgicos em ambiente hospitalar.

Insuficiência Cardíaca

Ocorre quando há perda da capacidade do coração exercer sua função de bombeamento de sangue, podendo ocorrer pela redução da contratilidade cardíaca ou da incapacidade de relaxamento. Portadores de IC podem-se encontrar assintomáticos ou apresentar: dispneia, edema de membros inferiores, ascite, cianose e sensação de fraqueza. O CD deve verificar a existência do diagnóstico de IC e avaliar o nível de sintomas do paciente. A inspeção da coloração das extremidades, avaliação da PA, FC, frequência respiratória e $SatO_2$ podem fornecer informações adicionais. O risco de complicações durante o atendimento odontológico será proporcional à intensidade dos sintomas apresentados. A classificação da *New York Heart Association* é de fácil entendimento e útil para este fim (Quadro 11-3). Pacientes na classe III e IV devem ter o procedimento adiado e ser encaminhados para avaliação cardiológica. O atendimento a pacientes portadores de IC deve procurar reduzir o estresse ao mínimo, com consultas curtas e sedação complementar.

Dispositivos Cardíacos (Marca-Passo – Ressincronizadores – Desfibriladores)

Atualmente há uma variedade de dispositivos cardíacos implantáveis (DCIs), que, com frequência, serão observados durante os atendimentos odontológicos. Uma preocupação com os DCIs é a possibilidade de interferência eletromagnética com uso do bisturi elétrico ou outros equipamentos em procedimentos cirúrgicos. Para DCIs implantados há < 60 dias, recomenda-se aguardar o final do 2º mês do implante para cirurgias eletivas, uma vez que o local do implante pode apresentar inflamação, hematoma e edema, deixando os eletrodos suscetíveis a infecções de focos oriundos de manipulações cirúrgicas. Para DCIs que estejam com a bateria próximo ao fim de vida, recomenda-se sua substituição antes de cirurgias eletivas. Antes dos procedimentos cirúrgicos, deve-se solicitar avaliação dos DCIs pelo especialista, que avaliará as condições do equipamento e orientará os cuidados a serem tomados. A preocupação é maior em cirurgias de grande porte com o uso do bisturi elétrico, para as quais deve-se realizar uma programação de segurança. O uso do bisturi bipolar ou ultrassônico é preferível, pois interfere menos no funcionamento dos DCIs. Portadores de DCIs devem ser operados com monitoração do

Quadro 11-3. Classificação funcional da insuficiência cardíaca pela *New York Heart Association*

NYHA I	Ausência de sintomas
NYHA II	Atividades habituais causam sintomas (limitação leve)
NYHA III	Atividades menos intensas que as habituais causam sintomas (limitação importante)
NYHA IV	Incapacidade de realizar qualquer atividade (dispneia em repouso)

Fonte: adaptado do Livro-texto da Sociedade Brasileira de Cardiologia 3ª edição.

PARTE I ■ NOÇÕES BÁSICAS DE GERIATRIA E GERONTOLOGIA PARA O CIRURGIÃO-DENTISTA

ECG e oximetria de pulso. Se for necessário o bisturi unipolar, manter o eletrodo dispersivo (placa do bisturi) longe do marca-passo, próximo ao campo cirúrgico, para que o campo elétrico seja menor. Os DCIs e seus eletrodos devem ficar distantes do campo elétrico gerado pelo eletrocautério. Usar o bisturi elétrico o mínimo possível, em intervalos curtos, monitorando o ECG e o pulso. Após o procedimento, orientar o paciente para reavaliar o equipamento. Os ressincronizadores, por contarem com maior número de eletrodos, apresentam maior risco de interferências com o bisturi elétrico. Nestes casos, uma tendência é o uso de eletrodos bipolares e multipolares. Os desfibriladores automáticos implantáveis são equipamentos de maior complexidade, implantados em pacientes com risco de arritmias graves, sendo mais susceptíveis a interferências eletromagnéticas do bisturi elétrico, o que poderá causar a liberação de choques inapropriados. Assim, é sugerido que o estimulista esteja presente na sala de cirurgia, para ajustar as funções do equipamento às necessidades do paciente. Em geral, os DCIs não sofrem interferências com uso dos motores de alta ou baixa rotação, amalgamador, teste pulpar elétrico, escova dental elétrica, ultrassom endodôntico, ultrassom periodontal e raios X. Estudos são necessários para avaliar os possíveis efeitos do *laser* em marca-passos.

ENDOCARDITE INFECCIOSA

Doença causada por um agente infeccioso que atingiu a circulação e encontrou uma condição cardíaca predisponente, promovendo uma infecção endocárdica. A efetividade da profilaxia antimicrobiana da endocardite infecciosa (EI) tem sido questionada pela baixa prevalência de EI em procedimentos dentários e pela observação de que a magnitude das bacteremias odontogênicas são proporcionais ao grau de inflamação/infecção da cavidade oral. Portanto, manter uma boa saúde bucal é mais importante na prevenção da EI do que o uso de antibióticos. O Quadro 11-4, apresenta as situações clínicas de risco para EI e o Quadro 11-5 apresenta os esquemas antimicrobianos propostos, que devem ser administrados em dose única 30 a 60 minutos antes do procedimento dentário. A profilaxia para EI não é indicada nas seguintes condições: DCIs; fechamento completo de defeitos de septo; fístulas vasculares; *stents* coronários; derivação ventriculoperitoneal e filtros de veia cava. Os procedimentos odontológicos que requerem a profilaxia são aqueles com manipulação gengival, da região periodontal ou perfuração da mucosa oral. A profilaxia não é indicada para: anestesia local em tecido não infectado, radiografia odontológica, colocação, ajustes ou remoção de aparelhos ortodônticos, queda natural de dente de leite e nos sangramentos por trauma da mucosa oral ou lábios.

Quadro 11-4. Situações clínicas de risco para endocardite infecciosa em que a profilaxia é indicada

Situações de alto risco para EI	■ Prótese cardíaca valvar ■ Valvopatia corrigida com material protético ■ Antecedente de endocardite infecciosa ■ Cardiopatia congênita cianogênica não corrigida ■ Cardiopatia congênita corrigida com material protético (primeiros 6 meses) ■ Cardiopatia congênita cianogênica corrigida com lesão residual ■ Valvopatia em paciente transplantado cardíaco
Outras situações de risco para EI	Valvopatias (leve, moderada ou grave) *

* No caso de prolapso de válvula mitral, apenas se insuficiência valvar moderada ou importante. EI: endocardite infecciosa.
Fonte: 3ª Diretriz de avaliação cardiovascular perioperatória da Sociedade Brasileira de Cardiologia.

Quadro 11-5. Esquemas de profilaxia da endocardite infecciosa frente a procedimentos dentários

Via de administração		Antibiótico	Dose adulto	Dose criança
Oral		Amoxicilina	2 g	50 mg/kg
	Alergia a penicilina	Clindamicina	600 mg	20 mg/kg
		Cefalexina	2 g	50 mg/kg
		Azitromicina	500 mg	15 mg/kg
		Claritromicina	500 mg	15 mg/kg
Parenteral (intravenosa ou intramuscular)		Ampicilina	2 g	50 mg/kg
		Cefazolina	1 g	50 mg/kg
		Ceftriaxona	1 g	50 mg/kg
	Alergia a penicilina	Clindamicina	600 mg	20 mg/kg
		Cefazolina	1 g	50 mg/kg
		Ceftriaxona	1 g	50 mg/kg

Fonte: 3ª Diretriz de avaliação cardiovascular perioperatória da Sociedade Brasileira de Cardiologia.

RISCO DE SANGRAMENTO POR MEDICAÇÕES

Um tema que gera dúvidas se refere ao manejo perioperatório dos antiagregantes plaquetários (APs) e os anticoagulantes (ACOs). O Quadro 11-6, apresenta situações clínicas que requerem o uso destes fármacos, os motivos da indicação e os riscos da suspensão.

Nesta situação, deve-se considerar o risco de sangramento inerente ao procedimento cirúrgico, o risco de sangramento referente às condições clínicas do paciente e o risco tromboembólico/trombótico da doença subjacente. Cirurgias odontológicas para a extração de até três dentes, cirurgia periodontal, posicionamento de implantes, procedimentos endodônticos (canal) e limpeza subgengival apresentam baixo risco de sangramento grave, mesmo quando realizados na vigência das medicações antitrombóticas. Os sangramentos considerados graves são os que resultam em morte, os intracranianos, que exijam reoperação, que reduzem a hemoglobina ≥ 2 g/dL ou necessitem transfusão.

Manejo dos Anticoagulantes Orais
Procedimentos Odontológicos de Baixo Risco de Sangramento Grave

A SBC e a Sociedade Europeia de Cardiologia (SEC) recomendam que, nestes procedimentos, o uso da varfarina seja continuado e a intensidade da anticoagulação monitorada pelo RNI e mantida no nível terapêutico inferior (em geral 2). Caso o paciente esteja em uso de ACO não inibidor da vitamina K, indica-se que o procedimento seja planejado para ocorrer após 12 h do último comprimido para os fármacos tomados a cada 12 h (apixabana e dabigratana) e após 24 h para os ingeridos a cada 24 h (rivaroxabana e edoxabana). Medidas locais devem ser empregadas para redução do sangramento (Quadro 11-7).

Procedimentos Odontológicos Extensos com Risco de Sangramento Grave

Nestes casos, a conduta deve ser individualizada, considerando-se o risco tromboembólico do paciente (Quadro 11-8). Nos pacientes de alto risco em uso da varfarina, recomenda-se a terapia de "ponte", em que se interrompe a varfarina 5 dias antes da cirurgia e inicia-se a heparina quando o RNI for < 2. A heparina não fracionada deve ser suspensa 4 a 6 h antes do procedimento e a de baixo peso molecular 24 h antes. Nos pacientes com risco tromboembólico intermediário, a varfarina deve ser suspensa 5 dias antes do procedimento e a decisão pela terapia de "ponte" ficará a cargo do médico. No risco tromboembólico baixo, não é necessária a terapia de "ponte", bastando a suspensão da varfarina 5 dias antes do procedimento. Nestas duas últimas situações, a cirurgia poderá ser realizada quando o RNI estiver < 1,5. No pós-operatório, estes pacientes podem fazer uso da heparina profilática e, após 12 a 24 h, retornar com a varfarina. Para os pacientes em uso de

Quadro 11-6. Medidas para controle de sangramento no trans e pós-operatórios, quando disponíveis

- Empregar solução anestésica com vasoconstritor (preferencialmente epinefrina)
- Evitar anestesia de bloqueio regional
- Em exodontias múltiplas, agendar maior número de sessões
- Realizar pressão no alvéolo com gaze (manobra de Chompret)
- Realizar suturas oclusivas
- Usar esponja hemostática de gelatina liofilizada
- Orientar que não se realize bochechos com outras substâncias, como, por exemplo: chás, água, clorexidina
- Evitar a higienização com escova no local da ferida cirúrgica por 24 horas
- Evitar o uso de ácido acetilsalicílico (AAS) e anti-inflamatórios não esteroides para controle da dor. Optar por dipirona sódica 1 g, via oral, de 6 em 6 horas ou paracetamol 1 g, via oral, de 6 em 6 horas

Fonte: TelessaúdeRS-UFRGS (2021), adaptado de Scottish Dental Clinical Effectiveness Programme (2015), Lusk *et al.* (2018) e Hupp, Ellis, Tucker (2015).

Quadro 11-7. Cuidados para controlar sangramento no trans e pós-operatórios

- Se exodontias múltiplas, dividir as extrações em mais sessões
- Pressionar o alvéolo com gaze
- Fazer suturas oclusivas
- Usar esponja hemostática de gelatina liofilizada
- Usar anestésicos com vasoconstritor (epinefrina)
- Evitar anestesiar com bloqueio regional
- Orientar a não passar a escova dental no local de ferida cirúrgica por 24 horas
- Orientar bochechar (não deglutir) ácido tranexâmico solução 4,8%, 3 a 4 vezes ao dia por 1 ou 2 dias
- Orientar a não bochechar outras substâncias, como chás, água ou clorexidina
- Evitar o uso de ácido acetilsalicílico (AAS) e anti-inflamatórios para controle da dor. Optar por dipirona sódica ou paracetamol

Quadro 11-8. Categorias de risco tromboembólico

Categorias	Prótese valvar mecânica	Fibrilação atrial	Tromboembolismo venoso (TEV)
Alto risco	Prótese mecânica mitral Prótese mecânica aórtica antiga AVE ou AIT < 6 meses	Escores CHADS2: 5 ou 6 AVE ou AIT < 3 meses Valvopatia reumática	TEV < 3 meses Trombofilia grave[1]
Intermediário risco	Prótese mecânica aórtica com fator de risco para AVE	Escore CHADS2: 3 ou 4	TEV há 3-12 meses; trombofilia leve[2] Novo TEV; neoplasia ativa
Baixo risco	Prótese mecânica aórtica sem fator de risco para AVE	Escore CHADS2: 0 a 2 (sem passado de AVE ou AIT)	TEV > 12 meses (sem fatores de risco para TEV)

Legenda: Escore CHADS2: IC = 1 ponto; HA = 1 ponto; idade > 75 anos = 1 ponto; DM = 1 ponto; AVE/AIT = 2 pontos (HA: hipertensão arterial; DM: diabetes melito; IC: insuficiência cardíaca; AVE: acidente vascular encefálico; AIT: acidente isquêmico transitório); trombofilia grave[1]: deficiência proteína C, S, antitrombina, anticorpo antifosfolípide; trombofilia leve[2]: Fator mutante V de Leiden ou gene da protrombina; TEV: tromboembolismo venoso;FA: fibrilação atrial.

76 PARTE I ■ NOÇÕES BÁSICAS DE GERIATRIA E GERONTOLOGIA PARA O CIRURGIÃO-DENTISTA

um ACO não inibidor da vitamina K, a terapia de "ponte" não é necessária e o ACO deverá ser suspenso antes da cirurgia em um tempo que varia de acordo com farmacocinética da medicação e a taxa de filtração glomerular do paciente. Nestes casos, o CD deve buscar orientação do médico assistente.

Manejo dos Antiagregantes Plaquetários

Os APs são prescritos na presença de doença coronária, cerebrovascular e arterial periférica, associadas ou não ao implante de *stents* ou implante valvar aórtico transcateter (TAVI). Os APs mais utilizados são: aspirina, clopidogrel, ticagrelor e o prasugrel. De forma prática, os *stents* podem ser divididos em convencionais e farmacológicos. A suspensão do AP pode acarretar trombose arterial, causando IM ou AVE. O manejo do AP deve levar em consideração o motivo de sua indicação e o tempo em uso destes medicamentos. Essas orientações devem fornecidas pelo médico do paciente, que orientará o manejo do AP. Aqui será apresentado um sumário dos principais pontos considerados neste manejo, para que o CD possa compreender as orientações recebidas. Os pacientes em uso de terapia antiagregante plaquetária única, em geral, encontram-se em prevenção secundária ou foram submetidos a TAVI. O AAS poderá ser mantido no perioperatório na dose de 75-100 mg/dia. O clopidogrel pode ser mantido em procedimentos de baixo risco de sangramento, mas, para cirurgias com risco moderado a alto de sangramento, recomenda-se a suspensão 5 dias antes. Pacientes em uso de terapia antiagregante plaquetária dupla (DAPT), provavelmente se encontram em período pós-síndrome coronária aguda (SCA) ou receberam um *stent* coronário. Pacientes que receberam um *stent* no contexto da SCA devem aguardar 1 ano para realizar cirurgias eletivas, período durante o qual precisam usar a DAPT. Caso o procedimento seja inadiável, este intervalo poderá ser reduzido para 6 meses e, excepcionalmente, 30 dias. Nos casos de implante de *stent* convencional (sem SCA), os procedimentos odontológicos podem ser realizados após 4-6 semanas. Para os de *stents* farmacológicos, os procedimentos devem ser adiados por 30 dias do implante, contudo o tempo ideal destes procedimentos seria 6 meses após a angioplastia. Após estes períodos de segurança pós-implante de *stents*, os procedimentos cirúrgicos podem ser realizados com a manutenção do AAS e interrupção do outro AP: suspensão de 5 dias para o clopidogrel e ticagrelor e de 7 dias para o prasugrel. Caso seja necessário realizar uma cirurgia de baixo risco de sangramento em período < 3 meses de uma angioplastia, o procedimento pode ser realizado em uso da DAPT.

RISCO CIRÚRGICO

A avaliação pré-operatória tem por objetivo identificar e orientar o manejo das condições clínicas existentes, buscando a redução de complicações perioperatórias. O RC leva em consideração o porte do procedimento que será realizado e as condições paciente. No pós-operatório, a reposta ao trauma ativa fatores neuroendócrinos que elevam os níveis de cortisol e catecolaminas, contribuindo para o desequilíbrio dos fatores de oferta e consumo de O_2 para o miocárdio, favorecendo a isquemia e a trombose, que poderão culminar em complicações

CVs e morte. A intensidade destas alterações é proporcional ao porte cirúrgico e à capacidade de adaptação do paciente. Como a maioria dos procedimentos odontológicos é de baixo risco de complicações (< 1%), a avaliação deve considerar os problemas clínicos do paciente, sua funcionalidade e fragilidade. O risco inerente às condições do paciente será avaliado pela anamnese, exame físico e propedêutica complementar, como: hemograma, glicemia de jejum, hemoglobina glicada, creatinina, potássio e coagulograma. O eletrocardiograma, apesar de não obrigatório em cirurgias de baixo risco, pode ser realizado na presença de DCVs. Testes funcionais adicionais não são necessários em pacientes estáveis frente a procedimentos de baixo risco. A funcionalidade é avaliada por instrumentos que verificam a capacidade para as atividades da vida diária, incluindo as sociais e cognitivas. Pacientes > 70 anos submetidos a procedimentos de risco intermediário a alto devem ser triados quanto à fragilidade, condição multidimensional que compromete a capacidade adaptativa a agentes estressores, sendo um preditor de eventos desfavoráveis, que requer cuidados de uma equipe multiprofissional. Procedimentos cirúrgicos estarão contraindicados na presença de doenças graves, como: SCA, doenças instáveis da aorta, IC descompensada, HA estágio III, arritmias com repercussão hemodinâmica, bloqueios cardíacos, estenose aórtica sintomática, embolia pulmonar aguda, dentre outras. Uma vez que as cirurgias odontológicas são, em sua maioria, consideradas de baixo risco, pacientes clinicamente estáveis poderão realizá-las sem a necessidade de avaliões complexas. Na presença de DCVs, o RC deve orientar as medidas necessárias para condução dos procedimentos odontológicos com segurança. É importante que o CD conheça as principais escalas utilizadas para categorização do risco do paciente, que foram sumarizadas no Quadro 11-9.

Quadro 11-9. Principais escalas utilizadas para categorização do risco cirúrgico do paciente

American Society of Anesthesiologists (ASA): avalia o estado clínico geral do paciente a partir da presença ou ausência de doenças sistêmicas	Mortalidade perioperatória
Classificação	
ASA I: sem doenças	0,06 - 0,08%
ASA II: doença leve ou moderada	0,27 - 0,47%
ASA III: doença grave com limitação funcional	1,80 - 4,40%
ASA IV: doença já ameaçadora de vida	7,80 - 23,5%
ASA V: moribundo, risco de morte iminente	9,40 - 51,0%
Índice de Risco Cardíaco (Goldman): avalia o risco de complicações cardíacas ou óbito. Considera: idade, avaliação clínica geral, doença cardíaca e tipo de cirurgia	Mortalidade/ complicações
Classificação	
Classe I	0,7%/0,2%
Classe II	5,0%/2%
Classe III	11% /17%
Classe IV	22% /56%

(Continua.)

Quadro 11-9. Principais escalas utilizadas para categorização do risco cirúrgico do paciente

Índice de Risco Cardíaco de Lee: avalia complicações cardíacas. Considera: o tipo de cirurgia, presença de DAC, IC, AVE, IR e diabetes em uso de insulinoterapia	Complicações cardíacas
Classificação	
Classe I	0,4%
Classe II	0,9%
Classe III	6,6%
Classe IV	11%
American College of Physicians **(ACP): avalia o risco global (não apenas o cardiovascular). Considera: idade, DCV, condição clínica e cirurgia de emergência**	Complicações globais
Classificação	
Classe I - baixo risco	2,2%
Classe II - risco intermediário	11,6%
Classe III - alto risco	61,1%,

Legenda: DAC: doença cardiovascular; IC: insuficiência cardíaca; AVE: acidente vascular encefálico; IR: insuficiência renal.

CONSIDERAÇÕES FINAIS

Com o envelhecimento populacional, os idosos portadores de cardiopatias fazem parte da rotina dos atendimentos odontológicos. O cirurgião-dentista deve estar preparado para lidar com essas condições e trabalhar em conjunto com o médico do paciente. É relevante que desenvolva habilidades para obtenção da história clínica do paciente, avaliação de dados vitais, interpretação de exames laboratoriais de rotina e compreenda as orientações do risco cirúrgico. Essas competências irão contribuir para um atendimento seguro e eficaz aos seus pacientes.

BIBLIOGRAFIA

Castro I. Livro-texto da sociedade brasileira de cardiologia 3a ed. (3rd ed.). São Paulo: Editora Manole; 2021.

Calderaro D, Bichuette LD, Maciel PC, et al. Atualização da Diretriz de Avaliação Cardiovascular Perioperatória da Sociedade Brasileira de Cardiologia: Foco em Manejo dos Pacientes com Intervenção Coronária Percutânea – 2022. Arq. Bras Cardiol 2022;118(2):536-47.

Gualandro DM, Yu PC, Caramelli B, et al. 3ª Diretriz de Avaliação Cardiovascular Perioperatória da Sociedade Brasileira de Cardiologia. Arq Bras Cardiol 2017;109(3-1):1-104.

Feitosa-Filho GS, Peixoto JM, Pinheiro JES, et al. Atualização das Diretrizes em Cardiogeriatria da Sociedade Brasileira de Cardiologia – 2019. Arq Bras Cardiol 2019;112(5):649-705.

Halvorsen S, Mehilli J, Cassese S, et al. 2022 ESC Guidelines on cardiovascular assessment and management of patients undergoing non-cardiac surgery. Eur Heart J 2022;43(39):3826-924.

Loureiro BMC, Feitosa-Filho GS. Rev Soc Bras Clin Med. 2014;12(4):314-20.

Langari SF, Hosseini SR, Bijani A, et al. Association between antihypertensive drugs and the elderly's oral health- related quality of life: Results of Amirkola co-hort study. Caspian J Intern Med 2022;13(3):582-8.

Smilowitz NR, Berger JS. Perioperative cardiovascular risk assessment and management for noncardiac surgery: A review. JAMA 2020;324(3):279-290.

Esteves JC, et al. Assistência cirúrgico-odontológica a pacientes com história de infarto do miocárdio. RGO. Revista Gaúcha de Odontologia, [Internet]. 2011;59(2):32-5.

Tratamento odontológico em pacientes com comprometimento cardiovascular. RSBO. 2008;5(1):69.

DESORDENS FUNCIONAIS E POSTURAIS NO IDOSO – PRINCIPAIS IMPLICAÇÕES CLÍNICAS PARA A ODONTOLOGIA

CAPÍTULO 12

Mario Chueire de Andrade Junior ▪ Caroline Gabrelian Franco da Silva

INTRODUÇÃO

O envelhecimento é o processo que acompanha o ser humano por toda a vida, que ocorre a todo instante desde o nascimento. Dentro dos diferentes conceitos, o envelhecer pode ser definido como um processo biológico muito associado ao tempo, porém as características fisiológicas deste processo são mais percebidas próximas dos 60 anos.[1]

Na prática clínica, todos os profissionais de saúde precisam saber identificar os problemas e as necessidades de seus clientes idosos, bem como determinar o tipo de intervenções necessárias, a fim de planejar um melhor cuidado de saúde. Desta forma, os conhecimentos sobre as avaliações de funcionalidade, força muscular, equilíbrio e postura são fundamentais na prática clínica, pois identificam potenciais deficiências que afetam a mobilidade e a independência, auxiliando na orientação das intervenções terapêuticas, além da adaptação do ambiente em que esses idosos permanecerão.[2]

DESORDENS FUNCIONAIS

As desordens funcionais no idoso referem-se às alterações na estrutura ou função do corpo, geralmente resultantes do processo de envelhecimento ou de condições crônicas de saúde, e podem incluir comprometimento cognitivo, transtornos do humor, comprometimento sensorial, dor, disfunções osteomusculares, alterações posturais e distúrbios da marcha. Tanto o comprometimento quanto a condição de saúde subjacente devem ser observados para melhor suporte e tratamento ao idoso.[3]

Alguns componentes podem estar envolvidos nas alterações funcionais e, de certa forma, estão inter-relacionados.

- *Patologia ativa*: descreve a interrupção dos processos celulares normais com base em processos de doenças degenerativas, lesões, traumas e infecção.
- *Dano*: envolve anormalidades estruturais e disfunções em sistemas específicos do corpo.
- *Limitações funcionais*: descrevem restrições nas ações físicas e mentais básicas.
- *Deficiência*: a expressão de limitações físicas ou mentais em um contexto social.

Os quatro aspectos descritos acima estão inter-relacionados à atividade patológica que resulta em deficiência, a deficiência resulta em limitações funcionais e as limitações funcionais levam à incapacidade.[4] Esses componentes básicos têm-se estendido para incluir aspectos pessoais (p. ex., comportamentos de estilo de vida e atributos psicossociais) e variáveis socioculturais (p. ex., ambientes físicos e sociais)

como principais influências do processo de incapacidade. A atividade física foi identificada como um determinante aspecto biocomportamental e intraindividual da incapacidade em idosos.[5] É considerada um fator determinante das limitações funcionais. Para esse fim, a inatividade física é um comportamento ímpar no processo de incapacidade, por meio de sua influência nas limitações funcionais em idosos.[6] Em resumo, todas essas alterações funcionais podem provocar barreiras e limitações para prática odontológica, no que diz respeito a interferir nos procedimentos clínicos da odontogeriatria.

COMPROMETIMENTO MULTISSENSORIAL

O envelhecimento tem sido associado ao declínio da função sensorial, um componente crítico da saúde e qualidade de vida dos idosos.[7] A estreita conexão entre esses vários déficits sensoriais, declínio cognitivo e até a própria morte sugere a possibilidade de que o declínio sensorial global, que definimos como um processo fisiológico comum subjacente à deterioração dos sentidos clássicos, seja um indicador precoce de neurodegeneração com resultados sociais e de saúde ruins.[8] Com o envelhecimento, as alterações fisiológicas e patológicas no sistema vestibular e as modificações nos órgãos do sentido contribuem para as frequentes alterações funcionais nos idosos. Além disso, a integração das informações visuais, vestibulares e somatossensoriais por meio dos receptores de tato e pressão na pele e nos pés, e dos receptores musculares e articulares sinalizam o movimento e a localização específica das partes do corpo no espaço. Na ausência da possibilidade dessa localização do corpo no espaço, mecanismos compensatórios podem ser utilizados. O processo do envelhecimento apresenta diminuição da acuidade visual e envelhecimento do sistema vestibular, que podem, também, interferir no controle motor para execução de tarefas funcionais básicas e de autocuidado.[9]

Associações frequentes com resultados de saúde em diferentes sentidos podem refletir mecanismos comuns subjacentes aos efeitos do envelhecimento nesses sistemas. Assim, as disfunções dos nervos periféricos, alterações na integração sensorial no nível central, diminuição da capacidade regenerativa ou efeitos metabólicos secundários podem causar o comprometimento sensorial duplo que tem efeitos piores na função em comparação com déficits únicos, e, como seria de se esperar, o comprometimento multissensorial, definido como comprometimento de mais de dois sentidos, causa efeitos ainda mais prejudiciais à saúde.[7-9] Para os cirurgiões-dentistas, toda essa alteração funcional pode provocar limitações para o cuidado da saúde bucal, assim como dificuldades para acesso e acomodação desses pacientes nas clínicas odontológicas.

DOR

A dor é definida como uma experiência sensorial e emocional desagradável associada ou semelhante àquela relacionada com o dano tecidual real ou potencial. A dor é definida como crônica quando dura ou se repete por mais de três meses.[10]

A dor crônica no idoso reduz a mobilidade, está associada à depressão e ansiedade e pode prejudicar as relações familiares e sociais.[10] O diagnóstico de dor crônica em idosos apresenta desafios significativos: a comunicação do paciente pode ser difícil devido à presença de um distúrbio neuromuscular ou cognitivo, ou os pacientes podem minimizar seus sintomas. O tratamento da dor crônica em idosos é complexo e deve envolver uma abordagem multifacetada que inclua intervenções farmacológicas, reabilitação física e procedimentos intervencionistas para quebrar o ciclo da dor. É importante que os profissionais de saúde de todas as especialidades desenvolvam habilidades para diagnosticar e controlar a dor crônica em pacientes idosos.[11]

O impacto da senescência natural, em múltiplos sistemas fisiológicos, deve ser considerado durante a avaliação de indivíduos mais velhos com estados de dor crônica de longa duração. Entre as alterações mais proeminentes no envelhecimento normal está a perda de massa muscular e a geração de força pelo processo de sarcopenia.[11] Várias outras alterações no sistema musculoesquelético são descritas com o envelhecimento, incluindo: declínio funcional das mitocôndrias (diminuição da resistência), aumento da coativação de grupos musculares agonistas-antagonistas (diminuição do pico de força), diminuição da excitabilidade do neurônio motor na medula espinhal e diminuição da transmissão por meio da junção neuromuscular.[11] Todos esses declínios funcionais levam à instabilidade e requerem ajustes compensatórios da marcha, como ampliação da postura, aumento do tempo de apoio duplo e variabilidade na distância passo a passo. Outras alterações fisiológicas importantes a serem consideradas em pacientes de idade avançada incluem diminuição da amplitude de movimento articular devido à doença articular degenerativa, fragilidade óssea decorrente da osteoartrite, diminuição da complacência cardiopulmonar e diminuição da acuidade sensorial.[12] Assim, é razoável observar na população idosa dores crônicas ou que se manifestam constantemente.

Quando o comprometimento é passível de melhora, várias modalidades de terapia demonstraram melhorar a função musculoesquelética e melhorar os resultados. Os programas de fisioterapia focados no treinamento de força são particularmente eficazes para melhorar a mobilidade geral, o equilíbrio e a função física na população idosa.[12]

No geral, o alívio efetivo da dor pode ser obtido em idosos, mas deve envolver uma abordagem multidisciplinar que inclua reabilitação física, terapia ocupacional e manejo da depressão e ansiedade por meio de intervenções psicológicas. Finalmente, as estratégias de autogerenciamento que visam a metas claramente definidas para melhorar a função permitirão que o paciente se sinta envolvido em seus cuidados e demonstraram melhorar a incapacidade relacionada com a dor.[12]

ALTERAÇÕES OSTEOMIOARTICULARES

A perda da capacidade de funcional com o envelhecimento é o resultado líquido da falta de exercício físico regular (ou seja, inatividade), alterações funcionais, metabólicas e estruturais relacionadas com a idade no músculo esquelético e no controle neuromotor e comprometimento funcional relacionado com a enfermidade resultante de efeitos catabólicos de doenças sistêmicas crônicas (p. ex., insuficiência cardíaca, DPOC e câncer).[13] Desenvolver uma compreensão clara dos muitos fatores que afetam o desempenho do músculo esquelético e a função física do idoso tem grandes implicações para cientistas, clínicos e profissionais de saúde que estão desenvolvendo intervenções terapêuticas com o objetivo de melhorar a função muscular e/ou prevenir a mobilidade e limitações físicas que, assim, favoreçam um envelhecimento saudável.[13]

As alterações fisiológicas do envelhecimento geram gradativamente limitações em todos os sistemas corporais que são fundamentais para a manutenção da capacidade funcional. A diminuição do comprimento, elasticidade e número de fibras é notável, assim como a perda da massa muscular e elasticidade dos tendões e ligamentos aliados a uma perda também na viscosidade dos fluidos sinoviais. A essa perda soma-se a diminuição da densidade óssea a menor sensibilidade à insulina, menor capacidade aeróbia, menor taxa de metabolismo basal, menor força muscular e menores níveis de atividades físicas diárias.[14] Depois dos 30 anos ocorre à redução na secção transversal do músculo, a atrofia é detectada gradativamente pelas perdas seletivas das fibras esqueléticas e outra informação pertinente é sobre o ganho de gordura substituindo a perda da massa muscular, comum na população senil, o que ajuda a um possível aparecimento de doenças crônicas e incapacidades. No envelhecimento, a força muscular é comprometida por conta também do enrijecimento dos tendões, o que interfere na prevenção às quedas, ocorrendo mais frequentemente torções e luxações por conta da perda da elasticidade dos tendões e ligamentos.[15] O declínio da força muscular afeta também os grupos musculares que auxiliam na respiração influenciando diretamente na função pulmonar desses indivíduos. Essa diminuição acontece por conta do envelhecimento da massa óssea e também por conta da redução da água corporal, que podem se potencializar na ocorrência do sedentarismo.[14,15]

Ainda existem muitas questões não respondidas relacionadas com as causas fisiológicas e mecanismos de redução da função muscular e física com o avanço da idade, bem como estratégias de intervenção para promover a função muscular e física em idosos. Alguns fatores e intervenções podem contribuir para entender e amenizar o avanço da perda funcional.[13] Como exemplo, temos:

- Determinar a contribuição relativa de vários fatores neurofisiológicos, psicossociais, musculares, tendinosos e esqueléticos nas mudanças relacionadas com a idade na função física;
- Otimizar exercícios (p. ex., modo, frequência e intensidade) e intervenções nutricionais para melhorar a função física em idosos;

- Determinar o impacto da doença e da hospitalização em decréscimos rápidos na função física em idosos e identificar abordagens para mitigar o impacto desses eventos agudos.

As observâncias das alterações osteomusculares são importantes para equipe de saúde, especialmente na gerontologia, uma vez que profissionais da área podem identificar as necessidades e fazer o encaminhamento para correta avaliação e tratamento das disfunções. Avaliação de força muscular, por meio da força de preensão manual, avaliação postural, avaliações de capacidade funcional e risco de queda, por meio do *timed up and go* (TUGT), são de fácil aplicabilidade e possíveis de identificar necessidades para encaminhamentos para reabilitação.

Ainda, neste capítulo, abordaremos como estas alterações osteomioarticulares podem contribuir para as disfunções temporomandibulares.

ALTERAÇÕES POSTURAIS

A postura é a posição do corpo no espaço, maneira em que suas partes se encontram para realizar uma tarefa, ou a forma de suportar o peso corporal. Postura correta é o alinhamento do corpo com eficiência fisiológica e biomecânica, o que diminui as sobrecargas impostas ao corpo pelos efeitos da gravidade.[16]

A simetria e o alinhamento das estruturas esqueléticas, equilibradas pela estabilidade muscular, proporcionam movimentos amplos que respeitam os limites individuais e, no individuo idoso, contribuem para facilitar a independência em seus afazeres diários, possibilitam um melhor trabalho respiratório e evitam atritos articulares que desencadeiam disfunções crônicas e degenerativas.[17] Com relação a inatividade do corpo, esta reduz a capacidade muscular de sustentação corporal, permitindo a acentuação das curvas vertebrais nos idosos.[16]

O envelhecimento compreende os processos de transformação do organismo, e as alterações que surgem com o avanço da idade podem incluir o decréscimo da função muscular resultante da **sarcopenia**, com redução substancial de massa muscular e um aumento na gordura subcutânea e intramuscular. Essas alterações geram diminuição da velocidade de caminhada, do equilíbrio, da habilidade de subir escadas e de levantar-se, fatores que provocam a redução ou perda da independência funcional.[18]

Na pessoa longeva, desvios, como a anteriorização cervical e o aumento da curva cifótica torácica, são reflexos do desequilíbrio muscular, representados por uma fraqueza de músculos extensores da coluna e retração ou encurtamento de parte da musculatura anterior. Com isso, o centro de gravidade desloca-se para frente e modifica a direção imposta do peso corporal sobre estruturas, como vértebras e discos intervertebrais. Esse processo pode resultar posteriormente em compressões discais, pinçamentos nervosos e atritos articulares e disfunções temporomandibulares.[18,19] Sendo assim, torna-se muito importante a observação pelos cirurgiões-dentistas acerca das alterações posturais do idoso em tratamento relacionadas com o trismo e as oclusões dentárias. Quando necessário, pode-se solicitar análise postural para tratamento concomitante e multidisciplinar.

A análise postural é executada por fisioterapeutas com a utilização de um simetógrafo ou aplicativo de computador.

O simetógrafo é formado por um fundo quadriculado milimetrado, um fio de prumo que é fixado ao teto, simulando a linha referencial de gravidade, e um posicionador para os pés do indivíduo, onde é determinada a largura da sua base de suporte ou polígono de sustentação. Esta análise, atualmente, também pode ser realizada por inúmeros aplicativos de computador com observação por meio de câmeras e pontos demarcados que fornecem informações sobre a posição das articulações em relação ao espaço e a gravidade, objetivando condutas e respostas aos tratamentos propostos. Além de detectar as alterações posturais, a análise postural permite prescrever abordagens terapêuticas, fornecer informações e orientações para o paciente, familiares e profissionais de saúde quanto ao manuseio e conforto postural do paciente.

DISTÚRBIOS DA MARCHA

O envelhecimento desencadeia alterações da marcha, aumenta o risco de quedas e o medo de cair, comprometendo a saúde e a capacidade funcional do idoso. A marcha humana ou deambulação é definida como o deslocamento do nosso corpo no espaço na posição bípede com uma postura aceitável e uma estabilidade adequada. Neste contexto da capacidade funcional, a marcha consiste em uma atividade dinâmica fundamental para a realização das atividades de vida diária e necessária para a independência dos indivíduos.[20]

Durante o processo de envelhecimento, a marcha tende a se lentificar, tornando a velocidade mais compatível as suas capacidades funcionais. Assim, o idoso tende a possuir uma lentidão na marcha que surge como consequência do processo fisiológico do envelhecimento, muitas vezes associada a condições clínicas já instaladas ou aquelas que ainda não se manifestaram, mantendo-se silenciosas no quadro clínico do idoso.[21]

A velocidade de marcha habitual tem sido considerada um preditor de declínio funcional, hospitalização, alta hospitalar, necessidade de cuidador e mortalidade. A redução de 0,1 m/s na velocidade de marcha pode aumentar em 12% o risco de morte, e idosos com declínio na velocidade da marcha têm 2,5 vezes maior chance de apresentarem desfechos adversos de saúde.[20,21]

A análise da marcha se dá pela observação direta de como o paciente caminha a sua frente em um determinado ambiente ou por meio de laboratórios de movimento com técnicas tridimensionais, filmagens e registros eletromiográficos dinâmicos. O exame da marcha baseia-se no deslocamento do indivíduo e nas fases envolvidas na realização da marcha. Observação da execução e da qualidade dos movimentos, e a identificação das possíveis causas das alterações devem ser consideradas durante a análise.[20] Os procedimentos terapêuticos serão adotados a partir da observação dos fatores e dos mecanismos compensatórios, da velocidade, da cadência, das fases de balanço e de apoios.[20] Ainda, observa-se outros fatores que podem interferir em sua realização, como dores, alterações nos pés, deformidades, limitações articulares, diminuição de força muscular e alterações posturais.[22] Com o envelhecimento, alguns parâmetros da marcha sofrem alterações: ocorre a diminuição do impulso ao iniciarmos o passo, da rotação pélvica, da extensão dos joelhos e dos quadris, do comprimento e da altura dos passos, que comprometem toda a marcha e sua velocidade.[22]

QUEDAS

As quedas são uma síndrome geriátrica que afeta a mortalidade, a morbidade e a institucionalização. As quedas também são a principal causa de lesões não intencionais e uma apresentação comum no departamento de emergência. Problemas físicos e psicológicos podem-se desenvolver após a queda, levando ao aumento da dependência e incapacidade e seus custos relativos.[23]

A patogênese das quedas é multifatorial, sendo, de fato, o resultado da interação entre o aumento da suscetibilidade individual, atividades de alto risco e riscos ambientais. O paciente deve ser avaliado quanto a marcha, equilíbrio em pé, mobilidade, fraqueza muscular, estado cognitivo, risco de osteoporose, deficiência sensorial, incontinência urinária, estado funcional e possíveis riscos ambientais residenciais. É também obrigatória a obtenção de um relatório completo das circunstâncias e um criterioso reconhecimento terapêutico.[23,24]

No entanto, nem todas as quedas são explicáveis. De fato, a amnésia retrógrada e a frequente ausência de uma testemunha complicam a coleta de história de quedas em idosos. Nesse caso, **o manejo das quedas inexplicadas deve ser o mesmo que o da síncope inexplicável**, conforme afirma a versão mais recente das diretrizes da Sociedade Europeia de Cardiologia sobre síncope. Nesse contexto, a investigação do sistema nervoso autônomo cardiovascular e o uso de *loop recorder* implantável têm papel cada vez maior. O presente artigo trata da abordagem diagnóstica de quedas em idosos por meio de uma avaliação de risco multifatorial abrangente e examina evidências e lacunas nas estratégias de prevenção de quedas.[24]

DISTÚRBIOS TEMPOROMANDIBULARES E SUA RELAÇÃO COM A POSTURA

Os distúrbios da articulação temporomandibular (DTM) são um amplo grupo de problemas clínicos envolvendo a musculatura mastigatória, a articulação temporomandibular (ATM), os componentes ósseos e dos tecidos moles circundantes e/ou qualquer combinação dessas estruturas anatômicas.[25] Os sintomas de DTM incluem diminuição da amplitude mandibular de movimento, dor nos músculos da mastigação, dor nas articulações, ruído articular associado durante a função e uma limitação funcional ou desvio da abertura da mandíbula.[25]

As desordens que acometem a ATM abrangem vários problemas clínicos que envolvem a musculatura da mastigação, a articulação temporomandibular e estruturas associadas. As principais características são: dor crônica, fadiga, sensibilidade nos músculos da mastigação, ruídos e limitação de movimento, sendo responsáveis por uma sintomatologia diversificada, de difícil diagnóstico e tratamento, que envolve manifestações de dor e incoordenação muscular relacionada com o desequilíbrio biomecânico não apenas da própria articulação, como também de áreas circunvizinhas, incluindo a região cervical.[26]

Dentre essas desordens, os dismorfismos craniofaciais apresentam entre seus tipos diferentes classes oclusais em que a posição da mandíbula tem relação direta com a postura da cabeça e ombros, por esta ser um osso livre. As anormalidades oclusais são as possíveis causas das cefaleias, DTM e dores

faciais. Porém, a influência da coluna cervical nas estruturas da mastigação é frequentemente ignorada.[27] Severas desordens craniocervicais, como anteriorização da cabeça, retificação da coluna cervical e assimetria de ombros, têm sido estabelecidas em pacientes com Disfunção Temporomandibular.[27]

Ao analisarmos a relação crânio-coluna cervical em norma lateral, pode-se notar que a maior parte do peso do crânio, seu centro de gravidade, descansa na região anterior da coluna cervical e nas articulações temporomandibulares. Sendo assim, sua posição ortostática é mantida por um complexo mecanismo muscular envolvendo músculos da cabeça, pescoço e cintura escapular.[28] Devido a estas íntimas relações, qualquer alteração em uma destas estruturas poderá levar a um desequilíbrio postural, não somente nestes locais, como também nas demais cadeias musculares do organismo.[28] As complexas interações anatômicas e biomecânicas entre o sistema estomatognático e a área de cabeça e pescoço permitiram uma relação entre DTM e postura. Diversos estudos têm demonstrado que pacientes com DTM possuem alterações na posição da cabeça e ombros, bem como aumento da lordose cervical. Desvios no posicionamento da cabeça e ombros podem ocorrer como consequência de diferentes alterações, como anomalias podais ou mesmo distúrbios craniomandibulares. Distúrbios do aparelho estomatognático, como a hiperatividade muscular, por exemplo, levam a anteriorização cervicoescapular.[28,29] A atividade aumentada da musculatura mastigatória interfere nos músculos chamados de contra apoio (esternocleidomastóideo, trapézio) levando ao encurtamento dos músculos posteriores do pescoço e alongamento dos anteriores, o que acarreta uma projeção anterior do corpo, ultrapassando o quadrilátero de sustentação.[29] Simultaneamente, a posição anterior da cabeça irá acarretar distúrbios de posicionamento e funcionamento mandibular, levando a uma crescente tensão na musculatura mastigatória e, consequentemente, DTM.[30] A lordose cervical aumentada também é um sinal importante encontrado em pacientes com DTM.[31] A explicação para a origem de tal alteração postural foi abordada em diversos estudos. Alguns trabalhos afirmam que, ao realizar a anteriorização da cabeça, o olhar passa a ficar baixo e, na tentativa de nivelar este olhar tornando-o funcional, ocorre o aumento da lordose cervical.[31] Outros autores explicam que, sendo os músculos da mastigação sinérgicos aos da cervical, um desequilíbrio entre eles causa forças retrusivas na mandíbula, alterando o seu posicionamento de repouso e levando a hiperatividade muscular.[31] Intervenções associadas entre dentistas e fisioterapeutas podem ser realizadas. O fisioterapeuta visa a avaliar e proporcionar correção postural, equilíbrio biomecânico e aplicar terapias manuais e terapias com meios físicos, objetivando controle do bruxismo, redução do apertamento dental e melhora do trismo.[32-34]

CONCLUSÃO

Considerando a prevalência e o alto impacto das desordens funcionais e posturais nos idosos, é imperativa a disseminação do conhecimento para adequada abordagem destas condições para os profissionais de saúde, mais especificamente os cirurgiões dentistas, aos quais se designa este capítulo. Ainda que não levem diretamente ao risco de mortalidade, na grande maioria dos casos, alterações funcionais e posturais são fonte de grande sofrimento e incapacidade, limitando a vida plena, e a tendência é que este cenário constitua uma realidade cada vez mais dominante. Dentistas e fisioterapeutas podem, em muitos casos, atuar concomitantemente para potencializar a reabilitação bucal e postural dos idosos. Grande parte dos conhecimentos dessas afecções e das intervenções indicadas neste capítulo podem e devem ser oferecidas na atenção primária à saúde, com destaque para as medidas preventivas, educativas e de instituição precoce (na verdade, oportuna). Mais além, cabe destacar que o plano terapêutico deve ser individualizado e multidisciplinar, sempre que possível, levando-se em consideração as crenças e preferências do paciente.

REFERÊNCIAS BIBLIOGRÁFICAS

1. Mari F, Alves G, Aerts D, Camara S. O Processo de envelhecimento e a saúde: o que pensam as pessoas de meia-idade sobre o tema. Rev Bras Geriat Gerontol, Rio de Janeiro, 2016;19(1):35-44.
2. Organización Mundial de la Salud. Informe mundial sobre el envejecimiento y la salud. Ginebra: OMS; 2015.
3. World Health Organization. Geneva, Switzerland: WHO; 2002. Towards a common language for functioning, disability and health: ICF. 2002.
4. Fung HH, Carstensen LL, Lutz AM. Influence of time on social preferences: implications for life-span development. Psychol Aging 1999;14:595-604.
5. Fung HH, Lai P, Ng R. Age differences in social preferences among Taiwanese and Mainland Chinese: the role of perceived time. Psychol Aging 2001;16:351-6.
6. Lang FR, Staudinger UM, Carstensen LL. Perspectives in socioemotional selectivity in late life: how personality and social context do (and do not) make a difference. J Gerontol B Psychol Sci Soc Sci 1998;53:21-30.
7. Fischer ME, Cruickshanks KJ, Klein BEK, et al. Multiple sensory impairment and quality of life. Ophthalmic Epidemiol 2009;16:346-53.
8. Gopinath B, Schneider J, McMahon CM, et al. Dual sensory impairment in older adults increases the risk of mortality: A population-based study. [PubMed: 23469161]. PLoS One 2013;8:e55054.
9. Schneider J, Gopinath B, McMahon C, et al. Prevalence and 5-year incidence of dual sensory impairment in an older Australian population. [PubMed: 22382082]. Ann Epidemiol 2012;22:295-301.
10. Raja SN, Carr DB, Cohen M, et al. The revised International Association for the Study of Pain definition of pain: Concepts, challenges, and compromises. Pain 2020;161:1976-82.
11. Gloth FM. Handbook of pain relief in older adults: an evidence-based approach. Totowa, NJ: Humana Press; 2004.
12. de Vries NM, van Ravensberg CD, Hobbelen JSM, et al. Effects of physical exercise therapy on mobility, physical functioning, physical activity and quality of life in community-dwelling older adults with impaired mobility, physical disability and/ or multi-morbidity: a meta-analysis. [PubMed: 22101330]. Ageing Research Reviews 2012;11(1):136149.
13. Tieland M, Trouwborst I, Clark BC. Skeletal muscle performance and ageing. J Cachexia Sarcopenia Muscle 2018;9(1):3-19.

14. Teixeira DKS, Andrade LM, Santos JLPS, Caires ES. Quedas em pessoas idosas: restrições do ambiente doméstico e perdas funcionais. Rev Bras Geriatr Gerontol 2019;22(3):1-10.
15. Oliveira HML, Rodrigues LF, Caruso MFB, Freire NSA. Fisioterapia na prevenção de quedas em idosos: revisão de literatura. Revista Interdisciplinar de Estudos Experimentais 2017;9:43-47.
16. Palmer LM, Apler ME. Fundamentos das técnicas de avaliação musculoesquelética. 2. ed. São Paulo: Guanabara-Koogan; 2000.
17. Pranke GI, Teixeira CS, Mota CB. Contribuições biomecânicas ao público da terceira idade. Rev Bras Geriatr Gerontol 2006;9(2):75-91.
18. Kirkendall DT, Garrett WE. The effects of aging and training skeletal muscle. Am J of Sport Med. 1998;26(4):598-602.
19. Yadav S, Yang Y, Dutra EH, et al. Temporomandibular joint disorders in older adults. J Am Geriatr Soc 2018;66(6):1213-17.
20. Fiser WM, Hays NP, Rogers SC, et al. Energetics of walking in elderly people: factors related to gait speed. J Gerontol A Biol Sci Med Sci 2010;65(12):1332-7.
21. Studenski S, Perera S, Patel K, et al. Gait speed and survival in older adults. JAMA 2011;305(1):50-8.
22. Ostrosky KM. A comparison of gait characteristics in young and older subjects. Physical Therapy 1994;74(7):637-46.
23. Hacıdursunoğlu Erbaş D, Çınar F, Eti Aslan F. Elderly patients and falls: a systematic review and meta-analysis. Aging Clin Exp Res 2021;33(11):2953-66.
24. Scuccato R. Cadere da vecchi. [Falls in the elderly.]. Recenti Prog Med 2018;109(7):401-4.
25. Wadhwa S, Kapila S. TMJ disorders: future innovations in diagnostics and therapeutics. [PubMed: 18676802]. J Dent Educ 2008;72:930-47.
26. Okeson JP. Fundamentos de oclusão e desordens temporomandibulares. 2. ed. São Paulo: Artes Médicas; 1992.
27. Nassif NJ, Al-Salleeh F, Al-Admawi M. The prevalence and treatment needs of symptoms and signs of temporomandibular disorders among young adult males. J Oral Rehabil 2003;30:944-50.
28. Darling DW, Krauss S, Clasheen-Wray MB. Relationship of head posture and the rest position of the mandible. J Prost Dent 1994;52(1):111-15.
29. Bienfat B. Bases elementares, técnicas de terapia manual e osteopatia. São Paulo: Simmus; 1997.
30. Kopf A, Nicolakis P, Erdogmus B, et al. Exercise therapy for craniomandibular disorders. Arch Phys Med Reabil 2000;81(9):1137-42.
31. Rego Farias AC, Restani Alves VC, Gandelman H. Estudo da relação entre a disfunção da articulação temporomandibular e as alterações posturais. Ver Odontol UNICID 2001;13(2):125-33.
32. Amorim CSM, Espirito Santo AS, Sommer M, Marques AP. Effect of physical therapy in bruxism treatment: A systematic review. J Manipulative Physiol Ther 2018;41(5):389-404.
33. Nagata K, Hori S, Mizuhashi R, et al. Efficacy of mandibular manipulation technique for temporomandibular disorders patients with mouth opening limitation: a randomized controlled trial for comparison with improved multimodal therapy. J Prosthodont Res 2019;63(2):202-9.
34. Santos Miotto Amorim C, Firsoff EF, Vieira GF, et al. Effectiveness of two physical therapy interventions, relative to dental treatment in individuals with bruxism: study protocol of a randomized clinical trial. Trials 2014;15:8.

A EQUIPE MULTIPROFISSIONAL NO ATENDIMENTO AO PACIENTE IDOSO

CAPÍTULO 13

Elson Fontes Cormack

INTRODUÇÃO

Alguns anos atrás, quando recebi o convite da colega Eliana Campostrini para escrever sobre a equipe multiprofissional no atendimento ao paciente idoso, eu já tinha uma certa experiência no trabalho em equipes multidisciplinares. No início dos anos 1990, atuando na Assessoria de Planejamento da Secretaria Municipal de Niterói (SMS-Niterói), participei ativamente da criação do Centro-Dia para Idosos Dependentes, que surgiu por uma iniciativa da APAZ (Associação de Parentes de Pessoas com Alzheimer) da cidade de Niterói, que, na época, na figura do seu dedicado presidente, propôs a cessão de uma casa a fim de receber esse projeto. Havia, portanto, a necessidade da Secretaria de Saúde de ampliar as vagas de profissionais da rede municipal de saúde, e contratar recursos humanos que pudessem se dedicar a esse trabalho. Ainda não eram comuns as chamadas Organizações Sociais de Saúde (OSS) – na teoria instituições sem fins lucrativos que atuam conjuntamente com o Sistema Único de Saúde (SUS) formando parceria com a Administração Pública na prestação da assistência à saúde. Portanto, era preciso montar um projeto que permitisse a abertura de novas vagas para os profissionais necessários ao funcionamento do Centro-Dia proposto, incluindo, desde o pessoal responsável pela segurança, limpeza, cozinha e serviços gerais, até os profissionais especializados, como médico geriatra, pessoal de enfermagem, fisioterapeuta, nutricionista, terapeuta ocupacional, serviço social e também um cirurgião-dentista. Obviamente alguns desses profissionais atuariam apenas em sistema de escala de serviço, por meio de visitas regulares para avaliação e intervenção terapêutica dos idosos, enquanto outros teriam atuação diária e mais intensa. Portanto, era necessário levar esse projeto como proposta de governo para a câmara dos vereadores da cidade, para que a tema fosse ao plenário para ser discutido, votado e aprovado, uma vez que haveria aumento de despesas do poder executivo. O projeto demandaria também um custo inicial de adaptação do imóvel cedido, além de um valor mensal para os insumos necessários que permitissem o pleno funcionamento do Centro-Dia, como as despesas de água, luz, telefonia, manutenção, alimentação e transporte. É fácil imaginar que um processo desse tipo, com tantas variáveis, não evoluiria no âmbito do serviço público tão rapidamente, e, após alguns meses de expectativa pela aprovação do projeto, já frustrado pela demora, o presidente da APAZ local desistiu, naquele momento, dessa parceria com a Secretaria Municipal de Saúde de Niterói, retirando a oferta da cessão do imóvel. Pouco tempo depois, acabei sendo aprovado em concurso público para atuar como docente na Faculdade de Odontologia da UFRJ, e perdi o contato com o desenrolar daquele projeto, que continuou tramitando pela câmara municipal da cidade. No década seguinte, já nos anos 2000, após o Ano Internacional do Idoso decretado pela ONU, em 1999, a questão da atenção aos idosos "entrou na moda". E começaram a surgir iniciativas em todas as áreas do conhecimento ligadas à atenção das pessoas mais idosas da sociedade. Em 1991, a ONU estabeleceu o dia primeiro de outubro como o Dia Internacional da Terceira Idade, e, alguns anos mais tarde, a **Lei nº 11.433/2006**[1] foi promulgada pelo então Presidente Luiz Inácio Lula da Silva, instituindo também o Dia Nacional do Idoso no Brasil. Três anos antes, no dia 1° de outubro de 2003, o Presidente Lula já havia promulgado a **Lei nº 10.741/2003** criando o Estatuto do Idoso,[2] que é considerado até hoje uma das maiores conquistas da população idosa brasileira, regulando os direitos assegurados às pessoas com idade igual ou superior a 60 anos, introduzindo, dentre outros, o atendimento preferencial imediato e individualizado junto aos órgãos públicos e privados prestadores de serviços, a preferência na formulação e na execução de políticas sociais públicas específicas, e determinando ser obrigação do Estado e da sociedade assegurar à pessoa idosa a liberdade, o respeito e a dignidade, como pessoa humana e sujeito de direitos civis, políticos, individuais e sociais, garantidos na Constituição e nas Leis. No âmbito da saúde pública, anos mais tarde, a **Portaria de Consolidação nº 2/2017** instituiu a Política Nacional de Saúde da Pessoa Idosa.[3] Obviamente todas essas políticas públicas refletiram a percepção da sociedade brasileira e dos poderes públicos constituídos do aumento considerável do número de pessoas idosas no país. Em dezembro de 2020, a Assembléia Geral da Organização das Nações Unidas (ONU) declarou o período de 2021 a 2030 como **Década do Envelhecimento Saudável**.[4] Iniciativas desse tipo objetivam mudar a forma de pensar, sentir e agir em relação à idade e ao envelhecimento, facilitar a capacidade dos idosos de participar e contribuir com suas comunidades e sociedade, prestar atenção integrada e serviços de saúde primários que atendam às necessidades do indivíduo, além de prover acesso a cuidados de longa duração para pessoas idosas que deles necessitem. Essa resolução da ONU, endossada pela Assembléia Mundial da Saúde, realizada pela Organização Mundial da Saúde (OMS), expressou a preocupação de que, apesar da previsibilidade do envelhecimento da

85

population e do seu ritmo acelerado, o mundo ainda não está suficientemente preparado para responder aos direitos e necessidades das pessoas idosas por todo o planeta.

Consequentemente, com o avançar dos anos, haverá no Brasil um maior acúmulo de incapacitações e doenças, com previsível aumento de consultas médicas em geral, como resultado direto da incidência das condições crônicas. Cançado[5] ressalta que a proporção de idosos nos países desenvolvidos que necessita de atenção médica aumenta de forma proporcional à idade, atingindo cerca de 5% de idosos no grupo de 65-74 anos; 12% no grupo de 75-84 anos e ao redor de 35% no grupo de 85 anos ou mais, concluindo que a tendência do idoso se manter independente é reduzida com o avançar da idade, atingindo cerca de 60% dos indivíduos com 65-70 anos, e chegando a apenas 40% de pessoas com mais de 80 anos. Portanto, as mudanças demográficas, que tem revelado um incrível aumento da população idosa, fazem com que o cirurgião-dentista e os outros participantes da equipe de saúde bucal devam esperar despender mais do seu tempo de prática clínica com pacientes oriundos desse grupo, cuja saúde bucal e saúde geral estão diretamente relacionadas. As evidências de que as necessidades de saúde dos pacientes idosos são complexas e inter-relacionadas têm resultado numa percepção, pelos profissionais de saúde envolvidos nessas tarefas, de que trabalham melhor quando exercem suas práticas de forma cooperativada. Isso requer que o cirurgião-dentista e o higienista dental ampliem seus conhecimentos além dos limites das suas profissões. O largo espectro de necessidades dos pacientes idosos requer que o cirurgião-dentista tenha conhecimento das várias disciplinas da área de saúde relacionadas para consultar esses outros profissionais, e trabalhar lado a lado com eles. Dois fatores, portanto, são os principais responsáveis pela relevância da atenção odontológica para pacientes idosos: as alterações na estrutura etária da população e as mudanças no padrão de saúde bucal. É opinião geralmente aceita de que nenhum profissional da área de saúde seja capaz de atender isoladamente às diversas necessidades de uma pessoa da terceira idade que se encontra debilitada e apresenta uma série de problemas.[6]

A aceitação da importância do trabalho em equipe é tida como certa pelos profissionais de saúde, embora ainda não existam análises sistemáticas com respeito a sua eficácia. Chen et al.[7] em artigo disponibilizado na prestigiosa revista Archives of Gerontology and Geriatrics, concluem que o envelhecimento da população se tornou uma das questões mais desafiadoras para as sociedades modernas, transformando-se na força motriz para desencadear reformas dos sistemas de saúde e assistência social, que estão altamente associadas a redesenhos das sociedades. Fica nítido para esses autores que os **idosos** hoje em dia diferem muito dos **idosos** de décadas atrás, e que as mudanças nas medidas relacionadas com a saúde ao longo do tempo têm resultado no que eles classificam como **rejuvenescimento da população**. Para enfrentar os desafios relacionados com o envelhecimento populacional, as propostas da Organização Mundial da Saúde vão no sentido de criações de cidades e hospitais amigos do idoso, na percepção de que as propostas adequadas ao envelhecimento devem ser sensíveis ao social e à cultura. Portanto, o trabalho de redesenhar as comunidades amigáveis ao envelhecimento para atender às necessidades atuais e futuras da população

só é possível por meio de uma atuação multiprofissional, que vai muito além da atividade de uma equipe multiprofissional composta apenas por profissionais de saúde, pois envolve o trabalho de engenheiros, arquitetos, administradores, economistas, tributaristas, profissionais da área de ciências atuariais, dentre outros. Enfim, é um desafio de cada comunidade, partes interessadas, provedores de assistência social e de saúde que atuem com os governos de todos os níveis para conseguir desenvolver soluções multidimensionais para melhor moldar o futuro das sociedades e comunidades. Atualmente ainda são escassos os projetos de saúde focados em níveis comunitários e populacionais, buscando uma longevidade saudável pelo redesenho de comunidades. Cientistas e pesquisadores precisam desenvolver uma pesquisa de implementação baseada em evidências, para equilibrar a importância da evidência científica e as estratégias para a implementação de resultados acadêmicos que impactem positivamente a vida de toda a comunidade, particularmente dos mais idosos.

DEFINIÇÕES

Equipe de saúde é um termo que tem sido relatado na literatura científica médica desde o início do século XX,[8] mas só recentemente uma abordagem multidisciplinar nos cuidados à saúde tem suplantado o tradicional modelo médico de atenção. Saunders[9] definiu equipe interdisciplinar como **um grupo de pessoas que são treinadas em diferentes áreas e conhecimentos, entre as quais se organiza uma divisão de trabalho ao redor de um problema comum no qual cada membro usa seus próprios conhecimentos, com uma contínua intercomunicação e reexame dos postulados em termos de limitação imposta pelo grupo pelo trabalho de seus membros e também pela responsabilidade do grupo pelo produto final**. Em essência, é na interdisciplinaridade de uma equipe de saúde que se desenvolve um plano de tratamento comum para cada paciente, e faz-se com que as decisões de todo tratamento sejam tomadas de forma coletiva, em vez de simplesmente os diferentes especialistas emitirem suas opiniões para que um médico tome, sozinho, as suas próprias decisões. O desafio do modelo de uma prática de atuação interdisciplinar consiste na atuação conjunta dos diferentes profissionais que, interagindo seus conhecimentos oriundos de outras áreas, convergem suas habilidades para uma atuação direta ao paciente geriátrico.

É importante que se tenha uma noção coerente do que vem a ser uma equipe multidisciplinar. As palavras **interdisciplinar, multidisciplinar, intradisciplinar, transdisciplinar, intraprofissional e interprofissional** são usadas na literatura, não obstante algumas tentativas de se distingui-las entre si. Equipe multidisciplinar é definida por Campbell e Cole[10] como **um grupo de profissionais que trabalham de forma independente no mesmo ambiente, comunicando-se de maneira informal**. Segundo os mesmos autores, a equipe interdisciplinar seria formada **por profissionais que trabalham de maneira interdependente num mesmo ambiente, comunicando-se tanto formalmente quanto de modo informal**. As avaliações feitas por cada profissional são discutidas, de maneira sistemática, pela equipe que assiste o paciente. Panneton et al.[11] buscam estabelecer a diferença entre **a equipe como um grupo de trabalho**, e um **trabalho**

CAPÍTULO 13 ■ A EQUIPE MULTIPROFISSIONAL NO ATENDIMENTO AO PACIENTE IDOSO **87**

de colaboração em equipe. Nos grupos de trabalho, as pessoas uniriam-se porque trabalham num mesmo ambiente, mas não partilhariam necessariamente as mesmas tarefas ou responsabilidades, nem trabalhariam juntas para melhorar o serviço que produzem. Os grupos de trabalho corresponderiam às equipes multidisciplinares. A equipe inteira trabalha com um objetivo comum, dividindo as tarefas para tirar o melhor proveito de cada membro e garantir que os objetivos sejam alcançados. O trabalho em colaboração da equipe corresponderia ao trabalho interdisciplinar. Na prática quase todas as equipes se situam em algum ponto que vai do grupo de trabalho à equipe de colaboração.[12]

Uma interessante classificação das equipes de saúde foi proposta por Trute e Macpherson,[13] baseada numa analogia com as equipes esportivas. Segundo os autores, muitas equipes de assistência à saúde lembram um time esportivo no qual o capitão dá as ordens, enquanto os demais membros da equipe formam uma hierarquia rígida. De um modo geral, o capitão é um médico. Outras equipes de atendimento à saúde lembrariam um time de vôlei, no qual cada membro ocupa alternadamente cada posição possível. Algumas equipes de tratamento mental funcionavam nesse esquema na década de 1960, mas hoje esse método é considerado obsoleto. Entre esses dois tipos extremos existiriam equipes esportivas altamente estruturadas, como as de beisebol, nas quais os sinais são inicialmente dados pelo participante que pegou a bola; mas, depois da bola ter sido atingida, os jogadores improvisariam em praticamente todos os jogos. Nesse caso, todos os jogadores possuem habilidades básicas comuns para atingir e pegar a bola, ao lado de qualificações mais específicas. Algumas equipes externas de avaliação geriátrica se assemelham a esse modelo. Qualquer membro da equipe pode fazer a avaliação inicial; após esse ponto, outros membros da equipe entram em jogo, de acordo com as suas qualificações especiais. As equipes de futebol e hóquei seriam as menos estruturadas, pois, apesar de os jogadores ocuparem posições mais ou menos fixas, eles podem atuar em qualquer ponto do campo, conforme as circunstâncias do jogo. Portanto, na visão desses autores, esse seria o modelo mais recomendável para as equipes de assistência à saúde.

FORMAÇÃO DA EQUIPE

A literatura sobre equipes interdisciplinares de saúde quase sempre adota três premissas básicas: a primeira, que os membros da equipe devam ter a mesma noção de papéis, normas e valores; a segunda, que a equipe deva funcionar de maneira igualitária, colaboradora e independente; e a terceira, que o resultado combinado das decisões tomadas em colaboração beneficie mais o paciente do que os efeitos isolados das diversas disciplinas. Na Inglaterra, as casas geriátricas são registradas pelas autoridades locais e obrigadas a manter profissionais qualificados em suas equipes para assistência aos seus internos 24 h por dia. A Legislação inglesa determina que sejam asseguradas as acomodações, facilidades de entretenimento, segurança, alimentação, serviços de lavanderia, calefação, iluminação e higiene pessoal, porém não determina nada sobre saúde bucal ou acesso a dentistas.[14] Entretanto, levantamentos realizados em idosos institucionalizados nesse país demonstraram baixos índices de higiene bucal, próteses

Quadro 15-1 Profissionais que, além de profissionais odontológicos, geralmente são incluídos nas equipes geriátricas interdisciplinares[16]

- O paciente e sua família
- Médico geriatra
- Equipe de enfermagem/cuidador
- Psicólogo/Psiquiatra
- Fisioterapeuta
- Terapeuta ocupacional
- Fonoaudiólogo
- Assistente social
- Nutricionista
- Outras especialidades:
  - Oftalmologista
  - Ortopedista
  - Pneumologista
  - Podólogo
  - Radiologista
  - Anestesiologista
  - Audiometrista

mal conservadas, patologias bucais e altos níveis de cárie coronária e de raiz. As comparações entre idosos que vivem em suas próprias casas e os que vivem em casas geriátricas demonstrou que o aumento de placa presente no segundo grupo é muito maior, e a frequência de escovação muito menor.[15]

Holm-Pedersen e Loe[16] relacionaram, além dos profissionais odontológicos, os membros que geralmente são incluídos em uma equipe geriátrica interdisciplinar (Quadro 13-1). Os mesmos autores destacam ainda que o papel do paciente na equipe interdisciplinar de saúde é raramente mencionado na literatura, mas relembram que a equipe de saúde não seria necessária sem a existência do paciente e que, em alguns momentos, seria o próprio paciente que atuaria como o líder da equipe, pois sua autonomia e cooperação seriam vitais para se definir os objetivos terapêuticos, com suas opiniões e desejos devendo ser considerados por todos os membros da equipe. Nos casos em que haja impedimentos ou o paciente tenha delegado a autoridade sobre seus cuidados de saúde para um familiar ou parente, seria essa pessoa a autoridade definitiva sobre as decisões da equipe nos cuidados à saúde do paciente idoso.

FATORES QUE AFETAM A EQUIPE

A prática das profissões de saúde foi orientada, desde o início de seu desenvolvimento, no sentido do diagnóstico e tratamento das enfermidades, com enfoque para as atividades curativas. A expressão "arte de curar", frequentemente atribuída à profissão médica, traduz bem esta orientação. Queluz e Palumbrom[17] destacam dois motivos que dificultariam o estabelecimento de um verdadeiro espírito de integração multidisciplinar nas equipes de saúde, gerado pelo predomínio histórico da medicina sobre os membros dessa equipe: o primeiro seria o ressentimento dos demais participantes da equipe, muitas vezes intelectualmente aptos a assumir posições de maior hierarquia, mas impedidos de fazê-lo, seja em virtude da existência de dispositivos formais restritivos, seja por força de tradição em sólidos antecedentes históricos; e o segundo pela atuação defensiva das profissões preteridas nesse processo. Os autores concluíram ressaltando que a integração dos serviços de saúde exige uma harmonia interna dentro da equipe de saúde, só alcançável quando, entre outras condições, houver certo grau de sacrifício na autonomia de cada uma das profissões participantes. Finalizaram com a premissa de que, quando os componentes da equipe passam a pensar e agir não mais em função dos interesses da profissão de origem de cada um, mas como integrantes de uma nova profissão – a saúde –, o trabalho conjunto torna-se amplamente facilitado.

Nem sempre as equipes confirmam o suposto entendimento de seus papéis e quanto à posição de igualdade na tomada das decisões, mas podemos esperar maior vantagem para os pacientes quando essas condições estão presentes. As barreiras ao trabalho dos profissionais da área odontológica no contexto de uma equipe multidisciplinar ainda são muitas e têm um forte determinante cultural, na medida em que a importância do trabalho desenvolvido por esse profissionais ainda não é totalmente concebida pelos envolvidos com o cuidado dos idosos. Alguns estudos[18] demonstram que a saúde bucal é geralmente percebida como sendo menos importante entre pessoas idosas do que a saúde física. Cormack,[19] por exemplo, avaliou idosos domiciliarmente utilizando o questionário BOAS (*Brazilian Old Age Schedule*), e concluiu que os idosos entrevistados tinham uma boa imagem sobre a sua saúde geral, não se coadunando, entretanto, com a opinião que tinham sobre a sua saúde bucal, revelando uma dicotomia entre esses dois aspectos, uma vez que a saúde bucal não era vista como parte integrante da saúde geral. Idosos institucionalizados raramente recebem mais do que tratamentos emergenciais para suas dores e desconfortos dentais,[20] e o conceito de prevenção para os indivíduos com mais de 70 anos parece ser uma novidade.[21]

INTEGRAÇÃO DA EQUIPE

Portanto, um dos primeiros desafios dos que se aventuram no campo do tratamento dos pacientes idosos é, face ao exposto, superar as barreiras que impeçam a efetiva integração dos profissionais da área, que devem exercer suas funções de forma integrada e participativa, promovendo um desejável intercâmbio de conhecimentos entre os atores envolvidos nessa tarefa. A UNESCO, em seu documento relativo à Educação Superior no Século XXI,[22] demonstrou que as habilidades esperadas para os profissionais universitários para o século que se iniciava eram: ser flexível, não se especializar demais; investir na criatividade, não só no conhecimento; aprender a lidar com incertezas; preparar-se para estudar durante toda a vida; ter habilidades sociais e capacidade de expressão; saber trabalhar em grupo; estar pronto para assumir responsabilidades; ser empreendedor; entender as diferenças culturais; adquirir intimidade com novas tecnologias, como a Internet.

O trabalho realizado por Walter *et al.*,[23] buscando uma prática interdisciplinar e multiprofissional, promoveu a interação entre alunos de um curso de especialização em odontologia e profissionais de diferentes áreas, com ênfase nas abordagens teóricas de profissionais sobre assuntos de áreas diversas, como Cardiologia, Pediatria, Farmacologia, Fisioterapia, Administração, Informática e Fonoaudiologia, além de promover estudos clínicos, seminários e estudos de casos em grupo. A maioria (63%) dos envolvidos nessa experiência considerou que o projeto permitiu uma visão interdisciplinar e multiprofissional na atenção ao paciente odontológico, e todos, sem exceção, declararam-se conscientizados para a necessidade da educação continuada permanente, concluindo o autor pela viabilidade de se trabalhar as competências requeridas para o profissional do Século XXI, na visão da UNESCO, por meio da introdução de uma visão multidisciplinar e interdisciplinar, do trabalho em equipe e da busca ativa do conhecimento, mudando o enfoque da prática docente, tornando-a mais compatível com a visão do paciente como um todo.

Desenvolvendo diversos projetos geriátricos interdisciplinares, Panneton *et al.*[11] relataram ganhos na percepção de problemas dos idosos pelos alunos que participaram dessas experiências. Os autores L'Estrange *et al.*[24] ressaltaram a importância do trabalho em equipe, considerando que o exame e diagnóstico multidisciplinar permite determinar um plano de tratamento mais adequado para cada indivíduo. Na sua metodologia, o indivíduo é examinado por cada membro da equipe, investigações apropriadas são tomadas, e posteriormente todas as opiniões são discutidas, sendo então determinado o regime de tratamento a ser tomado, levando-se em consideração a vontade dos pacientes e as condições médicas gerais. Chalmers, Kingsford e Carter[25] realizaram, em Sidney, um programa dental de caráter multidisciplinar para adultos institucionalizados com doenças mentais crônicas, em que os profissionais da área odontológica atuaram em parceria com os profissionais da área de saúde mental e dos transportes, desenvolvendo um bem-sucedido programa de assistência, que permitiu o acesso ao sistema público de serviços dentais para a maioria dos pacientes atendidos.

Nitschke[26] ressaltou a necessidade de os médicos serem treinados para detectar cáries, doença periodontal e problemas bucais, a fim de partilharem com os cirurgiões-dentistas e suas equipes as opções de tratamento reabilitador, alertando para que os hospitais geriátricos tenham uma especial atenção com os pacientes de longa permanência, evitando que suas internações, por falta de cuidados preventivos adequados, resultem num aumento dos seus problemas dentais. As cáries radiculares são uma afecção de alta prevalência nos pacientes idosos, e Shay[14] ressaltou que os fatores de risco envolvem fatores intrabucais e do meio ambiente, fazendo com que o efetivo controle dessas lesões seja complexo e multidisciplinar. Boyd e Dwyer[27] consideraram a importância dos cuidados nutricionais como parte da prevenção das doenças bucais, e apontaram os higienistas dentais como os membros indicados na equipe multidisciplinar para identificar os pacientes com dietas de risco para a saúde bucal. Walsh, Roberts e Bennett[28] discorreram sobre os problemas da mobilidade dos pacientes idosos, e afirmaram a importância da atuação ativa da equipe multidisciplinar para diminuir a severidade e as complicações da imobilidade, na busca por caminhos que superem esses problemas. As diferentes concepções quanto ao diagnóstico, prevenção e tratamento requeridos pelos idosos fizeram com que Koller[29] chamasse a atenção para duas considerações importantes: a primeira, de que os profissionais da área odontológica se tornem efetivamente membros da equipe de saúde geriátrica, sabendo atender a heterogeneidade das necessidades dos pacientes; em segundo, a necessidade da conscientização de todos os profissionais da equipe de saúde sobre os possíveis impactos negativos que os medicamentos podem ter sobre a saúde bucal. A criação de um Prontuário dos Pacientes Idosos foi sugerida por Brunetti e Montenegro[30] para utilização entre os profissionais autônomos envolvidos na atenção à saúde dos pacientes da terceira idade, nos moldes dos prontuários adotados nos serviços públicos e hospitais, onde nesses prontuários se registrariam as principais patologias, fármacos e procedimentos adotados pelos profissionais.

Finalizando, para superar o desafio de desenvolver um trabalho harmônico numa equipe multidisciplinar, é essencial que os papéis do cirurgião-dentista, higienistas e demais membros da equipe de saúde devam ser bem definidos e também que se busque um líder, uma vez que um grupo sem liderança não pode necessariamente ser chamado de equipe. Essa liderança pode ser definida por alternância entre os membros, consenso ou votação, e o líder deve ser aquele que busque manter o grupo no caminho de alcançar as suas metas pre estabelecidas. O líder deve ser aquele capaz de comunicar-se com todos os membros, saber delegar funções e tarefas, e administrar os inevitáveis conflitos que surgirão ao longo da trajetória. Uma vez superado esses obstáculos, não apenas os pacientes idosos serão beneficiados, obtendo uma atenção muito mais qualificada, mas o crescimento e a realização profissional serão, sem dúvida, os principais prêmios que todos os membros da equipe de saúde serão agraciados, no final dessa longa jornada do desenvolvimento profissional, estabelecendo novos vínculos interdisciplinares, e adquirindo uma nova dimensão e significado às suas vidas pessoais e profissionais.

REFERÊNCIAS BIBLIOGRÁFICAS

1. Brasil, Presidência da República. Lei 11433/2006; [Internet]. Dia Nacional do Idoso. 2006.
2. Brasil, Presidência da República. Lei 10.741 de 01 de outubro de 2003; [Internet]. Estatuto da Pessoa Idosa. 2003.
3. Brasil, Ministério da Saúde. Portaria de Consolidação n° 2/2017; [Internet]. Política Nacional de Saúde da Pessoa Idosa. 2017.
4. Nações Unidas Brasil. Assembleia Geral da ONU declara 2021-2030 como Década do Envelhecimento Saudável; [Internet]. 2022.
5. Cançado FAX. Noções práticas de geriatria (Coord). Belo Horizonte: Coopemed; 1994.
6. Coot CA. Trabalho em equipe em fisioterapia na terceira idade. São Paulo: Editora Santos; 1998.
7. Chen L-K, et al. Community re-designs for healthy longevity: Japan and Taiwan examples. Archives of Gerontology and Geriatrics 2023;104:104875.
8. Barker LF. The specialist and the general practitioner in relation to team work in general practice. JAMA 1922;78:773-9.
9. Saunders JM. The roles of the dentist and the dental hygienist on interdisciplinary teams providing health care for elderly patients. In: Holm Pedersen (Loc. Org.). Textbook of geriatric dentistry. Copenhagen: Munksgaard; 1996. p. 560-74.
10. Campbell LJ, Cole KD. Geriatric assessment teams. Clinics in Geriatric Medicine 1987;3:99.

11. Panneton PE, Moritsugu KP, Miller AM. Training health professionals in the care of the elderly. J Am Geriatr Soc 1982;30(2):144-9.
12. Kiyak HÁ, Grayston MN, Crinean CL. Oral health problems and needs of nursing home residents. Community Dent Oral Epidemiol 1993;21:49-52.
13. Trute B, Mac Pherson AS. Psychiatric teams, sports and mental health practice. Canada's Mental Health 1977;25:4.
14. Shay K. Root caries in the older patient: significance, prevention, and treatment. Dent Clin North Am 1997;41(4):763-93.
15. Simons D, et al. Relationship between oral hygiene practices and oral status in dentate elderly people living in residential homes. Community Dent Oral Epidemiol 2001;29:464-70.
16. Holm-Pedersen P, Loe H. Textbook of geriatric dentistry. Copenhagen: Munksgaard; 1996. p. 560-74.
17. Queluz DP, Palumbro A. Integração do odontólogo no serviço de saúde em uma equipe multidisciplinar. Jornal de Assessoria e Prestação de Serviços ao Odontologista 2000;3(19):40-6.
18. Given B, Simmons S. The interdisciplinar health-care team: fact or fiction. Nurs Forum 1977;26:166-7.
19. Cormack EF. A saúde oral na perspectiva do idoso em Niterói. Tese de Doutorado, Universidade Federal Fluminense, Niterói. 2001.
20. Macentee MI, et al. Factors influencing oral health in Vancouver's long term care facilities. Community Dent Oral Epidemiol 1987;15:314-16.
21. De Baat C, Bruns H, Vans Rossum G, Kalik W. Oral health care for nursing home residents in the Netherlands – a national survey. Community Dent Oral Epidemiol 1993;21:240-2.
22. UNESCO. Conferência Mundial sobre o Ensino Superior - Paris, França, 1988. Tendências da Educação para o Século XXI (In: Conselho de Reitores das Universidades Brasileiras). Trad. Maria Beatriz Ribeiro. UNESCO/CRUB. 1998:720.
23. Walter LR, et al. Odontopediatria: teoria e prática interdisciplinar e multiprofissional. II Seminário. Ensinando e aprendendo em odontologia. Revista da ABENO 2001:41.
24. L'Estrange, et al. The importance of a multidisciplinary approach. J Oral Rehabil 1996;23(1):72-7.
25. Chalmers JM, Kingsford SD, Carter KD. A multidisciplinary dental program for community-living adults with chronic mental illness. Spec Care Dentist 1998;18(5):194-201.
26. Nitschke I. Fundamentals of dentistry for geriatric rehabilitation - an introduction to geriatric dentistry. Z Gerontol Geriatr 2000;33(1):45-9.
27. Boyd LD, Dwyer JT. Guidelines for nutrition screening, assessment, and intervention in the dental office. J Dent Hyg 1998;72(4):31-43.
28. Walsh K, Roberts J, Bennett G. Mobility in old age. Gerodontology 1999;16(2):69-74.
29. Koller MM. Geriatric dentistry: medical problems as well as disease- and therapy-induced oral disorders. Schweiz Rundsch Med Prax 1994;83(10):273-82.
30. Brunetti RF, Montenegro FLB. Odontogeriatria – noções de interesse clínico. São Paulo: Artes Médicas; 2002. p. 377.

IMPORTÂNCIA DA EMPATIA NA PRÁTICA DO ODONTOGERIATRA

CAPÍTULO 14

Juliana Montijo Vasques ▪ José Maria Peixoto ▪ Eliane Perlatto Moura

INTRODUÇÃO

Empatia pode ser definida como a capacidade de compreensão das experiências, preocupações e perspectivas do paciente, além de agir de acordo com esse entendimento. Sendo um conceito complexo e multidimensional, implica pelo menos em três processos diferentes:

1. Sentir o que a outra pessoa está sentindo.
2. Saber o que a outra pessoa está sentindo.
3. Ter a intenção de responder compassivamente à angústia de outra pessoa.[1]

O paciente, sentado na cadeira do dentista, encontra-se em uma situação de vulnerabilidade. Ele desconhece os procedimentos e os instrumentos usados, o que torna o atendimento mais apreensível, principalmente quando se trata de um paciente portador de demência. Outros fatores que contribuem para a vulnerabilidade no atendimento odontológico ao idoso são:

▪ Alguns pacientes idosos têm medo do tratamento odontológico, devido a experiências passadas.
▪ Os procedimentos odontológicos frequentemente envolvem dor.
▪ Alguns pacientes já estão fragilizados pela condição clínica com comorbidades diversas.

Uma abordagem cautelosa e centrada no indivíduo envolve a empatia, cujos componentes podem ser representados em quatro áreas principais: afetiva, moral, comportamental e cognitiva:

1. O componente afetivo compreende a capacidade de experimentar e compartilhar os sentimentos de outra pessoa.
2. O componente moral exprime uma força altruísta interna que motiva a prática da empatia.
3. O componente comportamental atua na capacidade comunicativa para transmitir a compreensão da perspectiva de outra pessoa.
4. O componente cognitivo define a capacidade intelectual de identificar e compreender os sentimentos e a perspectiva de outra pessoa a partir de uma postura objetiva.[2]

A partir destas premissas, a empatia pode ser vista como um conjunto de habilidades e competências essenciais para a prática clínica.[2]

Cada vez mais atenção está sendo dada às opiniões dos pacientes sobre os cuidados e ao desenvolvimento de uma abordagem mais centrada no indivíduo. Para ser percebido como empático, o profissional de saúde deve ser capaz de criar uma visão sobre a experiência do paciente como se ele próprio a estivesse vivenciando e comunicar essa compreensão, verbalmente ou não verbalmente, ao mesmo tempo em que verifica a sua veracidade e age em concordância com esse conhecimento. Portanto, a ação empática fica evidente no encontro clínico entre um paciente e um profissional de saúde.[3]

IMPORTÂNCIA DA EMPATIA NA PRÁTICA CLÍNICA

Os pacientes consideram a empatia como um componente básico de todas as relações terapêuticas e um fator-chave em suas definições de qualidade do cuidado.

Um atendimento com empatia propicia maior satisfação e adesão do paciente, com melhores resultados diagnósticos e clínicos, além de fortalecer a relação de confiança dos usuários com seus profissionais.

Os profissionais de saúde devem compreender o estado de saúde de seus pacientes, elaborar planos de tratamento em parceria com estes e realizar intervenções que estejam atentas às suas necessidades, temores, ritmos de vida e expectativas. Contudo, os profissionais podem relatar dificuldades em adaptar suas habilidades técnicas aos desejos do paciente.

A satisfação do paciente com o resultado do tratamento é uma preocupação primordial na definição da qualidade do cuidado. Assim, o compromisso de fornecer um serviço de qualidade e alcançar a satisfação do idoso torna-se uma questão importante para o odontogeriatra.

A qualidade do atendimento e sua satisfação são dois grandes conceitos multidimensionais na perspectiva do paciente. A qualidade do atendimento envolve uma avaliação subjetiva da técnica realizada, já a satisfação resulta das emoções sentidas pelo paciente durante o atendimento.[4]

Kotler define satisfação como: "o sentimento de prazer ou decepção de uma pessoa resultante da comparação do desempenho ou resultado percebido de um produto, em relação às suas expectativas".

Um número limitado de estudos examinou o cumprimento das expectativas do paciente comparando a visão dele sobre o comportamento ideal e o comportamento real dos dentistas. Esses estudos mostram claramente a lacuna que existe entre o tipo de serviço que os pacientes esperam receber e o serviço que realmente recebem.[5]

A maioria dos estudos sobre a satisfação do usuário explora, na verdade, a percepção destes sobre vários atributos de qualidade do serviço. No topo da prioridade estão os seguintes aspectos relacionados com uma abordagem centrada na pessoa:

- *Conexão*: acesso a um dentista conhecido, pois os pacientes valorizam muito a familiaridade, a consistência e a continuidade dos cuidados.
- *Atitude*: uma abordagem carinhosa, compreensiva e empática, com pequenos gestos de apoio, demonstrando ao paciente que a equipe realmente se importa com suas necessidades.
- *Comunicação*: oportunidade e tempo para serem ouvidos sobre seus problemas, destacando seus sintomas, preocupações, valores e crenças e o que realmente desejam do tratamento.
- *Empoderamento*: envolve a oportunidade de o paciente estar envolvido na tomada de decisão sobre seu tratamento.
- *Sentimento de valorização*: envolve respeito e empatia, em que o reconhecimento, a segurança e o apoio que a equipe odontológica passou aos pacientes foram considerados muito importantes.

A comunicação empática tem impacto direto nos diagnósticos e melhora a capacidade do profissional em lidar com a situação clínica. Portanto, é importante identificar estratégias que possibilitem o desenvolvimento desta habilidade empática.[6]

PARTICULARIDADES DA EMPATIA NO ATENDIMENTO ODONTOLÓGICO GERIÁTRICO

O profissional precisa desenvolver competências específicas para atender às necessidades de saúde no cenário da geriatria e gerontologia. O aumento da população de idosos e a necessidade de maior preparo para seus cuidados surgem como desafios a serem superados.[7]

Os idosos geralmente têm problemas mais complexos, apresentam maior risco de morbidade e mortalidade e precisam de intervenções abrangentes com enfoque nos aspectos físicos, psicológicos, sociais, culturais e econômicos, caracterizando uma avaliação global das suas condições biopsicossociais da saúde (ver Capítulo 17).[8]

A saúde bucal é um elemento-chave dos cuidados geriátricos. A Sociedade Americana de Odontogeriatria, o Grupo de Pesquisa em Educação da Associação Internacional de Pesquisa Odontológica e a Associação Americana de Pesquisa Odontológica comprometeram-se a melhorar a saúde bucal em idosos por meio de educação continuada interdisciplinar e interprofissional.[9]

Muitos autores afirmam que a odontologia geriátrica requer conhecimentos especiais e habilidades clínicas para tratar condições dentárias que ocorrem em idosos, reconhecendo a importante conexão entre saúde bucal e a sistêmica.[10]

O bom atendimento é aprimorado por uma abordagem humanista, um relacionamento centrado no indivíduo e a sensibilidade em relação a sua saúde, preocupações, medos e anseios.[11] Os atributos, como gentileza e simpatia, são valorizados pelos pacientes tanto quanto a competência técnica do profissional.

Idosos frágeis e funcionalmente dependentes também enfrentam barreiras para receber cuidados de saúde bucal. As doenças sistêmicas, com impacto na saúde bucal, são mais comuns no envelhecimento. O estado de saúde bucal relativamente precário de idosos com condições crônicas coexistentes pode ter um efeito negativo no seu bem-estar. Também, a dificuldade de acesso dos idosos aos serviços odontológicos limita os cuidados e contribui para complicar suas condições físicas prévias, principalmente se forem funcionalmente dependentes, cognitivamente prejudicados ou doentes terminais.[12]

A comunicação entre dentista, equipe multiprofissional de saúde e pacientes têm recebido cada vez mais atenção na odontologia e na educação odontológica. O dentista precisa saber gerenciar emergências, compreender as necessidades especiais do idoso e sua capacidade de se submeter e responder aos cuidados, em concordância com seus médicos assistentes.[10]

No ensino de Odontologia no Brasil, a transformação do olhar sobre o envelhecimento populacional vem ocorrendo, principalmente, a partir da implantação das Diretrizes Curriculares Nacionais para os cursos da área da saúde e da maior inserção do Cirurgião-Dentista no Sistema Único de Saúde (SUS). Muitas universidades promovem a interação dos estudantes às equipes multidisciplinares com atendimentos aos idosos, a fim de compreender a singularidade do paciente, estabelecer vínculo e construir com a equipe e com o idoso um projeto terapêutico.

Aspectos negativos do envelhecer sobrepõem-se aos positivos, perpetuando os mitos e estereótipos relacionados com o envelhecimento. O aprimoramento da compreensão empática pelos profissionais é importante e oportuno para melhorar essa situação, pois muitas pessoas sentem-se desconfortáveis com seu próprio processo de envelhecimento.[11]

Atitudes negativas em relação aos idosos geralmente surgem do medo e da falta de conhecimento e habilidades para o cuidado destes pacientes. Profissionais que passaram por uma capacitação de atitude e conhecimento corretos em relação às pessoas idosas tiveram uma atitude positiva em relação a esta população.[13]

TRABALHANDO HABILIDADES EMPÁTICAS NO ATENDIMENTO GERIÁTRICO

O estudo de Moura *et al.*[14] os autores realizaram uma revisão sistemática da literatura sobre estratégias utilizadas para o ensino da empatia na graduação médica. Eles descreveram experiências do ensino da empatia com pacientes reais, destacando que ao mostrar aos alunos a percepção dos pacientes acerca de suas doenças foi uma estratégia eficaz para o ensino da empatia.

Utilizando o instrumento Mapa da Empatia em Saúde (Fig. 14-1) para estimular o aprendizado da empatia em um ambulatório de geriatria, com alunos da graduação médica do Centro Universitário de Belo Horizonte (UniBH), observamos que o uso do MES não aumentou a empatia daqueles que já realizavam atendimento utilizando a Avaliação Geriátrica Ampla (AGA). Acreditamos que a AGA já promove por si só atitudes empáticas durante o atendimento (ver Capítulo 17). No entanto, o MES promoveu, nos estudantes, reflexões sobre seus próprios sentimentos em relação aos pacientes, evidenciando suas dificuldades para transpor suas reflexões em intenções de cuidado, ao considerar as perspectivas biomédica, afetiva e social dos pacientes.[15,16]

Também, um programa de treinamento em empatia, com os profissionais que prestam atendimento odontológico a

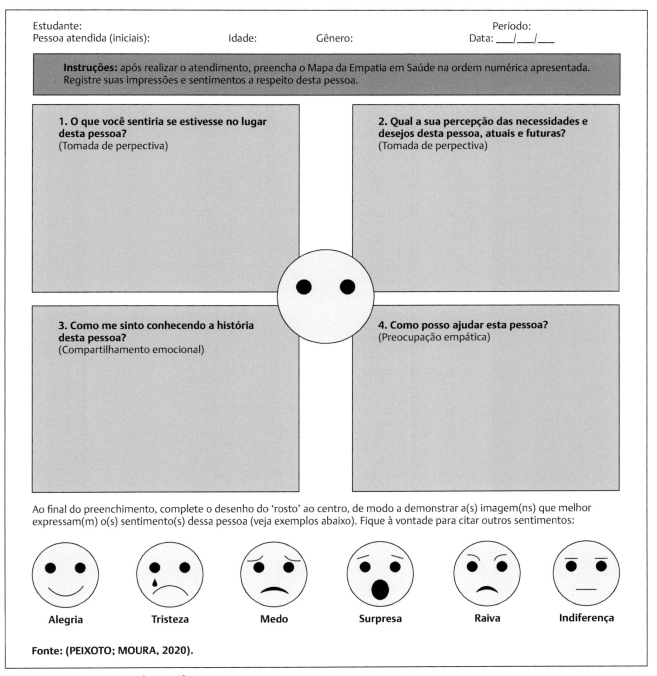

Fig. 14-1. Questionário sociodemográfico.[15]

pacientes com demência em Tóquio, melhorou a saúde bucal daqueles que anteriormente resistiam à higiene ou aos tratamentos odontológicos.[9]

Ao avaliar estudantes de odontologia de Londres, Waldrop.[17] identificou que aqueles que apresentaram escores mais altos de empatia tinham uma maior aceitação do envelhecimento e um maior convívio com idosos fora da prática clínica.

Já o estudo de Yoon e Compton[18], com alunos de odontologia que atendiam os idosos em suas instituições de longa permanência, mostrou que compreender o ambiente de cuidado em que esses idosos viviam, promoveu aos alunos empatia, compreensão do trabalho em equipe, melhora em suas habilidades de comunicação e em suas competências pessoais e éticas.

Na Bélgica, um questionário validado foi enviado por correio a todos os dentistas do grupo de estudo de Luc De Visschere[19], coletando dados sociodemográficos, motivos para seguir a carreira odontológica, conhecimento sobre o envelhecimento, atitude em relação aos idosos institucionalizados e aspectos da educação em odontogeriatria. Observou-se grande variabilidade entre as seis escolas de odontologia envolvidas em relação à formação de graduação recebida em odontogeriatria. O conhecimento dos dentistas sobre o envelhecimento também foi baixo, indicando que, neste estudo, houve uma atitude negativa em relação ao idoso institucionalizado. As escolas de odontologia belgas foram desafiadas a reorientar sua oferta de educação em odontologia geriátrica para incluir atividades que ajudem a desenvolver percepções positivas em relação aos idosos, com uma empatia positiva e atitude de cuidado.

CONSIDERAÇÕES FINAIS

As atitudes etárias entre os dentistas podem resultar em planejamento de tratamento inadequado e reduzir a qualidade de vida dos idosos. À medida que a população envelhece, aumenta a necessidade por profissionais de saúde bucal especializados em serviços para os idosos.

Discute-se muito a necessidade de habilidades socioafetivas, como a empatia, no atendimento em saúde. Urge o planejamento e inserção de estratégias que sejam capazes de fornecer aos profissionais das áreas da saúde o entendimento de que o cuidado deve ser centrado na atenção integral à saúde do idoso com empatia, atitudes e ações que possam dissipar estereótipos e promover uma maior consciência do valor dos idosos. Com esse enfoque, o odontogeriatra será capaz de promover saúde, qualidade de vida e satisfação ao seu paciente idoso.

REFERÊNCIAS BIBLIOGRÁFICAS

1. Peixoto JM, Moura EP. Health Empathy Map: Creation of an instrument for empathy development. Revista Brasileira de Educação Médica, Brasília 2020;44(01):e029.
2. Hojat M, et al. Physician empathy: definition, components, measurement, and relationship to gender and specialty. The American Journal of Psychiatry, Arlington 2002;159(9)1563-9.
3. Bratsberg HM. Digital commons at Buffalo State Creative Studies Graduate Student Master's Projects International Center for Studies in Creativity: Empathy maps of the four sight preferences. International Center for Studies in Creativity, [S.l.], [Internet]. 2012.
4. Fragkos KC, Crampton PES. The effectiveness of teaching clinical empathy to medical students: A systematic review and meta-analysis of randomized controlled trials. Academic Medicine, Philadelphia 2020;95(6)947-57.
5. Sousa LUR, et al. The Health Empathy Map as an instrument of reflection in a non-care teaching scenario. Revista Brasileira de Educação Médica, Brasília 2021;45(04):e195.
6. Cançado P, Moura EP, Peixoto J. O efeito do mapa da empatia em saúde no comportamento empático médico percebido pelo paciente. Saúde e Pesquisa, Maringá 2021;14(2):261-270.
7. Batista NA, Lessa SS. Aprendizagem da empatia na relação médico-paciente: um olhar qualitativo entre estudantes do Internato de Escolas Médicas do Nordeste do Brasil. Revista Brasileira de Educação Médica, Brasília 2019;43(1-1):349-56.
8. Braga LS, et al. Perceived discrimination among older adults living in urban and rural areas in Brazil: a national study (ELSI-Brazil). BMC Geriatrics, London 2019;19(1):67.
9. Dewi FD, Sudjana G, Oesman YM. Patient satisfaction analysis on service quality of dental health care based on empathy and responsiveness. Dent Res J (Isfahan) 2011;8(4):172-7.
10. Kotler P. Marketing management. 11th ed. Upper Saddle River, Nj: Prentice Hall; 2003. p. 61.
11. Mercer SW, Reynolds WJ. Empathy and quality of care. The British Journal of General Practice: the Journal of the Royal College of General Practitioners, [Internet]; London 2002;52:9-12.
12. Kobayashi M, et al. The effect of multimodal comprehensive care methodology training on oral health care professionals' empathy for patients with dementia. BMC Medical Education 21, Article number. 2021;315.
13. Gray D. Force field analysis. Games for Exploring, [S.l.], [Internet]. 2010.
14. Moura EP, et al. Estratégias atuais utilizadas para o ensino da empatia na graduação médica: revisão sistemática. Revista Eletrônica Acervo Saúde 2021.
15. Paro HBMS, et al. Brazilian version of the Jefferson Scale of Empathy: psychometric properties and factor analysis. BMC Medical Education, London 2012;12:73.
16. Vasques JM, Peixoto JM, Moura EP. Mapa da Empatia em Saúde como instrumento de reflexão em um cenário de ensino assistencial em geriatria. Mestrado Profissional em Ensino em Saúde, [Internet]; Belo Horizonte. 2022.
17. Waldrop D, et al. Empathy in dentistry: How attitudes and interaction with older adults make a difference. Gerontology & Geriatrics Education, London 2016;37(4):359-80.
18. Yoon MN, Compton SM. Building professional competence in dental hygiene students through a community-based practicum. First published. 2016.
19. De Visschere L, Van Der Putten GJ, De Baat C, et al. The impact of undergraduate geriatric dental education on the attitudes of recently graduated dentists towards institutionalized elderly people. First published. 2009.

Parte II

Clínica Odontológica e Paciente Idoso

EPIDEMIOLOGIA DAS DOENÇAS BUCAIS EM IDOSOS

CAPÍTULO 15

Alfredo Carlos Rodrigues Feitosa ▪ Valéria da Penha Freitas

INTRODUÇÃO

O envelhecimento populacional é uma tendência de desenvolvimento no mundo. A taxa de crescimento populacional anual é de 1,2% da população global, enquanto a população com 65 anos ou mais é de 2,3%.[1] Em 2025, estima-se que a população atual com 60 anos ou mais atinja mais de 1,2 bilhão.[2] Até 2050, o número de indivíduos com 80 anos ou mais aumentará de 143 milhões, em 2019, para 426 milhões, representando 20% da população mundial.[3,4] Até lá, haverá 2 bilhões de idosos, 80% dos quais viverão em países em desenvolvimento.[5] No Brasil, ocorreu um crescimento significativo da população acima de 65 anos do censo de 2000 para o de 2010, ou seja, dos 190.755.799 habitantes, 7,5% são idosos.[6]

O número de idosos no mundo tem aumentado e a atenção à saúde para essa população precisa estar preparada para os próximos anos para evitar a falta de assistência e o risco de problemas na saúde pública. A Organização Pan-Americana da Saúde (OPAS/WHO) estruturou o Programa Década do Envelhecimento Saudável (2021 a 2030), que tem por objetivo reunir governos, sociedade civil, agências internacionais, profissionais e setor privado para o exercício de ações com foco na melhoria de vida das pessoas idosas, suas famílias e comunidades onde vivem. Segundo a Organização Mundial da Saúde (OMS), em 2030, uma a cada seis pessoas no mundo terá 60 anos ou mais; reforça ações onde as necessidades básicas dessa população precisam ser atendidas, enfatizando que a população idosa necessita de cuidados integrados, já que o processo de envelhecimento causa mudanças nos hábitos de vida e nas condições de saúde; recomenda fortemente que a Odontologia tenha um papel fundamental na prevenção e atenção às doenças bucais que podem acometer um paciente geriátrico; e impõe estudos epidemiológicos na área da saúde que apontam os agravos de uma população e orientam estratégias de prevenção, de controle e erradicação das doenças.[7] Seu Relatório global de saúde bucal (GOHSR) mostra que as doenças bucais são as doenças não transmissíveis mais disseminadas, afetando quase metade da população mundial (45% ou 3,5 bilhões de pessoas em todo o mundo) ao longo da vida, desde o início da vida até a velhice. O relatório enfatiza o impacto global das doenças bucais em nossa saúde e bem-estar e destaca as desigualdades gritantes, com uma carga maior de doenças para os grupos populacionais mais vulneráveis e desfavorecidos dentro e entre as sociedades.[8] Como todas as doenças não transmissíveis, a prevalência das doenças bucais

aumenta ao longo da vida de uma pessoa devido à sua exposição cumulativa aos vários determinantes sociais e comerciais da saúde bucal. Portanto, os idosos têm maior risco de contrair doenças bucais e sistêmicas em comparação com membros de outras faixas etárias. Além da taxa de doenças bucais nos adultos mais velhos permanecer inaceitavelmente alta,[9] quase metade da população de adultos mais velhos tem cárie não tratada[10] e dois terços da população de adultos mais velhos, nos Estados Unidos e na Alemanha, sofrem de periodontite.[11,12] A FDI (World Dental Federation) indicou que a saúde integrada para idosos é a melhor abordagem para aumentar os resultados de saúde e enfrentar as profundas consequências do envelhecimento populacional na próxima década.[13]

Neste sentido, serão abordados estudos como base para o entendimento da epidemiologia da cárie dentária, da doença periodontal e do edentulismo na população idosa, e suas associações com doenças sistêmicas mais prevalentes com dados disponíveis da Organização Mundial da Saúde e de achados epidemiológicos descritos na literatura.

DEFINIÇÃO E CONCEITOS EM EPIDEMIOLOGIA

Epidemiologia pode ser definida como a ciência que estuda o processo saúde-doença em coletividades humanas, analisando a distribuição e os fatores determinantes das enfermidades, danos à saúde e eventos associados à saúde coletiva, propondo medidas específicas de prevenção, controle ou erradicação de doenças, e fornecendo indicadores que sirvam de suporte ao planejamento, administração e avaliação das ações de saúde.[14] A epidemiologia tem como princípio básico o entendimento de que os eventos relacionados com a saúde (como doenças, seus determinantes e o uso de serviços de saúde) não se distribuem ao acaso entre as pessoas. Em síntese, pode-se afirmar que a distribuição das doenças na população é influenciada pelos aspectos biológicos dos indivíduos, pelos aspectos socioculturais e econômicos de sua comunidade e pelos aspectos ambientais do seu entorno, fazendo com que o processo saúde-doença se manifeste de forma diferenciada entre as populações.[15] Os primeiros registros sobre a concepção da epidemiologia deram-se na Grécia Antiga, quando o médico grego Hipócrates se contrapôs ao conceito de que as enfermidades e seus desfechos (cura ou morte) eram consequências da punição ou indulgência dos deuses e demônios e, assim, introduziu o conceito de doença como produto das relações complexas entre o indivíduo e o ambiente que o cerca.[15] No século XIX, a epidemiologia sofreu uma grande revolução a partir dos estudos pioneiros do médico e sanitarista britânico John Snow, considerado o "Pai da Epidemiologia", quando realizou minucioso trabalho de investigação científica, um estudo clássico da Epidemiologia de Campo, sobre a epidemia de cólera em Londres (1849-1854), que determinou a fonte de infecção de uma doença, mesmo sem conhecer seu agente etiológico. Tal constatação foi confirmada 30 anos mais tarde, com o isolamento do agente etiológico da doença.[15,16] Já o francês Louis Pasteur (1822-1895), considerado o" Pai da Bacteriologia", identificou inúmeras bactérias, tratou diversas doenças e influenciou profundamente a história da epidemiologia, introduzindo as bases biológicas para o estudo das doenças infecciosas.[15] Observa-se, portanto, que os levantamentos epidemiológicos são instrumentos importantes que permitem um melhor entendimento dos determinantes que causam as doenças em indivíduos dentro de uma amostra com as mesmas características, contribuindo com as possíveis formas de prevenção e tratamento.[17] O ramo da medicina que trata da metodologia de pesquisa é conhecido como Epidemiologia Clínica. Um alinhamento desse conhecimento com a bioestatística permitiu introduzir a análise estatística para a confirmação de achados, assim como para a avaliação de tratamentos médicos, fornecendo dados relevantes para a tomada de decisão na prática médica.[18] Deste modo, os estudos epidemiológicos podem ser classificados em observacionais ou experimentais. Os estudos observacionais permitem que a natureza determine o seu curso: o investigador mede, mas não intervém na pesquisa. Esses estudos podem ser descritivos e analíticos. Um estudo descritivo limita-se a descrever a ocorrência de uma doença em uma população. Os observacionais analíticos tentam quantificar a relação entre dois fatores, ou seja, o efeito de uma exposição sobre um desfecho. Dentre os estudos analíticos, os de intervenção são aqueles em que ocorrem efetivamente uma intervenção para se testar uma hipótese, e, nesta categoria, estão incluídos os estudos controlados randômicos. Estes estudos são considerados como sendo mais acurados para testar a eficácia de medicações, procedimentos e tratamentos.[19] Os resultados dos estudos randômicos controlados podem ter um impacto imediato e efetivo no cuidado do paciente, prevenindo erros sistemáticos.[19]

A seguir serão apresentados alguns dados de estudos epidemiológicos observacionais que sintetizam os agravos de cárie dentária, doenças periodontais e edentulismo em adultos idosos.

CÁRIE DENTÁRIA

No idoso, os dentes estão expostos a diversos agentes na cavidade bucal ao longo dos anos. Com o avanço da idade, mudanças na rotina, de comportamento, dos hábitos de higiene bucal e da dieta podem resultar no aumento dos fatores de risco à cárie. Entre esses fatores de risco estão a higiene bucal ineficiente (que pode estar relacionada com a condição funcional e mental do paciente), redução do fluxo salivar, qualidade da saliva, abrasões, dieta cariogênica, medicamentos e má higienização das próteses removíveis.

A cárie dentária é uma doença multifatorial considerada como uma manifestação clínica de uma infecção bacteriana, em que a atividade metabólica das bactérias resulta em um contínuo processo de desmineralização e remineralização do tecido dentário, e o desequilíbrio nesse processo pode causar uma progressão da desmineralização do dente com consequente formação de lesões cariosas. Em idosos, é comum o surgimento de cáries radiculares devido à exposição das raízes aos fatores de risco no decorrer dos anos. Além disso, alterações bucais que acometem os idosos tendem a dificultar uma adequada higienização bucal e fungos, como *Candida albicans*, têm sido considerados agentes secundários no desenvolvimento da cárie dentária em razão de seu potencial cariogênico.[20,21]

Estudos relacionados com diagnóstico, prevenção, tratamento e controle da doença da cárie auxiliam a Odontologia para o entendimento do comportamento e dos fatores de risco para seu desenvolvimento.[22-24] Com a obtenção do índice CPO-D e das condições das raízes, é possível registrar as diferentes necessidades de tratamento de acordo com a identificação da progressão dos níveis das lesões de cárie.

No período entre 1990 e 2017, a cárie dentária apresentou maior prevalência e incidência em países de baixa renda, nos locais onde o acesso ao atendimento odontológico era menor.[25] No entanto, ocorreu redução mundial da incidência e prevalência de cárie dentária com o processo de envelhecimento do paciente idoso.[26] Estudos realizados entre o período de 2016 a 2020, sobre prevalência de cárie em idosos com 60 anos ou mais em todo mundo, mostraram que a cárie não tratada variou entre os continentes, com a maior prevalência encontrada na Ásia e na África e menor prevalência na Austrália.[10] Essa revisão sistemática, também, mostrou variação na prevalência de cárie não tratada entre idosos moradores de comunidade e idosos institucionalizados, variando de 25% (Austrália) a 99% (África do Sul) em moradores de comunidade e de 47% (Índia) a 99% (Vietnã) em idosos institucionalizados. No Brasil, os resultados preliminares do Projeto Saúde Bucal (SB Brasil, 2020) mostraram que a média CPO-D em indivíduos de 65 a 74 anos foi estimada em 23,3%, ocorrendo redução na comparação com os resultados do SB Brasil 2010.[27,28] Apesar dessa redução, o índice de dentes cariados e restaurados em idosos teve um aumento, o que indica a necessidade de ampliação da atenção à saúde bucal do idoso no Brasil. A média de dentes cariados passou de 2,2% para 3,4% e os restaurados de 5,9% para 10,3% resultados do SB Brasil, 2010.[27,28]

A cárie dentária em idosos ainda é um problema de saúde pública mesmo em países desenvolvidos. Com o aumento da expectativa de vida, estima-se que, até o ano de 2050, uma em cada seis pessoas do mundo tenha mais de 65 anos[3]. Isso indica a necessidade de se estender as atividades de promoção e educação em saúde bucal ao longo de toda vida. A obtenção dos dados, como o índice CPO-D e de outros agravos, aponta as condições bucais do indivíduo e auxilia as tomadas de decisões para prevenção e controle das doenças identificadas, adotando estratégias e avaliando se elas causariam impactos, diminuindo e controlando a ocorrência da doença em massa (sociedades, classes sociais, grupos específicos).

DOENÇA PERIODONTAL

Periodontite é uma doença inflamatória crônica multifatorial associada a um biofilme disbiótico caracterizado pela destruição progressiva do aparato de suporte dentário.[29]

Enquanto componentes específicos ou subprodutos de bactérias, como vesículas extracelulares, enzimas, toxinas e seus metabólitos, podem romper moderadamente o tecido periodontal, o dano causado pela interação adversa entre o biofilme subgengival e a resposta imune inflamatória do hospedeiro é considerada a principal causa da patogênese periodontal, devido ao efeito duplo das células imunes e dos mediadores envolvidos neste processo infeccioso.[30] A periodontite causada por patógenos específicos, principalmente bactérias gram-negativas, e que leva à destruição dos tecidos de suporte dentário é considerada a segunda doença oral mais comum e a sexta doença mais difundida globalmente, afetando mais de 746.000.000 pessoas em todo o mundo. Além disso, a prevalência de periodontite moderada e grave é de 42% e 11%, respectivamente. Por sua vez, sua distribuição mostra um aumento acentuado após a segunda década de vida, com maior prevalência nos idosos.[31] As doenças periodontais (DP) têm caráter universal, representando grave problema de saúde pública odontológica nos países pobres e nos desenvolvidos.[32,33] No Brasil, constitui a segunda doença bucal de interesse em saúde pública, precedida apenas pela cárie dentária.[34] Estudos demonstram que a associação entre as condições bucais e aterosclerose é consistente em diferentes amostras de populações, e que as condições bucais precedem os eventos coronarianos.[35-37] Nas DP, bacteremias invadem os tecidos conjuntivos e seus componentes vasculares e, nas formas moderadas e graves, as endotoxinas (LPS) podem estimular a agregação plaquetária, contribuindo para a formação de trombos e placas ateromatosas.[35,38,39] A natureza multifatorial da periodontite interfere com a progressão e manifestação da doença, exigindo um exame clínico e análise de fatores de risco (idade, sexo, raça/etnia), fatores ambientais e comportamentais (microbiota específica, tabagismo e diabetes melito) e outros fatores em potencial para se determinar o diagnóstico e tratamento corretos.[40,41] Questões relevantes sobre o diagnóstico são estabelecidas no protocolo de registro periodontal e as diferenças entre parâmetros e critérios para definir a doença são usadas em exames clínicos e levantamentos epidemiológicos.[42] Neste sentido, estudos epidemiológicos descritivos para fins de diagnóstico e tratamento da periodontite utilizam a profundidade de sondagem de bolsa periodontal e a perda de inserção epitelial ou nível de inserção clínica como marcadores clínicos.[43] A OMS avalia a distribuição e a gravidade das doenças periodontais utilizando um sistema constituído pelo Índice Periodontal Comunitário (IPC) e pela Perda de Inserção periodontal (PIP). No IPC, utiliza-se uma sonda periodontal que apresenta, na extremidade, uma esfera de 0,5 mm, com uma tarja preta entre 3,5 e 5,5 mm e anéis ou marcas aos 8,5 e 11,5 mm. Na sistemática do exame periodontal, a dentição é dividida em seis partes ou sextantes, sendo o sextante examinado somente se houver dois ou mais dentes presentes, sem indicação de extração por cárie dentária. Os códigos previstos no IPC são: **0** (saúde periodontal); **1** (sangramento à sondagem); **2** (cálculo, porém a tarja preta da sonda está visível); **3** (bolsa periodontal de 4-5 mm e margem gengival sobre a tarja preta da sonda); **4** (bolsa periodontal de 6 mm ou mais e tarja preta da sonda não visível); **X** (sextante excluído por ter menos de dois dentes presentes). A Perda de Inserção Periodontal (PIP) é observada nos mesmos sextantes e objetiva estimar a destruição acumulada durante a vida útil da inserção periodontal. Tem como referência a junção amelocementária (JAC), que fica exposta ou visível quando ocorre recessão gengival. Permite comparações entre grupos populacionais, sem pretender descrever a extensão total da perda de inserção de um indivíduo. A extensão da PIP é registrada utilizando-se os seguintes códigos: **0** (perda de inserção de 0-3 mm, JAC não visível e valor do IPC de 0-3); **1** (perda de inserção de 4-5 mm e JAC dentro da tarja preta); **2** (perda de inserção de 6-8 mm e JAC entre o limite superior da tarja preta e o anel de 8,5 mm); **3** (perda de inserção de 9-11 mm e JAC entre os anéis de 8,5 e 11,5 mm); **4** (perda de inserção de 12 mm ou mais e JAC além do anel de 11,5 mm); **X** (sextante excluído e menos de dois dentes presentes). Em ambos os índices registra-se a pior condição observada, o que não exclui a presença de condições menos graves em outros sítios dos sextantes analisados.[43] Não obstante a isso, o IPC possui limitações geradas pelo reduzido número de países com dados disponíveis de doença periodontal que, registrando somente a bolsa periodontal mais profunda, não esclarece razões para perdas dentárias, subestimando dentes perdidos por problemas periodontais. A prevalência e severidade das doenças periodontais disponibilizada pela OMS indicam que: o nível de cálculo dentário é em média bastante superior em países europeus e asiáticos quando comparados aos Estados Unidos, o único país com dados disponíveis das Américas; a bolsa periodontal com mais de 6,0 mm atinge somente um número de sextantes reduzido e baixo percentual de pessoas atingidas na maioria das populações estudadas (exceção países da antiga União Soviética); na faixa etária de 65-74 anos, quase não existem pessoas totalmente isentas de doença periodontal, porém o percentual daquelas com bolsa periodontal com mais de 4,0 mm é geralmente pequeno, sendo o maior percentual limitado a uns poucos países, e os resultados do banco de dados da OMS indicam que a doença periodontal parece mais prevalente quando medida em relação à presença de cálculo dentário devido à deficiência na higienização bucal.[43] O último levantamento epidemiológico em saúde bucal realizado no Brasil revelou que 99,2% dos idosos na faixa etária de 65 a 74 anos apresentavam algum tipo de problema periodontal e, desses, 90,5% não possuíam nenhum dente funcional em pelo menos uma das arcadas.[28] Dos poucos sextantes em condições de exame nesse grupo etário, 4,2% apresentavam cálculo e 3,3% bolsas periodontais, sendo 2,5% bolsas rasas. Menos de um quinto (14%) dos idosos apresentavam sangramento gengival e 3% possuíam bolsas profundas. Em 6,0% dos idosos, foi possível identificar perda de inserção de 0 a 3 mm e, em 3,9%, perda de inserção maior que 4 mm. Somando-se a este quadro epidemiológico, existe ainda a grande possibilidade do idoso ser portador de outras condições sistêmicas debilitantes, que podem agir em sinergismo com as doenças bucais e repercutir na autonomia, na independência e na qualidade de vida.[44,45]

EDENTULISMO

O processo da perda total ou parcial dos dentes é representado pelo edentulismo, em que há perda da integridade do sistema mastigatório, podendo desencadear sequelas funcionais e estéticas.[46] A prevalência do edentulismo pode variar ao redor do mundo em razão da disponibilidade do acesso aos serviços odontológicos, acesso à informação e fator econômico da região. Vale ressaltar que o edentulismo, avaliado pela necessidade de prótese dentária, proporciona subsídios para o planejamento dos serviços de atenção secundária de caráter reabilitador com próteses dentárias parciais e totais. No Brasil, 23,9% de idosos entre 65 e 74 anos necessitavam de prótese total em pelo menos um maxilar e 15,4% desses necessitavam de prótese total dupla, ou seja, nos dois maxilares.[28] Os resultados preliminares do SB Brasil (2020) [27]sinalizaram o aumento na necessidade do uso de próteses dentárias entre adultos e idosos comparados aos resultados do SB Brasil (2010),[27] sendo 31,6% dos idosos com necessidade de prótese total superior e 55% de prótese total inferior. Esses dados fazem considerar o edentulismo ainda como um problema de saúde pública e a reabilitação protética um desafio para o Sistema Único de Saúde no Brasil. A cárie e a doença periodontal ainda são as causas mais comuns de extrações dentárias.[47] O edentulismo atinge diferentes faixas etárias e pode estar relacionado com fatores ambientais, econômicos e culturais. Adoção de estratégias para a interceptação precoce da cárie e da doença periodontal é fundamental para a redução da taxa de edentulismo em todas as partes do mundo.

Estudos epidemiológicos têm confirmado estatisticamente a relação entre a perda dentária total com desigualdade social.[28,48-51] Em algumas regiões do Brasil, o edentulismo tem sido associado ao fator econômico, em que idosos totalmente edêntulos apresentaram menor renda que os sem edentulismo total.[52] No Brasil, a expectativa é que o edentulismo tenha uma redução entre os jovens e adultos e que na população idosa continue aumentando para as próximas décadas, havendo uma estimativa para 2040 de 64 milhões de idosos edêntulos no Brasil.[53]

A prevalência média global de edentulismo foi estimada em 22,7%; quase uma em cada quatro pessoas com mais de 60 anos não tem mais dentes.[8] Entre 1990 e 2019, a prevalência média global de edentulismo aumentou 8% e o número estimado de casos no mundo aumentou 81%, representando 157 milhões de casos adicionais. As taxas variam entre os grupos de renda, com os países de baixa renda apresentando a taxa mais baixa (11,7%) e os países de renda alta com taxa mais alta (25,4%). A taxa mais elevada foi estimada para a Região Europeia (31,3%) e a mais baixa para a Região Africana (12,1%).[54]

O edentulismo causa impacto na qualidade de vida e influência na autopercepção em saúde bucal do paciente idoso, podendo estimular o isolamento social do indivíduo por razões estéticas e/ou funcionais, resultar num quadro depressivo e baixa qualidade de vida. A condição nutricional, também, poderá ser afetada em diferentes níveis, dependendo da eficiência mastigatória na presença ou ausência de próteses dentárias.[46] Dessa forma, dados obtidos dos estudos de epidemiologia são capazes de orientar os sistemas de atenção à pessoa idosa para aplicação de recursos apropriados e meios preventivos dos agravos em saúde bucal que acometem o idoso. Em toda as partes do mundo, ações para ampliação do acesso ao atendimento odontológico e de promoção da conscientização dos métodos de prevenção podem levar à redução da taxa de edentulismo mundial.

REFERÊNCIAS BIBLIOGRÁFICAS

1. United Nations. World population ageing 1950-2050. New York: United Nations; 2002.
2. World Health Organization. Active ageing: a policy framework. Geneva: World Health Organization [Internet]; 2002.
3. United Nations. Department of economic and social affairs, population division. The 2019 revision of world population prospects [Internet]. 2019.
4. United Nations Population Division. World population prospects: the 2002 revision. New York: United Nations [Internet]; 2003.
5. Kandelman D, Petersen PE, Ueda H. Oral health, general health, and quality of life in older people. Spec Care Dentist 2008;28(6):224-36.
6. Instituto Brasileiro de Geografia e Estatística. Primeiros resultados definitivos do Censo 2010: População do Brasil é de 190.755.799 pessoas. Brasil: IBGE [Internet]; 2011.
7. OPAS/WHO. Década do Envelhecimento Saudável nas Américas (2021-2030). Organização Pan-Americana da Saúde (paho.org); [Internet]. 2020.
8. WHO. The World Health Organization has published its latest comprehensive set of World Health Statistics [Internet]. 2022.
9. López R, Smith PC, Göstemeyer G, Schwendicke F. Ageing, dental caries and periodontal diseases. J Clin Periodontol. 2017;44:S145-52.
10. Chan AK, Tamrakar M, Jiang CM, et al. A systematic review on caries status of older adults. Int J Environ Res Public Health 2021;18(20):10662.
11. Eke PI, Dye BA, Wei L, et al. Update on prevalence of periodontitis in adults in the United States: NHANES 2009 to 2012. J Periodontol. 2015;86(5):611-22.
12. Nitschke I, Stark H. Krankheits-und Versorgungsprävalenzen bei Älteren Senioren (75-bis 100-Jährige). In: Jordan R, Micheelis W. Fünfte Deutsche Mund-Gesundheits-Studie. Deutscher Zahnarzte Verlag DAV: Koln, Germany 2016:517-48.
13. WHO. Integrated Care for Older People [Internet]. 2018.
14. Rouquayrol MZ, Goldbaum M, Santana EW De P. Epidemiologia, história natural e prevenção de doenças. In: Rouquayrol MZ, Gurgel M. (Orgs.). Epidemiologia & saúde. 7. ed. Rio de Janeiro: Medbook 2013;2:11-24.
15. Pereira MG. Epidemiologia: teoria e prática. Rio de Janeiro: Guanabara Koogan; 2013.
16. Snow J. Sobre a maneira de transmissão da cólera. São Paulo: Hucitec; Rio de Janeiro: Abrasco; 1999;250:17.
17. Smith GD, Ebrahim S. Epidemiology—is it time to call it a day? Int J Epidemiol 2001;30(1):1.
18. CAPCS. Tipos de estudos epidemiológicos [Internet]. 2019.
19. Werner CWA. Epidemiologia das doenças bucais em idosos. In: Campostrini E. Odontogeriatria. Editora Revinter 2004;13:121-6.
20. Nikawa H, Yamashiro H, Makihira S, et al. In vitro cariogenic potential of Candida albicans. Mycoses 2003;46(11-12):471-8.
21. Pereira DF, Seneviratne CJ, Koga-Ito CY, Samaranayake LP. Is the oral fungal pathogen Candida albicans a cariogen? Oral Dis 2018;24(4):518-26.
22. Twetman S, Axelsson S, Dahlén G, et al. Adjunct methods for caries detection: a systematic review of literature. Acta Odontol Scand 2013;71(3-4):388-97.
23. Gimenez T, Piovesan C, Braga MM, et al. Visual inspection for caries detection: a systematic review and meta-analysis. J Dent Res 2015;94(7):895-904.
24. Foros P, Oikonomou E, Koletsi D, Rahiotis C. Detection methods for early caries diagnosis: A systematic review and meta-analysis. Caries Res 2021;55(4):247-59.
25. GBD. Risk factor collaborators global, regional, and national comparative risk assessment of 84 behavioral, environmental and occupational, and metabolic risks or clusters of risks

for 195 countries and territories, 1990-2017: a systematic analysis for the Global Burden of Disease Study 2017. Lancet 2018;392(10159):1923-94.

26. GBD. Oral Disorders. Collaborators, Bernabe E, Marcenes W, Hernandez CR, Bailey J, Abreu LG, Alipour V, Amini S, Arabloo J, Arefi Z, Arora A. Global, regional, and national levels and trends in burden of oral conditions from 1990 to 2017: a systematic analysis for the global burden of disease 2017 study. J Dent Res 2020;99(4):362-73.

27. SB BRASIL. Pesquisa Nacional de Saúde Bucal [Internet]. Vigência 2021-2022.

28. Brasil. Ministério da Saúde. SB Brasil 2010: Pesquisa Nacional de Saúde Bucal: resultados principais. Brasília: MS; 2012.

29. Papapanou PN, Sanz M, Buduneli N, et al. Periodontitis: Consensus report of workgroup 2 of the 2017 World Workshop on the Classification of Periodontal and Peri-Implant Diseases and Conditions. J Periodontol 2018;89:S173-82.

30. Gu Y, Han X. Toll-like receptor signaling and immune regulatory lymphocytes in periodontal disease. Int J Mol Sci 2020;21(9):3329.

31. Del Giudice C, Vaia E, Liccardo D, et al. Infective endocarditis: A focus on oral microbiota. Micro-organisms 2021;9(6):1218.

32. Löe H, Anerud A, Boysen H, Morrison E. Natural history of periodontal disease in man: rapid, moderate and no loss of attachment in Sri Lankan laborers 14 to 46 years of age. J Clin Periodontol 1986;13(5):431-40.

33. Papapanou PN. Periodontal diseases: epidemiology. Ann Periodontol 1996;1(1):1-36.

34. Brasil. Ministério da Saúde. Secretaria Nacional de Programas Especiais de Saúde. Divisão Nacional de Saúde Bucal. Levantamento epidemiológico em saúde bucal; Brasil, zona urbana, 1986. Brasília (DF); 1988. p. 137.

35. Loesche WJ. Periodontal disease: link to cardiovascular disease. Compendium of Continuing Education in Dentistry (Jamesburg, NJ: 1995). 2000;21(6):463-6.

36. Beck J, Garcia R, Heiss G, Vokonas PS, Offenbacher S. Periodontal disease and cardiovascular disease. J Periodontol 1996;67:1123-37.

37. Mattila KJ, Nieminen MS, Valtonen VV, et al. Association between dental health and acute myocardial infarction. BMJ 1989;298(6676):779-81.

38. Ross R. Atherosclerosis—an inflammatory disease. N Engl J Med 1999;340(2):115-26.

39. Herzberg MC, Meyer MW. Dental plaque, platelets, and cardiovascular diseases. Ann Periodontol 1998;3(1):151-60.

40. Preshaw PM. Detection and diagnosis of periodontal conditions amenable to prevention. BMC Oral Health 2015;15(1):1.

41. AlJehani YA. Risk factors of periodontal disease: review of the literature. Int J Dent 2014.

42. Romito GA, Feres M, Gamonal J, et al. Periodontal disease and its impact on general health in Latin America: LAOHA Consensus Meeting Report. Brazilian Oral Research 2020;34.

43. OMS. Organização Mundial da Saúde. Levantamentos básicos em saúde bucal. 4. ed. São Paulo: Santos; 1999.

44. Lopes MWF, Gusmão ES, Alves RV. Impacto das doenças periodontais na qualidade de vida. RGO Revista Gaúcha de Odontologia (online). 2011;59:39-44.

45. Moreira RD, Nico LS, Sousa MD. Fatores associados à necessidade subjetiva de tratamento odontológico em idosos brasileiros. Cadernos de Saúde Pública 2009;25:2661-71.

46. Zarb G, Hobkirk JA, Eckert SE, Jacob RF. Tratamento protético para pacientes edêntulos. Rio de Janeiro: Elsevier; 2013;13:28-40.

47. Passarelli PC, Pagnoni S, Piccirillo GB, et al. Reasons for tooth extractions and related risk factors in adult patients: a co-hort study. Int J Environ Res Public Health 2020;17(7):2575.

48. Mack F, Mundt T, Budtz-Jørgensen E, et al. Prosthodontic status among old adults in Pomerania, related to income, education level, and general health (results of the Study of Health in Pomerania, SHIP). Int J Prosthodont 2003;16(3).

49. Al Hamdan E, Fahmy MM. Socioeconomic factors and complete edentulism for female patients at King Saud University, Riyadh, Saudi Arabia. Tanta Dental Journal 2014;11(3):169-73.

50. Makhviladze G, Tsitaishvili L, Margvelashvili V, Kalandadze M. Evaluation of edentulism, influence of socio-economic, behavioural factors and general health on prosthetic status of adult population of Georgia. European Scientific Journal 2015.

51. Ribeiro CG, Cascaes AM, Silva AE, et al. Edentulism, severe tooth loss and lack of functional dentition in elders: a study in Southern Brazil. Brazilian Dental Journal 2016;27:345-52.

52. Maia LC, Costa SM, Martelli DR, Caldeira AP. Edentulismo total em idosos: envelhecimento ou desigualdade social? Revista Bioética 2020;28(1):173-81.

53. Cardoso M, Balducci I, Telles DD, et al. Edentulism in Brazil: trends, projections and expectations until 2040. Ciência & Saúde Coletiva 2016;21:1239-46.

54. GBD. Risk factors collaborators. Global burden of 87 risk factors in 204 countries and territories, 1990–2019: a systematic analysis for the Global Burden of Disease Study 2019. Lancet 2020;396(10258):1223-49.

PROMOÇÃO DE SAÚDE BUCAL DO IDOSO

Monira Samaan Kallás ▪ Kaio Heide Sampaio Nóbrega ▪ Danilo Rocha Dias

O que vale na vida não é o ponto de partida e sim a caminhada.
Caminhando e semeando, no fim terás o que colher.

Cora Coralina

PROMOÇÃO DE SAÚDE BUCAL DO IDOSO

A promoção da saúde bucal do idoso é uma tarefa desafiadora devido à complexidade inerente a essa população, cujas características de história de vida, culturais, cognitivas e socioeconômicas podem dificultar o acesso aos serviços odontológicos e a adesão a práticas de higiene bucal adequadas. De acordo com as orientações do Ministério da Saúde, "a promoção de saúde bucal em idosos busca garantir o bem-estar, a melhoria da qualidade de vida e da autoestima, melhorando a mastigação, estética e possibilidade de comunicação. O envolvimento familiar ou de cuidadores e a interação multidisciplinar com a equipe de saúde fazem parte do processo de atenção em saúde bucal do idoso".[1]

A promoção eficaz da saúde bucal nessa população requer abordagens sensíveis à idade, adaptações nos cuidados odontológicos e uma compreensão profunda das particularidades relacionadas com a senescência, a fim de garantir uma melhor qualidade de vida e bem-estar bucal para os idosos (Fig. 16-1).[2-5]

A Organização Mundial da Saúde (OMS) publicou o Relatório Mundial de Saúde Bucal (GOHSR) em novembro de 2022, com foco na promoção da cobertura universal de saúde bucal até 2030.[6] O relatório analisa dados globais de saúde bucal, incluindo doenças, fatores de risco, distribuição de cirurgiões-dentistas e respostas nacionais, visando a promover reformas políticas a nível nacional e internacional, apresentando o primeiro perfil de saúde bucal por país.[7] O relatório defende firmemente a inclusão dos cuidados de saúde bucal no pacote de benefícios básicos (BBP) ou no pacote de benefícios de cobertura universal de saúde (UHC).[6,7]

As doenças bucais e dentárias não afetam apenas a região faciomaxilar, mas também a saúde geral do indivíduo. A prevalência dessas doenças em diferentes faixas etárias tem levado a efeitos adversos na saúde, incluindo problemas de imagem corporal, insônia, isolamento social, dor, desconforto, medo, ansiedade e limitações funcionais.[8,9] A doença periodontal grave está fortemente associada ao desenvolvimento de diabetes melito e eventos cardiovasculares, e, em menor

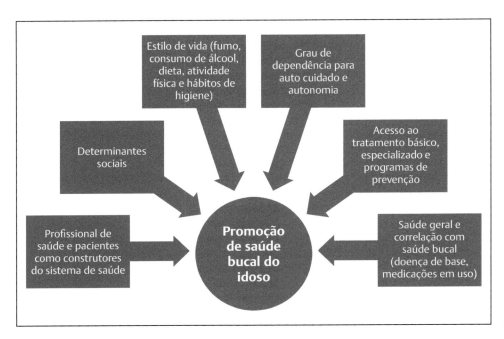

Fig. 16-1. Componentes da promoção de saúde bucal do idoso.

medida, às doenças cerebrovasculares e à doença pulmonar obstrutiva crônica. O aumento do uso de antibióticos e a subsequente resistência antimicrobiana são outros desafios destacados no relatório.[7]

A estrutura central da pirâmide de cuidados de saúde bucal é preocupante, pois há uma estrutura fundamental da carga de doenças, mas não uma reforma significativa em termos de um padrão ouro no qual os estados membros possam trabalhar dentro da estrutura da força de trabalho de cada país. Os quatro principais *frameworks* de cuidados de saúde bucal que devem ser implementados incluem:

1. Prioridade política, comprometimento e liderança.
2. Estruturas de governança e políticas.
3. Financiamento e alocação de recursos.
4. Envolvimento das comunidades e outras partes interessadas.

O foco em utilizar os recursos já existentes e alocar novos recursos para serem utilizados pelos estados-membros é essencial. A OMS também promove o uso de avanços na saúde digital (telemedicina, suporte de vídeo à saúde) na odontologia.

Um dos fatores mais negligenciados na manutenção da saúde bucal e prevenção de doenças orais é o bem-estar mental das pessoas em uma comunidade ou população. O consumo de tabaco e álcool, muitas vezes, é usado como uma forma de aliviar a ansiedade e a depressão, e esses comportamentos prejudiciais são introduzidos desde cedo, seja por promoções na mídia ou pela exposição a adultos com comportamentos semelhantes. A saúde mental ainda é estigmatizada em muitas culturas, e muitas pessoas se recusam a reconhecer seus problemas. Além disso, muitas pessoas não têm acesso a especialistas em saúde mental, o que afeta diretamente a eficácia das campanhas antitabagismo e antiálcool nesses países e, indiretamente, a saúde bucal.[7]

SAÚDE BUCAL DO IDOSO NO BRASIL

Segundo um relatório sobre a saúde bucal do Brasil, os resultados de últimos levantamentos epidemiológicos nacionais indicam que o edentulismo constitui-se em um persistente problema de saúde pública. Entre os principais fatores de risco para o edentulismo, o relatório cita baixa renda, baixa escolaridade, fator congênito, cárie dentária, doença periodontal e falta de acesso a tratamentos odontológicos.[10]

Além do edentulismo, outras condições de saúde bucal comuns nos idosos são: cárie de raiz, xerostomia, lesões de tecidos moles, doença periodontal, abrasão/erosão dentária, halitose, dificuldade de higienização, dificuldade de mastigação e deglutição, necessidade de prótese ou uso de prótese mal adaptada.[1]

Embora em muitos países o risco de perda dentária tenha diminuído nas últimas décadas, devido à melhoria das condições socioeconômicas, do estilo de vida e dos recursos médicos, melhorando a prevalência de perda dentária padronizada por idade, o aumento da população idosa resultou num aumento do número de idosos com perda dentária severa. Por outro lado, como houve o aumento do número de idosos com dentes remanescentes, outras condições bucais, como cáries radiculares, doenças periodontais, perda parcial de dentes

e boca seca, têm-se tornado problemas cada vez mais comuns entre os idosos, afetando a alimentação e a qualidade de vida.[11] Conhecer os aspectos epidemiológicos da saúde bucal de idosos é fundamental para o planejamento de políticas e ações de promoção de saúde.

Segundo o Estatuto do Idoso, a proteção à vida e à saúde da pessoa idosa deve ser garantida pelo Estado, mediante efetivação de políticas sociais públicas que permitam um envelhecimento saudável e em condições de dignidade.[12]

E é nesse contexto que o Sistema Único de Saúde (SUS) se fundamenta em um modelo inovador e equitativo em seus princípios. O SUS foi criado com o propósito de promover o acesso universal, igualitário e integral à saúde, proporcionando serviços de qualidade para todos os cidadãos brasileiros.

A universalidade assegura que todos os brasileiros têm direito ao atendimento de saúde, independentemente de sua situação econômica. A equidade procura reduzir as desigualdades na saúde, priorizando grupos mais vulneráveis e necessitados. A integralidade garante que os serviços de saúde oferecidos abranjam todas as dimensões da saúde, incluindo a promoção, a prevenção, o tratamento e a reabilitação. Além disso, a participação social incentiva a colaboração entre os cidadãos, profissionais de saúde e gestores na tomada de decisões, tornando o sistema mais democrático.

Esses princípios são fundamentais para criar um sistema de saúde que seja inovador, porque buscam constantemente melhorar a eficiência, a qualidade e a acessibilidade dos serviços. Além disso, a busca pela justiça social e pela equidade torna o SUS uma referência no combate às desigualdades na saúde, promovendo um modelo que visa a beneficiar a todos, independentemente de sua origem ou condição social.

A partir do contexto acima, foi criada a política nacional de saúde bucal, na qual estão inseridas vertentes importantes a serem consideradas no contexto de promoção de saúde bucal. Trata-se do programa Brasil Sorridente.

PROGRAMA BRASIL SORRIDENTE

O documento intitulado Diretrizes da Política Nacional de Saúde Bucal (PNSB), de 2004, parte da premissa que a promoção da saúde bucal vai além do aspecto técnico odontológico e busca integrar a saúde bucal à saúde coletiva. Isso envolve políticas públicas saudáveis, acesso à água tratada, fluoretação, cuidados odontológicos básicos e abordagens de fatores de risco para doenças orais e outros problemas de saúde. Também enfatiza a autonomia dos cidadãos no autocuidado e desestimula a automedicação e dependência excessiva dos serviços de saúde.[13]

No parágrafo 6.5.5. há a descrição sobre cuidados para o grupo de idosos: "a saúde bucal representa um fator decisivo para a manutenção de uma boa qualidade de vida. Para garantir o acesso, o serviço pode organizar grupos de idosos(as) na unidade de saúde e instituições para desenvolver atividades de educação e prevenção. Pode igualmente garantir atendimento clínico individual do idoso(a) evitando as filas e trâmites burocráticos que dificultem o acesso, com reserva de horários e dias específicos para o atendimento. Ao planejar ações para este grupo, deve-se levar em conta as disposições legais contidas no Estatuto do Idoso. Como elemento estratégico para ampliar o acesso à assistência, sugere-se a aplicação

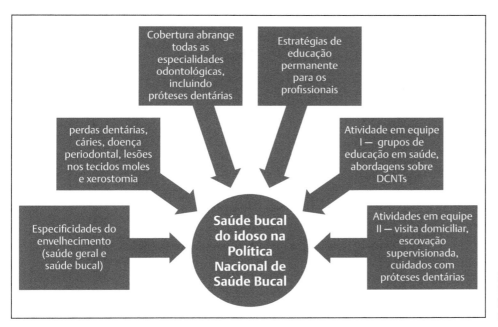

Fig. 16-2. Características da saúde bucal do idoso no programa Brasil Sorridente.[10] DCNT: doenças crônicas não transmissíveis.

de tecnologias inovadoras que, a exemplo do tratamento restaurador atraumático (ART) e dos procedimentos periodontais de menor complexidade, possibilitem abordagens de maior impacto e cobertura."[13]

A Figura 16-2 descreve os tópicos considerados na saúde bucal do idoso no programa Brasil Sorridente. O planejamento local passa pelas etapas de compreensão da realidade, hierarquização dos problemas e adequação das diretrizes municipais e assim é realizada a elaboração e execução da programação.[10]

Equipes de Saúde Bucal (ESB)

Segundo as diretrizes da PNSB, a atuação da equipe de saúde bucal (ESB) não deve se limitar exclusivamente ao campo biológico ou ao trabalho técnico-odontológico, mas deve interagir com profissionais de outras áreas, de forma a ampliar seu conhecimento, permitindo a abordagem do indivíduo como um todo, atenta ao contexto socioeconômico-cultural no qual ele está inserido.[13] A ESB tem a possibilidade de criar um espaço de práticas e relações a serem construídas para a reorientação do processo de trabalho e para a própria atuação da saúde bucal no âmbito dos serviços de saúde. A atuação das ESBs deve ser fundamentada nos princípios do SUS, universalidade, equidade e integralidade da atenção, bem como no trabalho em equipe e interdisciplinar, com foco de atuação centrado no território-família-comunidade, humanização da atenção, responsabilização e vínculo (Fig. 16-3).

As doenças e as desigualdades na saúde bucal são causadas por um conjunto complexo de determinantes individuais, sociais, ambientais, econômicos e políticos, na sua maioria compartilhados com outras doenças não transmissíveis. A integração dos cuidados bucais com os cuidados gerais pode melhorar a qualidade de vida dos idosos e reduzir os custos com cuidados em saúde.[11]

Em uma perspectiva integral do indivíduo, vários fatores podem estar associados à má higiene oral: doenças, como hipertensão e diabetes, depressão, deficiência visual, déficit na comunicação, deficiência da função muscular da cavidade oral, deficiência da função motora, polifarmácia, iatrogenia medicamentosa, entre outros. Assim, a atenção à saúde bucal do paciente idoso ultrapassa os limites da clínica odontológica, necessitando incorporar conhecimentos de vários ramos do saber, o que requer uma atenção interdisciplinar visando à obtenção da saúde integral.[14]

Adicionalmente, o atendimento odontológico domiciliar é uma estratégia educativa, assistencial e multidisciplinar no caso de idosos residentes em instituições de longa permanência. Nesta abordagem, o profissional deve envolver os principais responsáveis, cuidadores e familiares para realização das medidas de higiene bucal dos idosos dependentes. O cuidador do idoso desempenha tarefas que demandam orientação e treinamento, bem como acompanhamento por pessoas capacitadas.[15]

ESTRATÉGIAS EDUCATIVAS NA PROMOÇÃO DE SAÚDE BUCAL

Uma revisão sistemática recente[16] encontrou evidência de que as intervenções educativas em saúde bucal e odontológica têm sido eficazes na melhoria da saúde bucal dos idosos, e têm sido direcionadas tanto para os idosos quanto para seus cuidadores. Entretanto, dos estudos incluídos, apenas três utilizaram estratégias baseadas em referenciais teóricos, sendo eles: o Modelo de Crenças em Saúde, a Teoria da Aprendizagem de Adultos e a Teoria Social Cognitiva. Os resultados mostraram que estes referenciais levaram à melhoria da percepção da saúde bucal, do comportamento e do estado de saúde bucal, melhoraram o conhecimento, as atitudes e a autoeficácia sobre saúde bucal, e aprimoraram a qualidade de vida relacionada com a saúde bucal entre os idosos. Nas intervenções relacionadas com os cuidadores, além das palestras, também foi utilizada a educação prática.[16] A maioria das intervenções utilizou métodos tradicionais de educação

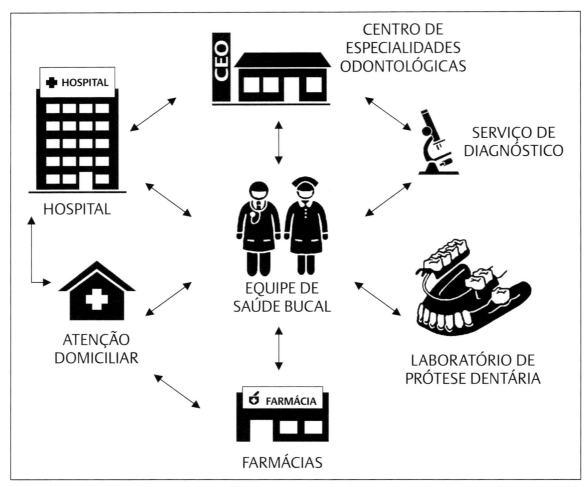

Fig. 16-3. Interfaces do atendimento da ESB na ESF. (Figura extraída do relatório do programa Brasil Sorridente, DATASUS.)[13]

e apenas um estudo utilizou apresentações de saúde oral baseadas na internet.[16] O estudo que avaliou o programa de promoção de saúde bucal com base na internet relatou sucesso na melhoria dos conhecimentos, atitudes e autoeficácia em saúde oral, podendo ser uma abordagem útil para a concepção de intervenções de saúde oral em idosos.[17]

Embora campanhas de mídia eficazes tenham potencial para influenciar o comportamento da sociedade, sua implementação é limitada pela economia financeira do país. Uma possível solução para contornar esse problema são os anúncios em mídia digital, que não requerem tanto financiamento quanto materiais impressos tradicionais, como panfletos (investimentos únicos). Estes anúncios têm uma vantagem sem precedentes em termos de criatividade e alcance, podendo não apenas ajudar a corrigir hábitos prejudiciais, mas também promover a prevenção primária. No entanto, a eficácia desses anúncios depende de onde são colocados (em *sites* de entretenimento ou educacionais).[7]

CONCLUSÕES E PERSPECTIVAS FUTURAS

A promoção da saúde bucal em idosos requer uma abordagem abrangente, envolvendo estudos de impacto para compreender melhor as necessidades específicas dessa população em constante crescimento.

Além disso, a participação ativa da sociedade é essencial para sensibilizar a importância da saúde bucal na terceira idade e promover a adesão a práticas saudáveis.

Equipes multidisciplinares de saúde desempenham um papel fundamental nesse processo, permitindo uma abordagem holística que considera não apenas os aspectos odontológicos, mas também fatores de saúde geral que afetam a saúde bucal dos idosos, como doenças crônicas e uso de medicamentos. Essa colaboração interdisciplinar contribui para a promoção de uma melhor qualidade de vida e bem-estar oral nessa faixa etária.

REFERÊNCIAS BIBLIOGRÁFICAS

1. Brasil. Ministério da Saúde. Secretaria de Atenção à Saúde. Departamento de Atenção Básica. Saúde Bucal. Brasília: Ministério da Saúde [Internet] 2008:92.
2. Niesten D, Gerritsen AE, Leve V. Barriers and facilitators to integrate oral health care for older adults in general (basic) care in East Netherlands. Part 1: Normative integration. Gerodontology [Internet] 2021;38(3):154-65.
3. Razak PA, Richard KMJ, Thankachan RP, et al. Geriatric oral health: a review article. J Int Oral Heal [Internet] 2014;6(6):110-6.
4. Ettinger R, Marchini L, Hartshorn J. Consideration in planning dental treatment of older adults. Dent Clin North Am [Internet] 2021;65(2):361-76.

5. Azami-Aghdash S, Pournaghi-Azar F, Moosavi A, et al. Oral Health and related quality of life in older people: A systematic review and meta-analysis. Iran J Public Health [Internet] 2021.

6. WHO. Global oral health status report: towards universal health coverage for oral health by 2030 [Internet] Geneva: World Health Organization, editor. 2022:100.

7. Jain N, Dutt U, Radenkov I, Jain S. WHO's global oral health status report 2022: Actions, discussion and implementation. Oral Dis [Internet] 2023.

8. de Pinho NB, Martucci RB, Rodrigues VD, et al. High prevalence of malnutrition and nutrition impact symptoms in older patients with cancer: Results of a Brazilian multicenter study. Cancer [Internet] 2020;126(1):156-64.

9. Yu L, Li Y, Zhang D, et al. A risk prediction model for dysphagia in older patients: a single-center prospective study. Geriatr Nurs (Minneap) [Internet] 2022;44:24-9.

10. Brasil. Ministério da Saúde. A Saúde Bucal no Sistema Único de Sáude [Internet]. DF: Ministério da Saúde, Brasil. 2018:354.

11. Aida J, Takeuchi K, Furuta M, et al. Burden of oral diseases and access to oral care in an ageing society. Int Dent J 2022;72(4S):S5-S11.

12. Brasil. Ministério da Saúde. Estatuto do Idoso. 3 ed. Brasília: Ministério da Saúde [Internet]. 2013:70.

13. Brasil. Ministério da Saúde. Diretrizes da política nacional de saúde bucal [Internet]. Ministério da Saúde, editor. Brasília. 2004:16.

14. Saintrain MVDL, Vieira LJEDS. Saúde bucal do idoso: abordagem interdisciplinar. Cien Saude Colet [Internet] 2008;13:1127-32.

15. Torquato LP, Schmidt DB. Promoção da saúde bucal e o idoso. Revista da Faculdade de Odontologia de Porto Alegre [Internet] 2020;61(2):64-70.

16. Bashirian S, Khoshravesh S, Ayubi E, Karimi-Shahanjarini A, Shirahmadi S, Solaymani PF. The impact of health education interventions on oral health promotion among older people: a systematic review. BMC geriatrics [Internet] 2023;23(1):548.

17. Mariño RJ, Marwaha P, Barrow SY. Web-based oral health promotion program for older adults: Development and preliminary evaluation [Internet]. J Med Inform 2016;91:e9-e15.

AVALIAÇÃO GLOBAL DO IDOSO EM ODONTOLOGIA

CAPÍTULO 17

Eliana da Penha Campostrini ▪ Claudia Pacheco Caciquinho Vieira

INTRODUÇÃO

A diversidade clínica apresentada pelo idoso possui um efeito direto no processo da avaliação, enfatizando a necessidade de uma abordagem multidimensional, em equipe multidisciplinar ou interdisciplinar.[1]

É de grande valia, no diagnóstico, no planejamento e na terapêutica, o entendimento dos múltiplos problemas médicos, combinados às deficiências funcionais, psicológicas, sociais, econômicas, familiares e ambientais. Para tanto, a avaliação incorpora à anamnese, aos exames físicos e complementares tradicionais diversos instrumentos e escalas padronizados de avaliação do estado mental, afetivo, funcional e nutricional do indivíduo.

A avaliação do paciente idoso apresenta alguns desafios peculiares, devido a fatores relacionados com o paciente, o ambiente e o profissional. Algumas estratégias podem ser fundamentais para estabelecer uma relação proveitosa e um exame clínico ideal.

Nesse sentido, a Avaliação Geriátrica Ampla (AGA) tem como objetivos e metas:

- Melhorar a precisão diagnóstica.
- Otimizar a proposta de tratamento.
- Propiciar melhores resultados.
- Identificar fatores de risco e fazer o encaminhamento precocemente para reabilitação.
- Favorecer melhores condições de vida e moradia.
- Valorizar a função e a qualidade de vida do idoso.
- Planejar os cuidados e o acompanhamento a longo prazo.[2]

A sarcopenia (redução de massa magra), que se inicia após os 40 e acelera-se após os 70 anos, é definidora da fragilidade e da redução na chance do idoso se recuperar bem de qualquer intercorrência que ele venha a sofrer. Diversas alterações comuns ao envelhecimento e a dificuldades na alimentação estão envolvidas na gênese desse processo. Assim, a avaliação bucal, inserida em uma análise da saúde global do idoso, é imprescindível para sua melhora clínica em um contexto de saúde ampliado por meio da AGA.

ESTRATÉGIAS RELEVANTES NO PROCESSO DA AVALIAÇÃO ODONTOLÓGICA

Ambiente Favorável e Seguro

Ao receber o paciente na clínica, o acesso deve ser fácil para os que usam auxílio na deambulação, como bengala, andador e cadeira de rodas. Deve-se incluir conforto e segurança em áreas de circulação, estacionamento, sala de recepção, consultório e banheiros.

Para tanto, é considerável:

- Providenciar ambiente sem barreiras nas áreas externas e internas, garantindo a circulação do paciente com quaisquer deficiências.
- Manter o local bem iluminado e com chão firme, regular e antiderrapante, com locais para apoio.
- Utilizar cadeiras firmes e com altura adequada na sala de espera.
- Adaptar os banheiros: vaso sanitário com altura adequada e barras de apoio.
- Oferecer um local seguro, tranquilo e com temperatura ajustada.
- Treinar a equipe de apoio em noções básicas de gerontologia.

Comunicação

Alguns cuidados devem ser observados por toda a equipe de atendimento ao receber o idoso: considerar o uso adequado de prótese auditiva, falar pausadamente sem alterar a voz e usar letras grandes com informações claras. Para maiores orientações, ler o Capítulo 6, **Técnicas e Estratégias de Comunicação com o Idoso**.

Conduta do Profissional

Aplicando os conhecimentos específicos sobre o processo do envelhecimento, o profissional deve:

- Adequar o tempo para a avaliação e considerar o horário ideal para pacientes portadores de determinadas patologias.
- Usar maneiras seguras de transferência do paciente da cadeira de rodas e de seu posicionamento na cadeira odontológica.
- Evitar que o paciente permaneça longo tempo na sala de espera.
- Tratar o paciente com paciência, respeito e consideração.
- Ajudar o paciente oferecendo-lhe a mão. Esse gesto transmite confiança.
- Oferecer suporte aos familiares e cuidadores e avaliar suas expectativas excessivas e estresse.
- Utilizar a equipe multiprofissional.

O exame do idoso pode ser realizado em diferentes ambientes, no seu próprio domicílio, no hospital ou em uma instituição de longa permanência. Quando é realizado na re-

109

110 PARTE II ▪ CLÍNICA ODONTOLÓGICA E PACIENTE IDOSO

sidência ou na instituição, é conveniente perguntar qual o horário ideal para a visita. Alguns pacientes têm rotina determinada quanto ao horário do banho, refeição, medicamentos e descanso.

Cuidados especiais devem ser observados com os portadores de desordens neuropsiquiátricas (demências, depressão e transtornos psicóticos). Os pacientes portadores de demências são mais propensos a distúrbios de comportamento (como agitação, agressividade e flutuação), que se agravam normalmente ao final da tarde, daí o nome de "síndrome do entardecer". Os pacientes depressivos podem-se apresentar mais arredios, apáticos e desinteressados, e os pacientes com transtornos psicóticos, com ideias delirantes, alucinações e paranoia, o que pode dificultar muito a aproximação do profissional. A visita domiciliar deve ser valorizada, pois representa a oportunidade de identificar problemas que não são demonstrados no consultório, como a deficiência do suporte familiar, os riscos ambientais, o risco nutricional e o estado funcional. Essas informações poderão ser discutidas com os profissionais da equipe envolvidos na assistência ao idoso.

AVALIAÇÃO GLOBAL DO IDOSO

A avaliação clínica consiste em observar, investigar, escutar, recordar, inspecionar, apalpar, auscultar, percutir, sondar, analisar e interpretar dados para se chegar à formulação do diagnóstico mais preciso e da terapêutica mais adequada.

Tradicionalmente, três partes constituem o exame clínico: anamnese, exame físico e exames complementares. A AGA, discutida no presente capítulo, amplifica essa abordagem e já delineia caminhos para melhorar a qualidade global de saúde do idoso.

A seguir serão detalhados, em cada componente da anamnese, do exame físico e dos exames complementares, os aspectos mais relevantes do idoso, acrescidos das avaliações fundamentais da AGA: funções social, cognitiva, afetiva e física.

Anamnese

A anamnese é uma das partes mais importantes da avaliação clínica e corresponde a 85% das informações. Os dados colhidos devem ser anotados de forma clara e objetiva, quando necessário, com a participação dos familiares ou cuidadores.

Queixa Principal

Alguns idosos, ao serem questionados, podem superestimar, minimizar ou negar informações sobre o processo patológico, e é comum depararmo-nos não com uma queixa principal, mas com múltiplas queixas. As queixas bucais mais frequentes estão relacionadas no Quadro 17-1.[3]

Pacientes com déficit cognitivo ou distúrbios funcionais graves frequentemente não conseguem expressar sua queixa principal. Devido à sua incapacidade de perceber e relatar o processo patológico bucal, são necessárias algumas estratégias para obter informações corretas, como, por exemplo, usar a escrita, falar pausadamente, consultar familiares e cuidadores. É tentador contar com a ajuda de acompanhantes mais jovens e mais ágeis nas respostas, mas deve-se ter em mente que o paciente é o principal informante, mesmo quando informa pouco.

Quadro 17-1. Principais queixas bucais relatadas por pacientes idosos[3]

Pacientes dentados ou edêntulos	Pacientes dentados	Pacientes edêntulos
Desconforto geral na boca	Sensibilidade ou dor nos dentes	Má retenção da prótese
Feridas na boca	Apertamento/rangimento dos dentes	Desconforto na prótese
Boca seca	Impactação alimentar	Alimentos sob a prótese
Mau hálito	Cáries	Problemas fonéticos
Dor e estalo na articulação temporomandibular	Dentes fraturados	
Paladar alterado	Mobilidade dos dentes	
Problemas com a mastigação	Sangramento nas gengivas	
Problemas com deglutição		

História Odontológica Pregressa e Atual

Considerando que a maioria dos pacientes idosos já foi exposta a vários tratamentos odontológicos anteriores, é importante valorizar a história pregressa para entender a história odontológica atual. Vários aspectos da história pregressa têm um significado particular para os pacientes, principalmente se ocorreram complicações, como alergias, desmaios, hemorragias e outras situações, que podem trazer medo e ansiedade. É importante anotar a data, o motivo e o tratamento odontológico recebido anteriormente. Também é relevante considerar o último exame radiológico. A história atual relata a localização, a duração, o início e a evolução da doença.

Um exemplo para ilustrar esse componente da avaliação é descrito a seguir.

O sr. A.A.A., de 85 anos de idade, foi encaminhado para uma avaliação odontológica domiciliar pelo médico geriatra. Ele morava em sua residência com a esposa (portadora de doença de Alzheimer) e uma cuidadora. A história médica relata que o paciente tinha sofrido uma queda, seguida de edema pulmonar e confusão mental. Nos meses seguintes, submeteu-se a uma cirurgia na orelha direita para retirada de um carcinoma. Nesse período, o paciente queixava-se de dor e apontava para a região da cabeça. A família achava que a dor poderia estar relacionada com a área operada. O médico observou que o paciente tinha uma saúde bucal precária e que a dor poderia ser de origem dentária. Ao exame clínico foi detectado: restos radiculares com presença de fístulas. A história odontológica pregressa, relatada por uma filha, conta que o pai não visitava o dentista há 30 anos, devido a um problema ocorrido em uma extração. O paciente teve uma hemorragia, ficou hospitalizado por três dias e teve necessidade de receber transfusão de sangue. Esse relato foi relevante, pois poderia deixar o paciente bastante apreensivo em relação à conduta escolhida – extração de todos os restos radiculares – e não colaborar com o tratamento atual. Na visita domiciliar, adquiriu-se a confiança do paciente e obteve-se informações importantes da história odontológica pregressa. As extrações foram realizadas em várias sessões, o tratamento teve resultado positivo. O paciente não apresentou mais queixa de dor, ficou mais disposto e percebeu-se melhora na sua saúde geral. Foi realizada reabilitação com prótese total.

História Médica – Revisão dos Sistemas

Muitos pacientes que se apresentam para a avaliação podem exibir múltiplas patologias coexistentes e uso de vários medicamentos (polifarmácia). Essas questões devem ser abordadas porque podem colocar o atendimento em emergência ou podem interferir significativamente no plano de tratamento.

O objetivo da história médica é a busca de informações sobre dados potencialmente significativos para o profissional. É ideal solicitar relatórios ou fazer contato com os médicos assistentes.

História Médica Pregressa

Os dados da história médica pregressa incluem, em geral, doenças e problemas médicos anteriores, como internações, cirurgias, transfusão, medicamentos, reação alérgica, imunizações, etilismo, tabagismo, entre outros hábitos.

História Médica Atual

A história deve conter a relação dos problemas médicos, esclarecer o tratamento atual e o motivo da intervenção cirúrgica e da hospitalização, quando existentes. É relevante verificar todos os medicamentos em uso e a posologia. Caso o paciente esteja hospitalizado ou institucionalizado, convém contatar o médico e buscar informações complementares no prontuário que se encontra no local. É importante considerar a presença de doenças ou alterações que possam limitar o atendimento odontológico.

Entre os principais problemas médicos comuns nessa faixa etária incluem-se:

- *No sistema cardiovascular*: hipertensão arterial; patologias cardíacas (doenças valvulares, cardiopatia congênita, endocardite infecciosa prévia, válvulas protéticas, marca--passo, próteses intravasculares, entre outras); cardiopatia isquêmica (infarto e angina, insuficiência cardíaca). Estas questões serão discutidas no Capítulo 11 – **Aspectos Cardiológicos Impactantes no Atendimento Odontológico**.
- *No sistema hematológico*: anemia, distúrbios hemorrágicos (trombocitopenia, trombocitopatia, deficiência dos fatores de coagulação), doenças malignas do sangue (leucemia e linfomas).
- *No sistema respiratório*: alergias, bronquite, asma, pneumonia, doença pulmonar obstrutiva crônica (DPOC).
- *No sistema gastrointestinal*: gastrite, úlceras, hepatite, cirrose, constipação, vômitos, náuseas, disfagia.

- *No sistema endócrino*: diabetes, alterações na tireoide, distúrbios dos hormônios sexuais, alterações nas glândulas suprarrenais e na hipófise.
- *No sistema nervoso central*: alterações de equilíbrio, depressão, doenças neurológicas, acidente vascular cerebral, alterações cognitivas, uso de álcool e drogas entre outras.
- *No sistema imunológico*: transplantados em uso de drogas imunossupressoras, AIDS.
- *No sistema articular e muscular*: osteoartrite, artrite reumatoide, osteoporose, deformidades e próteses articulares entre outros.
- *No sistema geniturinário:* insuficiência renal crônica, incontinência urinária, entre outros.
- *Nos órgãos dos sentidos*: deficiência visual e deficiência auditiva; alterações no paladar, no tato e no olfato.

É muito importante considerar a presença de doenças e alterações que requerem antibioticoterapia profilática ou que podem limitar o atendimento odontológico. Se necessário, solicite a notificação do médico especialmente em pacientes que apresentam comprometimento sistêmico e fazem uso de polifarmácia.

História Familiar

A história familiar pode ser útil para determinar o risco genético ou predisposição para doenças. Como exemplos, citem-se distúrbios hemorrágicos, condições alérgicas, diabetes, hipertensão, depressão, certos tipos de doenças malignas e osteoporose.

Exame Físico

Além do exame de praxe, extra e intrabucal, o exame físico deve conter registros dos sinais vitais, pressão arterial, pulso, temperatura e frequência respiratória.

Sinais Vitais

Os sinais vitais merecem atenção especial em função das particularidades e devem ser anotados em cada consulta. Este cuidado diminui o risco de complicações durante o tratamento. Considerar também a avaliação do peso, para aumentar a sensibilidade na percepção de perdas ponderais associadas à sarcopenia ou a outros problemas.

Temperatura

A temperatura deve ser medida, caso haja suspeita de hipertermia ou hipotermia. Em função das particularidades encontradas no paciente idoso, pequenas elevações da temperatura corporal devem ser consideradas; assim, valores superiores a 37 graus centígrados devem ser suspeitos, ou estados febris poderão passar despercebidos. Os idosos, mesmo quando saudáveis e mentalmente alertas, são menos capazes de sentir alterações na temperatura da pele, o que os torna mais suscetíveis a problemas termorreguladores. Redução da capacidade de trabalho físico, alterações na composição corporal, doença crônica, uso e abuso de vários medicamentos, álcool e alterações na função cognitiva influenciam a função dos vários sistemas corporais envolvidos na termorregulação.[4]

Frequência Respiratória

É importante observar o ciclo respiratório – inspiração e expiração – e determinar o padrão e a frequência respiratória, que deve se manter entre 12 e 20 incursões respiratórias por minuto. Na suspeita de pneumonia ou insuficiência cardíaca, o aumento da frequência respiratória é um dos sinais mais fidedignos. Um padrão respiratório dificultado, ruidoso, muito irregular, com uso de musculatura acessória e tiragem intercostal, caracteriza a *dispneia*, que deve estar associada a patologias pulmonares, cardiológicas e neurológicas. A respiração deve estar confortável para o paciente.

Na presença de taquipneia ou desconforto, uma avaliação médica é prudente. Variações de ritmo, profundidade e qualidade respiratória podem indicar a presença de patologias ou representar uma emergência médica.

Caso o serviço disponha, a oximetria de pulso é um método rápido, fácil e seguro de avaliar a eficiência do sistema cardiorrespiratório no sentido de manter níveis de oxigenação adequados, ou seja, $SatO_2 > 92\%$.

Pressão Arterial

A medida da pressão arterial, pela sua importância, deve ser realizada na avaliação de todas as especialidades da área da saúde. É oportuno perguntar ao paciente ou ao acompanhante se a pressão está sendo aferida e qual o registro atual. Ver o Capítulo 11 **Aspectos Cardiológicos Impactantes no Atendimento Odontológico**.

Avaliação Extra e Intrabucal

Conhecimentos básicos sobre o envelhecimento, processo da senescência e da senilidade são fundamentais para se realizar a avaliação global e detectar, precocemente, condições patológicas, encaminhando o paciente para o profissional habilitado da equipe. O cirurgião-dentista não deve direcionar a investigação exclusivamente para a cavidade bucal.

Além do exame intrabucal, a função motora oral deve ser enfatizada com relação à fala, à mastigação e à deglutição. As estruturas da cavidade bucal envolvidas na produção da fala sofrem alterações com o envelhecimento, causando dificuldades na articulação e produção de sons e dificultando a inteligibilidade da fala. Tais modificações também podem dificultar o processo da deglutição, comprometendo a nutrição do indivíduo, aumentando a morbidade e a mortalidade. Relacionam-se a seguir algumas considerações sobre as partes a serem examinadas.

Exame Extrabucal

- *Na face*: considerar sinais de ansiedade, depressão, medo e dor. Ressaltar tipos de fácies (hipocrática, renal, hipertireoide e hipotireóidea, cushingoide, parkinsoniana, paralisia facial), câncer de pele, abscessos, bruxismo.
- *Na pele*: observar sinais de doenças dermatológicas, de desidratação, de falta de higiene, de maus-tratos (abuso).
- *Nos olhos*: verificar a presença de catarata, glaucoma e de afecções locais.
- *No nariz*: considerar a alteração do olfato, a presença de respiração bucal e de rinite.
- *No ouvido*: anotar alteração da audição e a ocorrência de processos inflamatórios.
- *Na articulação temporomandibular*: observar o desvio na abertura e no fechamento, os ruídos articulares e dor.
- *Nos músculos da mastigação*: verificar a força mastigatória, a amplitude de movimentos, presença de dor e espasmos.
- *Nódulos linfáticos*: considerar o tamanho e a mobilidade. Observar a região: pré-auricular, retroauricular, occipital, cervical, submandibular, submentoniana, supraclavicular.
- *No pescoço*: observar as cicatrizes, a presença de linfoadenopatia, as alterações da glândula tireoide e das artérias carótidas.
- *Halitose*: verificar a higiene bucal, a presença de doença periodontal e de cáries, e de sinusite crônica. Considerar ainda a ocorrência de doenças sistêmicas, xerostomia, o uso de fumo e álcool, entre outros (Quadro 17-2).[5]

Exame Intrabucal

O exame intrabucal é realizado de maneira sistematizada para melhorar a eficiência e aproveitar o tempo de atendimento. Os lábios do paciente devem ser lubrificados e os aparelhos protéticos removidos.

- *Lábios e mucosa labial*: olhar sinais de desidratação, a presença de pigmentação, de úlceras, de infecções e de carcinoma. Inserção dos freios.
- *Comissura, mucosa bucal e vestíbulo*: atentar para as alterações das glândulas e orifícios ductais, para a presença de lesões traumáticas, infecciosas ou associadas a doenças sistêmicas. Xerostomia.

Quadro 17-2. Fatores de risco associados a halitose[5]

Bucal	
■ Higiene bucal inadequada ■ Longos períodos com a boca fechada (p. ex.: hálito matinal após o sono) ■ Xerostomia (p. ex.: boca seca por respiração bucal, medicamentos)	■ Película na língua ■ Candidíase ■ Câncer ■ Gengivite ■ Infecção bucal, inflamação, ulceração ■ Periodontite
Não bucal	
■ Envelhecimento (fluxo salivar reduzido) ■ Álcool ■ Fome ■ Alimentos acres (p. ex.: cebola e alho) ■ Fumo ■ Agentes terapêuticos (anfetaminas, anticolinérgicos, antidepressivos, anti-histamínicos/descongestionantes, drogas anti-hipertensivas, agentes antiparkinsonianos, antipsicóticos, ansiolíticos, agentes quimioterápicos, diuréticos, narcóticos/analgésicos, terapia de irradiação)	■ Gastrointestinal (refluxo gatroesofágico, hérnia de hiato, câncer) ■ Nasal (rinite, sinusite, tumores, corpos estranhos) ■ Pulmonar (bronquite, pneumonia, tuberculose, câncer) ■ Sistêmico (cirrose, desidratação, diabetes, febre, doença hepática, leucemias, uremia, doença reumatológica) ■ Psicogênico (manias, depressão, hipocondríase, tendências suicidas, esquizofrenia, epilepsia do lobo temporal)

CAPÍTULO 17 ■ AVALIAÇÃO GLOBAL DO IDOSO EM ODONTOLOGIA

- *Palato mole e duro*: verificar a ocorrência de lesões traumáticas, infecciosas e associadas a doenças sistêmicas e de carcinoma.
- *Orofaringe (tonsilas e garganta)*: observar a presença de lesões infecciosas e de carcinoma.
- *Língua (superfície dorsal, ventral e lateral):* ver a ocorrência de despapilação, de tremor, de saburra, de lesões traumáticas, infecciosas ou associadas a doenças sistêmicas e de carcinoma. Observar sinais e sintomas de xerostomia e de glossodinia.
- *Assoalho da boca*: anotar as lesões traumáticas e infecciosas, verificar a presença de leucoplasia e carcinoma, alterações das glândulas e orifícios ductais.
- *Rebordo alveolar*: considerar a forma, o tamanho, a integridade da mucosa, a tuberosidade e o grau de reabsorção.
- *Periodonto*: observar a presença de periodontopatias, de reações medicamentosas, de lesões traumáticas e associadas a doenças sistêmicas.
- *Dentes*: anotar a presença de lesões cariosas, de abrasão, de erosão, de fraturas, e verificar a porção marginal das restaurações e relação de contato.

Deve-se atentar a sinais de má higiene e afecções, como cáries e doença periodontal, pois elas podem aumentar o risco de infecções sistêmicas, como endocardite, abscessos cerebrais, artrite séptica e pneumonia (especialmente em pacientes com disfagia). A presença de inflamações bucais crônicas pode ainda aumentar o risco de doenças autoimunes, infarto, acidente vascular encefálico, insuficiência renal, tumores malignos, diabetes e doenças neurodegenerativas, como o Alzheimer.[6]

Tem sido demonstrado que a tendência ao estado inflamatório apresentado pelo sistema imune, com o passar dos anos, marca e influencia a progressão do envelhecimento de modo independente de doenças, mas é agravado pela presença destas, e causa uma redução geral das capacidades físicas e cognitivas e o agravamento da sarcopenia e fragilidade, como descrito no Capítulo 9: **Síndromes Geriátricas e Principais Doenças Crônico-Degenerativas do Paciente Idoso**.

Avaliação dos Aparelhos Protéticos Removíveis

As próteses devem ser cuidadosamente avaliadas quanto à mastigação, à fonação, à estética e ao conforto.

São observadas a higiene, a falta de dentes, as bordas laterais, a estabilidade, a retenção, a dimensão vertical e a oclusão. Frequentemente as próteses estão mal adaptadas devido à perda de peso. E é comum a presença de lesões associadas ao seu uso, como queilite angular, hiperplasia fibrosa inflamatória, estomatite por prótese, hiperplasia papilar e úlceras.

Vários estudos demonstraram que a perda dentária está associada à maior mortalidade, e não usar dentaduras, a má qualidade de vida e maior morbidade. A limpeza infrequente ou incorreta de dentaduras e o uso de dentaduras durante o sono resultaram em um risco 1,3 e 2,3 vezes maior de pneumonia, respectivamente. Embora a relação causal entre edentulismo e mortalidade não tenha sido comprovada, estudos sugerem que salvar ou substituir dentes pode contribuir para melhora da qualidade de vida e nutrição.[7]

Exames Complementares

Os exames complementares devem ser individualizados com base em suspeitas clínicas derivadas da anamnese e do exame físico.

Exame Radiológico

É o método mais utilizado para identificar cáries, lesões periapicais, doença periodontal, lesão intraóssea, calcificações e tamanho da câmara pulpar, reabsorções radiculares, raízes residuais, entre outras anormalidades que possam interferir na saúde geral ou no planejamento protético reabilitador. Em pacientes idosos debilitados, o método panorâmico é uma opção em função da rapidez e da facilidade da tomada. As alterações posturais, por exemplo, cifose torácica, protrusão da cabeça e do pescoço, podem interferir na realização de radiografias.

Tomografia Computadorizada

É utilizada comumente para o planejamento cirúrgico/ implantodôntico e para a avaliação precisa do tamanho e da localização de lesões bucais.

Teste Elétrico

É utilizado para diagnosticar vitalidade pulpar, porém, em pacientes idosos, o resultado não é consistente.

Exames Laboratoriais

São métodos adicionais para o diagnóstico de processos patológicos locais e sistêmicos. As técnicas auxiliares para diagnosticar alterações locais incluem: cultura, antibiograma, citologia esfoliativa, biópsia, sialografia e imunofluorescência.

Os exames para avaliação das condições sistêmicas significativas para o cirurgião-dentista incluem: hemograma completo, exames para determinar os distúrbios de sangramento – tempo de protrombina, tempo de tromboplastina parcial, tempo de sangramento, contagem de plaquetas –, exame para diabetes melito, sorologia, exames bioquímicos para avaliar o estado nutricional, entre outros. Um número enorme de exames é usado com frequência pelos médicos e podem ser utilizados como auxiliares no diagnóstico de doenças da cavidade bucal.[8]

Avaliação da Situação Psicossocial, Econômica e da Estrutura Familiar – Função Social

A situação psicossocial e a condição econômica exercem papel importante no bem-estar, na saúde e na sobrevida do idoso. As grandes síndromes psicossociais são: isolamento social, incapacidade adaptativa, insuficiência familiar, indiferença e institucionalização.

Nesse componente da anamnese, busca-se informações acerca dos ambientes social e físico, da situação financeira e da disponibilidade da família para o cuidado do idoso.

Uma breve avaliação das circunstâncias sociais deve incluir dados sobre local de nascimento, anos de escolaridade, história de emprego, casamento, viuvez e filhos. Deve também incluir o tipo de habitação e a assistência recebida pelos serviços da comunidade e/ou planos de saúde, e as atividades sociais diárias do paciente, ou seja, grau de integração

PARTE II ■ CLÍNICA ODONTOLÓGICA E PACIENTE IDOSO

social, inclusive participação em atividades recreacionais e em clubes, e comportamentos sociais, como telefonar ou visitar parentes e amigos.[9] Campostrini E. propõe uma Ficha Suplementar ao Prontuário Odontológico Usual -FS-POU (sugestão de avaliação para o suporte socioeconômico e familiar – Anexo 17-I).

Avaliação do Estado Mental – Função Cognitiva

Em odontogeriatria, frequentemente o profissional atua em equipe, sendo relevante o conhecimento e a prática de testes e questionários, usados rotineiramente na assistência à saúde do idoso. A limitação do tempo na consulta, impede que se torne ideal fazer um *screening* cognitivo em todo paciente idoso. Muitas vezes, com uma simples conversa, desde que se atente aos detalhes, é possível identificar o paciente que será candidato a um teste de *screening* cognitivo. Idosos que vêm à consulta sozinhos e sabem informar sobre medicamentos, dosagens e finanças provavelmente não precisam desses testes. Aqueles com orientação prejudicada, memória episódica nitidamente comprometida e que os familiares relatam alterações de comportamento ou memória também não precisam. Entre os dois extremos, uma série de pacientes irá se beneficiar do rastreio cognitivo.

Seguem alguns instrumentos sugeridos para avaliação do estado mental e rastreio em casos suspeitos de demência.[10]

Para a avaliação cognitiva: o miniexame do estado mental (MEEM),[11] o teste de fluência verbal, o teste do relógio, a lista de palavras do consortium to establish a registry for Alzheimer's Disease (CERAD) ou um teste de memória de figuras.

Para a avaliação da dependência funcional consequente à demência: o **Questionário de Atividades Funcionais** (Anexo 17-II).[12]

Para a avaliação dos distúrbios de comportamento na demência: usar o Inventário Neuropsiquiátrico (NPI) – (Anexo 17-III).[13]

O estado cognitivo alterado pode ser relevante para o desenvolvimento de enfermidades bucais. Os pacientes com déficit cognitivo necessitam de maior controle profissional e assistência para a execução da higiene bucal.

Miniexame do Estado Mental

O MEEM (Quadro 17-3)[11] é o instrumento de rastreio cognitivo mais utilizado em todo o mundo, validado em diversos países. Foi concebido por Folstein *et al.*, em 1975, para avaliação cognitiva de pacientes psiquiátricos. É um teste de fácil execução e de interpretação padronizada, e avalia orientação temporal e espacial, atenção (registro), cálculo, memória recente e linguagem, em um escore que vai de 0 a 30. Ele sofre influência da escolaridade, e, para minimizar esse problema, diferentes pontos de corte foram propostos por diversos autores. No trabalho original, a nota de corte padrão é de 24 pontos. Estudos sobre o impacto da escolaridade em nosso meio sugerem que se considere 20 pontos para analfabetos; 25 pontos para indivíduos com 1 a 4 anos de escolaridade, 26 para os de média escolaridade e 29 para aqueles com mais de 11 anos de alta escolaridade.[14,15]

Como o diagnóstico de demência não pode ser fundamentado no resultado de um único teste, é aconselhável a realização de testes complementares para aumentar a precisão da avaliação cognitiva. Destacamos alguns instrumentos disponíveis a seguir.

Teste de Fluência Verbal

Extremamente simples, avalia a produção espontânea do maior número possível de itens de uma determinada categoria semântica (animais, frutas, vegetais, lista de supermercado) ou fonêmica (palavras iniciadas por determinada letra) durante um minuto. O escore se dá pelo número de respostas corretas obtidas. A pontuação mínima obtida por idosos com 8 anos ou mais de escolaridade e analfabetos é, respectivamente, 13 e 8 na categoria semântica. De acordo com alguns autores, a fluência semântica encontra-se mais precocemente afetada do que a fonêmica nos casos de demência do tipo Alzheimer.[10,16]

Teste do Relógio

Também muito simples, parece ser menos influenciado pela educação e cultura do que o MEEM e apresenta boa sensibilidade e especificidade. Sua execução exige as seguintes habilidades cognitivas: compreensão, planejamento, memória visual, habilidade visuoespacial, conhecimento numérico, pensamento abstrato, concentração.[10]

O teste consiste em solicitar ao paciente que desenhe os números do relógio, com o mostrador marcando determinada hora, sem mencionar a necessidade de ponteiros. O círculo pode ou não ser oferecido previamente. **Este círculo representa a face de um relógio. Desenhe os números do mostrador marcando 11 horas e 10 minutos**.

A interpretação desse teste proposta por Shulman está na Figura 17-1.[17]

Lista de Palavras do CERAD (Consortium to Establish a Registry for Alzheimer's Disease)

Testa a memória verbal. Dez palavras são apresentadas uma a uma por três vezes, para repetição imediata (fixação), para evocação posterior (recordação) e para reconhecimento. É esperada em pessoas normais uma melhora nas sucessivas tentativas.

Os escores obtidos em três tentativas sucessivas, em um estudo realizado em nosso meio, foram os escores 4, 6 e 7.[10,16]

Abaixo, a proposta de padronização de palavras para a língua portuguesa segundo Bertolucci *et al.*[18]

Lista de palavras para fixação e recordação:

- Manteiga.
- Braço.
- Praia.
- Carta.
- Rainha.
- Cabana.
- Poste.
- Bilhete.
- Erva.
- Motor.

Lista de palavras para reconhecimento:

- Igreja.
- Café.

CAPÍTULO 17 ■ AVALIAÇÃO GLOBAL DO IDOSO EM ODONTOLOGIA

Quadro 17-3. Miniexame do estado mental[11]

Paciente: _____

Data da avaliação: ___/___/_____ Avaliador: _____

ORIENTAÇÃO

- Dia da semana (1 ponto)...( )
- Dia do mês (1 ponto)...( )
- Mês (1 ponto)...( )
- Ano (1 ponto)..( )
- Hora aproximada (1 ponto)..( )
- Local específico (andar ou setor) (1 ponto)...( )
- Instituição (residência, hospitalar, clínica) (1 ponto)..( )
- Bairro ou rua próxima (1 ponto)...( )
- Cidade (1 ponto)..( )
- Estado (1 ponto)..( )

MEMÓRIA IMEDIATA

- Fale 3 palavras não relacionadas
  Posteriormente pergunte ao paciente pelas 3 palavras
  Dê 1 ponto para cada resposta correta...( )
- Depois repita as palavras e certifique-se de que o paciente as aprendeu, pois mais adiante você irá perguntá-las novamente

ATENÇÃO E CÁLCULO

- (100-7) sucessivos, 5 vezes sucessivamente
  (1 ponto para cada cálculo correto)...( )
  (Alternativamente, soletrar MUNDO de trás para frente)

EVOCAÇÃO

- Pergunte pelas 3 palavras ditas anteriormente (1 ponto por palavra)......................................( )

LINGUAGEM

- Nomear um relógio ou uma caneta (2 pontos)..( )
- Repetir "nem aqui, nem ali, nem lá" (1 ponto)..( )
- Comando: "Pegue este papel com a mão direita, dobre ao meio e coloque no chão" (3 pontos).....( )
- Ler e obedecer: "feche os olhos" (1 ponto)...( )
- Escrever uma frase (1 ponto)..( )
- Copiar um desenho (1 ponto)..( )

ESCORE: (___/30)

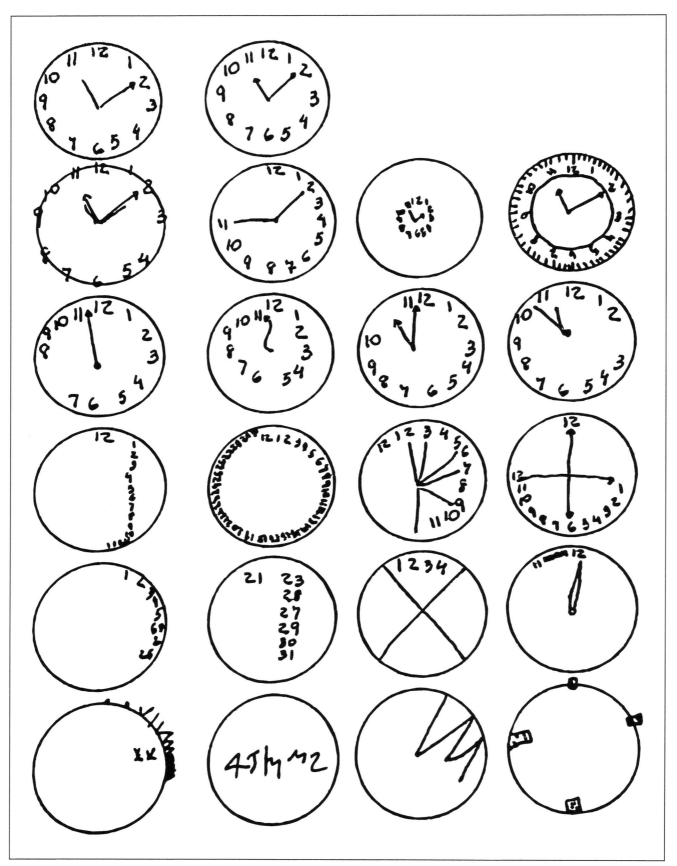

Fig. 17-1. Teste do relógio.[17]

CAPÍTULO 17 ■ AVALIAÇÃO GLOBAL DO IDOSO EM ODONTOLOGIA

- Manteiga.
- Dólar.
- Braço.
- Praia.
- Cinco.
- Carta.
- Hotel.
- Montanha.
- Rainha.
- Cabana.
- Chinelo.
- Poste.
- Aldeia.
- Corda.
- Bilhete.
- Tropa.
- Erva.
- Motor.

Teste de Memória de Figuras

Alternativa para testar a memória verbal. As figuras devem ser reconhecidas dentre uma série de distratores. No Brasil, foi proposta uma versão com 10 figuras para avaliação da percepção visual, nomeação, memória incidental, imediata e tardia, além de posterior reconhecimento das mesmas junto a outras 10 figuras.[19]

Os outros dois instrumentos de avaliação sugeridos e apresentados neste capítulo, são realizados com os familiares e cuidadores confiáveis, e são interessantes uma vez que suas aplicações independem do paciente e da consulta. Ambos os instrumentos refletem de maneira objetiva as dificuldades diárias dos pacientes em lidar com tarefas complexas e com atividades de vida cotidiana que dificilmente seriam avaliadas na consulta. Prestam-se como recursos auxiliares para:

Determinar lapsos de memória, habilidade de compreensão e produção de linguagem, capacidade de julgamento e aptidão para aprender e reter informações novas – o **Questionário de Atividades Funcionais** (Anexo 17-II)[12] e identificar distúrbios de comportamento – Inventário Neuropsiquiátrico (NPI) – (Anexo 17-III).[13]

Avaliação Psíquica – Função Afetiva

A função afetiva refere-se às habilidades afetivas e estratégias de lidar com os problemas e dificuldades, necessárias para fazer frente aos "percalços" do dia a dia, bem como aos eventos mais traumáticos e estressantes com que o indivíduo se depara no curso da vida. Fatores como autoestima, atitude com relação à autoimagem, ansiedade, depressão e a capacidade de lidar com as mudanças são exemplos de funções afetivas.[20]

A avaliação psíquica busca, sobretudo, o diagnóstico de depressão. Esta doença é muito comum em idosos, principalmente hospitalizados ou portadores de doenças crônicas incapacitantes, o que leva à perda da autoestima e da motivação para cuidar de si mesmo, podendo contribuir para a deterioração da saúde bucal.

A Escala Geriátrica de Depressão proposta por Yesavage[21] é um instrumento de triagem simples e tem boa correlação com o diagnóstico de depressão. A presença de seis ou mais respostas positivas para depressão sugere o diagnóstico, sendo que o paciente deverá ser encaminhado para tratamento médico (Quadro 17-4).

Avaliação do Estado Funcional – Função Física

O estado funcional refere-se à habilidade de o indivíduo realizar, independentemente, as atividades da vida diária nos aspectos físico, mental e social. É essencial para a manutenção do bem-estar físico e psicológico, exigindo, portanto, a integração de recursos cognitivos e afetivos com as habilidades motoras.[20]

As habilidades motoras estão sujeitas a influências do processo fisiológico do envelhecimento. Os idosos são mais lentos para desempenhar os atos motores, tanto no preparo quanto na execução de tais atos. Anotações básicas no prontuário odontológico (Anexo 17-I) sobre a postura e a marcha são relevantes para incluir os cuidados quanto ao manejo do paciente na cadeira odontológica; para verificar se ele consegue ficar de pé com estabilidade e se deambula até o banheiro para realizar a higiene bucal; e para detectar riscos de queda e alterações que requeiram o encaminhamento do idoso para a avaliação fisioterápica.

A capacidade funcional vai desde habilidades mais avançadas, como lazer e interação social, passando pelas intermediárias, referentes à capacidade do indivíduo viver sozinho na comunidade, realizar tarefas caseiras, usar transporte coletivo, cuidar das finanças, tomar medicamentos, usar o telefone sem auxílio (atividades instrumentais da vida diária – AIVDs) e chegando às mais básicas, relativas a cuidar da higiene pessoal, vestir-se, transferir-se do leito para cadeira, usar o

Quadro 17-4. Avaliação da função afetiva psíquica/humor – Escala geriátrica de depressão[24]

1. Você está satisfeito com sua vida?	SIM/NÃO
2. Você interrompeu muitas de suas atividades?	SIM/NÃO
3. Você sente sua vida vazia?	SIM/NÃO
4. Você fica com frequência aborrecido?	SIM/NÃO
5. Você está de bem com a vida a maior parte do tempo?	SIM/NÃO
6. Você tem medo de que algo ruim vai acontecer?	SIM/NÃO
7. Você se sente alegre a maior parte do tempo?	SIM/NÃO
8. Você com frequência se sente inútil?	SIM/NÃO
9. Você prefere ficar em casa em vez de sair e fazer coisas novas?	SIM/NÃO
10. Você sente que está tendo mais problemas de memória do que frequentemente?	SIM/NÃO
11. Você pensa que é maravilhoso estar vivo?	SIM/NÃO
12. Você pensa que não vale a pena viver como está vivendo agora?	SIM/NÃO
13. Você se sente cheio de energia?	SIM/NÃO
14. Você sente que sua situação não tem solução?	SIM/NÃO
15. Você pensa que muita gente é melhor do que você?	SIM/NÃO

118 PARTE II ■ CLÍNICA ODONTOLÓGICA E PACIENTE IDOSO

toalete, manter a continência e alimentar-se sem assistência (atividades básicas da vida diária – ABVDs).

Existem várias escalas disponíveis para avaliação das AVDs. Para avaliar a capacidade de realizar as atividades instrumentais da vida diária, a mais utilizada é a Escala de Lawton e Brody.[22] Para as atividades básicas da vida diária, utilizam-se os índices de Katz e de Barthel.[23,24]

O Índice de Katz é um dos mais utilizados para avaliar o desempenho nas atividades da vida diária. Foi desenvolvido para realizar a avaliação em idosos e o prognóstico de doentes crônicos. Consta de seis itens que medem o desempenho do indivíduo nas atividades de autocuidado, os quais obedecem a uma hierarquia de complexidade, da seguinte forma: tomar banho, vestir, higiene pessoal, transferência, controle de esfíncteres e alimentação (Katz, 1963).[23]

Na avaliação odontológica, pode ser utilizada uma única escala simplificada para se avaliar as atividades básicas e instrumentais da vida diária, como a apresentada no Quadro 17-5.[25]

Campostrini E., propõe um guia facilitador para a assistência odontológica, incluindo informações que possibilitem conhecer o grau de autonomia e capacidade funcional do idoso: a Ficha Suplementar ao Prontuário Odontológico Usual – FS-POU (Anexo 17-I).

Os objetivos desse modelo de ficha são:

- Determinar alguns cuidados especiais no manejo do paciente.
- Identificar as limitações para o autocuidado.
- Identificar a necessidade de ajuda ou de total assistência para executar a higiene bucal adequada.

- Obter informações sobre o suporte socioeconômico-familiar e os riscos ambientais e nutricionais, como detectar alterações que requeiram o encaminhamento para algum profissional da equipe interdisciplinar.

A caracterização dos idosos baseada na análise do estado funcional pode ser útil para uma estimativa do planejamento, do prognóstico e para otimizar a intervenção de acordo com as limitações e a necessidade real com resultados eficazes para o paciente.

Ettinger[26] e a American Association of Dental School (AADS)[27] classificaram os pacientes com idade maior ou igual a 65 anos em:

- *Idosos funcionalmente independentes*: vivem em sua própria casa, e, apesar de apresentarem alguma doença crônica e/ou algum declínio sensorial associado com a idade, são independentes e têm vida social ativa.
- *Idosos parcialmente dependentes*: apresentam sérios problemas físicos, médicos e/ou emocionais, com perda da independência social. A maioria vive em ambiente domiciliar e um pequeno grupo mora em instituições de longa permanência, ambos recebendo serviços de suporte.
- *Idosos funcionalmente dependentes*: são pessoas cuja capacidade funcional está comprometida por problemas físicos, médicos e/ou emocionais. Podem estar institucionalizados ou em sua própria casa, recebendo ajuda permanente. São incapazes de se manterem independentes.

Quadro 17-5. Avaliação das atividades básicas e instrumentais da vida diária[25]

Atividades	Independente	Necessita de assistência	Incapaz de executar
Básicas (ABVD)			
Banho			
Vestir-se			
Higiene pessoal			
Transferência			
Controle de esfíncteres			
Alimentação			
Instrumentais (AIVD)			
Usar telefone			
Compras			
Preparar refeições			
Administrar o lar			
Lavar roupas			
Transporte			
Tomar medicamentos			
Controlar finanças			

Independente: executar tarefas sem assistência humana, com ou sem o uso de suporte ou acessórios (barras, bengalas, andadores). **Necessita de assistência**: necessita de alguma assistência humana para a execução das atividades. **Incapaz de executar**: não executa tarefas sem assistência humana.

Avaliação da Fragilidade

Entendida como a redução da reserva fisiológica que acompanha o envelhecimento e aumenta a susceptibilidade do idoso a desfechos ruins em geral, a fragilidade precisa ser identificada; um instrumento útil é a Escala FRAIL (ver Capítulo 9: **Síndromes Geriátricas e Principais Doenças Crônico-Degenerativas do Paciente Idoso**). Na síndrome da fragilidade, é muito comum a presença de sarcopenia.

A sarcopenia é um processo sistêmico de perda muscular que ocorre com o envelhecimento e que afeta inclusive os músculos da respiração, mastigação e deglutição.

Observações específicas relacionadas com fragilidade e sarcopenia devem ser investigadas no exame odontológico:

- *Presbifagia*: a deglutição é um mecanismo complexo que envolve vários músculos da cabeça e pescoço. Mudanças relacionadas com a idade, como alterações anatômicas locais, redução da elasticidade tecidual e da sensibilidade oral e faríngea, e comprometimento do estado dental contribuem para diferentes graus de um prejuízo sutil à deglutição, que consiste na presbifagia. É uma condição geralmente assintomática, na qual a função é preservada, mas piora lentamente com o tempo, aumentando o risco de disfagia e aspiração, especialmente durante doenças agudas e outros estressores.[28]
- *Força da língua*: a redução da massa e da força muscular dos músculos gênio-hióideos, pterigoides, masseter, da língua e da faringe já foram documentadas em indivíduos mais velhos, assim como a redução da força máxima da abertura da mandíbula.[28,29] A força da língua já teve sua relação demonstrada com a força do aperto de mão[28] e com o declínio das atividades da vida diária; a redução da sua espessura já foi relacionada com baixo peso corporal.
- *Função labial*: é outro fator importante para a alimentação, podendo seu mau fechamento causar vazamento pelos cantos da boca. A redução da força do músculo labial pode ser consequente à sarcopenia e relaciona-se com a dificuldade em comer e beber (ou seja, disfagia). A força labial já foi associada à força do aperto de mão e sua pendência ao envelhecimento.[30]
- *Periodontite*: a doença periodontal também se relaciona com a sarcopenia. As endotoxinas bacterianas aumentam a produção de citocinas inflamatórias e a disfunção mitocondrial, sabidamente relacionada com patologias orais e sistêmicas. A associação entre periodontite e declínio mais rápido na força de aperto de mão já foi comprovada.[28,31]
- *Força do braço e da mão*: como o cuidado domiciliar oral é altamente dependente do braço e da mão para usar os dispositivos de higiene bucal, a força muscular em membros superiores é fundamental, e sua reabilitação, quando reduzida por qualquer processo, é de suma importância. Os pacientes podem ser orientados a modificações processuais que minimizem o impacto de suas perdas. Por exemplo, sentar-se em uma mesa e apoiar nela os cotovelos para auxiliar a higiene bucal pode ajudar a compensar a fraqueza muscular da extremidade superior, principalmente quando ambas as mãos forem necessárias para guiar a escova de dentes ou o fio dental. Essa estratégia reduz o fator peso de uma escova de dentes elétrica, cujo uso pode ser mais eficaz nesses pacientes. Incentivar o paciente em cada consulta a

continuar realizando os exercícios e a higiene pessoal de forma o mais independente possível precisa ser parte da rotina diária do odontogeriatra, e a intervenção de um fisioterapeuta e/ou terapeuta ocupacional são decisivos na abordagem do paciente sarcopênico.

Finalmente, a variedade de problemas dentários vivenciados por idosos pode levar a um declínio na saúde geral por meio de má ingestão de nutrientes, dor e baixa qualidade de vida. A má situação oral associa-se a desnutrição, disfagia e redução das atividades de vida diária, e é encontrada em 71% dos pacientes em ambientes de reabilitação e em 91% daqueles em hospitais de cuidados agudos. Ao potencializar o estado inflamatório crônico do envelhecimento, a presença de problemas bucais contribui para a desnutrição por meio de mecanismos como anorexia, menor ingesta de nutrientes e aumento do catabolismo muscular. Pode ser um indicador, um fator de risco ou ainda um desfecho da saúde geral, e, isoladamente ou combinada à complexidade de processos envolvidos na sarcopenia, pode gerar o substrato biológico da cascata incapacitante experimentada pelo indivíduo frágil.[28]

Avaliação Nutricional

Muitos indivíduos alteram sua dieta em função da menor eficiência mastigatória, correndo risco de sarcopenia e desnutrição. Os problemas bucais, como ausência de dentes, próteses mal ajustadas, doença periodontal, cáries, glossite, xerostomia, fatores como o estado socioeconômico, o estado físico, mental e psicológico, a situação sistêmica e o uso de medicamentos que geram inapetência, tornam o paciente mais suscetível aos distúrbios nutricionais. Sobre a questão dos medicamentos, efeitos colaterais e polifarmácia, ver Capítulo 8 **Farmacologia e Envelhecimento**.

A desnutrição proteico-calórica e a deficiência de micronutrientes específicos podem trazer alterações no mecanismo de reparo após intervenções cirúrgicas.

A detecção precoce da desnutrição é difícil devido a critérios múltiplos, conflitantes e, como resultado, ela frequentemente se torna avançada antes de ser notada. Quando finalmente diagnosticada, a desnutrição nem sempre é tratada adequadamente, embora tenha se mostrado claramente um fator associado à morbidade, mortalidade e sobrecarga do cuidado.

Vários protocolos (NSI – *Nutrition Screening Initiative*, IRN – Índice de Risco Nutricional, MAN – Miniavaliação Nutricional), existem para identificar idosos em risco nutricional ou em estado nutricional deficiente e encaminhá-los para uma intervenção adequada por um nutricionista especializado. Neste livro, veja capítulo 07, cita-se a Miniavaliação Nutricional (MAN), como opção de questionário para o cirurgião dentista e outros profissionais da saúde.

Avaliação Ambiental

O ambiente físico da instituição ou da residência do paciente deve ser submetido à avaliação, o que é importante para determinar se o paciente, apesar de apresentar limitações funcionais, pode viver de maneira segura e livre do risco de quedas. Essa avaliação também serve para identificar modificações que poderão ser realizadas no ambiente para torná-lo mais adequado. Ver modelo da Ficha FS – POU (Anexo 17-I).

Quadro 17-6. Questionário odontológico – autoavaliação

Determine sua saúde bucal

Sinais de pobre saúde bucal são geralmente omitidos. Você pode usar as seguintes sentenças para avaliar sua própria saúde bucal. Leia cada sentença abaixo. Se você responder SIM para uma ou mais sentenças, você deve procurar seu médico ou dentista.

( ) Tenho a boca seca
( ) Tenho problemas para mastigar e engolir; ou meus hábitos alimentares têm sido mudados no último ano como resultado de problemas com meus dentes ou boca.
( ) Não fiz exame bucal no último ano
( ) Tenho frequentemente dores nos dentes ou na boca, ou sensibilidade e sangramento das gengivas
( ) Problemas com meus dentes ou gengivas tem afetado minha aparência ou meu convívio social com família, amigos e no trabalho
( ) Tenho lesões ou feridas na minha boca

Obs.: Você deve compreender que estes sinais não representam o diagnóstico de nenhuma condição. Apenas sugere que você deve estar com pobre saúde bucal e que deve visitar um profissional.

AUTOAVALIAÇÃO

Os dados sobre a autopercepção são subjetivos e, por isso, obtidos a partir de questionários com perguntas abertas ou fechadas. Enquanto o profissional avalia a condição clínica por meio da presença ou ausência de doença, para o paciente são importantes os sintomas e os problemas funcionais, sociais e psicológicos decorrentes das doenças bucais. Esses questionários de autoavaliação são instrumentos que complementam o exame clínico e facilitam outros profissionais da equipe, como nutricionistas, médicos e fonoaudiólogos, perceberem problemas bucais em seus pacientes idosos e encaminhá-los para o tratamento odontológico (Quadro 17-6).[32]

CONSIDERAÇÕES FINAIS

O tratamento do paciente idoso requer uma abordagem multiprofissional. Por meio do entendimento da fisiologia desse grupo de pacientes, do aprimoramento das técnicas cirúrgicas, dos agentes anestésicos e cuidados pré-operatórios é que se obtêm resultados efetivos e nos limites de segurança satisfatórios.

A Avaliação Global do Idoso ou Avaliação Geriátrica Ampla é utilizada por todos os profissionais de saúde envolvidos na assistência à pessoa idosa. É valioso que o cirurgião-dentista tenha formação especializada que possibilite o entrosamento estreito com a equipe, familiares, cuidadores e paciente. Sendo assim, o profissional poderá realizar diagnóstico mais preciso e completo, identificar as necessidades reais, antecipar os problemas associados à perda funcional e fazer o encaminhamento precoce do paciente. Dessa forma, a odontogeriatria tem como princípio a compreensão do indivíduo como um todo para tornar possível avaliar, tratar e manter a saúde bucal do paciente idoso, independentemente de sua capacidade funcional.

REFERÊNCIAS BIBLIOGRÁFICAS

1. Campbell LJ, Cole KD. Geriatric assessment teams. Clin Geriatr Med 1987;(3):99-110.
2. Rubenstein LZ. An overview of comprehensive geriatric assessment: rationale, history, program models, basic components. In: Rubenstein LZ, Wieland D, Bernabei R, editors. Geriatric assessment technology: the state of the art. New York: Springer Publishing Company; 1995. p. 1-10.
3. Berkey DB, Besdine RW. Clinical assessment of the elderly patient. In: Holm-Pederson P, Löe H, editors. Textbook of geriatric dentistry. 2. ed. Copenhagen: Munksgaard; 1996. p. 165-86.
4. Sanko J. Termorregulação: Considerações sobre o idoso. In: Kauffman IL, editores. Manual de reabilitação geriátrica. Rio de Janeiro: Guanabara-Koogan; 2001. p. 39-44.
5. Replogle WH, Beebe DK. Halitosis. American Family Physician 1996;53(4):1215-23.
6. Jungbauer G, et al. Periodontal micro-organisms and Alzheimer disease - A causative relationship? Periodontal 2000, Published online 2022 Mar 4. 2022;89(1):59-82.
7. Azzolino D†, Passarelli PC†, Angelis P, et al. Poor oral health as a determinant of malnutrition and sarcopenia nutrients. 2019;11:2898.
8. Campostrini EP, Zenóbio EG. Avaliação pelo odontólogo. In: Maciel A, editor. Avaliação multidisciplinar do paciente geriátrico. Rio de Janeiro: Revinter; 2002. p. 179-207.
9. Moraes EN. Princípios básicos de geriatria e gerontologia. Belo Horizonte: Coopmed; 2008.
10. Machado JCB. Doença de Alzheimer. In: Freitas EV, Py L. Tratado de geriatria e gerontologia. Rio de Janeiro: Guanabara Koogan 2022;5:1469-586.
11. Folstein MF, Folstein SE, Hugh MC. Minimental state. J Psychiatr Res 1975;12:189-98.
12. Pfeffer RI, Kurosaki TT, Hannah Jr CH, et al. Measurement of functional activities in older adults in the community. J Gerontol 1982;37:323-9.
13. Cummings JL, Mega M, Gray K, Rosenberg-Thompson S, Carusi DA, Gornbein J. The neuropsychiatric inventory: comprehensive assessment of psychopathology in dementia. Neurology 1994;44:2308-14.
14. Bertolucci PHF, et al. O mini-exame do estado mental em uma população geral: impacto da escolaridade. Arq Neuropsiquiat 1994;52:1-7.
15. Brucki SMD, Nitrini R, Caramelli P, et al. Sugestões para o uso do miniexame do estado mental no Brasil. Arq Neuropsiquiatr 2003;61(3B).
16. Machado JCB. Demências reversíveis. In: Forlenza OV, Caramelli P, editores. Neuropsiquiatria geriátrica. 1. ed. São Paulo: Atheneu; 2000. p. 253-80.
17. Shulman KL. Clock drawing: Is it ideal cognitive screening test? Internat J Geriatr Psychiatr 2000;548-61.
18. Bertollucci PHF, et al. Desempenho da população brasileira na bateria neuropsicológica do Consortium to Establish a Registry for Alzheimer's Disease (CERAD). Rev Psiquiatria Clínica 1998;25(2).
19. Nitrini R, Caramelli P, Charchat H, et al. Bateria neuropsicológica breve para o diagnóstico de demência na doença de Alzheimer. Arquivos de Neuropsiquiatria 2000;58(2):86.
20. Guccione AA, Cullen KE, O'Sullivan SB. Avaliação funcional. In: O'Sullivan SB, Schmitz TJ, editors. Fisioterapia: avaliação e tratamento. São Paulo: Manole; 1993. p. 251-69.
21. Yesavage JA. Geriatric depression scale. Psychopharmacol Bull 1988;24:709.
22. Lawton MP, Brody EM. Assessment of older people: self-maintaining and instrumental activities of daily living. Gerontologist 1969;9(3):179-86.
23. Katz S, Ford AB, Moskowitz RW, et al. Studies of illness in the aged. The index of ADL: a standardized measure of biological and psychosocial function. JAMA 1963;185(12):914-9.
24. Mahoney FI, Barthel DW. Functional evaluation: The Barthel Index. Md State Med J 1965;14:61-5.

25. Moore AA, Siu AL. Screening for common problems in ambulatory elderly. Am J Med 1997;100:438.
26. Ettinger RL. Geriatric dental curricula and the needs of the elderly. In: Chauncey HH, Epstein S, Rose CL, Hefferren JJ, editors. Clinical geriatric dentistry biomedical and psychosocial aspects. Chicago: American Dental Association; 1985. p. 193-204.
27. American Association of Dental Schools. Special report: Curriculum guidelines in geriatric dentistry. Appendix Geriatric Dentistry Curriculum Resource Book. Washington, DC: American Association of Dental Schools; 1988.
28. Azzolino D†, Passarelli PC†, Angelis PD, et al. Poor oral health as a determinant of malnutrition and sarcopenia nutrients. 2019;11:2898.
29. Tamura F, Kikutani T, Tohara T, et al. Tongue thickness relates to nutritional status in the elderly. Dysphagia 2012;27:556-61.
30. Sakai K, Nakayama E, Tohara H, et al. Relationship between tongue strength, lip strength, and nutrition-related sarcopenia in older rehabilitation inpatients: A cross-sectional study. Clin Interv Aging 2017;12:1207-14.
31. Bullon P, Cordero MD, Quiles JL, et al. Mitochondrial dysfunction promoted by Porphyromonas gingivalis lipopolysaccharide as a possible link between cardiovascular disease and periodontitis. Free Radic Biol Med 2011;50:1336-43.
32. Garcia RI. Geriatric dentistry. In: Reichel W, editor. Care of the elderly - clinical aspects of aging. 4th ed. Baltimore: Williams & Wilkins; 1995. p. 451-5.

**Anexo I ▪ Ficha Suplementar ao Prontuário Odontológico Usual –
MODELO FS-POU – (MODIFICADA EM 2023 POR CAMPOSTRINI, E.)**

Sugestões para a Avaliação Global do Idoso em Odontologia

1. IDENTIFICAÇÃO DO PACIENTE E DOS PROFISSIONAIS ENVOLVIDOS NA ASSISTÊNCIA:

Nome:_____ Idade: _____

Acompanhante: _____

Médico responsável: _____

Telefone: _____

Equipe multiprofissional envolvida e contato: _____

Data do exame odontológico: _____

Local do exame: _____

Pessoa responsável para contato imediato: Telefone: _____

Nome do(s) cuidador(es):_____

2. ANOTAÇÕES SOBRE O ESTADO DE SAÚDE GERAL:

Inspeção geral do paciente (IGP):_____

Paciente portador de patologias sistêmicas? Quais?

_____

_____

_____

Uso de medicamentos? Quais?

_____

_____

_____

Alteração da postura e da marcha?

_____

_____

_____

Uso de acessórios para locomoção?

_____

_____

_____

Necessita de cuidados especiais:

_____

_____

_____

(   ) Horário/tempo da consulta. Obs.: _____

(   ) Profilaxia com antibióticos. Obs.: _____

CAPÍTULO 17 ▪ AVALIAÇÃO GLOBAL DO IDOSO EM ODONTOLOGIA

(   ) Transferência da cadeira de rodas para a cadeira odontológica.

Obs.: _____

(   ) Altura/inclinação da cadeira odontológica.

Obs.: _____

(   ) Proteção com acessórios (pescoço/coluna/pernas)

Obs.: _____

3. AVALIAÇÃO DA FUNÇÃO SOCIAL – DADOS DA SITUAÇÃO PSICOSSOCIAL, ECONÔMICA E ESTRUTURA FAMILIAR:

Estado civil: _____

Local de nascimento: _____

Anos de escolaridade: _____

Constituição familiar: _____

Mora com algum familiar?

História de emprego: _____

Perda recente (familiar/amigos)?

_____

Quem é o responsável pela renda familiar? _____

Renda suficiente para as necessidades? (   ) Sim (   ) Não. Obs.:_____

Tem plano de assistência à saúde? (   ) Sim (   ) Não

Residência: (   ) Própria (   ) Alugada (   ) Cedida (   ) Instituição de longa permanência

Sente-se aceito pela família?

_____

Situação atual: (   ) Aposentado (   ) Tem alguma atividade produtiva

Atividades sociais: (   ) Grupo de convivência (   ) Clubes (   ) Trabalhos voluntários (   ) Igreja (   ) Visitas (parentes/amigos) (   ) Esportes

4. AVALIAÇÃO DA FUNÇÃO COGNITIVA – MINIEXAME DO ESTADO MENTAL – MEEM (VER QUADRO 17-3)

Indicação para o profissional:

_____

_____

_____

_____

5. AVALIAÇÃO DA FUNÇÃO AFETIVA/PSÍQUICA/HUMOR – ESCALA GERIÁTRICA DE DEPRESSÃO (VER QUADRO 17-4)

Indicação para o profissional:

_____

_____

_____

_____

6. AVALIAÇÃO DA FUNÇÃO FÍSICA – AVALIAÇÃO DAS ATIVIDADES BÁSICAS E INSTRUMENTAIS DA VIDA DIÁRIA (SUGESTÃO QUADRO 17-5).

Indicação para o profissional:

_____

_____

_____

_____

Realiza a higiene bucal: (   ) Sozinho (   ) Com supervisão (   ) Necessita de total ajuda

7. A CARACTERIZAÇÃO DO IDOSO BASEADA NA ANÁLISE DO ESTADO FUNCIONAL (VER SUGESTÃO NO TEXTO):

(   ) Idoso funcionalmente independente

(   ) Idoso parcialmente dependente

(   ) Idoso funcionalmente dependente

Obs.: _____

8. AVALIAÇÃO DO ESTADO NUTRICIONAL (VER CAPÍTULO 7)

Tipo de dieta: (   ) líquido (   ) sólido (   ) pastoso

Indicação:

_____

_____

_____

_____

_____

9. AVALIAÇÃO DO AMBIENTE DOMICILIAR:

(   ) Áreas de locomoção livres. Obs.: _____

(   ) Piso adequado. Obs.: _____

(   ) Iluminação adequada. Obs.: _____

(   ) Quarto arejado e funcional. Obs.: _____

(   ) Banheiro facilmente acessível/piso antiderrapante/barras de apoio/higiene/iluminação. Obs.: _____

(   ) Presença de escadas e corrimão. Obs.: _____

(   ) Risco de incêndio. Obs.: _____

(   ) Assistência dos vizinhos. Obs.: _____

Observações gerais:

_____

_____

_____

_____

_____

10. ALTERAÇÕES PRESENTES:

(   ) Fluxo salivar (   ) Destreza e coordenação motora (   ) Acuidade visual

(   ) Acuidade auditiva (   ) Função motora oral (fala, mastigação e deglutição)

11. FAZ USO DE PRÓTESE?

(   ) Não (   ) Sim (   ) PPR

(   ) Fixa (   ) Total – sup/inf

Condições das próteses:

(   ) Boas (   ) Más

Obs.: _____

12. NECESSIDADE DE PROTEÇÃO ESPECÍFICA:

(   ) Terapia com flúor

(   ) Enxaguatórios bucais

(   ) Saliva artificial

(   ) Dentifrícios especiais

(   ) Acessórios adaptados para a higiene bucal

(   ) Outros: _____

Observações gerais:

_____

_____

_____

_____

_____

Anexo II • Questionário de Atividades Funcionais[12]

Por favor, leia com atenção as perguntas abaixo e tente respondê-las de acordo com a sua percepção sobre o nível de independência e autonomia que seu(sua) acompanhante apresenta para a realização das tarefas cotidianas enumeradas abaixo.

1. Ele(a) manuseia seu próprio dinheiro? (   )

2. Ele(a) é capaz de comprar roupas, comida, coisas para casa sozinho(a)? (   )

3. Ele(a) é capaz de esquentar a água para o café e apagar o fogo? (   )

4. Ele(a) é capaz de preparar uma comida? (   )

5. Ele(a) é capaz de manter-se em dia com as atualidades, com os acontecimentos da comunidade ou da vizinhança? (   )

6. Ele(a) é capaz de prestar atenção, entender e discutir um programa de rádio ou televisão, um jornal ou uma revista? (   )

7. Ele(a) é capaz de lembrar-se de compromissos, acontecimentos familiares, feriados? (   )

8. Ele(a) é capaz de manusear seus próprios remédios? (   )

9. Ele(a) é capaz de passear pela vizinhança e encontrar o caminho de volta para casa? (   )

10. Ele(a) pode ser deixado(a) em casa sozinho(a) de forma segura? (   )

Pontue de acordo com os escores abaixo para as perguntas de 1 a 9:

0 = Normal 0 = Nunca o fez, mas poderia fazê-lo agora

1 = Faz com dificuldade 1 = Nunca o fez e agora teria dificuldade

2 = Necessita de ajuda

3 = Não é capaz

Pontue de acordo com os escores abaixo para a 10ª pergunta:

0 = Normal 0 = Nunca ficou, mas poderia ficar agora

1 = Sim, mas com precauções 1 = Nunca ficou e agora teria dificuldade

2 = Sim, por períodos curtos

3 = Não poderia

CAPÍTULO 17 ▪ AVALIAÇÃO GLOBAL DO IDOSO EM ODONTOLOGIA **127**

Anexo III ▪ Inventário Neuropsiquiátrico (Questionário) NPI – Q

Por favor, responda às questões seguintes, com base nas alterações ocorridas a partir do momento em que o idoso começou a manifestar problemas de memória.

Assinale "sim", apenas se o sintoma esteve presente nos últimos 30 dias. Caso contrário, assinale a resposta "não".

POR CADA ITEM POSITIVO:

Indique a gravidade do sintoma (como afeta o idoso)

1 = Ligeiro (identificável, mas não é uma mudança significativa)

2 = Moderado (significativo, mas não é uma mudança dramática)

3 = Grave/severo (muito marcado ou proeminente; mudança dramática)

Indique o grau de perturbação que sente devido ao sintoma (como o afeta a si)

0 = Nada perturbador.

1 = Mínimo (Levemente perturbador, não é um problema que me dê trabalho)

2 = Ligeiro (Um pouco perturbador, geralmente é fácil lidar com o problema)

3 = Moderado (Muito perturbador, nem sempre é fácil lidar com o problema)

4 = Grave (Bastante perturbador, é difícil lidar com o problema)

5 = Extremo ou muito grave (extremamente perturbador, sou incapaz de lidar com o problema)

Por favor, responda cuidadosamente a cada pergunta.

		Gravidade do sintoma			Grau de Perturbação					
Delírios Sim Não	O idoso tem crenças falsas, pensa que está a ser roubado ou lhe estão a fazer mal?	1	2	3	0	1	2	3	4	5
Alucinações Sim Não	O idoso tem alucinações, como visões ou vozes falsas? Ouve ou vê coisas que não estão presentes?	1	2	3	0	1	2	3	4	5
Agitação ou agressão Sim Não	O idoso resiste à ajuda dos outros, é de trato difícil?	1	2	3	0	1	2	3	4	5
Depressão ou disforia Sim Não	O idoso parece triste ou diz que está deprimido? Ele/ela chora?	1	2	3	0	1	2	3	4	5
Ansiedade Sim Não	O idoso fica perturbado quando se separa de si? Demonstra sinais de nervosismo, como falta de ar, suspiros e incapacidade de relaxar, ficando muito tenso?	1	2	3	0	1	2	3	4	5
Exaltação ou euforia Sim Não	O idoso aparenta sentir-se muito bem ou excessivamente feliz?	1	2	3	0	1	2	3	4	5
Apatia ou indiferença Sim Não	O idoso parece menos interessado nas suas atividades habituais e nas atividades ou planos dos outros)	1	2	3	0	1	2	3	4	5
Desinibição Sim Não	O idoso parece agir impulsivamente? Por exemplo, fala com estranhos como se os conhecesse ou diz coisas que podem ferir os sentimentos das outras pessoas?	1	2	3	0	1	2	3	4	5
Irritabilidade ou labilidade Sim Não	O idoso fica impaciente ou irritadiço? Ele/a tem dificuldade em lidar com demoras/atrasos ou em esperar por atividades planeadas?	1	2	3	0	1	2	3	4	5
Distúrbio motor Sim Não	O idoso ocupa-se com atividades repetitivas, tais como andar às voltas pela casa, carregar em botões, enrolar cordas/cordões/fitas, ou fazer outras coisas repetidamente?	1	2	3	0	1	2	3	4	5
Comportamentos noturnos Sim Não	O idoso acorda durante a noite, levanta-se muito cedo pela manhã, ou dorme várias sestas durante o dia?	1	2	3	0	1	2	3	4	5
Apetite e alimentação Sim Não	O idoso perdeu ou ganhou peso, ou teve alterações no tipo de comida/alimentos de que gosta?	1	2	3	0	1	2	3	4	5

CÁRIE DENTÁRIA: DECISÃO CLÍNICA E MANEJO EM IDOSOS

CAPÍTULO 18

Eliana da Penha Campostrini ▪ Thaís de Souza Rolim ▪ Kátia Regina de Campos
Lilian Citty Sarmento ▪ Vitor Henrique Digmayer Romero

INTRODUÇÃO

As doenças bucais continuam sendo um dos maiores problemas de saúde pública do mundo, afetando mais de 3,5 bilhões de pessoas. Há evidências de que a distribuição atual da cárie dentária é desigual e está associada a diferentes perfis dos países, relacionados com a estrutura da sociedade, como condições socioeconômicas, estilo de vida e existência de sistemas preventivos de saúde bucal.[1]

A cárie dentária é uma destruição dos tecidos calcificados do dente (esmalte, dentina e cemento) por meio do ataque dos ácidos produzidos por bactérias presentes na boca. Essa produção de ácidos é maior com o consumo de açúcar e em casos em que há falta de higiene bucal.[2] O controle da cárie dentária e da maioria das doenças crônicas, como câncer, doenças cardiovasculares e diabetes, inclui estratégias múltiplas direcionadas aos determinantes no nível do indivíduo, da família e da população. As estratégias devem abordar fatores de risco comuns à doença cárie e a outras doenças crônicas, tendo como exemplo o consumo racional de açúcar.[3] Essas estratégias corroboram com a importância da atuação multidisciplinar e da visão multidimensional para a assistência médico-odontológica ao paciente geriátrico.

No Brasil, em um estudo realizado em 2013, estimou-se que 4,9% das pessoas idosas estavam acamadas. Esses números são relevantes, pois o isolamento domiciliar está associado a desfechos negativos nos idosos, como: úlceras de pressão, sintomas depressivos, saúde nutricional precária, doenças bucais e sarcopenia.[4] Idosos acamados e com demências têm maior comprometimento de saúde oral, com risco de infecções e perdas dentárias.[5,6]

Na prática odontológica para idosos, dependendo da complexidade da saúde geral do paciente, é relevante diagnosticar e planejar com atenção o tratamento restaurador, levando em conta as particularidades de cada indivíduo. O cirurgião-dentista deve diferenciar mínimas imperfeições marginais das restaurações e a presença ou não da lesão de cárie secundária (LCS), pois, uma vez realizado o polimento das restaurações, é possível verificar a necessidade ou não da troca. As restaurações defeituosas nem sempre requerem substituição, devendo então ser avaliadas criteriosamente a fim de verificar se existe a possibilidade de tratamento conservador, como procedimentos de reparo ou resselamento. É importante entender que defeitos marginais de restaurações podem aumentar o risco de cárie secundária (LCS). Portanto,

se a lesão se inicia externamente na interface dente/restauração, o local é passível de diagnóstico, controle e inativação. É possível uma abordagem terapêutica conservadora, mesmo quando há certeza sobre a presença de LCS inicial ao redor de restaurações.[7] Nos idosos, além da atenção com LCS, a lesão de cáries radiculares (LCRs) é a forma primária dominante da doença.[8] Neste capítulo, abordaremos a terapêutica com ênfase em cuidados preventivos e tratamentos minimamente invasivos, recomendados principalmente em idosos com o estado funcional comprometido.

DIETA E SALIVA

A saúde bucal é um componente importante do bem-estar geral dos idosos.

A manutenção da saúde bucal é importante para o indivíduo do ponto de vista físico, social e psicológico. A falta de dentes afeta várias funções importantes, como mastigação, deglutição, fonação e estética. A impossibilidade do exercício de uma ou mais dessas funções acarreta quadro de incapacidade bucal.[9]

O estado nutricional pode estar comprometido em idosos, tanto pela presença de patologias inerentes à idade avançada ou pelas alterações fisiológicas vividas durante o processo de envelhecimento ou por estes fatores associados a uma saúde bucal precária.

Idosos institucionalizados apresentam maior prevalência de desnutrição e de dependências para as atividades de vida diária,[10] por isso há necessidade de priorizar os cuidados com a saúde bucal em função da relação com o estado nutricional.

Os idosos requerem boa nutrição para manter a saúde funcional e uma ingesta inadequada de nutrientes pode contribuir para a síndrome da fragilidade (ver Capítulo 09 – **Síndromes Geriátricas e Principais Doenças Crônico-Degenerativas do Paciente Idoso**), o que pode resultar em um aumento da mortalidade e, inversamente, a fragilidade pode piorar as condições da saúde bucal.

A dieta é um fator que influencia na formação do biofilme. A cariogenicidade da refeição é definida não apenas pelo conteúdo de carboidratos, mas também pela frequência do consumo. Idosos com incapacidade bucal, como o prejuízo na mastigação, geralmente optam por alimentos mais fáceis de mastigar, ricos em carboidratos e pobres em nutrientes. Isto é desfavorável para manter a saúde bucal, como também para o estado nutricional.[11,12] (Ver Capítulo 7 – **Saúde Bucal e Nutrição**.)

129

A saliva é importante para manter a homeostase da cavidade oral por meio de várias funções, como lubrificação, ação tamponante, manutenção da integridade dentária e atividade antimicrobiana. Além desses fatores, as proteínas/peptídeos salivares desempenham um papel importante na aderência dos microrganismos orais à superfície do dente e na manutenção do equilíbrio entre o processo de remineralizarão e desmineralização. É de grande importância a presença de volumes satisfatórios de fluxo salivar, pois apresentam efeito protetor para os tecidos bucais. O fluxo salivar reduzido favorece o aparecimento de cáries, infecções fúngicas e desconforto com a utilização de prótese dentária.[13-15]

Medidas preventivas eficazes e tratamentos menos invasivos resultaram em mais pessoas mantendo seus dentes naturais por mais tempo, o que muda a atenção odontológica em idosos não apenas para tratamentos protéticos e procedimentos implantodônticos, mas também para a manutenção dos dentes naturais até o final da vida. À medida que as pessoas envelhecem e tornam-se mais frágeis e dependentes, observa-se um aumento do uso de medicamentos que podem ter como efeito adverso a xerostomia e a hipossalivação.[16,17]

A xerostomia (sensação de boca seca), é uma queixa comum entre os idosos. Um dos fatores-chave para essa situação é a quantidade de fármacos que desencadeiam ou agravam o sintoma. Os medicamentos com efeitos antissialagogos são: anticolinérgicos, antidepressivos, antipsicóticos, diuréticos, antidepressivos, sedativos e ansiolíticos, anti-histamínicos, agentes analgésicos, opioides e os anti-inflamatórios não esteroides. Desta forma, recomenda-se que o cirurgião-dentista se atente à bula dos medicamentos para identificar possíveis efeitos adversos relacionados ao fluxo salivar. (Ver Capítulo 8 – **Farmacologia e Envelhecimento.**)

Outras causas importantes de xerostomia e de hipossalivação são as doenças sistêmicas como **diabetes melito**, doenças autoimunes (p. ex.: síndrome de Sjogren),[18] e a radioterapia na região de cabeça e pescoço. A hipossalivação é a redução do fluxo salivar e a xerostomia é a sensação de boca seca. A xerostomia pode estar ou não relacionada com a hipossalivação. Em alguns casos, a sensação de boca seca pode ocorrer mesmo com o fluxo salivar normal.[19,20]

CARACTERÍSTICAS DA CÁRIE DENTÁRIA DE RAIZ – FORMA PRIMÁRIA PREVALENTE EM IDOSOS

A incidência de cárie radicular está diretamente relacionada com baixo fluxo salivar (p. ex., efeito de medicamentos, doenças sistêmicas, irradiações), doença periodontal, hábitos alimentares, além de abfrações e o uso de próteses.[21,22] Com relação as bactérias envolvidas, as espécies *Actinomices, Streptococcus mutans* e *Lactobacillus* parecem estar relacionadas com o desenvolvimento da cárie radicular.[23]

A cárie de raiz geralmente está localizada próxima à junção cemento-esmalte, e ocorre quando o dente afetado apresenta a gengiva marginal retraída. Apresenta-se em sua maioria como lesões rasas, amolecidas, progressivas e destrutivas. A lesão estende-se ao longo da superfície radicular e, muitas vezes, a margem da lesão é frequentemente subgengival, o que dificulta a terapêutica restauradora. O pH crítico para que ocorra essa lesão é de 6,2, enquanto, para o esmalte, é de 5,5.[24,25]

A espessura da dentina nesta região é muito fina, e uma escovação inadequada dos dentes ou raspagem periodontal radicular imprópria pode danificar ou remover o cemento radicular, ocasionado a exposição da dentina, o que pode favorecer o aparecimento de cáries radiculares.[23] Atenção deve ser dada em pacientes idosos que usam próteses parciais removíveis (PPRs): a presença de grampos dos retentores das PPRs localizados no colo dentário pode favorecer a desmineralização da superfície radicular, auxiliando a instalação da cárie de raiz.[26]

DIAGNÓSTICO DA CÁRIE

O diagnóstico da cárie dentária vai além da identificação da lesão. É importante realizar um exame clínico detalhado e uma anamnese cuidadosa, para coletar informações sobre dieta, hábitos de higiene, doenças sistêmicas e uso de medicamentos. Assim, é possível obter informações sobre os fatores de risco a nível local e do paciente.[21]

Os métodos mais tradicionais e frequentemente usados para detecção das lesões de cárie são os exames visual e tátil associados ao exame radiográfico. A inspeção tátil e visual é padrão na prática clínica devido à sensibilidade e especificidade. Para um exame eficaz, são necessários dentes limpos, secos, iluminados e sondagem leve. Ao realizar o diagnóstico da lesão cariosa, é importante distinguir se ela está ativa ou inativa, pois isso influenciará na decisão ou não de tratamento, e de qual conduta deverá ser seguida. Além disso, deve-se considerar o nível de progressão da lesão, avaliando se ela está cavitada ou não.[27]

Com relação ao exame radiográfico, o método mais seguro para o diagnóstico de LCS é a radiografia interproximal.[8] As radiografias periapicais para lesões cariosas não pulpares devem ser avaliadas com cuidado devido à deformação da imagem. Estudos evidenciam uma alta ocorrência de achados radiográficos em radiografias panorâmicas em idosos. Os achados mais prevalentes foram: reabsorção do rebordo alveolar, cálculo dentário, cárie dentária, lesão periapical e raiz residual.[28] Em pacientes idosos não colaboradores, a radiografia panorâmica é um recurso valioso para verificar também tratamentos realizados anteriormente e ajudar no planejamento da terapêutica atual.

ORIENTAÇÕES AO PACIENTE/CUIDADORES SOBRE CUIDADOS PREVENTIVOS

Os pacientes idosos podem apresentar fatores limitantes, como dificuldades motoras, cognitivas e problemas relacionados com a visão que influenciam direta ou indiretamente na execução e qualidade da higiene bucal.[8] Desta forma, é fundamental que os cuidadores sejam envolvidos no processo de saúde bucal dos pacientes, sendo informados sobre estes fatores que limitam o paciente para o autocuidado, e orientá-los como realizar a higiene bucal diária.

A prevenção da cárie envolve:[8]

- Higiene bucal adequada.
- Controle da dieta cariogênica (p. ex., evitar: comidas com alto índices de açúcar, alimentos ricos em amido e pegajosos, refrigerantes).
- Uso de dentifrício fluoretado (≥ a 1.500 ppm/F).

CAPÍTULO 18 ▪ CÁRIE DENTÁRIA: DECISÃO CLÍNICA E MANEJO EM IDOSOS **131**

A higiene mecânica é realizada com escova de dentes, pelo menos, duas vezes ao dia.[8] Consideramos que, quando necessário, adaptações no cabo da escova ou uso de escova elétrica poderão ser indicados.

A literatura aponta que, entre os materiais utilizados para a higiene bucal domiciliar em idosos, a escova de dentes e o creme dental são os mais citados. Verificou-se também a utilização inadequada de enxaguatórios ou água oxigenada, palitos de dentes ou somente bochecho com água. O uso de fio dental foi citado por um número reduzido de pacientes.[29] Assim sendo, é importante orientar a higiene bucal domiciliar correta, estimulando a escovação, o creme dental fluoretado e o uso do fio ou fita dental com a finalidade de remoção da placa entre os dentes e implantes.

Não há dúvidas de que o uso de dentifrícios com flúor é um meio protetor eficaz e econômico contra a cárie. O dentifrício com alta concentração de fluoreto (5.000 ppm/F), indicado para pacientes de alto risco, é um excelente aliado na prevenção e controle, sendo mais eficaz na remineralizarão em comparação com o dentifrício com concentração de 1.450 ppm/F.[30] Em pacientes dependentes, cabe ressaltar o cuidado para não ter risco de toxicidade. Deve-se orientar cuidadores quanto ao uso correto, evitando que o paciente engula estes produtos com alta concentração de flúor.

Complementando a lista de produtos para a higiene bucal, os enxaguantes com flúor e a solução de clorexidina são indicados. O bochecho com soluções de clorexidina de 0,12% a 0,2% atua de forma preventiva na redução e inibição no desenvolvimento da placa microbiana pelo seu efeito bactericida e bacteriostático.[31] O uso deve ser acompanhado pelo profissional e de acordo com as necessidades do paciente.

Quando o paciente não consegue bochechar, deve umedecer uma pequena gaze no enxaguante bucal e passar nos dentes.

ABORDAGEM PROFISSIONAL – MANEJO DAS LESÕES DE CÁRIE

Algumas vezes, o tratamento restaurador tradicional pode não ser o ideal. Isso acontece quando pacientes têm uma expectativa de vida limitada e o benefício de tratamentos mais complexos pode não ser relevante. Outra questão é o possível estresse que os tratamentos restauradores tradicionais podem provocar em pacientes portadores de comorbidades ou com limitações cognitivas. Desta forma, o cirurgião-dentista deve elaborar opções de tratamentos em conjunto com o paciente e o responsável, concentrando-se em melhorar a qualidade de vida por meio de tratamentos minimamente invasivos e manutenção da saúde bucal.[8,32]

É importante ressaltar que a opção de tratamento, ou seja, o manejo das lesões cariosas, depende do estado funcional deste idoso.

Além de orientações para a higiene bucal, aconselhamento dietético e uso do flúor, é possível usar de métodos não restauradores (intervenções não invasivas) para o controle e prevenção de lesões cariosas. As lesões de cárie radicular inativas (superfície dura, brilhante, livre de biofilme/sem placa visível) podem não precisar de tratamento, mas deverão ser monitoradas. As lesões de cárie radicular ativas (superfície amolecida, coberta por biofilme/com placa visível) devem ser tratadas de acordo com sua localização e profundidade. Se a paralisação da lesão puder ser alcançada por meio de intervenções não invasivas, estas devem ser escolhidas.[8]

Intervenções Não Invasivas
Uso de Agentes Fluoretados

O objetivo dos **tratamentos não invasivos** é controlar as lesões ativas e prevenir o desenvolvimento de novas lesões. Um dos métodos mais estudados e recomendados para tratamento e controle não restaurador de lesões cariosas é o **uso de agentes fluoretados**. Existem diversos **produtos disponíveis com diferentes concentrações de flúor**, adequadas para cada tipo de tratamento. Para prevenção e tratamento de lesões ativas iniciais, podem ser utilizados os **Géis de Fluoreto a 1,23% (APF ou NaF), por meio de aplicações trimestrais, e Vernizes NaF a 5%**, aplicados nas superfícies lisas radiculares e para remineralizarão das lesões iniciais de esmalte, duas ou três aplicações ao ano para um adulto.[8,32-36]

Outra opção para lesões já cavitadas, mas sem risco de envolvimento pulpar, é o **Diamino Fluoreto de Prata (DFP) que pode ser encontrado nas concentrações que variam de 12-38%**. Trata-se de um agente bactericida/bacteriostático que reduz o crescimento de bactérias cariogênicas, inibe a desmineralização e promove a remineralização do esmalte e da dentina. É indicado para prevenção e inibição das lesões de cárie, bem como para tratamento da hipersensibilidade dentinária e radicular.[37-40] A aplicação deve ocorrer de acordo com o fabricante e as necessidades do paciente, recomendando de uma a duas aplicações anuais. Deve-se notar que o uso do DFP provoca um escurecimento severo da lesão, podendo acarretar implicações estéticas e psicossociais em alguns pacientes. No entanto, é um método seguro e eficaz de paralisação de lesões cavitadas ativas, sem a necessidade de recorrer aos tratamentos restauradores convencionais, podendo ser associado com a técnica de ART. Este produto vem-se mostrando efetivo no controle da cárie radicular em idosos.[39]

Técnicas Restauradoras Minimamente Invasivas
Remoção Seletiva do Tecido Cariado (RSTC) e Tratamento Restaurador Atraumático (TRA/ART)

Estes tratamentos são para pacientes que não podem se submeter a tratamentos restauradores convencionais e complexos e/ou idosos dependentes e com dificuldade de acesso. Esta opção é utilizada para tratar lesões cariosas que não estejam causando dor ou envolvimento pulpar. Aqui, neste capítulo, citaremos as duas técnicas conhecidas para **tratamentos restauradores minimamente invasivos**: a Remoção Seletiva do Tecido Cariado (RSTC) e o Tratamento Restaurador Atraumático (TRA), conhecido como *ART*.

Na RSTC, remove-se a dentina infectada amolecida, mantendo a dentina afetada, a qual é considerada passível de remineralização. Isto é, remover tecido cariado nas paredes circundantes até encontrar a camada endurecida, e remover parcialmente na parede pulpar. A remoção parcial consiste apenas na remoção da camada fragmentada, necrótica e superficial da parede de fundo da cavidade, utilizando a colher de dentina. Essa abordagem diminui as chances de exposições pulpares acidentais.[41]

Entre a vasta gama de materiais forradores da cavidade, o cimento de hidróxido de cálcio (CHC), o óxido de zinco e o eugenol, e o cimento de ionômero de vidro (CIV) são os mais comumente usados. O CHC tem propriedade antibacteriana e o CIV possui adesividade, biocompatibilidade e liberação de flúor, sendo o material ideal em cavidades de profundidade média.[42] Os materiais restauradores utilizados são o CIV convencional ou modificado, a resina composta ou amálgama, podendo-se realizar a restauração em sessão única.[41]

Antes da colocação do material forrador/restaurador, a desinfecção da cavidade pode ser feita com clorexidina, pois tem ação desinfetante, protege a estrutura dentária de sensibilidade pós-operatória e de cáries recorrentes.[43,44]

No caso de envolvimento pulpar, é necessário que o cirurgião-dentista avalie se o tratamento endodôntico será mais efetivo para o paciente do que a remoção do elemento. A extração, muitas vezes, não é uma decisão simples, no entanto é preciso optar pelo tratamento mais seguro.

Quando lesões de cárie aparecem ao redor das restaurações (LCS), deve-se observar o tamanho da lesão em relação à restauração. Quando essa proporção é menor do que 50%, é possível realizar o reparo da restauração em contraponto à substituição. Para tal, é preciso realizar a remoção seletiva do tecido cariado, com uma leve abrasão mecânica da superfície do material restaurador a ser reparado, e o procedimento normalmente é realizado como em lesões de cárie primária. É fundamental observar não só as condições da restauração e o tamanho da lesão cariosa, mas também a presença de doença periodontal para que seja tomada a decisão de intervenção restauradora ou não.[45]

Outra técnica restauradora alternativa é o Tratamento Restaurador Atraumático (*Atraumatic Restorative Treatment – ART*). Esta técnica tem sido descrita como uma opção alternativa para o tratamento restaurador de lesões cariosas em que não é possível o atendimento odontológico tradicional. Pacientes que não podem se locomover ao consultório, com dificuldade comportamental e não colaboradores, idosos institucionalizados e acamados, entre outras situações, podem ser beneficiados já que é uma terapêutica simples e menos custosa quando comparada com a técnica tradicional. O tratamento é feito apenas com a utilização de instrumentos manuais e com o uso de CIV. Este material é citado pelas suas propriedades conhecidas.[46-49]

Uma alternativa dentro do contexto atual da odontologia de mínima intervenção é a utilização de biomateriais do tipo GIOMERS, com base no desenvolvimento da Tecnologia S-PRG (*Surface Pre Peacted Glass Ionomer*). Os materiais da família GIOMERS possuem como característica principal a liberação de seis tipos de íons com propriedade bioativa: BO_{33-} (Borato), $AL+3$ (Alumínio), $Na+$ (Sódio), $F-$ (Fluoreto), $Sr+2$ (Estrôncio), SiO_{3-2} (Silicato) e recarga. Os GIOMERS incorporam qualidades mecânicas e estéticas de resinas compostas e proteção contra cáries por meio da liberação de flúor do componente ionômero de vidro. Apresentam uma extensa indicação clínica (restaurações classe I, II, III, IV e V, selantes, entre outros produtos), especialmente para pacientes com alto índice de cárie. São indicados para restaurações de lesões cervicais, em que a adesão é menos eficiente. Foi observada também uma frequência menor de cárie secundária.[50] Estudos com estes materiais, na população idosa, são indicados.

As intervenções preventivas e terapêuticas para a cárie dentária são eficazes quando observados todos os fatores que regem a saúde global do paciente idoso (ver Capítulos **9,10 e 17**). O suporte familiar-cuidador, o estado funcional, a abordagem multidisciplinar e a formação especializada do cirurgião-dentista são determinantes para um tratamento odontológico bem-sucedido.

REFERÊNCIAS BIBLIOGRÁFICAS

1. Crescente LG, Gehrke GH, Santos CM dos. Mudanças da prevalência de dentes permanentes cariados no Brasil e em países de renda média-alta nos anos 1990 e 2017. Cien Saude Colet [Internet] 2022;27(3):1181–90.
2. Fejerskov O, Kidd E. Cárie dentária: a doença e seu tratamento clínico. Ed. Santos; 2017.
3. Maltes M, Tenuta L, Andalo M, et al. Cariologia: Conceitos básicos, diagnóstico e tratamento não restaurador. (ABENO). São Paulo: Ed Artes Médicas; 2016.
4. Bordin D, Loiola AFL, Cabral LPA, et al. Fatores associados à condição de acamado em idosos brasileiros: resultado da pesquisa nacional de saúde. 2013. Rev Bras Geriatr Gerontol 2020;23(2).
5. Rolim T de S, Fabri GMC, Nitrini R, et al. Evaluation of patients with Alzheimer's disease before and after dental treatment. Arq Neuropsiquiatr [Internet] 2014;72(12):919-24.
6. Holmes C, Cunningham C, Zotova E, et al. Systemic inflammation and disease progression in Alzheimer disease. Neurology [Internet] 2009;73(10):768-74.
7. Rabelo G, Paranhos YR. Protocolos para diagnóstico de recidiva de cárie e as principais razões para se substituir uma restauração dentaria - revisão narrativa da literatura. Trabalho de conclusão de curso de odontologia da Universidade de Uberaba. Orientador: Professor Dr. João Paulo Silva Servato. 2022.
8. Endres BL, De Oliveira RL, Barbosa C, et al. Manejo de cárie radicular: um guia para o dentista brasileiro baseado na tradução e adaptação cultural do consenso internacional/ORCA E EFCD. Rev da Fac Odontol Porto Alegre [Internet] 2022;63(1):21-37.
9. Narvai PC, Antunes JLF. Saúde Bucal: A autopercepção da mutilação e das incapacidades. In: Lebrão ML, Duarte YAO. SABE - Saúde, bem-estar e envelhecimento - O projeto SABE do Município de São Paulo: Uma abordagem inicial. Brasília: Organização Pan -Americana da Saúde 2003;121-40.
10. Moser AD, Hembecker PK, Nakato AM. Relação entre capacidade funcional, estado nutricional e variáveis sociodemográficas de idosos institucionalizados. Rev Bras Geriatr e Gerontol [Internet] 2021;24(5).
11. N'gom PI, Woda A. Influence of impaired mastication on nutrition. J Prosthet Dent 2001;87(6):667-73.
12. Campos MTFS, Monteiro JBR, Ornelas APRC. Fatores que afetam o consumo alimentar e a nutrição do idoso. Rev Nutr Campinas 2000;13(3):157-65.
13. Martins C, Buczynski AK, Maia LC, et al. Salivary proteins as a biomarker for dental caries—A systematic review. J Dent [Internet] 2013;41(1):2-8.
14. Sanz M, Beighton D, Curtis MA, et al. Role of microbial biofilms in the maintenance of oral health and in the development of dental caries and periodontal diseases. Consensus report of group 1 of the Joint EFP/ORCA workshop on the boundaries between caries and periodontal disease. J Clin Periodontol 2017;44(1):S5-11.
15. Humphrey SP, Williamson RT. A review of saliva: normal composition, flow, and function. J Prosthet Dent 2001;85(2):162-9.

16. Guggenheimer J, Moore PA. Xerostomia. J Am Dent Assoc [Internet] 2003;134(1):61-9.
17. Villa A, Connell CL, Abati S. Diagnosis and management of xerostomia and hyposalivation. Ther Clin Risk Manag 2015;11:45-51.
18. Cartee DL, Maker S, Dalonges D, Manski MC. Sjögren's syndrome: Oral manifestations and treatment, a dental perspective. J Dent Hyg JDH [Internet] 2015;89(6):365-71.
19. Sreebny LM. Saliva in health and disease: appraisal and update. International Dental Journal 2000;50(3):140-61.
20. Ship, JA, Pillemer SR, Baum, BJ. Xerostomia and the geriatric patient. Journal of the American Geriatrics Society 2002;50(3):535-43.
21. Zhang J, Sardana D, Wong MCM, et al. Factors associated with dental root caries: A systematic review. JDR Clin Transl Res 2019;5(1):13-29.
22. Guimarães AM, Sá EC. Cárie radicular em adultos: prevalência, aspectos clínicos, prevenção e tratamento. Revista da APCD 1990;45(2):85-8
23. Geraldo Martins VR.; Marques MM. Aspectos microbiológicos, histopatológicos e clínicos da cárie radicular. Rev Inst Cien Saude. 2009;27(1):67-72.
24. Heasman PA, Richie M, Asuni A, et al. Gingival recession am root caries in the ageing population: a critical evaluation of treatments. J Clin Periodontol 2017;44(18):178-93.
25. Hara AT, Serra MC, De Morais PM. Entendendo a cárie radicular. Revista Brasileira de Odontologia 1999;56(5):225-8.
26. Wight OS, Hellyer PH, Beighton D, et al. Relationship of removable partial denture use to root caries in an older population. Int J Prosthodont 1992;5:29-46.
27. Pitts N. Cárie dentária: Diagnóstico e monitoramento. São Paulo: Artes Médicas; 2012. p. 2310.
28. Dias ACMS, Medeiros AMC, Freitas YNL, et al. Achados radiográficos em radiografias panorâmicas de idosos: estudo transversal em 1006 pacientes. Rev Port Estômatol Med Dente Cir Maxilofac 2019;60(2):59-65.
29. Mesas AE, Trelha CS, De Azevedo MJ. Saúde bucal de idosos restritos ao domicílio: Estudo descritivo de uma demanda Interdisciplinar. Physis Revista de Saúde Coletiva, Rio de janeiro 2008;18(1):61-75.
30. Ekstrand KR, Poulsen JE, Hede B, et al. A randomized clinical trial of the anti-caries efficacy of 5,000 compared to 1,450 ppm fluoridated toothpaste on root caries lesions in elderly disabled nursing home residents. Caries Res 2013;47(5):391-8.
31. Soares AK, Bovini B, Fukushigue Y. Avaliação do potencial antimicrobiano profilático de enxaguatórios
32. bucais contendo em sua formulação clorexidina e óleos essenciais. SALUSVITA, Bauru 2019;38(1)87-96.
33. Paris S, Banerjee A, Bottenberg P, et al. How to Intervene in the caries process in older adults: A Joint ORCA and EFCD Expert Delphi Consensus Statement. Vol. 54. Caries Research Switzerland 2020:1-7.
34. Cury JA. Uso de flúor e controle da cárie como doença. In: Baratieri L, et al. Odontologia restauradora: Fundamentos e possibilidades. 1.ed. São Paulo: Livraria Santos; 2001. p. 33-68.

35. Luz MA, Sartori LA. Uso do verniz fluoretado sobre lesões incipientes de cárie. Odontologia, Ciência e Saúde Rev do CROMG 2011;12(1):17-22.
36. Tan HP, Lo ECM, Dyson JE, et al. A randomized trial on root caries prevention in elders. J Dent Res 2010;89(10):1086-90.
37. Chan AKY, Tamrakar M, Jiang CM, et al. Clinical evidence for professionally applied fluoride therapy to prevent and root dental caries in older adults: A systematic review. J Dent 2022;125:104273.
38. Zhao IS, Gao SS, Hiraishi N, et al. Mechanisms of silver diamine fluoride on arresting caries: a literature review. Int Dent J 2018;68(2):67-76.
39. Mei ML, Li QL, Chu CH, et al. Antibacterial effects of silver diamine fluoride on multi-species cariogenic biofilm on caries. Ann Clin Microbiol Antimicrob 2013;12:4.
40. Hendre AD, Taylor GW, Chávez EM, Hyde S. A systematic review of silver diamine fluoride: Effectiveness and application in older adults. Gerodontology 2017;34(4):411-9.
41. Grandjean M-L, Maccarone NR, McKenna G, et al. Silver Diamine Fluoride (SDF) in the management of root caries in elders: a systematic review and meta-analysis. Swiss Dent J 2021;131(5):417-24.
42. Schwendicke F, Frencken JE, Bjorndal L, et al. Managing carious lesions: consensus recommendations on carious tissue removal. Adv Dente Res 2026;28:56-8.
43. Corralo DJ, Maltz M. Clinical and ultrastructural effects of different liners/restorative materials on deep carious dentin: a randomized clinical trial. Caries Research 2013;47(3):243-50.
44. Franco APGO, Santos FA, Martins, et al. Desinfecção de cavidades com clorexidina. Publ UEPG Ci Biol Saúde, Ponta Grossa 2007;13(1/2):53-8.
45. Silva DO, Martins ALGM, Alves CMC, et al. Efeito da clorexidina a 2% no mecanismo de adesão do cimento de ionômero de vidro: resistência ao cisalhamento. Odontol Clin Cient (online) 2012;11(3):221-32.
46. Askar H, Krois J, Gostemeyer G, et al. Secondary caries: what is it, and how it can be controlled, detected, and managed? Clin Oral Investig 2020;24(5).
47. Yip Ak. Selection of restorative materials for the atraumatic restorative treatment (ART). Approach: a review. Spec Care Dente 2001;21:216-20.
48. Navarro MFL, et al. Tratamento restaurador atraumático: atualidades e perspectivas. Ver Assoc Paul Cir Dent 2015(69)3.
49. Allen PF, Da Mata C, Hayes M. Minimal intervention dentistry for partially dentate older adults. Gerodontology [Internet] 2019;36(2):92-8.
50. da Mata C, McKenna G, Anweigi L, et al. An ART of atraumatic restorative treatment for older adults: 5 year results. J Dent [Internet] 2019;83:95-9.
51. Rusnac, ME, Gasparik C, Irimie AJ, et al. Giomers in dentistry – at the boundary between dental composites and glass – ionomers. Medicine and Pharmacy Reports 2019;92(2):123-8.

CONSIDERAÇÕES ENDODÔNTICAS NO PACIENTE IDOSO

CAPÍTULO 19

Celso Luiz Caldeira ▪ Juan Ramon Salazar Silva
Caroline Carvalho dos Santos ▪ Stephanie Isabel Diaz Zamalloa

INTRODUÇÃO

O processo de envelhecimento do indivíduo requer especial atenção devido às suas características biopsicossociais, alterações de ordem sistêmica, debilidade inerente à idade e emprego de diferentes fármacos.[1] Essas alterações também se refletem na saúde bucal, podendo afetar direta ou indiretamente a qualidade de vida dos pacientes idosos,[2] que, ao perderem sua autonomia, podem apresentar uma rápida destruição dos dentes. Isso requer a inclusão de estratégias preventivas nos planos de tratamento, aplicando um planejamento odontológico integrado.[1,2]

O aumento da expectativa de vida da população mundial, resulta invariavelmente em maior quantidade de pacientes com necessidade de tratamento endodôntico,[3] visto que existe uma preocupação latente de que a odontologia do futuro se preocupe em manter a dentição na população idosa.[4]

Porém, alguns destes pacientes sofrem de deterioração das suas funções cognitivas e motoras, ou já se encontram com alguma psicopatologia, podendo mostrar dificuldades de comunicação e agressividade,[5] exigindo ainda mais atenção e auxílio constante dos profissionais, e se faz necessário o conhecimento aprofundado das diversas especialidades odontológicas para conduzir um adequado tratamento.

No campo da endodontia, várias alterações dentárias, principalmente fisiológicas, ocorrem com o passar da idade. O processo de envelhecimento altera em muito as características do complexo dentina-polpa;[6] alterações degenerativas ou reacionais acontecem devido às pequenas injúrias ou desgaste causados pelo próprio processo fisiológico de envelhecimento[3] ou devido a patologias no sistema estomatognático,[7] atentando para a condução mais difícil do tratamento endodôntico.

As duas principais alterações na dentina são a formação continuada de dentina secundária, resultando em redução de volume (que pode obliterar a câmara pulpar), e a esclerose dentinária associada à produção contínua de dentina peritubular, que produz uma série de alterações na morfologia dental interna.[8]

Há diminuição continuada no volume da câmara pulpar, na quantidade de vasos sanguíneos (diminuindo o fluxo sanguíneo) e na quantidade e qualidade das fibras nervosas (diminuindo a sensibilização), com clara diminuição do número de células e aumento de fibras. A polpa coronária apresenta aumento no número de feixes de fibras colágenas associadas com as bainhas de tecido conjuntivo dos vasos sanguíneos e nervos, que resulta na sua diminuição.[6,9]

Essa alteração ocorre comumente na região dos cornos pulpares e no assoalho e teto da câmara pulpar, principalmente em dentes posteriores, cujo volume pode representar um formato de disco plano com a aproximação do teto com o assoalho; nos dentes anteriores, a polpa retrai progressivamente na direção cervical, tornando-se mais estreita e, por vezes, não deixando nenhuma porção de tecido pulpar na câmara coronária.[3,8]

Nódulos pulpares são comumente encontrados, principalmente na câmara pulpar, decorrentes de células degenerativas da polpa que podem vir a se tornar mineralizadas[4] por etapas: inicialmente as células tornam-se unidas por fibras colágenas que ficam dispostas de maneira concêntrica, precedendo a mineralização, e, com o passar do tempo, outros componentes minerais são incorporados.

A polpa torna-se menos vascularizada, e também menos sensível.[4] A deposição contínua de dentina pode obliterar túbulos dentinários, diminuindo a permeabilidade tubular, e impedindo a movimentação dos fluidos intratubulares, pouco deformando os odontoblasto e não sensibilizando as fibras nervosas da pré-dentina, podendo alterar a resposta aos testes de sensibilidade.[3,7] Calcificações irregulares podem surgir ao redor de vasos sanguíneos e as células nervosas podem iniciar um processo de degeneração.[8]

Portanto, à medida que a polpa envelhece, torna-se menos vascular, menos celular e mais fibrótica, resultando em uma diminuição também no seu potencial de reparação. Há também um suprimento nervoso reduzido que, juntamente com uma maior espessura da dentina, torna os testes de sensibilidade pulpar mais difíceis quanto à obtenção de uma resposta confiável.[8]

Como ocorre perda de fluidos intratubulares na estrutura dentinária,[4] ocorre diminuição significativa da resistência à flexão, e aumenta a taxa de iniciação e propagação de microfissuras,[10] gerando um potencial risco de fraturas.

Quando estes fatores estão associados à doença periodontal, nos idosos, a perda das estruturas de suporte dentário pode ser uma constante[11,12] e aumentar a suscetibilidade à fratura dentária, ainda mais em dentes tratados endodonticamente, pobremente restaurados, ou, ainda, na presença de pinos ou núcleos intrarradiculares.[13]

Quanto às condições gerais, o paciente idoso pode apresentar fluxo salivar reduzido e apresentar desde hipossalivação até xerostomia, somadas às condições sistêmicas ou uso de medicamentos.[7,12,14] Ainda mais, a grande maioria apresenta redução da capacidade gustativa associada ao doce, salgado, amargo e ácido,[15] e a tendência ao aumento do consumo de açúcar, que somada a uma higienização inadequada, aumenta o fator de risco a cárie e doenças periodontais.[12,15]

Várias situações, em suas diversas *nuances*, devem ser analisadas, e o planejamento estratégico do tratamento com foco na preservação dos dentes naturais por meio do tratamento endodôntico é essencial. O planejamento deve incluir o grau de dificuldade e os riscos possíveis que serão encontrados. Instrumentos e técnicas endodônticas contemporâneas permitem que especialistas bem treinados superem as dificuldades e tratem com sucesso dentes envelhecidos.[16]

CONSIDERAÇÕES PARA O DIAGNÓSTICO DAS ALTERAÇÕES PULPARES E PERIAPICAIS

O diagnóstico endodôntico nos idosos exige atenção extra do profissional, uma vez que o processo natural de envelhecimento pode ocasionar alterações na condição bucal, devido às presenças de doenças sistêmicas, dificuldades psicológicas e motoras no paciente, entre outras condições.[14]

Uma boa comunicação é essencial para que se extraiam todas as informações necessárias, proporcionando confiança e satisfação em relação ao atendimento.[15] Avaliar a história médica e dental durante a anamnese é muito importante para o planejamento e futuro prognóstico do caso, lembrando que o paciente pode precisar de auxílio de outra pessoa para coleta destes dados.[4,14,15]

Na anamnese, é essencial que constem dados referentes à condição sistêmica, uso de medicamentos, hábitos alimentares, hábitos funcionais, histórico de traumas dentais e orofaciais, avaliação motora, além de completo exame de imagem, em que seja possível identificar detalhes das estruturas dentárias e tecidos de sustentação.

Devido às diferentes alterações que acometem uma polpa envelhecida, tornando-a menos sensível às mudanças térmicas, a obtenção de respostas estimuladas por testes pode ser difícil,[3,7,8] necessitando a associação de outros testes, além de um exame clínico intraoral e extraoral detalhado, relacionado sempre com a queixa principal do paciente.[3,4,7,8,14] Dentre os testes de sensibilidade, pelo conhecimento adquirido e pela praticidade, os testes térmicos com frio (com gás refrigerante) ainda são os mais empregados (nota dos autores).

Existe uma correlação positiva e significativa entre idade e tempo de resposta pulpar: quanto maior a idade do paciente, maior o tempo de resposta pulpar.[6] O tempo de aplicação do agente frio deve ser de, no mínimo, 10 segundos em pacientes idosos para se obter uma resposta confiável.[6] A intensidade da dor diminui à medida que as pessoas envelhecem, e o limiar da dor aumenta com a idade avançada.

Exames de imagem, como radiografias periapicais e tomografias de feixe cônico (*CBCT – Cone Beam Computer Tomography*)), contribuem muito para o diagnóstico e planejamento do tratamento endodôntico em idosos,[3,17] e, atualmente, ousamos indicar a *CBCT* como essencial (nota dos autores).

Ao observar ainda que doenças pulpares e periodontais podem estar correlacionadas, e o caminho da disseminação de bactérias estiver facilitado entre ambos os tecidos,[18] pode ser necessário estabelecer um plano de tratamento combinado.[12] A sondagem periodontal e os testes de mobilidade devem ser realizados criteriosamente durante o exame clínico para orientar o tratamento conjunto.

Dentes com exposição radicular são mais propensos à desmineralização,[12] assim cáries, atrição, abrasão e erosão em região radicular podem resultar em exposição pulpar ou formação de dentina reparadora no local,[4] fatores esses a serem observados durante o diagnóstico.

A ausência de dentes, ou apertamento ou bruxismo, pode gerar disfunção da articulação temporomandibular, levando a sintomas confundidos com dor de origem odontogênica.[4,7]

Reduções significativas na força da dentina radicular e sua resistência à fadiga diminuem com o aumento da idade, existindo uma incidência maior de fratura,[19] associada a fatores de risco provavelmente presentes, como: restaurações extensas, tratamento endodôntico prévio, efeito de cunha causado durante a mastigação e até a contração de materiais,[20] que podem ser agravados se associados à perda óssea e disfunção temporomandibular. Nas trincas e fraturas, as consequências são biológicas e mecânicas, pois, quando atingem a polpa, podem exigir desde tratamento endodôntico até a exodontia (fraturas no longo eixo do dente).[20]

O tratamento de dentes com trincas apresenta um grande desafio clínico, desde o seu diagnóstico ao tratamento. O recobrimento de cúspides, em geral, é indicado. A confecção de peças protéticas recobrindo cúspides aumenta a tensão máxima de fratura dentária, minimizando a força exercida sobre a cúspide comprometida e distribuindo a carga oclusal, podendo diminuir os sintomas, propagação e formação de novas trincas e influenciar no sucesso ou insucesso do tratamento.[20]

PLANEJAMENTO DO TRATAMENTO ENDODÔNTICO

O objetivo principal do tratamento endodôntico está voltado para a eliminação da microbiota endodôntica, prevenir a recontaminação do sistema de canais radiculares e criar um meio para promover a saúde perirradicular,[7] mantendo o princípio da longevidade do tratamento realizado, e promovida por adequada restauração com retorno à função do dente tratado.

O planejamento do tratamento endodôntico inicia-se após a obtenção de um correto diagnóstico. Na existência de doenças sistêmicas, pode-se encaminhar o paciente solicitando parecer médico para que ateste suas condições de saúde,[4,15] pois é de suma importância este conhecimento [21] para que se promova uma assistência integral ao paciente, e seja elaborado um plano de tratamento correto e previsível.

Em pacientes idosos que perderam sua autonomia, há necessidade de ouvir familiares e/ou acompanhantes, e obter informações importantes a respeito do estado de saúde bucal, bem como das suas queixas relacionadas com a doença existente. A escolha de solução anestésica e de possíveis medicações para controle da dor pré, trans ou pós-operatória deve também seguir estes preceitos (nota dos autores).

As contraindicações médicas para o tratamento endodôntico são pontuais,[3] como em pacientes que necessitam de

CAPÍTULO 19 ■ CONSIDERAÇÕES ENDODÔNTICAS NO PACIENTE IDOSO

radioterapia na região de cabeça e pescoço, pacientes com doença de Parkinson, tremores ou demência, salientando que estas condições são relativas e muito discutíveis (nota dos autores).

Fornecer o conforto do paciente quando posicionado na cadeira, como travesseiros de apoio cervical,[7] ambiente da sala etc., permite um atendimento mais humanizado. Os tempos mais curtos de atendimento são mais bem tolerados; no entanto, em casos complexos, o tratamento pode demorar, sendo necessário dividi-lo em etapas para permitir o máximo conforto.[7] Uma abertura bucal prolongada pode causar fadiga e desenvolvimento de tremor, e recomenda-se uso de bloco de mordida de borracha ou silicone para permitir que o paciente feche a boca e descanse em posição confortável.[3]

O emprego de recursos tecnológicos no tratamento deve ser planejado, priorizando o uso de aparelhos e instrumentos de menores diâmetros e comprimentos (facilitando o acesso numa cavidade com menor abertura).

Recomenda-se planejar que, numa mesma sessão, seja realizado o completo preparo do canal, inserindo-se a medicação intracanal a base de hidróxido de cálcio e o respectivo selamento provisório. Esses procedimentos evitam uma provável agudização de um processo crônico, evitando o desconforto ao paciente idoso.

O tratamento em sessão única é uma possibilidade a ser considerada, desde que o tempo de atendimento na cadeira não ultrapasse 1 hora, e tendo em consideração a manifestação do paciente sobre seu esgotamento em relação ao tempo na cadeira e, principalmente, desde que não haja prejuízo para a qualidade do tratamento endodôntico realizado.

Cuidados devem ser tomados ao final da consulta para evitar que ocorra hipotensão ortostática, que consiste na queda da pressão arterial no momento de o paciente mudar da posição deitada ou sentada para em pé.[14] O paciente deve ter tempo para se recuperar antes de se levantar da cadeira,[7] permitindo um retorno gradual à posição sentada e a oportunidade de relaxar antes de se levantar.[3]

CONSIDERAÇÕES DURANTE O ACESSO ENDODÔNTICO

O isolamento absoluto deve ser estabelecido antes de iniciar o acesso endodôntico, gerando conforto ao paciente e evitando acidentes. Atenção especial deve ser dada nas situações possíveis de ocorrência de desvio ou perfuração em dentes girovertidos ou muito inclinados.[3] Nos casos de dentes sem remanescente coronário, deve ser realizado um isolamento modificado, com auxílio de barreira gengival e apoio nos dentes adjacentes, fechando possíveis espaços no lençol de borracha, evitando entrada de saliva e vazamento das substâncias químicas. Na ausência de dentes vizinhos, realiza-se gengivoplastia ou aumento de coroa, para permitir melhor adaptação do grampo. Se o dente não puder ser isolado, deve-se avaliar se ele é restaurável e passível de ser mantido.

Para a realização da cirurgia de acesso em dentes de idosos, a primeira observação realizada em imagens, radiográficas ou tomográficas, deve ser a da diminuição da distância entre teto e assoalho, verificada depois clinicamente, para que, identificados dentes calcificados, previnam-se perfurações e formação de degraus, o que pode comprometer as posteriores

fases do tratamento.[22] O próximo desafio é localizar os canais, principalmente quando o orifício foi obstruído por dentina secundária ou reparadora,[22] ou na presença de nódulos pulpares na câmara pulpar[4,12] (que podem estar aderidos ou não ao assoalho pulpar).[23] Em alguns casos, a localização, direção e o tamanho da cavidade de acesso devem ser adaptados para equilibrar as necessidades de acesso ao canal e minimizar os danos à estrutura dentária que podem afetar a resistência e a estética do dente.[24]

O emprego da tomografia computadorizada de feixe cônico, associado ao uso de um *software* específico nas mãos de um clínico habilitado, vai permitir a análise e o conhecimento da anatomia dos canais radiculares em três dimensões,[7,17] estabelecendo um caminho previsível, seguro e rápido para guiar uma broca na câmara pulpar calcificada,[16] evitando futuras iatrogenias (Fig. 19-1).[7,17]

As leis de simetria, da mudança de cor e da localização dos orifícios das entradas dos canais[25] auxiliam muito a encontrar os mesmos, onde a dentina secundária geralmente é esbranquiçada ou opaca, enquanto o assoalho da câmara pulpar é mais escuro e de aparência acinzentada.[22,25] Ao verificar cor alterada ou translucidez (mancha branca), pode haver indicação do antigo espaço pulpar.[3,4]

O uso de insertos ultrassônicos acoplados a um aparelho de ultrassom são recursos auxiliares na localização dos canais, realizando um desgaste seletivo sem danificar as paredes de acesso ou o assoalho da câmara pulpar.[23] Sua pequena oscilação em sentido horizontal aumenta a segurança e o controle do desgaste pelo operador,[22] reduzindo o tempo e aumentando a previsibilidade do tratamento.[22,23]

A remoção da dentina secundária ou reparadora na entrada dos canais deve ser realizada com insertos ultrassônicos[4] diamantados finos e longos,[22] com ponta cônica diamantada, ou em forma de bala ou com a ponta revestida de diamante.

A associação de instrumentos ultrassônicos e visualização microscópica é uma combinação segura e eficaz,[22] que, associada a uma boa iluminação[4,24] e adicionada ao uso de magnificação, permite a identificação de microestruturas não visíveis a olho nu,[4,23,26] podendo auxiliar o trabalho com maior precisão.

O microscópio, em comparação às lupas, tem uma maior magnificação, mas necessita de treinamento, especialmente quanto ao posicionamento do paciente. O uso da microscopia em pacientes idosos, que podem apresentar deterioração das suas funções cognitivas e motoras,[5] é um grande desafio, podendo aumentar o tempo de atendimento.

Uma alternativa para o acesso a canais calcificados é a utilização da endodontia guiada, na qual, com o auxílio de imagens obtidas pela CBCT, um *software* é empregado para planejar virtualmente o trajeto que uma broca deverá percorrer até encontrar a luz do canal. A partir desse planejamento, um guia confeccionado com impressora 3D é colocado na boca do paciente, e permitirá direcionar o caminho da broca, obtendo um desgaste mais seguro.[27,28]

O acesso endodôntico guiado leva a uma localização mais previsível e rápida de canais calcificados com significativamente menor perda de substância em comparação com o acesso endodôntico tradicional.[29] A tentativa de localização convencional de canais calcificados leva a perdas de dentina em variadas direções e pode levar a uma destruição imprevisível

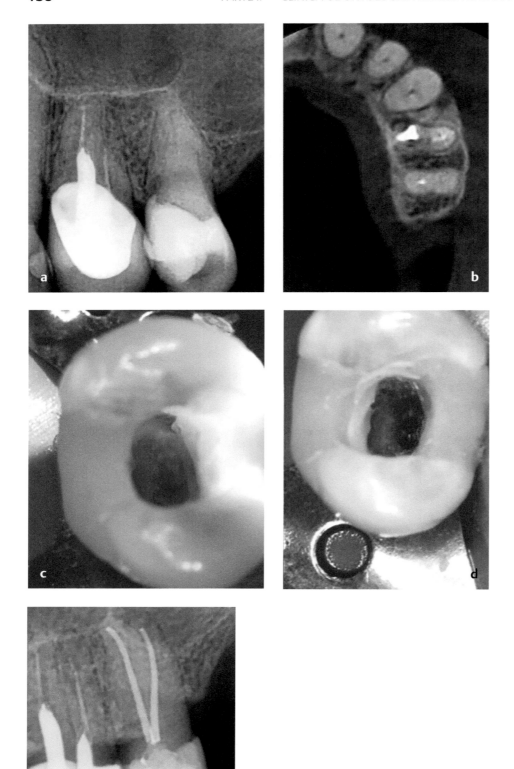

Fig. 19-1. Paciente idoso submetido a tratamento endodôntico (dente 25). (**a**) Canais atresiados (visualizados na radiografia periapical. (**b**) Tomografia CBCT. (**c**) Obliteração da entrada do canal vestibular. (**d**) Canal localizado e ampliado (uso de microscopia e ultrassom). (**e**) Radiografia periapical final. (Ver Prancha em Cores.)

da raiz, comprometendo a resistência dentária. Porém, a acessibilidade limitada da endodontia guiada na área posterior, que precisa de uma boa abertura bucal,[29] pode ser inviável para pacientes idosos com funções motoras comprometidas.[5,29]

CONSIDERAÇÕES DURANTE O PREPARO DO CANAL

Uma das manobras prévias ao preparo químico-cirúrgico é a realização das manobras de mensuração do comprimento de trabalho ideal. O uso de localizador apical eletrônico determina com alto grau de precisão a posição do forame maior, permitindo a obtenção do comprimento de trabalho de forma mais segura e confiável, torna o tratamento mais rápido[8] e permite que o paciente permaneça na mesma posição, em vez de ter que se locomover para obter radiografias.[4]

A anatomia do ápice radicular, devido à deposição contínua dos tecidos dentários,[30] particularmente o cemento, muda com o decorrer dos anos; e, como consequência disso, o forame menor, também denominado de constrição apical, localiza-se mais distante do forame maior em pacientes idosos.[31]

Como a patência no término do canal e a extensão apical da instrumentação do canal foram os únicos prognósticos significativos para o tratamento endodôntico entre aqueles relacionados com o preparo mecânico dos canais radiculares,[24] a exploração inicial em canais calcificados pode apresentar dificuldades. Para isso, é recomendada a inserção de instrumentos manuais, como limas tipo K (#06, #08, #10, #15) em aço inoxidável, específicas para as manobras de cateterismo,[23,32] ou preferentemente as do tipo C, que tem menor massa metálica e maior resistência, de forma suave, e realizar movimentos alternados (à direita e à esquerda),[3] até conseguir a patência antes de realizar a odontometria eletrônica.

Após as manobras de exploração inicial e obtenção do comprimento de trabalho, é importante realizar o *glide path*, para facilitar a manutenção do trajeto original do canal, usando instrumentos com diâmetro de ponta acima de 0,12 mm/mm e com pequena conicidade. Deve-se considerar a importância do uso combinado de instrumentos manuais de aço inoxidável e instrumentos mecanizados de NiTi para estabelecer o caminho a ser percorrido por outros instrumentos, pois os instrumentos manuais fornecem melhor sensação tátil sobre a anatomia do canal radicular, enquanto os de NiTi, pela flexibilidade superior e a resistência mecânica, visam a reduzir a ocorrência de erros iatrogênicos no preparo do canal radicular.[33]

Instrumentos automatizados de NiTi auxiliam na modelagem de canais radiculares em pacientes geriátricos. A superelasticidade e flexibilidade da liga metálica são vantajosas para o preparo mecânico, pois, além de diminuir o tempo clínico, criando menor carga sobre a dentina, em geral é mais mineralizada.[14,32]

O aumento das tensões de torção e flexão aplicadas durante a instrumentação de canais calcificados pode resultar em fraturas de instrumentos por torção. Uma estratégia para ampliar canais estreitos consiste no emprego sequencial de instrumentos de menor conicidade, que possuem menor massa metálica, e reduzem a probabilidade de transporte durante o preparo do canal.[23]

Pacientes idosos com limitações de abertura bucal podem dificultar o acesso dos instrumentos endodônticos. Além de peças de mão ou canetas com cabeça menor, os instrumentos com tratamento térmico de última geração, com predominância da fase martensítica, são a melhor escolha, pois podem ser pré-curvados, facilitando a penetração no canal. A vantagem das limas tratadas termicamente é a maior capacidade de resistir à deformação antes da fratura.[23]

A ativação ultrassônica é um procedimento útil e necessário na limpeza de áreas de difícil anatomia. A transmissão acústica produz forças de cisalhamento suficientes para desalojar detritos em canais instrumentados, pois, durante a irrigação ultrassônica, são criados velocidade e volume muito maiores de fluxo de irrigação,[22] atingindo com maior eficácia a limpeza da dentina em profundidade.

Quanto às soluções químicas de irrigação, para que sejam eficazes, devem estar em contato direto com a superfície; porém, em canais de pequeno diâmetro, estas têm dificuldade em atingir o ápice do dente e, portanto, são menos influenciadas pela irrigação ativada. Além disso, um instrumento de oscilação livre causará mais efeitos ultrassônicos na solução de irrigação do que um que se prenda às paredes do canal.[22] Por esse motivo, mesmo em canais mais estreitos e possivelmente mais mineralizados, o terço apical deve ser ampliado, favorecendo a chegada e ação dos irrigantes.[34,35]

Além do hipoclorito de sódio em variadas concentrações, amplamente utilizado pela sua ação antisséptica e antimicrobiana, outra substância importante no preparo de dentes calcificados é o EDTA (ácido etilenodiaminotetracético), substância quelante recomendada para auxiliar a negociação de canais estreitos e calcificados, uma vez que desprende detritos de matéria inorgânica compactados na anatomia de canais ainda não instrumentados, facilitando também a penetração mais profunda de soluções antimicrobianas e antissépticas na dentina.[24]

CONSIDERAÇÕES SOBRE O REPARO

O objetivo ideal do tratamento das doenças pulpares e perirradiculares é conseguir a cicatrização dos tecidos lesados, podendo resultar em reparo ou regeneração que devem restaurar a arquitetura original e a função biológica do tecido ou órgão, processos guiados pelos mecanismos de defesa imune inata e adaptativa do hospedeiro.[21,36] É importante salientar que a cicatrização após tratamento endodôntico não implica necessariamente na regeneração completa da polpa ou dos tecidos periapicais, uma vez que se trata de lesões pós-natais.[36]

Em pacientes idosos, esses mecanismos de defesa podem estar comprometidos,[37] muitas vezes devido às doenças sistêmicas que atingem esse grupo de indivíduos (p. ex., síndrome de Sjogren, diabetes melito, doença de Alzheimer, desidratação,[8] hipertensão, obesidade, doenças cardiovasculares[12]), pelas alterações no suprimento sanguíneo[38] ou pelo próprio processo de envelhecimento.[24]

Diferentes estudos têm mostrado a relação das doenças sistêmicas com as doenças endodônticas.[21,39,40] No entanto, fica claro que a redução da carga bacteriana dos canais radiculares associada ao uso de bons materiais obturadores e a resposta imune do hospedeiro são capazes de atuar sobre os microrganismos residuais dos canais radiculares e favorecer o reparo das lesões periapicais, mesmo sob interferência da condição sistêmica do indivíduo.[21,41]

CONSIDERAÇÕES FINAIS

As condições sistêmicas, presentes em todas as idades, comprometem as capacidades de cura e aumentam a suscetibilidade a infecções, podendo afetar adversamente os resultados de cura do tratamento endodôntico.[16]

CONSIDERAÇÕES FINAIS

O tratamento endodôntico dos pacientes geriátricos tende a ser mais complexo e desafiador, devido:

- Às condições ambientais, gerais e sistêmicas do paciente, entre outros fatores, que podem contribuir para a alteração estrutural dos dentes.
- Às dificuldades psicológicas, físicas e motoras dos idosos, o que dificulta o contato e a confiança no profissional, além de dificultar o manejo do paciente.
- Ao processo continuado de diminuição das estruturas dentárias, decorrente de hábitos nocivos e/ou funcionais, promovendo perdas e desgastes, gerando desmineralização e possíveis trincas e fraturas, além de os pacientes frequentemente apresentarem restaurações extensas, com pinos e núcleos intrarradiculares.
- Às adversidades encontradas no diagnóstico, decorrentes das alterações fisiológicas, vasculares e neurais da polpa senil, gerando respostas aos testes de sensibilidade que comprometem o correto diagnóstico.
- Aos obstáculos encontrados para localizar e acessar os canais, decorrentes da diminuição de volume da câmara pulpar, da relação teto-assoalho, bem como da calcificação da entrada e dos canais em si, que se tornam mais estreitos e mineralizados.
- À dificuldade em promover adequada desinfecção e modelagem de canais estreitos e calcificados, decorrente da inacessibilidade à região foraminal pelos instrumentos (que ao mesmo tempo tem que ser mais flexíveis e mais resistentes) e pela escassez de substância química antisséptica que chega a toda a extensão do canal radicular.

Todos estes fatores devem ser considerados no planejamento do tratamento e têm impacto na decisão de quem deve tratar o paciente, do generalista ao endodontista, assim como no prognóstico, que atualmente é bastante previsível. Os procedimentos são igualmente bem-sucedidos quando bem indicados e realizados adequadamente, tanto no paciente adulto quanto em idosos.

Não há razão para renunciar a nenhuma etapa da terapia endodôntica, exceto em contraindicações médicas ou sistêmicas muito específicas, visto que a manutenção do dente para os pacientes idosos deve ser sempre preferida, pelos benefícios que pode trazer do ponto de vista funcional, estético, social, entre outros. No Quadro 19-1, apresentamos algumas orientações clínicas que consideramos importantes para uma boa prática endodôntica para pacientes idosos.

Quadro 19-1. Resumo de orientações clínicas para o tratamento endodôntico em idosos

Fase de tratamento	Orientações
Fase pré-operatória	■ Prontuário clínico adequado ■ Exame clínico: sistemático, ordenado e completo ■ Observar doenças sistêmicas ■ Observar contraindicações médicas ■ Observar hábitos alimentares, funcionais ou não ■ Classificar os riscos e dificuldades
Anestesia e Isolamento	■ Verificar a associação anestésico-condição sistêmica ■ Verificar as condições dentárias e periodontais inerentes ao preparo do dente para a terapia
Cirurgia de acesso	■ Planejamento tomográfico para casos difíceis ■ Emprego adequado de ultrassom ■ Uso de magnificação
Preparo químico-cirúrgico	■ Uso de localizadores apicais ■ Confecção prévia do *glide path* ■ Instrumentação mecanizada ■ Preferência pelo emprego de instrumentos em NiTi de baixa conicidade
Obturação	■ Emprego de técnica de cone único em canais estreitos

REFERÊNCIAS BIBLIOGRÁFICAS

1. Custodio W, Meloto CB, Gomes SGF, Barbosa CMR. Considerações clínicas em odontogeriatria: Plano de tratamento integrado. Rev Baiana Odontol 2010;1(1):19-26.
2. Abbas MJ, Albaaj FS, Hussein HM, Mahmood AA. Importance of preventive dentistry in the elderly: A personal approach. Dent Res J 2022;19(11):01-07.
3. Allen PF, Whitworth JM. Endodontic considerations in the elderly. Gerodontology 2004;21(4):185-94.
4. Qualtrough AJE, Mannocci F. Endodontics and the older patient. Dental Update 2011;38(8):559-62:564-66.
5. Kumar S, Jha PC, Negi BS, et al. Oral health status and treatment need in geriatric patients with different degrees of cognitive impairment and dementia: A cross-sectional study. Jou Fam Med Prim Care 2021;10(6):2171-6.
6. Farac RV, Morgental RD, Lima RK, et al. Pulp sensibility test in elderly patients. Gerodontology 2012;29:135-9.
7. Johnstone M, Parashos P. Endodontics and the ageing patient. Aust Dent J 2015;60(1):20-7.
8. McKenna G, Burke FM. Age-related oral changes. Dental Update 2010;37(8):519(23):564-6.
9. Bernick S, Nedelman C. Effect of aging on the human pulp. J Endod 1975;1(3):88-94.
10. Arola D, Reprogel RK. Effects of aging on the mechanical behavior of human dentin. Biomaterials 2005;26(18):4051-61.

11. Peres MA, Macpherson LMD, Weyant RJ, et al. Oral diseases: a global public health challenge. The Lancet 2019;394(20):249-60.
12. Liu W, Chuang Y, Chien C, Tung T. Oral health diseases among the older people: A general health perspective. J Mens Health 2021;17(1):7-15.
13. Naumann M, Rosentritt M, Preub A, Dietrich T. The effect of alveolar bone loss on the load capability of restored endodontically treated teeth: A comparative in vitro study. J Dent 2006;34(10):790-5.
14. Singh SK, Kanaparthy A, Kanaparthy R, et al. Geriatric endodontic. J Orofac Res 2013;3(3):191-6.
15. Rosa LB, Zuccolotto MCC, Bataglion C, Coronatto EAS. Odontogeriatria – a saúde bucal na terceira idade. RFO 2008;13(2):82-6.
16. Kytridou V, Gkikas I, Hildebol CF. A literature review of local and systemic considerations for endodontic treatments in older adults. Gerodontology 2023;23(0):01-12.
17. Venskutonis T, Plotino G, Juodz-balys G, Mickeviciene L. The importance of cone-beam computed tomography in the management of endodontic problems: a review of the literature. J Endod 2014;40:1895-901.
18. Das AC, Sahoo SK, Parihar AS, et al. Evaluation of role of periodontal pathogens in endodontic periodontal diseases. J Family Med Prim Care 2020;9(1):239-42.
19. Yan W, Montoya C, Øilo M, et al. Reduction in fracture resistance of the root with aging. J Endod 2017;43(9):1494-8.
20. Pacquet W, Delebarre C, Browet S, Gerdolle D. Therapeutic strategy for cracked teeth. Int J Esthet Dent 2022;17(3):340-55.
21. Segura-Egea JJ, Cabanillas-Balsera D, Martin-Gonzales J, Cintra LTA. Impact of systemic health on treatment outcomes in endodontics. Int Endod J 2023;56(2):219-35.
22. Plotino G, Pameijer CH, Grande NM, Somma F. Ultrasonics in endodontics: a review of the literature. J Endod 2007;33(2):81-95.
23. Chaniotis A, Ordinola-Zapata R. Present status and future directions: Management of curved and calcified root canals. Int Endod J 2022;55(3):656-84.
24. Gulabivala K, Ng YL. Factors that affect the outcomes of root canal treatment and retreatment-A reframing of the principles. Int Endod J 2023;56(2):82-115.
25. Krasner P, Rankow HJ. Anatomy of the pulp-chamber floor. J Endod 2004;30(1):5-16.
26. Del Fabbro M, Taschieri S, Lodi G, et al. Magnification devices for endodontic therapy. Cochrane Database Syst Rev 2015;2015(12):CD005969.
27. Kiefner P, Connert T, ElAyouti A, Weiger R. Treatment of calcified root canals in elderly people: a clinical study about the accessibility, the time needed and the outcome with a three-year follow-up. Gerodontology 2017;34(2):164-70.
28. Zehnder MS, Connert T, Weiger R, et al. Guided endodontics: accuracy of a novel method for guided access cavity preparation and root canal location. Int Endod J 2016;49(10):966-72.
29. Connert T, Krug R, Eggmann F, et al. Guided endodontics versus conventional access cavity preparation: A comparative study on substance loss using 3-dimensional-printed teeth. J Endod 2019;45(3):327-31.
30. Gordon MPJ, Chandler NP. Electronic apex locators. Int Endod J 2004;37(7):425-37.
31. Stein TJ, Corcoran JF. Anatomy of the root apex and its histologic changes with age. Oral Surg Oral Med Oral Pathol 1990;69(2):238-42.
32. Solomonov M, Kim HC, Hadad A, et al. Age-dependent root canal instrumentation techniques: a comprehensive narrative review. Restor Dent Endod 2020;45(2):e21.
33. Gavini G, Santos MD, Caldeira CL, et al. Nickel-titanium instruments in endodontics: a concise review of the state of the art. Braz Oral Res 2018;32(1):e67.
34. Brunson M, Heilborn C, Johnson DJ, Cohenca N. Effect of apical preparation size and preparation taper on irrigant volume delivered by using negative pressure irrigation system. J Endod 2010;36(4):721-4.
35. Moraes Cruz V, Duarte MAH, Kato AS, et al. Impact of the final agitation system in the irrigant diffusion inside the root canal: A microCT analysis. Aust Endod J 2023.
36. Lin LM, Rosenberg PA. Repair and regeneration in endodontics. Int Endod J 2011;44:889-906.
37. Conboy IM, Conboy MJ, Wagers AJ, et al. Rejuvenation of aged progenitor cells by exposure to a young systemic environment. Nature 2005;433:760-4.
38. Bindslev P, Løvschall G. Treatment outcome of vital pulp treatment. Endodontic Topics 2002;2:24-34.
39. Segura-Egea JJ, Martin-Gonzales J, Cabanillas-Balsera D. Endodontic medicine: connections between apical periodontitis and systemic diseases. Int Endod J 2015;48:933-51.
40. Cotti E, Mercuro G. Apical periodontitis and cardio-vascular diseases: previous findings and ongoing research. Int Endod J 2015;48:926-32.
41. Slutzky-Goldberg I, Baev V, Volkov A, et al. Incidence of cholesterol in periapical biopsies among adolescent and elderly patients. J Endod 2013;39(12):1477-80.

PERIODONTIA E ENVELHECIMENTO HUMANO – DESAFIOS DA SAÚDE BUCAL NA LONGEVIDADE

CAPÍTULO 20

Denise Tiberio ▪ Gustavo de Almeida Logar ▪ Magáli Beck Guimarães

INTRODUÇÃO

Uma vez que a população mundial está envelhecendo e a proporção de idosos que possuem a maioria dos dentes está aumentando, existe uma demanda pelo conhecimento acerca dos tecidos que mantêm esses dentes em boca: os tecidos periodontais. A falta de prevenção, diagnóstico e tratamento adequados das doenças gengivais e periodontais, durante todas as fases do ciclo de vida, é mais deletério para a saúde desses tecidos do que o envelhecimento fisiológico dessas estruturas em um quadro de saúde (Fig. 20-1). Sendo assim, neste capítulo, será abordada a temática da periodontia em idosos, a qual será desenvolvida por meio de conceitos básicos importantes do envelhecimento para que um crescente entendimento do assunto seja desenvolvido e atualizado.

PERIODONTO E O ENVELHECIMENTO

A estrutura normal dos dentes e do periodonto[1] sofre importantes alterações histológicas e clínicas com o envelhecimento, as quais estão relacionadas com morfologia, função, modificação do ambiente bucal e da condição de saúde sistêmica (Fig. 20-2).[2]

Histologicamente, o **tecido gengival** apresenta epitélio mais fino e menos queratinizado, e o tecido conjuntivo reduz suas propriedades elásticas. Em função disso, clinicamente, está mais propenso a perder o aspecto pontilhado, diminuindo sua resiliência e tornando-se mais sensível a fatores agressores externos. Apesar dessas alterações histológicas serem relatadas com o avanço da idade, certas modificações parecem estar mais relacionadas com o processo de inflamação destes tecidos do que a seu envelhecimento.[2,3]

O **ligamento periodontal**, em pessoas com mais idade, apresenta células com menor taxa de quimiotaxia e proliferação, bem como menor síntese de colágeno comparado ao de pacientes jovens. Além disso, ocorre também redução na produção de matriz orgânica, na vascularização, na atividade mitótica, no número de fibras colágenas e mucopolissacarídeos e, concomitantemente, aumento do número de fibras elásticas e mudanças aterioescleróticas.[4]

Ainda, o ligamento periodontal pode apresentar diferença na largura de suas fibras com o envelhecimento. Uma possível redução pode estar relacionada com uma demanda funcional menor devido à diminuição na força mastigatória que ocorre com o passar dos anos; já um aumento da largura pode estar relacionado com a menor quantidade de dentes presentes para suportar essa força mastigatória em pacientes que perderam alguns dentes durante a vida.[5]

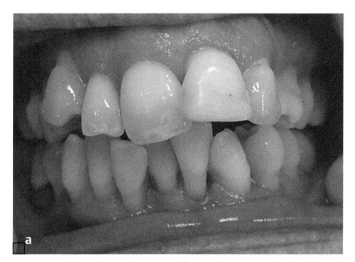
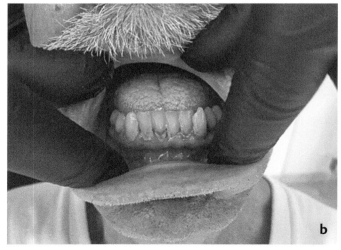

Fig. 20-1. Hábitos bucais durante a vida interferem na saúde bucal dos idosos no último ciclo vital. (**a**) Paciente de 78 anos, gênero feminino, apresentando retrações gengivais, cemento exposto, maloclusão e apinhamento dentário – fatores que dificultam a higiene bucal. Ao longo da vida, conseguiu manter a saúde periodontal. (**b**) Paciente de 78 anos, gênero masculino, apresentando retrações gengivais, cemento exposto, dentes em posições razoavelmente adequadas. Entretanto, os hábitos de higiene acabaram por comprometer a saúde bucal. (Ver Prancha em Cores).

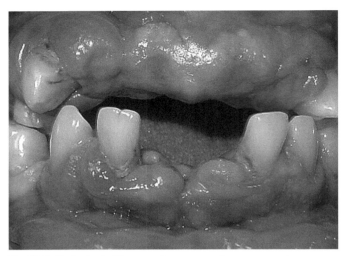

Fig. 20-2. Paciente de 78 anos, gênero masculino, com quadro de hipertensão arterial, fazendo uso de anlodipino – fármaco que influencia na saúde do tecido gengival, principalmente quando o controle de biofilme é ineficiente. (Ver Prancha em Cores).

O cemento, em contrapartida, aumenta em espessura com a idade, apresentando uma tendência a se depositar em maior quantidade na região apical dos dentes. O processo de deposição torna-se mais irregular, com característica acelular, ocorrendo diminuição da vascularização, redução do metabolismo e menor potencial de reparo.[6,7]

Com relação ao osso alveolar, há uma significativa perda de massa óssea, tanto em quantidade como em qualidade, em função da remodelação óssea que ocorre ao longo da vida. Essa remodelação compreende o metabolismo ósseo, o qual é modulado por inúmeros fatores sistêmicos que sofrem alteração com a idade, como, por exemplo, aspectos nutricionais, uso de medicamentos, níveis hormonais e doenças crônicas.[2] Além disso, fatores locais, como doenças periodontais/perdas dentárias e reabilitação ou não com implantes dentários, situações clínicas altamente prevalentes em idades mais avançadas, têm influência direta na manutenção/perda óssea ao longo do tempo.[6,7]

A **mucosa oral** torna-se mais lisa e fina com o avançar da idade. Isso se deve à perda de fibras elásticas e ao espessamento e desorganização dos feixes de colágeno no tecido conjuntivo. Com isso, a mucosa torna-se menos resiliente e, levando-se em consideração uma importante redução na microvasculatura do tecido, resulta em um tecido com reação de defesa e cicatrização menos eficiente frente a agentes agressores de qualquer natureza.

Além disso, a integridade da mucosa está diretamente relacionada com a quantidade e qualidade da **saliva**, fluido produzido pelas glândulas salivares maiores (parótida, submandibular e sublingual) e por algumas glândulas salivares menores. Ainda não está totalmente esclarecido se a produção de saliva diminui em função do processo de envelhecimento.[3] Há a hipótese de que, com a idade, as glândulas salivares acabam por ter sua função reduzida e, consequentemente, levam a uma diminuição da produção salivar fisiológica, característica de pacientes idosos.[2] No entanto, estudos demonstram que este fato parece estar mais relacionado com fatores como doenças sistêmicas e uso contínuo de medicamentos do que com o envelhecimento propriamente dito.[3]

Por fim, a recessão gengival merece uma atenção especial no processo de envelhecimento humano. Trata-se de uma exposição da superfície radicular dentária devido a migração apical da margem gengival. Sua etiologia é multifatorial e pode estar relacionada com fatores anatômicos, iatrogênicos, e gengivite e periodontite.[8] Sua prevalência aumenta com a idade, mas não deveria necessariamente ser vista como uma consequência do envelhecimento, já que ela pode estar presente em indivíduos jovens com boa higiene oral.[8] A consequência mais importante da recessão gengival em idosos é o aumento do risco de aparecimento de lesões cariosas nas raízes expostas desses dentes acometidos por essa alteração periodontal.[8,9]

Para o tratamento dessas recessões, deve-se identificar o fator etiológico e eliminá-lo. Mesmo em pacientes idosos, pode-se tentar corrigir ou diminuir a recessão com enxertos gengivais; e, quando a raiz exposta apresentar lesões cariosas ou lesões cavitadas não cariosas (como uma abfração), as mesmas devem ser restauradas com material resinoso ou ionomérico para produzir uma superfície lisa sem cavidade que dificulte o acúmulo do biofilme oral.[8]

DOENÇA PERIODONTAL NO IDOSO

As manifestações clínicas da doença podem ser modificadas tanto por fatores sistêmicos como por fatores locais e afetam negativamente a qualidade de vida do paciente, pois levam à perda óssea alveolar, ao edentulismo e à disfunção mastigatória – afetando a nutrição do indivíduo, interferindo diretamente na sua autoestima, nas condições socioeconômicas e nos custos com a saúde.[10]

Nesse contexto, a Academia Americana de Periodontia, juntamente com a Federação Europeia de Periodontia, propôs o estabelecimento de uma nova classificação para as doenças periodontais (Quadro 20-1), a qual leva em consideração diversas particularidades que não estavam contempladas na classificação anteriormente vigente.[10,11]

Entre as particularidades supracitadas, pode-se considerar que idosos apresentam uma progressão das doenças periodontais diferente em comparação com pacientes mais jovens por terem maior número de comorbidades, como diabetes melito, hipotireoidismo, distúrbios de coagulação, doenças cardiovasculares, câncer e comprometimento cognitivo.

Quadro 20-1. Nova classificação das doenças e condições periodontais[10]

Saúde periodontal, doenças e condições gengivais	▪ Saúde periodontal e gengival ▪ Gengivite induzida por biofilme dentário ▪ Doenças gengivais não induzidas por biofilme dentário
Periodontite	▪ Periodontite ▪ Lesões agudas que afetam os tecidos periodontais ▪ Periodontite como manifestação de doenças sistêmicas
Deformidades e condições adquiridas ou desenvolvidas que afetam o periodonto	▪ Fatores relacionados com a dentição e próteses dentárias ▪ Condições e deformidades mucogengivais ▪ Forças de trauma oclusal

CAPÍTULO 20 ▪ PERIODONTIA E ENVELHECIMENTO HUMANO – DESAFIOS DA SAÚDE BUCAL NA LONGEVIDADE **145**

Além disso, demonstrou-se que a prevalência da doença periodontal pode estar associada à idade (principalmente no sexo masculino), interferindo na perda de inserção após o controle de outros fatores de risco, como gênero, raça, educação, renda, condição socioeconômica, placa supragengival e cálculo subgengival.[12]

As principais teorias que explicam o aumento da prevalência da doença periodontal com o avançar da idade são:

A) O efeito cumulativo da perda de inserção ao longo do tempo.
B) As alterações do estado de inflamação/infecção.
C) Alterações da microbiota subgengival do indivíduo.

O agravamento da doença periodontal nesta faixa etária parece estar relacionado com a piora na higiene oral (falta de destreza manual, acuidade visual ou motivação), escassez de acesso a cuidados odontológicos, um estilo de vida não saudável, existência de diversas condições sistêmicas não controladas e uso de medicamentos (Quadro 20-2).[12-14]

Por fim, um estudo sobre a microbiota subgengival de indivíduos idosos demonstrou predominância de microrganismos gram-positivos aeróbios e uma pequena quantidade de anaeróbios gram-negativos. As espécies mais comuns encontradas na cavidade oral dos indivíduos idosos são: *Streptococcus oralis, Veillonella atypica, Streptococcus parasanguinis* e *Fusobacterium nucleatum*, e a maioria dos indivíduos idosos apresenta espécies de *Actinomyces* supragengival. A bactéria *Aggregatibacter actinomycetemcomitans* encontra-se em menor quantidade nos idosos com periodontite, sendo a *Porphyromonas gingivalis* mais associada à progressão da doença periodontal.[14]

Quadro 20-2. Fatores que levam ao comprometimento da doença periodontal do idoso

Medicamentos	Antidepressivos e alguns anti-hipertensivos induzem alteração nos fibroblastos e xerostomia, tornando o idoso mais susceptível a gengivite
Hormônios	Desregulação hormonal durante a menopausa torna as mulheres mais propensas a uma forma dolorosa de doença gengival – gengivite descamativa
Hábitos	Álcool e tabaco aumentam o risco de doenças gengivais, bem como doenças periodontais graves
Doenças sistêmicas	Diabetes, doenças cardiovasculares, artrite reumatoide, entre outras, são doenças que interrompem as respostas inflamatórias do organismo, tornando-o propenso a alterações da saúde bucal
Malnutrição	Diminuição no consumo alimentar (por falta de elementos dentários ou por inapetência) reduz a ingestão de nutrientes, tornando os idosos mais susceptíveis a sangramento gengival e manifestação grave de doenças gengivais
Fragilidade	Diminuição da força muscular, destreza manual e comprometimento cognitivo faz com que a higiene oral se torne deficiente. Essa tendência coloca o idosos em risco para doenças periodontais

COMPROMETIMENTO SISTÊMICO E DOENÇA PERIODONTAL

Nos últimos 20 anos, um número maior de estudos investigou um possível papel da doença periodontal como fator de risco para doenças sistêmicas. No início, o foco estava direcionado a doenças cardiovasculares. Mais recentemente, estudos investigaram uma possível ligação com partos prematuros, diabetes e doenças respiratórias, doenças reumáticas e Alzheimer.[15]

Isso se dá devido a mecanismos inflamatórios e imunorreguladores comuns a ambas as doenças que conferem influências recíprocas na etiopatogênese e agravamento delas. Um melhor esclarecimento das vias envolvidas na associação da doença periodontal com as doenças crônicas debilitantes da sociedade atual pode, no futuro, promover o desenvolvimento de terapias farmacológicas coadjuvantes no controle de ambas as doenças. Entretanto, a associação clínica evidenciada pela literatura deve, desde já, direcionar o profissional a promover tratamento periodontal na prevenção do desenvolvimento e manutenção da saúde sistêmica de pacientes portadores de doenças sistêmicas crônicas.[12,15]

A **diabetes melito** é um fator de risco à doença periodontal modificável e corresponde a um distúrbio metabólico com diversas complicações caso não seja controlada. A relação desta doença com a periodontite é considerada como bidirecional, estando a inflamação presente em ambas as patologias. Em casos de hiperglicemia, inicia-se um estado inflamatório, estresse oxidativo e apoptose, levando a destruição do periodonto.[15]

A hiperglicemia crônica manifestada por pacientes diabéticos tem efeitos prejudiciais diretos e indiretos afetando múltiplos órgãos, e está implicada no desenvolvimento e progressão da micro e macroangiopatia diabética. Este quadro hiperglicêmico também pode levar ao desenvolvimento e acúmulo de produtos finais de glicação avançada (AGEs), e a sua interação com seu receptor-chave (RAGE) desempenha um papel importante no desenvolvimento de complicações associadas à hiperglicemia. Ambos os AGEs circulantes e os RAGEs estão elevados em indivíduos com diabetes e que têm periodontite.[15] Alguns estudos sugerem que, na presença de hiperglicemia, existe uma resposta inflamatória que pode ocasionar uma série de alterações no hospedeiro, incluindo defeitos de neutrófilos, resposta inflamatória de monócitos, aumento da liberação de citocinas pró-inflamatórias, reações de estresse e cicatrização prejudicadas.[15]

Usando um modelo animal de hiperglicemia, foi demonstrado o desenvolvimento de perda óssea acelerada em camundongos diabéticos infectados com *Porphyromonas gingivalis*, e que a ativação do RAGE contribui para a patogênese da periodontite.[16] A doença periodontal pode contribuir para a dificuldade de controle glicêmico em pacientes diabéticos, pois os mediadores inflamatórios, como IL-6, TNF-α e radicais livres produzidos na doença periodontal, podem comprometer a sinalização e a resistência insulínica nos tecidos.[16]

A **doença de Alzheimer** (DA) é a principal causa de alterações neurocognitivas na população adulta, com mais de 45 milhões de pessoas afetadas em todo o mundo. Apesar do progresso feito nos últimos 30 anos na elucidação dos mecanismos neuropatológicos, especificamente no que diz respeito às proteínas Tau e beta-amiloides, a questão da etiopatogenia e dos fatores de risco ainda é incerta (Fig. 20-3).[17]

Nos últimos anos, a hipótese que a doença periodontal é um fator de risco para DA vem ganhando espaço. A ligação entre as duas doenças poderia ser explicada pela disseminação de agentes infecciosos ou inflamatórios que migram da cavidade bucal para o cérebro. As bactérias orais mais encontradas no sistema nervoso central e associadas com comprometimento cognitivo são espiroquetas (*Treponema*), *Porphyromonas gingivalis*, *Prevotella intermedia*, *Fusobacterium nucleatum*, *H. pylori* e *Borrelia burgdorferi*.[17,18]

A bactéria *Porphyromonas gingivalis*, os anticorpos anti--Pg e seus lipopolissacarídeos foram encontrados no cérebro e líquido cefalorraquidiano de pacientes com DA. Isso significa que essa bactéria é capaz de escapar do sistema imunológico e atingir o cérebro, atravessando a barreira hematoencefálica.[18]

Para aumentar sua virulência, a *Porphyromonas gingivalis* tem a capacidade de secretar vesículas preenchidas com proteases chamadas *gingipains*, as quais têm a função de quebrar as citocinas para reduzir a inflamação. Estas proteases usam a proteína Tau presente no cérebro como substrato, e sua modificação transforma a molécula em um produto neurotóxico que contribui para a progressão da DA.[17]

A **síndrome da fragilidade** não é uma doença nem uma incapacidade, mas sim um conjunto de sinais e sintomas relacionados com a senilidade. Esta condição é caracterizada pela diminuição da resiliência e das reservas fisiológicas e, geralmente, está associada a um risco aumentado de incapacidade, dependência, quedas, hospitalização e morte.[19] Nesses casos, existe uma desregulação em âmbito sistêmico que é caracterizada pela presença, no mínimo, de três das cinco manifestações clínicas da síndrome, que são:

1. Diminuição do peso corporal.
2. Perda de força muscular.
3. Redução na velocidade dos movimentos.
4. Diminuição da resistência.
5. Perda de energia para executar atividades de vida diária.

Os idosos com esta síndrome são mais propensos a apresentar problemas de saúde bucal, como edentulismo, cáries radiculares, gengivite, periodontite, lesões da mucosa oral benignas e malignas, xerostomia e uso de próteses mal adaptadas. Todas essas alterações podem levar ao declínio do estado de saúde sistêmica, uma vez que estes pacientes terão dificuldades na mastigação e, por conseguinte, uma dieta de baixo valor nutricional, sintomatologia dolorosa e até problemas de autoestima. A pouca relevância dada à saúde bucal dos idosos e a baixa procura ao atendimento odontológico são possíveis marcadores de risco para a síndrome da fragilidade.[19]

A periodontite grave está ligada ao desequilíbrio energético, que, no idoso, tem sido associada à perda da mobilidade e alterações da força, as quais culminam com o desenvolvimento da síndrome da fragilidade. A maior concentração de citocinas pró-inflamatórias podem favorecer o estado inflamatório alterado observado na síndrome da fragilidade, sendo a chance de desenvolver esta síndrome em pacientes com periodontite severa cerca de cinco vezes maior do que em pacientes sem doença periodontal severa.[19]

A **artrite reumatoide** é uma doença sistêmica autoimune que geralmente afeta as articulações sinoviais e pode apresentar manifestações extra-articulares em alguns órgãos, como pele, olhos, coração, pulmão, sistemas renal, nervoso e gastrointestinal. A principal característica dessa doença é inflamação e hiperplasia sinovial, levando a danos irreversíveis da cartilagem e ossos nas articulações, perda de função, dor crônica e incapacidade progressiva (rigidez, inchaço e deformação das articulações) (Fig. 20-4).[20,21]

Essa doença reumática afeta até 1% da população mundial e é três vezes mais prevalente em mulheres, estando associada a comorbidades significativas, como doença cardiovascular, distúrbios esqueléticos (perda de osso periarticular, erosão óssea justa-articular, anquiloses articulares e fraturas), carga socioeconômica e mortalidade.[21]

Existem várias semelhanças fisiopatológicas entre a artrite reumatoide e a doença periodontal que incluem infiltrados

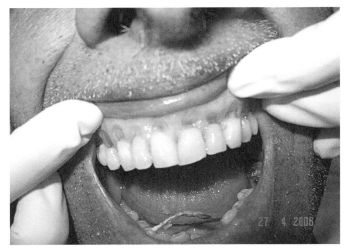

Fig. 20-3. Paciente de 78 anos, gênero masculino, portador de demência, com raízes expostas em decorrência de escovação com força demasiada. (Ver Prancha em Cores).

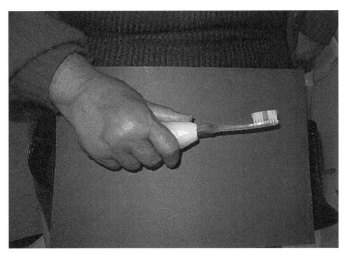

Fig. 20-4. Paciente de 72 anos, gênero feminino, com diagnóstico de artrite reumatoide – condição sistêmica que dificulta a apreensão da escova dentária e, consequentemente, a higiene bucal. No detalhe, cabo da escova adaptado para melhor a apreensão.

CAPÍTULO 20 ▪ PERIODONTIA E ENVELHECIMENTO HUMANO – DESAFIOS DA SAÚDE BUCAL NA LONGEVIDADE **147**

celulares equivalentes, os quais compreendem macrófagos, linfócitos T, células plasmáticas e células polimorfonucleares. Elas também se assemelham no recrutamento de citocinas, incluindo interleucina-1 alfa (IL-1α), interleucina-1 beta (IL-1), interleucina-6 (IL-6), interleucina-8 (IL-8), fator de necrose tumoral alfa (TNF- α) e fator de crescimento (TGF-β). As enzimas de destruição tecidual envolvidas nas duas doenças (como metaloproteinases, fosfolipases e elastases) também são as mesmas.[21]

A ligação entre as duas doenças tem sido relacionada com a presença de anticorpo antipeptídeo citrulinado cíclico, presente em pacientes com artrite reumatoide. Sendo assim, acredita-se que a doença periodontal desencadeie a resposta autoimune na artrite reumatoide por meio da produção das moléculas de anticorpo antipeptídeo citrulinado cíclico.[21]

A bactéria periodontal *Porphyromonas gingivalis,* presente em indivíduos com doença periodontal, tem demonstrado ser capaz da citrulinação e a criação de peptídeos citrulinados. Esses peptídeos citrulinados podem levar à resposta antigênica característica em pacientes susceptíveis a artrite reumatóide.[20,21]

Pacientes com periodontite podem apresentar um risco maior de **doenças cardiovasculares**, incluindo doença arterial coronariana, acidente vascular cerebral, infarto do miocárdio e aterosclerose, independente dos demais fatores de risco cardiovascular, como obesidade e hipertensão.[22]

As bactérias comumente associadas a doença periodontal, como *Porphyromonas gingivalis* e *Aggregatibacter actinomycetemcomitans,* têm sido detectadas em locais onde lesões ateroescleróticas ocorrem e onde ocorre a reação em cadeia da polimerase, localmente, na placa aterosclerótica.[12,22] Além disso, alguns biomarcadores inflamatórios, quando em quantidade elevada, incluindo PCR e IL-6, e que estão presentes na periodontite, têm sido associados a um risco aumentado de doenças cardiovasculares.[22]

Por fim, a inflamação crônica devido à alta carga de microrganismos periodontais bem como respostas inflamatórias subsequentes (mimetismo molecular, lesão vascular direta) são potencialmente responsáveis pela relação observada entre periodontite e risco de doença cardiovascular elevado. Sabe-se que as respostas inflamatórias desses patógenos induzem anticorpos com reação cruzada que, potencialmente, aceleram a aterosclerose causada pelo quadro inflamatório.[22]

TRATAMENTO DA DOENÇA PERIODONTAL NO PACIENTE IDOSO

No planejamento do tratamento periodontal de pacientes idosos, deverão ser sempre considerados as opções terapêuticas menos agressivas. Nestes pacientes, a higiene oral pode-se encontrar comprometida devido à menor capacidade motora, assim como falta de empenho da higiene oral por parte de cuidadores. Portanto, os cuidados odontológicos de rotina podem não ser suficientes para prevenir a progressão da doença em pacientes idosos com o mesmo grau de sucesso que em indivíduos mais jovens.[13]

O primeiro passo da terapia periodontal inclui o controle do biofilme supragengival, tanto pelo paciente quanto pelo profissional, bem como o controle dos fatores de risco da doença periodontal. Para pacientes diagnosticados com gengivite, esta etapa da terapia deve ser suficiente para interromper a inflamação gengival, uma vez que o acúmulo de biofilme é controlado. Já para os pacientes diagnosticados com periodontite, o tratamento consiste na remoção do biofilme subgengival e do cálculo, que é a base da terapia periodontal. A instrumentação subgengival pode incluir medicamentos antimicrobianos ou anti-inflamatórios adjuvantes locais ou sistêmicos.[23] O tratamento não cirúrgico pode ter como consequências recessões gengivais, perda de tecido interpapilar e aumento da sensibilidade dentária.[24]

Além da raspagem e alisamento radicular como tratamento da doença periodontal, o uso de outras terapias adjuvantes tem-se mostrado eficaz e trazido muitos benefícios para os pacientes. Podem ser citados como alguns desses procedimentos adjuvantes o uso de terapia fotodinâmica com *laser* de baixa potência (PDT) e uso de probióticos.[23]

Há evidências de que a PDT, como terapia adjuvante da raspagem e alisamento radicular quando utilizada em múltiplas aplicações, pode melhorar a qualidade microbiológica e os resultados imunológicos. Ela consiste no uso de um corante fotossensibilizante (azul de metileno ou azul de toluidina) e o *laser* de baixa intensidade na faixa de comprimento de onda de 660-990 nm. Essa terapia apresenta propriedades antimicrobianas e de reparação tecidual e tem efeitos benéficos quando utilizada como terapia adjuvante à raspagem subgengival.[23]

A associação em questão, quando bem padronizada e realizada, pode resultar em respostas promissoras no controle da doença periodontal; entretanto, os benefícios clínicos que demonstram sua superioridade certamente serão alvo de novas pesquisas.[25]

O uso de probióticos como terapia adjuvante à raspagem subgengival pode reduzir a inflamação do tecido periodontal e modificar a composição microbiana local, reduzindo e retardando sua recolonização por periodontopatógenos. Um dos mecanismos de ação desses probióticos está na produção de ácido lático por essas bactérias, tendo efeito antimicrobiano em bactérias presentes na doença periodontal.[9,23]

A cirurgia periodontal desempenha um papel importante na realização do objetivo principal do tratamento periodontal, que é a manutenção a longo prazo e a prevenção da perda contínua de inserção periodontal. Em casos de manutenção de bolsas periodontais profundas, com sangramento à sondagem ou supuração, em tratamentos periodontais não invasivos e que são não responsivos, opta-se, então, pelo tratamento cirúrgico. As técnicas cirúrgicas para tratamento periodontal podem ser as cirurgias ressectiva, regenerativa e plástica.[24,26]

De qualquer forma, a fim de melhorar a higiene oral destes pacientes, são necessárias medidas preventivas mais específicas, podendo ser necessária a introdução de agentes para controle químico da placa. A clorexidina é um desses agentes que apresenta amplo espectro antimicrobiano, sendo eficaz contra bactérias gram-positivas e bactérias gram-negativas, bem como fungos, além de ser bacteriostática e bactericida com ação de diminuir a formação de placa. Sua desvantagem para uso diário, por tempo prolongado, é o manchamento dos dentes e restaurações, descamação reversível da mucosa, alterações do paladar e aumento dos depósitos calcificados supragengivais.[9]

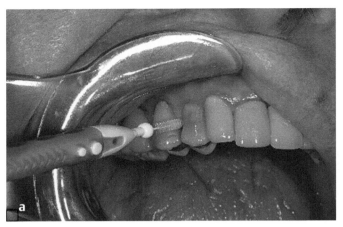 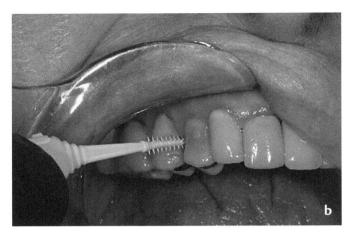

Fig. 20-5. Coadjuvantes de higiene bucal para espaços interproximais.

Outra substância que está se mostrando promissora no uso para o tratamento periodontal é o diamino fluoreto de prata, que tem seu uso como cariostático, mas que se mostrou eficaz no combate de bactérias gram-negativas, como alguns periodontopatógenos.[27]

Além do controle químico da placa, alguns instrumentos de higiene oral, como escovas elétricas, escovas manuais com cabo largo ou adaptado à mão do paciente e dispositivos de suporte de fio dental para um uso mais facilitado, tornam-se estratégicos nesta faixa etária.[9,13]

Para os idosos que possuem implantes, próteses fixas e até mesmo aparelho ortodôntico, o irrigador oral pode ser usado com grande eficiência, pois consegue auxiliar na remoção de placa para prevenir gengivite nesses pacientes. A ação pulsante da água do irrigador oral comprime e descomprime o tecido gengival. Dessa forma, a água alcança as regiões subgengival, interdental e regiões ao redor do dente para remover placa, bactérias e detritos, especialmente em regiões inacessíveis às escovas de dentes convencionais.[28]

Ainda como instrumentos auxiliares de higiene oral em regiões interproximais e em regiões de pônticos de prótese fixa e na higiene de região de implantes em próteses tipo protocolo, temos as escovas interdentais e os palitos interdentais de borracha (Fig. 20-5). Alguns estudos apontam que, nas regiões interproximais, as escovas são mais efetivas na eliminação de placa do que o fio dental. Nas regiões onde não é possível o uso do fio dental, como em pônticos de prótese fixa, o uso de escova ou palito de borracha, ou irrigadores orais são essenciais para a remoção de placa bacteriana.[28,29]

CONSIDERAÇÕES FINAIS

Os estudos mostram que, inegavelmente, a saúde bucal é parte integrante no estado de saúde geral. Desta forma, em idosos portadores de patologias sistêmicas associadas à doença periodontal, o tratamento periodontal tem uma elevada importância na melhoria dos parâmetros clínicos da saúde geral e de seu prognóstico.

O controle da formação do biofilme dentário por meio de uma correta higiene bucal tem uma grande relevância nos idosos, não só para prevenir doenças bucais, mas também para que a saúde geral não seja afetada.

Portanto, torna-se imprescindível conhecer melhor as particularidades de saúde como um todo nesta faixa etária, pois só assim a Odontologia poderá contribuir para que estes pacientes tenham uma melhor qualidade de vida durante o seu processo de envelhecimento.

REFERÊNCIAS BIBLIOGRÁFICAS

1. Lindhe J, Lang NP. Tratado de periodontia clínica e implantologia oral. 6 ed. Rio de Janeiro: Guanabara Koogan; 2018. p. 1312.
2. Andreescu CF, Mihai LL, Răescu M, et al. Age influence on periodontal tissues: a histological study. Rom J Morphol Embryol. 2013;54(3):811-5.
3. Lamster IB, Asadourian L, Del Carmen T, Friedman PK. The aging mouth: differentiating normal aging from disease. Periodontol 2000. 2016;72(1):96-107.
4. Krieger E, Hornikel S, Wehrbein H. Age-related changes of fibroblast density in the human periodontal ligament. Head Face Med. 2013;9:22.
5. Nishimura F, Terranova VP, Braithwaite M, et al. Comparison of in vitro proliferative capacity of human periodontal ligament cells in juvenile and aged donors. Oral Dis. 1997;3:162-6.
6. Tonna EA. Factors (aging) affecting bone and cementum. J Periodontol. 1976;47:267-80.
7. Van der Velden U. Effect of age on the periodontium. J Clin Periodontol. 1984;11:281-94.
8. Heasman PA, Ritchie M, Asuni A, et al. Gingival recession and root caries in the ageing population: a critical evaluation of treatments. J Clin Periodontol. 2017;44(18):S178-S193.
9. Curtis DA, Lin GH, Rajendran Y, et al. Treatment planning considerations in the older adult with periodontal disease. Periodontol 2000. 2021;87(1):157-65.
10. Caton JG, Armitage G, Berglundh T, et al. A new classification scheme for periodontal and peri-implant diseases and conditions - Introduction and key changes from the 1999 classification. J Clin Periodontol. 2018;45(20):S1-S8.
11. Dietrich T, Ower P, Tank M, et al. British Society of Periodontology. Periodontal diagnosis in the context of the 2017 classification system of periodontal diseases and conditions - implementation in clinical practice. Br Dent J. 2019;226(1):16-22.
12. Renvert S, Persson GR. Treatment of periodontal disease in older adults. Periodontol 2000. 2016;72(1):108-19.
13. Al-Nasser L, Lamster IB. Prevention and management of periodontal diseases and dental caries in the older adults. Periodontol 2000. 2020;84(1):69-83.

CAPÍTULO 20 ■ PERIODONTIA E ENVELHECIMENTO HUMANO – DESAFIOS DA SAÚDE BUCAL NA LONGEVIDADE

14. Feres M, Teles F, Teles R, et al. The subgingival periodontal microbiota of the aging mouth. Periodontol 2000. 2016;72(1):30-53.

15. Albandar JM, Susin C, Hughes FJ. Manifestations of systemic diseases and conditions that affect the periodontal attachment apparatus: Case definitions and diagnostic considerations. J Periodontol. 2018;89(1):S183-S203.

16. Polak D, Shapira L. An update on the evidence for pathogenic mechanisms that may link periodontitis and diabetes. J Clin Periodontol. 2018;45(2):150-66.

17. Borsa L, Dubois M, Sacco G, Lupi L. Analysis the link between periodontal diseases and Alzheimer's disease: A systematic review. Int J Environ Res Public Health. 2021;18(17):9312.

18. Jungbauer G, Stähli A, Zhu X, et al. Periodontal micro-organisms and Alzheimer disease - A causative relationship? Periodontol 2000. 2022;89(1):59-82.

19. Castrejón-Pérez RC, Borges-Yáñez SA, Gutiérrez-Robledo LM, Avila-Funes JA. Oral health conditions and frailty in Mexican community-dwelling elderly: a cross sectional analysis. BMC Public Health. 2012;12:773.

20. De Molon RS, Rossa C Jr, Thurlings RM, et al. Linkage of periodontitis and rheumatoid arthritis: Current evidence and potential biological interactions. Int J Mol Sci. 2019;20(18):4541.

21. Nik-Azis NM, Mohd N, Baharin B, Said MSM, et al. Periodontal disease in seropositive rheumatoid arthritis: scoping review of the epidemiological evidence. Germs. 2021;11(2):266-86.

22. Priyamvara A, Dey AK, Bandyopadhyay D, et al. Periodontal inflammation and the risk of cardiovascular disease. Curr Atheroscler Rep. 2020;22(7):28.

23. Haas AN, Furlaneto F, Gaio EJ, et al. New tendencies in non-surgical periodontal therapy. Braz Oral Res. 2021;35(2):e095.

24. Baker P, Needleman I. Risk management in clinical practice. Part 10. Periodontology. Br Dent J. 2010;209(11):557-65.

25. Souza DAS, Souto CS, de Lima NS, et al. Effects of photodynamic therapy with laser photobiomodulation as an adjunct to scaling and root planing: Systematic review. Journal of Health Sciences 2022;24(2):80-6.

26. Heitz-Mayfield LJ, Lang NP. Surgical and nonsurgical periodontal therapy. Learned and unlearned concepts. Periodontol 2000. 2013;62(1):218-31.

27. Ho Y, Gyurko R, Uzel NG, et al. An in vitro pilot study on the effects of silver diamine fluoride on periodontal pathogens and three-dimensional scaffolds of human fibroblasts and epithelial cells. Int J Dent. 2022;17:9439096.

28. Sawan N, Ben Gassem A, Alkhayyal F, et al. Effectiveness of super floss and water flosser in plaque removal for patients undergoing orthodontic treatment: A randomized controlled trial. Int J Dent. 2022;31:1344258.

29. Ng E, Lim LP. An overview of different interdental cleaning aids and their effectiveness. Dent J (Basel). 2019;7(2):56.

PRINCIPAIS MANIFESTAÇÕES E ALTERAÇÕES NA MUCOSA E ESTRUTURAS DA CAVIDADE ORAL E NAS GLÂNDULAS SALIVARES DO PACIENTE GERIÁTRICO

CAPÍTULO 21

Renata Matalon Negreiros ▪ Kaio Heide Sampaio Nóbrega
Monira Samaan Kallás ▪ Claudia Willian Rached

INTRODUÇÃO

Em função das mudanças fisiológicas e prevalência de patologias na cavidade oral que podem acontecer com o envelhecimento, é de fundamental importância a avaliação, diagnóstico e tratamento precoce de todas as manifestações e alterações da mucosa oral, incluindo as glândulas salivares.

LESÕES REACIONAIS POR TRAUMA MECÂNICO

As lesões por traumas mecânicos podem ser neoplásicas benignas ou ulcerativas, resultantes de traumas de baixa intensidade e repetidos, afetando várias áreas da cavidade oral.[1,2] No Quadro 21-1, descrevemos as principais lesões relacionadas com traumas mecânicos, incluindo suas principais causas e abordagens terapêuticas.

ALTERAÇÕES DE COLORAÇÃO NA MUCOSA ORAL

A coloração em mucosa oral pode variar devido a alguns fatores. Nos parágrafos a seguir, será discutido mais sobre os tipos de alterações, etiologias e tratamentos.

Pigmentadas

Tatuagem por Amálgama

Geralmente são únicas, enegrecidas, acastanhadas ou azuladas, com maior ocorrência em mucosa jugal, mucosa alveolar e gengiva. Fragmentos metálicos podem ser visualizados nas radiografias, senão pode ser indicada a biópsia.[3]

Pigmentações por Medicamentos

Causadas por medicamentos para o tratamento da AIDS, tranquilizantes, minociclina, estrógenos, agentes quimioterápicos e antimaláricos (cloroquina e hidroxicloroquina). As mulheres são mais acometidas devido à interação com seus hormônios sexuais. Desaparecem com a interrupção da medicação (se indicado).[3]

Nevos

Neoplasia benigna de melanócitos. Clinicamente é uma lesão plana, ou ligeiramente elevada, acastanhada, negra ou azulada. Infrequente na mucosa bucal. Prevalência maior em brancos. Deve ser removida cirurgicamente, devido ao diagnóstico diferencial com melanoma oral maligno.[2]

Quadro 21-1. Lesões relacionadas com trauma em cavidade oral

Lesões relacionadas com traumas					
Alteração	**Hiperceratose (1)**	**Fibroma (2)**	**Úlcera traumática (1)**	**Hiperplasia fibrosa inflamatória (2)**	**Granuloma piogênico (2)**
Fator etiológico	Dentes ou restaurações fraturadas, grampos ou próteses mal-adaptadas	Fator irritante local	Mecânico (prótese mal-adaptada, fratura dentária), químico (substâncias irritantes) ou térmico (alimentos quentes)	Próteses totais e removíveis, e próteses com câmara de vácuo mal-adaptadas	Proliferação de tecido conjuntivo. Reação excessiva a traumas mecânicos de baixa intensidade
Características clínicas	Placa branca única (aumento de queratina), superfície irregular e espessura variável	Nódulo de crescimento lento na submucosa, séssil ou pediculada, com coloração adjacente a mucosa ou ligeiramente mais clara	Área ulcerada e por vezes dolorosa devido à perda de revestimento epitelial e exposição de tecido conjuntivo subjacente	Nódulo, afilado crescimento tecidual por células inflamatórias	Sítio de predileção é a gengiva, lesão pediculada, superfície lisa, vermelha brilhante, sangrante ao toque, devido à grande vascularização
Tratamento	Remoção do agente irritante, e, em caso de não remissão, biópsia indicada	Remoção do trauma local e biópsia excisional	Remoção de fator irritativo focal. Laserterapia	Ajuste ou troca de próteses e biópsia excisional	Remoção de fator local e biópsia excisional

151

Pigmentação Melânica

É uma pigmentação fisiológica, comumente observada em indivíduos melanodermas. Apresenta-se de forma simétrica por toda a cavidade bucal, sem sofrer alterações ao longo do tempo. São placas acastanhadas ou escurecidas geralmente em gengiva inserida, mas também encontradas em língua e mucosa jugal.[2]

Vasculares

Hemangioma

É uma neoplasia benigna comum em crianças, geralmente na pele e couro cabeludo, que regredirá na puberdade. Clinicamente, apresenta-se como uma lesão nodular vinhosa na cavidade oral, frequentemente no dorso da língua, gengiva e/ou mucosa jugal. O teste de diascopia causa isquemia e consequente desaparecimento temporário, reaparecendo após descompressão. O tratamento pode incluir esclerose com Ethamolin ou crioterapia.[4]

Petéquias e Equimoses

As petéquias são extravasamentos sanguíneos puntiformes e as equimoses são maiores que a ponta de um alfinete. Podem aparecer na boca devido a traumas ou discrasias sanguíneas. Descartado o trauma, procurar sinais que possam associá-las a algum distúrbio sistêmico, que pode levar a hemorragias severas.[3]

Varizes Linguais

Achado comum em pacientes com mais de 60 anos.[1]

ALTERAÇÕES DE LÍNGUA

A língua pode ser suscetível a uma variedade de alterações e condições que podem afetar sua aparência e/ou função. Estas condições linguais (Quadro 21-2) podem variar quanto a aparência e os sintomas, e é importante compreender suas características distintas, causas subjacentes, diagnóstico e tratamento.

ALTERAÇÕES DA ARTICULAÇÃO TEMPOROMANDIBULAR (ATM)

É uma região que sofre algumas modificações ao longo dos anos e pode ter consequências relacionadas com hábitos parafuncionais e condição de inter-relação de dentes ou próteses. As alterações mais comuns são: bruxismo, apertamento dentário, disfunção temporomandibular por perda de dimensão vertical.[1]

ALTERAÇÕES ORAIS RELACIONADAS COM ALTERAÇÕES SISTÊMICAS E AUTOIMUNES

Herpes Simples

Doença infecciosa aguda provocada pelo herpes-vírus simples (HSV). Sintomatologia prodrômica: febre, mal-estar, cefaleia, náuseas, irritabilidade, adenopatia cervical e local, prurido, queimação, formigamento e eritema precedem a eclosão de vesículas (Fig. 21-1) que coalescem formando bolhas. Tratamento: suporte com analgésicos, antipiréticos, antissépticos, Aciclovir pomada e/ou comprimido, antibióticos, se necessário para prevenir infecções secundárias. A terapia fotodinâmica (aPDT) também se mostrou eficiente.

Candidíase

É a infecção fúngica mais comum na mucosa oral, sendo a espécie *Candida albicans* a de maior ocorrência. Possui variantes que são classificadas de acordo com a manifestação oral, tendo seu tratamento à base de antifúngicos (Fig. 21-2).[4]

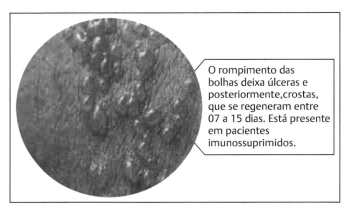

O rompimento das bolhas deixa úlceras e posteriormente, crostas, que se regeneram entre 07 a 15 dias. Está presente em pacientes imunossuprimidos.

Fig. 21-1. Fase bolhosa do vírus do HSV.

Quadro 21-2. Possíveis alterações na língua

Língua geográfica (4)	Língua pilosa negra (1, 2)	Língua fissurada (1)	Língua saburrosa (2, 5)	Língua crenada (5)
• Diagnóstico clínico, observa-se manchas atróficas com halo esbranquiçado, geralmente assintomáticas ou com ardor. • Apresenta quadros de exacerbação e remissão com mudança de localização. • Em caso de ardência tratamento com bochechos calmantes ou aplicação de laserterapia.	• Hipertrofia das papilas filiformes, alongando-as e conferindo ao dorso lingual aspecto semelhante a pelos que podem ser pigmentados por bactérias cromogêneas, tabaco ou alimentos. • Pode ter resolução espontânea com a remoção dos fatores e higienização.	• Caracteriza-se por fendas e fissuras nos 2/3 anteriores da língua, podem ser profundas, causando ardência, desconforto e dificuldade de escovação. Pode estar associada à psoríase e em algumas síndromes como a de Down. • Tratamento em casos sintomáticos com bochechos calmantes ou laserterapia e higienização.	• Ocasionada por acúmulo de placa bacteriana devido higiene oral deficiente. • Coloração esbranquiçada amarelada ou em tonalidade marrom no dorso lingual. A Candidíase pode estar associada. • Tratamento com reforço de higiene, uso de raspador e terapia antifúngica em caso de colonização.	• Presença de marcas dos dentes nas margens linguais devido ao hábito de pressioná-la contra os dentes. • Tratamento: orientação do paciente.

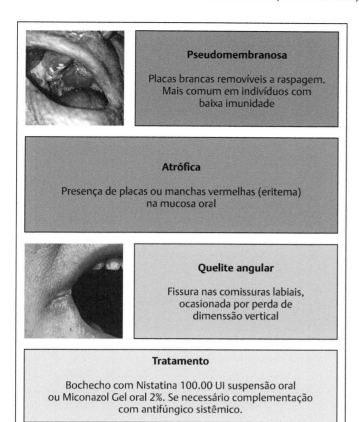

Fig. 21-2. Subtipos da Candidíase e Tratamento. (Ver Prancha em Cores.)

Diabetes Melito

Pacientes diabéticos podem enfrentar problemas na cavidade oral, incluindo infecções, candidíase, queimação bucal e agravamento da doença periodontal. A hiperglicemia afeta a cicatrização e aumenta o risco de complicações em cirurgias odontológicas. Xerostomia e hálito cetônico também são comuns. Infecções dentárias afetam o controle glicêmico e vice-versa, tornando o tratamento odontológico essencial no controle do diabetes. Procedimentos cirúrgicos devem considerar antibioticoterapia prévia, escolha sensata de anestésicos e evitar corticoides, que aumentam a glicemia.[1]

Sífilis

É uma infecção crônica, sexualmente transmissível, causada pelo *Treponema pallidum*. Observou-se um aumento expressivo de casos na última década. Apresenta estágios clínicos primário, secundário (altamente contagiosos) e terciário. A transmissão ocorre por via sexual ou transfusão de sangue contaminado. A sífilis é conhecida como **a grande imitadora** devido à variedade de formas em que suas lesões aparecem, sem um padrão clássico. O diagnóstico envolve a avaliação da história clínica e exames de sorologia não treponêmica (VDRL) e treponêmica (FTA-ABS), bem como imuno-histoquímica, se necessário. O tratamento preferencial é a penicilina benzatina, e a doxiciclina pode ser usada em caso de hipersensibilidade ou falta de penicilina. Pacientes com diagnóstico positivo devem ser encaminhados para tratamento médico.[2]

Pênfigo Vulgar

Essa é uma patologia autoimune mucocutânea que pode ser fatal sem tratamento. As lesões bucais aparecem antes das lesões na pele, permitindo intervenção precoce. Elas são geralmente vesículas dolorosas nas gengivas, língua, bochechas e palato. Estas vesículas se rompem rapidamente, formando úlceras dolorosas. O sinal patognomônico (característico) é o **sinal de Nikolsky**, em que o atrito na mucosa ou pele cria áreas úmidas ou bolhas. O tratamento inclui corticoides tópicos e sistêmicos, juntamente com medicamentos imunossupressores, quando necessário.[4]

Penfigoide Benigno

Essa é uma patologia autoimune, semelhante ao pênfigo vulgar, afetando principalmente mulheres. Causa bolhas mais profundas na pele e mucosas, que não se rompem facilmente. Quando ocorre ruptura, resulta em áreas extensas de ulceração e dor. Pode afetar várias mucosas e a pele. O diagnóstico envolve citologia esfoliativa, biópsia e imunofluorescência. O tratamento é semelhante ao do pênfigo.[3]

Líquen Plano

Essa doença dermatológica, ligada a distúrbios emocionais, pode afetar a boca e tem duas formas principais:

- *Forma reticular*: a forma mais comum, com elevações filiformes brancas, chamadas estrias de Wickham, geralmente na mucosa jugal.
- *Forma erosiva e eritematosa*: múltiplas pápulas que se juntam para formar uma placa. Raramente se torna bolhosa.

O tratamento é sintomático, com corticoides tópicos e sistêmicos. É importante acompanhar regularmente devido à incerta relação com a transformação maligna e a possível associação com a hepatite C. A reação liquenoide é clínica e histopatologicamente semelhante ao líquen, mas provocada por contato com metais ou medicamentos. Regride quando removemos a causa.[1]

Lúpus Eritematoso

É uma alteração autoimune, causa úlceras rasas com projeções brancas filiformes na boca, lábios, palato e mucosa jugal, frequentemente acompanhada por erupções na pele semelhantes a uma "asa de borboleta" na região zigomática. As mulheres são mais afetadas, geralmente, em torno dos 31 anos. O diagnóstico oral pode ser confundido com líquen plano ou leucoplasia. O tratamento inclui corticoides tópicos e sistêmicos para as lesões orais, além de antimaláricos (cloroquina) para o tratamento sistêmico da doença.[4]

Tuberculose

A tuberculose é uma doença infecciosa crônica causada pelo bacilo *Mycobacterium tuberculosis*. Pode reativar-se em pacientes com sistema imunológico comprometido. A lesão oral típica é uma úlcera endurecida e indolor, às vezes, com lesões nodulares. O diagnóstico envolve biópsia e teste de Mantoux (PPD). O tratamento é feito com antibióticos sob supervisão médica, geralmente, por seis meses.[3]

Úlcera Aftosa Recorrente (UAR)

Doença inflamatória crônica que tem, em média, 30% de prevalência mundial. Alguns fatores que podem desencadeá-la: deficiência de vitamina B12, ácido fólico e ferro. É uma resposta imune anormal do tipo celular. Apresenta-se clinicamente em três tipos (Fig. 21-3).[3]

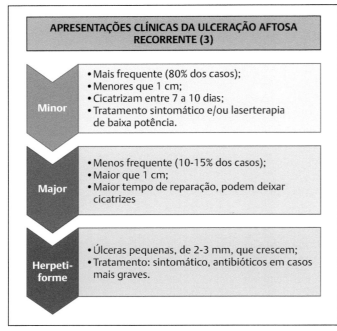

Fig. 21-3. Apresentações clínicas da UAR.

ALTERAÇÕES DE GLÂNDULAS SALIVARES

As glândulas salivares são fundamentais na manutenção da saúde, secretando saliva para facilitar a mastigação, deglutição e proteção das estruturas orais. Na Figura 21-4, pode-se observar alterações das glândulas salivares, explorando suas causas, sintomas, diagnóstico e tratamento.

ALTERAÇÕES ORAIS LIGADAS A HÁBITOS E ÀS CONDIÇÕES MOTORAS E COGNITIVAS

A higiene oral, incluindo a limpeza dos dentes, língua e próteses, é crucial para prevenir cáries e doença periodontal. No entanto, pacientes idosos podem perder a capacidade motora e cognitiva, levando à necessidade de assistência na higiene oral. Mesmo para pacientes que não se alimentam pela boca ou não têm dentes, a higiene oral é essencial e deve ser mantida.

ALTERAÇÕES ORAIS LIGADAS A PARTE NEUROLÓGICA

Nevralgia de Trigêmeo

dor neuropática trigeminal, geralmente unilateral, é causada por lesão primária no nervo ou disfunção do sistema nervoso. É caracterizada por choques intensos e de curta duração. O diagnóstico é clínico, com exames de imagem para excluir outras condições. O tratamento envolve medicamentos como anticonvulsivantes, antidepressivos tricíclicos e neurolépticos. Casos resistentes podem exigir técnicas cirúrgicas. O dentista deve diagnosticar e encaminhar o paciente para evitar procedimentos mutiladores desnecessários, como endodontias ou extrações.[9]

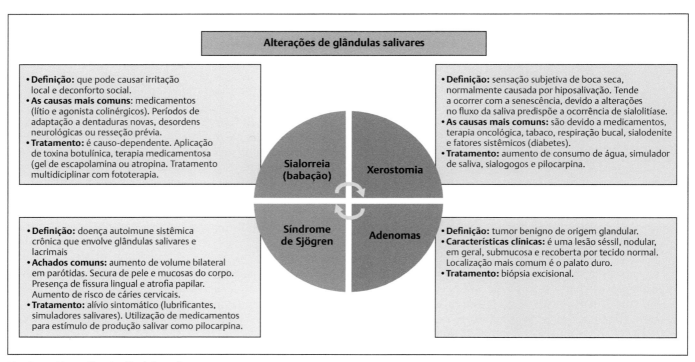

Fig. 21-4. Alterações de glândulas salivares.

Herpes-Zóster

A neuralgia pós-herpética é causada pela reativação do vírus da catapora (VZV) latente, comum em idosos, e agravada por fatores como imunossupressão e abuso de álcool. A dor intensa precede a erupção de vesículas, acompanhada de sintomas como febre e cefaleia. As lesões orais seguem o trajeto do nervo trigêmeo e podem envolver os olhos, exigindo cuidado oftalmológico. Alguns pacientes sofrem de nevralgia pós-herpética. O tratamento inclui analgésicos, antibióticos, antivirais, como aciclovir ou valaciclovir, e, em alguns casos, corticoides. A vacina da varicela pode ser recomendada para fortalecer a resposta imunológica.[2]

Síndrome da Ardência Bucal (SAB)

Caracterizada por queimação superficial na boca, ocorrendo diariamente por pelo menos duas horas, durante três meses ou mais, sem evidência de lesão causal aparente. É uma condição dolorosa e mal compreendida, provavelmente de natureza neuropática com componente central, crônica e de difícil regressão total.[10] Embora geralmente afete a ponta da língua, pode acometer outras áreas. O diagnóstico é feito por exclusão, por meio de uma anamnese detalhada do histórico médico e odontológico para descartar causas sistêmicas e locais, como candidíase, líquen plano, diabetes, entre outras. Ainda que diversos fatores etiológicos locais, como candidíase, infecções bacterianas, alergias e disfunções das glândulas salivares, sejam apontados como importantes em alguns casos de síndrome de ardência bucal, em nossa experiência esta relação é dificilmente estabelecida. Apesar de a candidíase bucal poder estar associada com sintomatologia dolorosa, a presença da lesão clínica exclui o diagnóstico de síndrome de ardência bucal. Deficiência de ferro, vitamina B2, vitamina B12, ácido fólico, diabetes melito, desequilíbrios hormonais e depressão são os principais fatores etiológicos sistêmicos levantados para esta síndrome.[11] Medicamentos também podem ser uma causa, então é importante discutir com o médico a possibilidade de trocar medicamentos associados à SAB.

O tratamento envolve psicoterapia, pois problemas psicossomáticos são fatores predisponentes e perpetuantes da SAB, tratamento das doenças sistêmicas envolvidas, hidratação, bochechos com elixir de dexametasona e chá de camomila, além de tentativas de diversos protocolos farmacológicos e não farmacológicos, como psicoterapia, *laser* e acupuntura, que podem ser usados separadamente ou em conjunto para aliviar a patologia. A SAB continua sendo um desafio para pacientes e profissionais de saúde.[12]

ALTERAÇÕES ORAIS EM TERAPIAS ANTINEOPLÁSICAS E TRANSPLANTES

São condições que afetam a saúde bucal de pacientes submetidos a tratamentos antineoplásicos. O reconhecimento precoce e o manejo adequado dessas complicações são essenciais para garantir a qualidade de vida e o sucesso do tratamento.

Cárie de Irradiação

A xerostomia e a diminuição da higiene oral durante a terapia antineoplásica podem aumentar o risco de cáries devido às mudanças no pH bucal. Para prevenção e tratamento, recomenda-se a aplicação tópica de flúor, orientação sobre higiene oral, uso de saliva artificial e acompanhamento odontológico durante e após o tratamento oncológico.[13]

Xerostomia

Sensação de boca seca referida pelo indivíduo. Tratamento: *laser*, consumo diário de 2 litros de água, saliva artificial.[13]

Alteração ou Perda de Paladar

Pode ser transitória ou definitiva. Tratamento: orientação alimentar, laserterapia e repositores salivares.[13] A disgeusia é definida como uma sensação de paladar aberrante e persistente. Ela deve ser diferenciada da hipogeusia ou da ageusia, que representam, respectivamente, diminuição e ausência do paladar.[7] Fatores locais e sistêmicos devem ser investigados quando da avaliação de um paciente com alguma destas condições. Geralmente, a disgeusia é menos tolerada pelo paciente e mais frequentemente motivo da consulta do que a hipogeusia e a ageusia. Como, para a perfeita percepção do paladar, a saliva é importante na condução do estimulante até os botões gustativos e a sua limpeza após a estimulação, a xerostomia pode causar tanto hipogeusia quanto disgeusia. O trauma, tumores e a inflamação dos nervos periféricos do sistema gustativo geralmente levam mais à hipogeusia do que à disgeusia. Entretanto, neoplasmas do sistema nervoso central têm o efeito contrário, estando mais sujeitos à indução da disgeusia. Entre os principais fatores locais da disgeusia, destacamos doenças locais diversas (candidíase, gengivite, periodontite, líquen plano, penfigoide etc.) e soluções tópicas (clorexidina). Deficiências vitamínicas (vitaminas A e B12), síndrome de Sjögren, depressão, alcoolismo, enxaquecas, gastrite crônica ou regurgitação, paralisia de Bell, radioterapia e medicamentos (anticoagulantes, anti-hipertensivos, anti-histamínicos, drogas antineoplásicas, antimicrobianos, anticonvulsivantes, hipoglicemiantes e simpatomiméticos) estão entre as principais causas sistêmicas da disgeusia.[11]

Trismo

Limitação da abertura da boca devido à radiação Tratamento: laserterapia e fisioterapia oral.[13]

Infecções Oportunistas

Candidíase e herpes são as mais comuns. Tratamento: terapia fotodinâmica antimicrobiana e medicamentosa.[13]

Mucosite

A inflamação da mucosa oral induzida por químio e radioterapia resulta em úlceras dolorosas que podem ter vários níveis (Fig. 21-5), dificultam a higiene oral e a fala, aumentando o risco de infecções. As lesões causadas por ambos os tratamentos são semelhantes, com as da quimioterapia aparecendo alguns dias após o início, e as da radioterapia geralmente na segunda semana. Áreas não queratinizadas, como mucosa jugal, língua, palato mole e assoalho da boca, são as mais afetadas, e a cicatrização espontânea ocorre aproximadamente três semanas após o tratamento.[14] O tratamento da mucosite inclui bochechos com várias soluções, medicamentos para infecções virais, fúngicas e bacterianas, anti-inflamatórios, analgésicos e opções não farmacológicas, como crioterapia, acupuntura, *laser* de baixa potência e aPDT (Fig. 21-6).[16]

Neuropatia Periférica

A dor relacionada com a quimioterapia é frequentemente inespecífica, podendo imitar dores de dente, da articulação temporomandibular ou miofasciais. O tratamento envolve analgésicos sistêmicos e, em casos mais graves, antidepressivos tricíclicos, como amitriptilina e nortriptilina.[17]

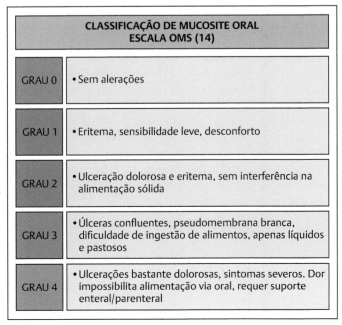

Fig. 21-5. Classificação de mucosite oral.

Osteonecrose Medicamentosa e Osteorradionecrose

Procedimentos odontológicos invasivos podem ser afetados pela radioterapia ou medicamentos, atrasando ou impedindo a reparação óssea. A osteomielite resultante de traumatismo e infecção após extração dentária será discutida em outro capítulo.[2,18]

LESÕES POTENCIALMENTE MALIGNAS E MALIGNAS

A taxa de mortalidade relacionada com as neoplasias malignas é maior em indivíduos mais velhos, principalmente entre aqueles com idade > 50 anos. A taxa de incidência de câncer bucal em pessoas com mais de 70 anos foi de 22,05/100.000, enquanto a de câncer bucal em todas as faixas etárias foi de 7,2/100.000.[19]

Lesões Potencialmente Malignas da Boca

São aquelas que exibem alterações celulares ou teciduais com risco de evoluir para câncer de boca ou orofaringe, caso não sejam diagnosticadas e tratadas de maneira apropriada. A seguir, são destacadas as principais condições potencialmente malignas da cavidade oral (Fig. 21-7), juntamente com suas características clínicas (Fig. 21-8) e opções de tratamento.

Lesões Malignas na Boca
Carcinoma Espinocelular (CEC)

O carcinoma de células escamosas, também conhecido como carcinoma epidermoide, representa a maioria (90%) dos tumores malignos na boca. Clinicamente, manifesta-se com bordas endurecidas e elevadas, bem como uma base firme ao redor da porção endurecida (Fig. 2-9). Pode-se apresentar como úlceras de base endurecida com bordas elevadas ou nódulos endurecidos e ulcerados. Outros tumores raros incluem adenoides císticos, mucoepidermoides, linfomas, sarcomas, melanomas e carcinomas odontogênicos, assim como metástases de órgãos como rim, mama, fígado e pulmão. Fatores de risco incluem tabagismo, consumo de álcool, exposição solar (radiação UV), HPV (principalmente subtipos 16 e 18), vírus Epstein-Barr e imunossupressão. O tratamento envolve biópsia, encaminhamento para especialistas em cirurgia de cabeça e pescoço e oncologista para estadiamento, excisão cirúrgica, além de terapias antineoplásicas, como radioterapia e quimioterapia.[20]

Melanoma

O melanoma é uma neoplasia maligna de origem melanótica (Fig. 21-9), altamente agressiva e potencialmente fatal. Embora raro na boca em comparação com a pele, afeta principalmente adultos entre 50 e 55 anos, com fatores de risco como histórico familiar, tendência a queimaduras solares e pele clara. O diagnóstico utiliza o sistema ABCDE: Assimetria, Bordas irregulares, Coloração irregular, Diâmetro maior que seis mm e Evolução. A confirmação é feita por biópsia incisional devido ao risco de metástases. O tratamento é cirúrgico, com margens de segurança, realizado por cirurgiões de cabeça e pescoço e oncologistas. O prognóstico é reservado, dependendo do estágio e subtipo do melanoma.[2]

CAPÍTULO 21 ▪ PRINCIPAIS MANIFESTAÇÕES E ALTERAÇÕES NA MUCOSA E ESTRUTURAS DA CAVIDADE ORAL... 157

TRATAMENTO DA MUCOSITE ORAL COM LASERTERAPIA DE BAIXA POTÊNCIA: FOTOBIOMODULAÇÃO E TERAPIA FOTODINÂMICA ANTIMICROBIANA (aPDT)

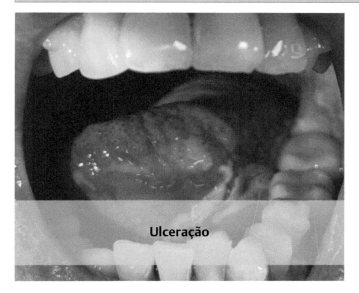
Ulceração

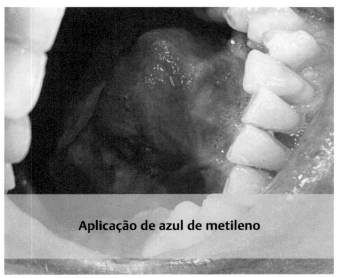
Aplicação de azul de metileno

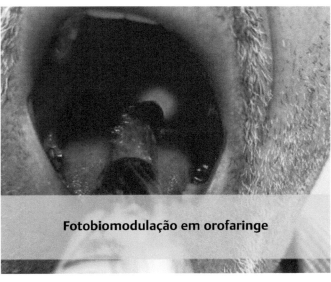
Fotobiomodulação em orofaringe

Fig. 21-6. Mucosite oral e Laserterapia. (Ver Prancha em Cores.)

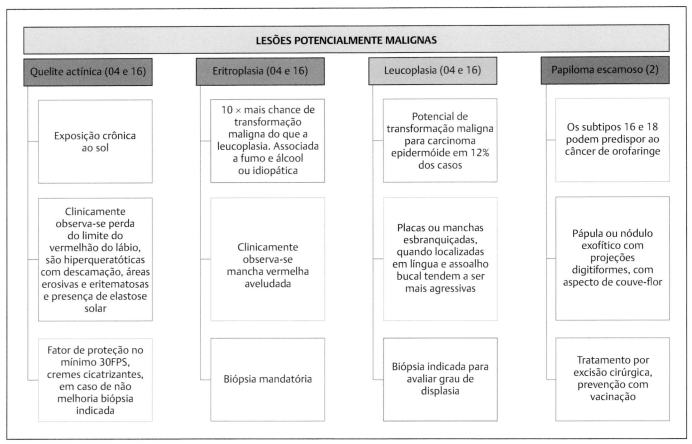

Fig. 21-7. Características das Lesões potencialmente malignas.

CAPÍTULO 21 ■ PRINCIPAIS MANIFESTAÇÕES E ALTERAÇÕES NA MUCOSA E ESTRUTURAS DA CAVIDADE ORAL... **159**

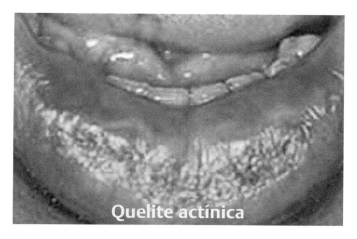
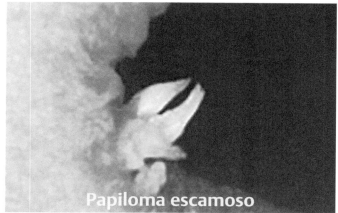
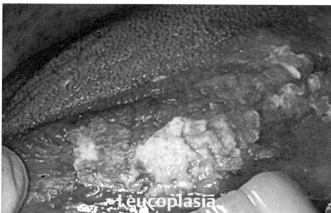

Fig. 21-8. Apresentação clínica das Lesões potencialmente malignas. (Ver Prancha em Cores.)

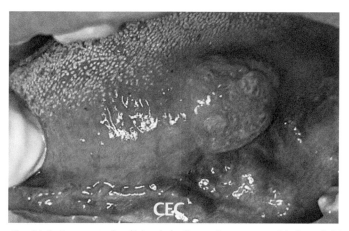
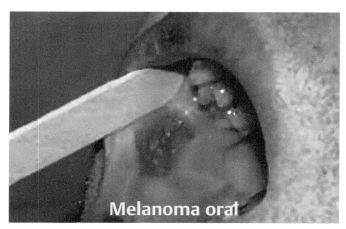

Fig. 21-9. Apresentação clínica de lesões malignas em cavidade oral. (Ver Prancha em Cores.)

REFERÊNCIAS BIBLIOGRÁFICAS

1. Silvio B. Medicina bucal: Tratamento clínico-cirúrgico das doenças bucomaxilofaciais [Internet]. 1 ed. Artes Médicas; 2011 [citado 23 de maio de 2023]. p. 1-592. Disponível em: https://www.livrariaflorence.com.br/produto/livro-medicina-bucal-tratamento-clinico-cirurgico-das-doencas-bucomaxilofaciais-137240.

2. Neville B. Patologia oral e maxilofacial [Internet]. 3º ed. Rio de Janeiro: Elsevier; 2009 [citado 23 de maio de 2023]. p. 1-972. Disponível em: https://fatesp.jacad.com.br/academico/biblioteca/acervo/detalhes/15901;jsessionid=E289AFEE19214536CDAEA1647EC1F290.

3. Coordenação da Atenção Básica. Área Técnica de Saúde Bucal. Estomatologia para clínicos da Atenção Básica do Município de São Paulo [Internet]. São Paulo: SMS; 2017 [citado 23 de maio de 2023]. 1–66 p. Disponível em: https://www.passeidireto.com/arquivo/83642620/manualestomatologia-1.

4. Marcucci G, Migliari DA, Birman EG, Silveira FRX da, Santos GG dos, Weinfeld I et al. Fundamentos de Odontologia: Estomatologia. Guanabara Koogan; 2005.

5. Pirola WE, Queiroz CD de S. Desmistificando a estomatologia para o clínico geral. Vol. 1. Barretos: Editora dos Autores; 2022.

6. Lakraj AA, Moghimi N, Jabbari B. Sialorrhea: Anatomy, pathophysiology and treatment with emphasis on the role of botulinum toxins. Vol. 5, Toxins. 2013. p. 1010-31.

7. Brunetti MC. Periodontia médica: uma abordagem integrada. SENAC. São Paulo; 2004. p. 1-633.

8. Ricardo Gomez. Lúpus eritematoso. 2021. [citado 3 de junho de 2023]. Disponível em: https://patologiabucal.com.br/portfolio-item/lúpus-eritematoso/

9. Área Técnica de Saúde Bucal - SMS. Manual de dor orofacial e disfunção temporomandibular para cirurgiões-dentistas do SUS. Vol. 1. São Paulo: Secretaria da Saúde de São Paulo; 2019. p. 1-102.

10. Universidade Federal do Rio Grande do Sul. Programa de Pós-Graduação em Epidemiologia. TelessaúdeRS (TelessaúdeRS-UFRGS). 2020. [citado 3 de junho de 2023]. O que é Síndrome da Ardência Bucal (SAB) e como tratar? Disponível em: https://www.ufrgs.br/telessauders/perguntas/o-que-e-sindrome-da-ardencia-bucal-sab-e-como-tratar/

11. Oliveira G, Pereira H, Júnior G, Picciani B, Ramos R, Pestana S et al. Síndrome da ardência bucal: aspectos clínicos e tratamento. Hospital Pedro Ernesto. 2013 Jan;12:21-9.

12. Campostrini E. Odontogeriatria. 1st ed. Thieme Revinter; 2004. p. 1-265.

13. Chaves ALF, Marta GN, Kowalski LP. Manual de oncologia de cabeça e pescoço. In: Chaves ALF, Marta GN, Kowalski LP, organizadores. Vol. 1. Coopmed; 2022. p. 1-223.

14. Moore C, McLister C, Cardwell C, O'Neill C, Donnelly M, McKenna G. Dental caries following radiotherapy for head and neck cancer: A systematic review. Oral Oncol. 2020 Jan 1;100:104484.

15. Sroussi HY, Epstein JB, Bensadoun RJ, Saunders DP, Lalla RV, Migliorati CA et al. Common oral complications of head and neck cancer radiation therapy: mucositis, infections, saliva change, fibrosis, sensory dysfunctions, dental caries, periodontal disease, and osteoradionecrosis. Vol. 6, Cancer Medicine. Blackwell Publishing Ltd; 2017. p. 2918-31.

16. Yarom N, Shapiro CL, Peterson DE, Van Poznak CH, Bohlke K, Ruggiero SL et al. Medication-related osteonecrosis of the jaw: MASCC/ISOO/ASCO Clinical Practice Guideline. Journal of Clinical Oncology [Internet]. 2019 Jul 22;37(25):2270-90. Disponível em: https://

17. Brandão TB, Migliorati CA, Silva AR dos S. Diagnóstico e tratamento odontológico para pacientes oncológicos. São Paulo: GEN Guanabara Koogan; 2021. p. 1-192.

18. Elad S, Cheng KKF, Lalla RV, Yarom N, Hong C, Logan RM et al. MASCC/ISOO clinical practice guidelines for the management of mucositis secondary to cancer therapy. Cancer. 2020 Oct 1;126(19):4423-31.

19. Nwizu N, Wactawski-Wende J, Genco RJ. Periodontal disease and cancer: Epidemiologic studies and possible mechanisms. Vol. 83, Periodontology 2000. Blackwell Munksgaard; 2020. p. 213-33.

20. de Oliveira MCQ, Lebre Martins BNF, Santos-Silva AR, Rivera C, Vargas PA, Lopes MA et al. Dental treatment needs in hospitalized cancer patients: a retrospective co-hort study. Supportive Care in Cancer. 2020;28(7).

CONSIDERAÇÕES SOBRE O TRATAMENTO PROTÉTICO EM PACIENTES IDOSOS

CAPÍTULO 22

Bruno Guardieiro ▪ Fernanda Faot ▪ Luciana de Rezende Pinto

POR QUE REABILITAR O IDOSO?

A mastigação é necessária não apenas para a ingestão de alimentos, formando o bolo alimentar e facilitando deglutição, mas também para promover e manter qualidade de vida,[1] e até mesmo a função de memória.[2] Sabe-se que a relação entre funções cognitivas e mastigatórias existe e é dependente do número de dentes ativos.[3] A mastigação altera o fluxo sanguíneo estimulando a perfusão/oxigenação do cérebro, especialmente nas regiões do córtex frontotemporal, núcleo caudado e tálamo. O aumento do fluxo sanguíneo cerebral também é capaz de aumentar o metabolismo neuronal na região ligada ao aprendizado e à memória. Pacientes parcialmente edêntulos, quando mastigavam sem prótese, apresentaram uma desativação pré-frontal acentuada.[4]

A maioria dos idosos apresenta prejuízos na saúde bucal e na mastigação devido a perda de dentes e/ou fragilidade dos músculos mastigatórios. Os efeitos desse prejuízo estão relacionados com a saúde sistêmica por migração da microbiota oral para o ambiente sistêmico, alterações na ingestão de nutrientes e efeitos diretos no desempenho cognitivo, associados às mudanças nutricionais e neurogênese.[5] A ativação dos músculos mastigatórios e a mastigação adequada, com dentes naturais ou próteses dentárias, induz a liberação de vários mediadores e a ativação de áreas cerebrais específicas, resultando em maior atividade neuronal, suporte neurotrófico, fluxo sanguíneo e prevenção da formação de placa beta-amiloide.[6]

Dessa forma, a reabilitação oral de idosos parcialmente ou totalmente edêntulos, por meio de próteses dentárias, pode reduzir a progressão do declínio cognitivo relacionado com a perda dentária, uma vez que a manutenção da função mastigatória eficiente é considerada um fator protetor da cognição.

TOMADA DE DECISÃO NO PLANEJAMENTO E TRATAMENTO REABILITADOR NO PACIENTE IDOSO

Os desafios do tratamento protético em pacientes idosos geriátricos relacionam-se principalmente à avaliação individual da condição cognitiva, da saúde geral, bucal, necessidade de uso de prótese e condições de manutenção da reabilitação. O custo do tratamento deve ser considerado, bem como o número de sessões clínicas e a necessidade de adaptações na técnica empregada para a confecção de novas próteses. A adesão do paciente e da família em todas as etapas do tratamento é fundamental para um prognóstico favorável.

Para nortear o processo de tomada de decisão, os seguintes questionamentos devem ser feitos ao paciente:[7]

- Quais são os desejos e expectativas do paciente em relação ao tratamento odontológico?
- Qual é o tipo e a gravidade das necessidades odontológicas?
- Qual o impacto do tratamento odontológico na qualidade de vida?
- Qual a probabilidade de resultados positivos do tratamento odontológico?
- Quais são as alternativas razoáveis de tratamento odontológico?
- Qual é a capacidade do paciente de tolerar o estresse do tratamento odontológico?
- Qual é a capacidade do paciente em manter a saúde bucal?
- Quais são os recursos financeiros e outros recursos do paciente para pagar o tratamento odontológico?
- Qual é a capacidade do dentista de realizar o tratamento odontológico planejado?
- Existem outros problemas?

Com base nas respostas, o dentista pode determinar o nível de complexidade do tratamento para cada paciente. Próteses fixas e sobre implantes são consideradas reabilitações extensas e muito complexas; combinação de próteses fixas e removíveis são consideradas complexas; próteses provisórias ou clonagens de prótese total tem complexidade intermediária e requerem menor tempo de tratamento e sessões clínicas mais curtas. Pacientes que não toleram sessões longas devem ter o tratamento simplificado, focado no controle da dor e infecção. Nesses casos, pequenos desgastes, reembasamentos diretos ou indiretos e orientações de higiene e cuidados com a próteses são apropriados.

Quando Reabilitar um Dente Perdido?

Diretrizes baseadas em evidências para substituir um dente são praticamente inexistentes. A decisão deve estar fundamentada na resposta dessas questões:

- Qual o tempo da perda dentária? Se as extrações forem recentes, é importante avaliar se os dentes remanescentes favorecem a estabilidade oclusal.
- O dente remanescente está estruído, comprometendo a preservação do plano oclusal?
- Existe algum problema estético? Se o paciente está gravemente prejudicado cognitivamente, a confecção de uma

prótese precisa ser avaliada com cuidado devido ao risco de aspiração, acúmulo de placa ou ferimentos na boca.

- O paciente consegue mastigar de forma confortável e eficaz? Pacientes com arco dental reduzido não necessitam próteses.
- Há alguma dor na articulação temporomandibular? O restabelecimento do equilíbrio oclusal por meio de próteses deve ser considerado.

Fatores que Influenciam a Escolha Protética

A indicação de um tipo específico de reabilitação oral, ou a escolha pela técnica de confecção de próteses dentárias vai além das questões relacionadas com a condição oral do paciente, como disponibilidade de tecido ósseo, qualidade do tecido mucoso, número, qualidade e disposição de dentes pilares na arcada. O dentista deve estar consciente das múltiplas velhices possíveis, para avaliar o paciente idoso cuidadosamente e individualmente, quanto ao seu estado geral de saúde, capacidade funcional e cognitiva, hábitos alimentares, história protética, presença de rede de apoio familiar, e ouvir o desejo do paciente em relação à sua reabilitação.

Para definir o diagnóstico, plano de tratamento e prognóstico de um procedimento protético para o paciente geriátrico, é fundamental que o dentista aplique os instrumentos de avaliação geriátrica para conhecer o real estado funcional do paciente e considerar seu grau de independência e autonomia, para ponderar a indicação de um tratamento protético que seja capaz de reabilitar a mastigação e promover conforto oral, devolver estética e autoestima. Além disso, deve-se avaliar a condição física e cognitiva do paciente, bem como sua rede de cuidados, para que a higiene oral e da prótese sejam mantidas. A Avaliação Multidimensional da Pessoa Idosa (AMPI)[8] e a Avaliação Geriátrica Ampla (AGA)[9] fazem parte de um processo diagnóstico multidimensional interdisciplinar e correspondem a um conjunto de instrumentos de avaliação já validados para a população brasileira e com ampla comprovação científica.[10] Ambas são capazes de rastrear riscos de fragilidade e desfechos indesejados na saúde global da pessoa idosa, pois avaliam parâmetros relacionados com comorbidades e multimorbidades, polifarmácia, equilíbrio e mobilidade, deficiências sensoriais, condições emocionais e autonomia, capacidade funcional, estado e risco nutricional, e estudos recentes associam o resultado da AGA com desfechos na saúde bucal.[11,12]

A escuta às necessidades e desejos do paciente em relação à sua reabilitação oral deve ser atenta, e a comunicação com o paciente e familiares deve ser clara, respeitosa, considerando as dificuldades e limitações relacionadas com o estado geral e a condição oral do paciente. Uma conversa franca entre profissional e paciente e/ou familiares evita expectativas irreais quanto ao resultado do tratamento protético.

Condições Bucais Relevantes na Reabilitação Protética do Paciente Idoso

No exame clínico do paciente idoso, devemos observar a presença de assimetrias, que podem ser decorrentes de uma condição sistêmica ou pela perda dentária, redução na dimensão vertical de oclusão, perda de suporte labial e de selamento labial, sinais de queilite angular ou retenção de saliva nas comissuras bucais, amplitude da abertura bucal e tamanho do orifício bucal, condição das mucosas, quanto a presença de ulcerações ou hiperplasias, estomatite protética e áreas recobertas por tecido mucoso flácido. Qualquer condição patológica deve ser diagnosticada e tratada antes do início do tratamento protético. No rebordo residual, devemos avaliar o grau de reabsorção óssea, presença de áreas retentivas, presença de áreas traumáticas ou irregularidades ósseas que possam interferir no assentamento passivo da prótese, conforto e estabilidade.

Se houver dentes presentes na boca, é fundamental observar a condição de higiene, ausências dentárias, exposição radicular, presença de cáries radiculares, integridade da coroa dental, lesões cervicais não cariosas, desgaste incisal, mobilidade dental, arestas cortantes, raízes residuais, posição dentária no arco (distribuição, giroversão, extrusão) e plano oclusal.

Próteses totais antigas devem ser avaliadas quanto à condição de higiene e pigmentação extrínseca, fratura ou desgaste acentuado dos dentes, ou da base da prótese, presença de superfícies traumáticas (cortantes ou rugosas) e grau de retenção. Em próteses parciais removíveis devemos observar a adaptação, assentamento e retenção nos dentes pilares e rebordo residual, integridade de grampos e dentes artificiais, condição de higiene da prótese e dentes pilares, distribuição de forças oclusais e laterais. Em próteses parciais fixas, presença de descimentação de coroas ou pinos intrarradiculares, tecido cariado sob coroas protéticas, perda óssea e mobilidade de dentes pilares, fraturas na cerâmica que provoquem áreas cortantes, condição de higiene na área de dentes pilares e sob pônticos, ausência de contorno gengival que permita o uso de escovas interdentais e fio dental devem ser avaliados. Próteses retidas por Implantes devem apresentar espaço para higiene da região peri-implantar. Exposição de roscas dos implantes, supuração, inflamação e dor, desgaste do sistema de retenção, soltura de parafusos, fratura de próteses, pilares ou parafusos podem ser observados.

Quando Fazer Adaptações das Próteses em Uso?

Em situações em que a confecção de novas próteses não está indicada, seja por questões de saúde sistêmica, comprometimento da mobilidade, declínio cognitivo ou em respeito à autonomia do paciente ou de sua família, adaptações simples na prótese em uso podem beneficiar o paciente. A higiene oral e das próteses deve ser incentivada sempre. Próteses totais ou removíveis podem ter a base reajustada, polida, reparada ou reembasada. Dentes artificiais quebrados ou perdidos podem ser substituídos. Áreas cortantes devem ser desgastadas, e grampos de PPR podem ser ativados para maior retenção nos dentes pilares. Próteses fixas também podem ser recimentadas quando os dentes pilares apresentarem retenção e bom estado de higiene. Além disso, próteses sobre implantes podem ser mantidas com a substituição dos sistemas de retenção ou aperto de parafusos.

Quando Há Necessidade de Novas Próteses?

Para o paciente geriátrico, o tratamento protético possível deve prevalecer em detrimento do ideal. O planejamento de próteses dentárias deve considerar sua complexidade de execução, complicações técnicas, número de sessões clínicas, frequência de manutenção e seus benefícios à saúde em curto e longo prazo. Diferentes estilos de vida e graus variados de fragilidade, necessidade de tratamentos prévios como exodontias e restaurações extensas, bem como o acesso a serviços de acompanhamento podem afetar significativamente a escolha do tipo de prótese para o paciente geriátrico. Ocasionalmente, o plano de tratamento deve ser adaptado durante a execução e modificado para se ajustar a mudanças inesperadas na situação de saúde do paciente.

O desenho de uma prótese dentária deve-se adequar à capacidade do paciente ou cuidador em realizar facilmente cuidados de higiene. Uma prótese complexa ou com retenção exagerada pode ser um desafio para pacientes clinicamente comprometidos ou dependentes de outros para seus cuidados. Dificuldades de destreza manual e habilidades motoras reduzidas podem também favorecer uma modalidade em detrimento de outra.

CASOS ESPECIAIS RELACIONADOS COM O USO DE PRÓTESES DENTÁRIAS

Tratamento da Disfagia

A disfagia é qualquer dificuldade na condução do alimento até o estômago. Associa-se a alterações clínicas de grande impacto na morbidade e mortalidade, como perda de peso, aspiração e infecções pulmonares. A disfagia afeta pacientes agudos e crônicos com uma grande variedade de diagnósticos de diferentes etiologias: neurogênicas (AVC, doenças neuromusculares, trauma, demência), estruturais (cirurgia de cabeça e pescoço, anormalidade mecânica) e psicogênicas (depressão, medo, ansiedade). Cerca de 25% a 45% de todos os pacientes em recuperação de AVC desenvolvem algum grau de disfagia.[13]

O funcionamento adequado da válvula velofaríngea é fundamental para a deglutição, produção de sons e articulação da fala de forma normal. A incompetência velofaríngea ocorre quando há uma incapacidade dos tecidos de se contraírem para a realização do fechamento velofaríngeo, ou seja, quando há uma falha funcional na atividade esfinctérica entre o palato mole e/ou paredes laterais e posterior da faringe. Isso pode ocorrer devido a problemas neuromusculares, como, por exemplo, AVC, entre outras causas. Como há uma perda indesejável de ar e de ondas acústicas pela cavidade nasal, uma hipernasalidade da fala é observada. O diagnóstico diferencial da disfunção velofaríngea (insuficiência ou incompetência), realizado pelo fonoaudiólogo, é fundamental para a definição de conduta de tratamento.[14]

A prótese elevadora do palato é indicada no tratamento da incompetência velofaríngea quando associada à presença de paralisias envolvendo os músculos do esfíncter velofaríngeo.[14] Ela consiste em um aparelho intraoral removível, semelhante a uma prótese total convencional ou uma prótese parcial removível, ou placa acrílica, com uma extensão posterior (porção elevadora) feita de resina, a qual tem a finalidade de elevar o palato mole em direção à parede posterior da faringe. A prótese estende-se até a região de palato mole sem comprimir a mucosa e é bem tolerada devido a redução da sensibilidade tátil entre os pilares palatinos nesses pacientes. O período total de uso da prótese elevadora de palato é determinado por avaliações mensais do fonoaudiólogo e cirurgião-dentista, variando de 3 a 6 meses e dependendo do grau de disfagia. Deve ser contraindicada quando pacientes e/ou familiares não são aderentes ao tratamento, em presença de cáries rampantes, má higiene oral ou qualquer outra situação que contraindique uma prótese em geral, e quando o palato mole se apresenta muito espástico, pois dificultaria a sua elevação.[15]

Comprometimento da Cognição

Embora a reabilitação de pacientes edêntulos melhore significativamente a função mastigatória e dieta, muitos idosos, por diferentes condições, dentre elas as doenças neurodegenerativas, não aderem ao tratamento por próteses dentárias.[16] Em casos de alterações de funcionalidade mental e física, a própria execução do tratamento dentário pode ser comprometida. A perda de funções executivas associadas ao lobo frontal, se relacionada com as dificuldades nas atividades instrumentais de vida diária, compromete o uso adequado de dispositivos, como aparelhos auditivos, andadores e próteses dentárias removíveis.[17,18]

Conforme o grau de dependência e evolução da doença neurodegenerativa, tratamentos reabilitadores complexos, que dependem muito da cognição e colaboração do paciente, podem ser descontinuados ou até mesmo contraindicados. A avaliação da cognição funcional de idosos institucionalizados, por meio do Miniexame do Estado Mental (MEEM), como preditor da capacidade de adaptação às próteses dentárias removíveis, foi proposta por Taji et al., em 2005. O estudo demonstrou que pacientes com escore do MEEM menor que 14 apresentam frequência de uso das próteses dentárias significativamente menor, após 6 meses de instalação e ajustes. Cirurgiões-dentistas, familiares e pacientes podem utilizar o diagrama visto na Figura 22-1 para determinar se a reabilitação com próteses dentárias pode ser indicada com uma melhor previsibilidade de sucesso. Além disso, as atividades de vida diária **vestir-se** e **alimentar-se** apresentaram correlação com a adaptação ao uso de próteses dentárias.[19]

Uma avaliação crítica da habilidade do paciente em manter uma rotina diária de higienização bucal de forma independente ou com ajuda da família ou cuidador também deve ser realizada e pode ser de grande importância no prognóstico do tratamento reabilitador com próteses fixas ou removíveis.

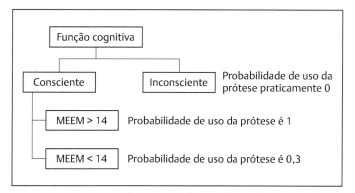

Fig. 22-1. Critérios para decisão na indicação da reabilitação com próteses dentárias removíveis para idosos portadores de doenças neurodegenerativas com base no escore do Miniexame do Estado Mental (MEEM).

Se o paciente não consegue realizar higienização bucal sozinho, então uma prótese fixa pode ser questionada. Se não existe um cuidador para ajudar diretamente na rotina diária de higienização bucal, uma prótese parcial removível pode também não ser o tratamento de escolha e o prognóstico da dentição remanescente deve ser avaliado cuidadosamente.[17]

O planejamento da reabilitação protética de pacientes idosos com alterações neurodegenerativas pode ser complexo. Avaliações de diferentes dimensões, cognitivas e/ou funcionais, são necessárias para determinar se a reabilitação é necessária e, de fato, benéfica ao paciente. O uso combinado destas avaliações pode pautar o processo de decisão para indicação da modalidade de tratamento mais indicada para cada caso ou até mesmo a não indicação da reabilitação com próteses.

REFERÊNCIAS BIBLIGRÁFICAS

1. Alphantoniadou M, Varzakas T. Breaking the vicious circle of diet, malnutrition and oral health for the independent elderly. Crit Rev Food Sci Nutr. 2021;61(19):3233-55.
2. Le Reverend B, et al. Adaptation of mastication mechanics and eating behaviour to small differences in food texture. Physiol Behav. 2016;165:136-45.
3. Elsig F, et al. Tooth loss, chewing efficiency and cognitive impairment in geriatric patients. Gerodontology. 2015;32(2):149-56.
4. Chuhuaicura P, et al. Mastication as a protective factor of the cognitive decline in adults: A qualitative systematic review. Int Dent J. 2019;69(5):334-40.
5. Weijenberg RAF, et al. Mind your teeth -The relationship between mastication and cognition. Gerodontology. 2019;36(1):2-7.
6. Lopez-Chaichio L, et al. Oral health and healthy chewing for healthy cognitive ageing: A comprehensive narrative review. Gerodontology. 2021;38(2):126-35.
7. Ettinger R, Marchini L, Hartshorn J. Consideration in planning dental treatment of older adults. Dent Clin North Am. 2021;65(2):361-76.
8. Saraiva MD, et al. AMPI-AB validity and reliability: a multidimensional tool in resource-limited primary care settings. BMC Geriatr. 2020;20(1):124.
9. Schippinger W. Comprehensive geriatric assessment. Wien Med Wochenschr. 2022;172(5-6):122-25.
10. Miller RL, et al. Comprehensive geriatric assessment (CGA) in perioperative care: a systematic review of a complex intervention. BMJ Open. 2022;12(10): e062729.
11. Rohrig G, et al. Do subjectively and objectively impaired oral health parameters influence geriatric assessment results in hospitalized geriatric patients? Eur Geriatr Med. 2020;11(3):465-74.
12. Noetzel N, et al. The impact of oral health on prognosis of older multimorbid inpatients: the 6-month follow up MPI oral health study (MPIOH). Eur Geriatr Med. 2021;12(2):263-73.
13. Sura L, et al. Dysphagia in the elderly: management and nutritional considerations. Clin Interv Aging. 2012;7:287-98.
14. Shifman A, et al. Speech-aid prostheses for neurogenic velopharyngeal incompetence. J Prosthet Dent. 2000;83(1):99-106.
15. Selley WG, et al. Dysphagia following strokes: clinical observations of swallowing rehabilitation employing palatal training appliances. Dysphagia, Winter. 1995;10(1):32-5.
16. Yamashita S, et al. Relationship between oral function and occlusal support in denture wearers. J Oral Rehabil. 2000;27(10):881-6.
17. Ettinger R. Some observations on the diagnosis and treatment of complete denture problems. Aust Dent J. 1978;23(6):457-64.
18. Royall DR, Chiodo LK, Polk MJ. Correlates of disability among elderly retirees with subclinical cognitive impairment. J Gerontol A Biol Sci Med Sci. 2000;55(9):M541-6.
19. Taji T, et al. Influence of mental status on removable prosthesis compliance in institutionalized elderly persons. Int J Prosthodont. 2005;18(2):146-9.

CIRURGIA E TRAUMATOLOGIA BUCOMAXILOFACIAL EM ODONTOGERIATRIA

José Benedito Dias Lemos ▪ Rodrigo Foronda

INTRODUÇÃO

O melhor acesso a serviços de saúde em nossos dias proporcionou o surgimento de um maior número de pacientes idosos que demandam atenção odontológica, inclusive na área cirúrgica.[1]

Nessa faixa etária, como nas demais, deve-se reconhecer os atendimentos de urgência, que não nos permitem um preparo pré-operatório mais completo e, também, os procedimentos eletivos, que contemplam esse cuidado de maneira satisfatória. No entanto, as características fisiológicas do idoso devem ser observadas do modo mais completo possível, para que o tratamento, mais ou menos invasivo, possa ter seu melhor resultado.

Nos pacientes idosos, a condição dos ossos faciais apresenta características próprias:

- Diminuição da elasticidade óssea (dificulta manobras cirúrgicas e favorece fraturas ósseas e dentárias).
- Em pacientes edentados, parcial ou totalmente, a reabsorção dos processos alveolares causa uma proximidade dos acidentes anatômicos (seios maxilares, fossas nasais, forames mentuais) da superfície mucosa, o que pode levar a um evento inesperado e irreversível intraoperatório.

As diferentes condições de patologia sistêmica observadas nessa faixa etária e as características dessas alterações de saúde e, muitas vezes, da própria terapêutica de suporte a essas condições devem ser amplamente consideradas na atenção cirúrgica ao paciente idoso.

Assim sendo, a anamnese cuidadosa é a grande aliada no atendimento seguro aos pacientes dessa idade, bem como as interconsultas pontuais com as especialidades médicas que cuidam deles.

O conhecimento da classificação ASA (American Society of Anesthesiologists) é sempre oportuno.[2] Ela é uma classificação do estado físico, sendo utilizada na caracterização dos pacientes que irão a uma cirurgia e/ou utilizarão anestesia para cálculo do risco cirúrgico (ver Capítulo 11. **Aspectos Cardiológicos Impactantes no Atendimento Odontológico**).

Os pacientes geriátricos atendidos no serviço odontológico ambulatorial encontram-se, com maior frequência, em ASA II, presença de doença leve a moderada. Os classificados em ASA III requerem maior atenção e a interconsulta com o médico responsável é mandatória, para verificar o estado de saúde atual e comprovar que o paciente se encontra controlado. Aos pacientes ASA IV e V não é indicado o atendimento odontológico ambulatorial, portando o atendimento deverá ser realizado em ambiente hospitalar e apenas se o tratamento na cavidade bucal trouxer benefícios imediatos para sua condição geral.

Os pacientes idosos podem fazer uso concomitante de vários medicamentos, daí a necessidade de adequar a introdução de novos medicamentos, ainda que pontuais.

Entre as doenças com maior incidência nessa faixa populacional, com interfaces a serem consideradas no atendimento cirúrgico na área do sistema estomatognático, encontramos:[3]

DOENÇAS CARDIOVASCULARES

Condições, como quadros de fibrilação atrial, levam à alteração de frequência cardíaca, com possível formação de coágulos nas paredes atriais. Estes pacientes correm maior risco de sofrer um acidente vascular cerebral (AVC).

Entre os medicamentos usados para o tratamento desse quadro, encontram-se os anticoagulantes, o que pode impactar nos planejamentos cirúrgicos. Não se pode esquecer a ocorrência de insuficiência cardíaca congestiva, que compromete a capacidade cardíaca de oferecer o adequado suprimento sanguíneo ao organismo. Os níveis da pressão arterial na indicação ou não de um procedimento cirúrgico odontológico ambulatorial variam entre os autores. (Ver Capítulo 11. **Aspectos Cardiológicos Impactantes no Atendimento Odontológico**.) A interconsulta com o cardiologista do paciente, para alinhar os procedimentos a serem realizados, assim como a avaliação da pressão arterial no momento cirúrgico são mandatários para uma cirurgia segura.[3,4]

DIABETES

Em incidência do tipo 2, com alterações nos rins, coração e visão, atentar para as implicações na ocorrência de infecções e no processo cicatricial de feridas operatórias. No caso de um acidente com trauma facial, o metabolismo ósseo é bem alterado no idoso. Isso é bem observado, na área da Cirurgia e Traumatologia Bucomaxilofacial, em pacientes que sofreram perdas dentárias, muitas vezes totais, e apresentam reabsorções extremas de seus processos alveolares maxilares e mandibulares, com fraturas graves na região e com fixação do osso dificultada pela condição óssea.

DOENÇA DE ALZHEIMER

Compreendida como uma espécie de demência, progressiva, com alterações cognitivas, pode ocasionar, em alguns casos, comportamentos que levam a uma maior exposição ao trauma facial. (Ver Capítulo 10 – **Principais Desordens**

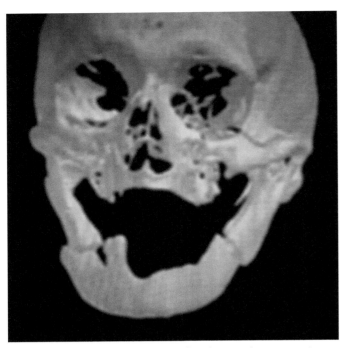

Fig. 23-1. Fratura bilateral de mandíbula e de zigomático em paciente portador de doença de Alzheimer.

Neuropsiquiátricas Relacionadas com o Envelhecimento). Na Figura 23-1, temos um exemplo de fratura em paciente portador de trauma facial devido à tentativa de suicídio.

OSTEOPOROSE

Patologia mais comum entre as mulheres, em que ocorre diminuição da massa óssea, levando a maior susceptibilidade às fraturas. No entanto, o uso de medicamentos da classe dos bifosfonatos, ou os biológicos, de ação antirreabsortiva, apesar de sua grande utilidade no tratamento da estrutura óssea, pode levar a quadros de osteonecrose dos maxilares, principalmente em casos de procedimentos cirúrgicos (exodontias ou implantes). Embora a terapia com antibióticos seja útil nos quadros agudos, seguida pelo *laser* de baixa potência e a terapia fotodinâmica, muitos pacientes podem necessitar de terapêutica cirúrgica, com a remoção do osso necrosado.

NEOPLASIAS MALIGNAS

Na faixa etária acima de 60 anos, observa-se uma maior incidência do câncer bucal. Muitos desses pacientes são submetidos à radioterapia, o que causa grandes alterações na cavidade bucal, nas glândulas salivares, no tecido ósseo e nos próprios dentes. A alteração da microvascularização óssea, em casos de exodontia pós-radiação, pode ocasionar, em muitas situações, o surgimento de quadros de osteorradionecrose. Este assunto será discutido mais adiante neste capítulo.

MAL DE PARKINSON

É uma condição que, afetando os movimentos, o equilíbrio e os reflexos do paciente, pode facilitar quedas. (Ver capítulo 10. **Principais Desordens Neuropsiquiátricas Relacionadas com o Envelhecimento**.)

DOENÇAS RESPIRATÓRIAS

O hábito do tabagismo ou exposição laboral a substâncias que alteram a saúde pulmonar, durante muito tempo, podem ocasionar, no idoso, vários tipos de doenças respiratórias, como asma, hipertensão pulmonar e doença pulmonar obstrutiva crônica. Deve-se lembrar que, com o envelhecimento, ocorre a perda de elasticidade das estruturas pulmonares, fator que, aliado a um estado patológico, impacta o tratamento cirúrgico, pela deficiência ventilatória do paciente.

INFECÇÕES URINÁRIAS

Podem levar à insuficiência renal aguda ou crônica, com alteração da pressão arterial, entre outras complicações.

No atendimento cirúrgico aos pacientes idosos e no pós-operatório, vários itens devem ser lembrados e ponderados, para que haja maior segurança possível nessa atividade.

Além das doenças, alguns tópicos referentes ao tratamento cirúrgico do idoso devem ser comentados.

Anestésicos Locais

A hipertensão é uma condição frequente nos pacientes idosos. O uso de agentes anestésicos associados a vasoconstritores não altera os padrões dos pacientes,[5] e eventuais alterações de PA, frequência cardíaca e saturação de oxigênio surgem pela ação de catecolaminas endógenas (tanto em pacientes hipertensos quanto nos normotensos), por situações de estresse. Em pacientes com idade acima de 60 anos, a associação entre prilocaína 3% e felipressina 0,03 IU/mL pode provocar aumento da PA, embora esse vasoconstritor seja considerado o mais adequado para cardiopatas,[6] e o uso de lidocaína 2% e epinefrina 1:80.000 leva a um aumento da frequência cardíaca e diminuição da pressão arterial diastólica. O uso de mepivacaína associada à epinefrina na concentração de 1:100.000 parece ser um anestésico seguro. Em estudos,[5] encontramos a utilização de mepivacaína com a dose máxima de 5,4 mL (3 tubetes), correspondentes a uma dosagem de 0,04 mg de epinefrina na concentração 1:100.000. A literatura aponta que os sais de lidocaína a 2%, prilocaína a 2% e mepivacaína a 2% associados à epinefrina 1:100.000 não promovem alterações importantes nos parâmetros hemodinâmicos de pacientes portadores de hipertensão arterial, isquemia cardíaca, arritmias, doenças coronarianas crônicas e em transplantados cardíacos, sendo que o volume anestésico considerado seguro deve permanecer entre 1,8 e 3,6 mL (um ou dois tubetes). A literatura aponta que pacientes coronariopatas crônicos de moderada complexidade não apresentaram indícios de isquemia miocárdica nas avaliações, porém recomendam avaliação minuciosa por parte do cirurgião dentista, pelas contraindicações de uso de vasopressores em cardiopatas de alto risco.

Controle da Ansiedade[1]

A diminuição dos eventos de estresse é fundamental para o atendimento não apenas cirúrgico dos pacientes idosos, mas inclusive para a manutenção de níveis pressóricos adequados e, portanto, mais seguros. Assim sendo, pode-se considerar o uso de métodos farmacológicos para auxiliar essa diminuição, como os benzodiazepínicos ou o uso de sedação, para uma melhor condução do ato cirúrgico. Na opinião dos autores desse

CAPÍTULO 23 ▪ CIRURGIA E TRAUMATOLOGIA BUCOMAXILOFACIAL EM ODONTOGERIATRIA

capítulo, a sedação em ambiente hospitalar, com o controle de todos os parâmetros clínicos do paciente, é a mais segura.

Deve-se optar pelo horário da manhã, com atendimento de duração que possa ser seguro para o paciente e, também, por ocorrerem em menor número os eventos cardiovasculares (acidente vascular cerebral [AVC], infarto agudo do miocárdio [IAM], e insuficiência cardíaca [IC] nesse período.

Pacientes em Uso de Medicamentos Antiagregantes Plaquetários e Anticoagulantes[4]

A manutenção da terapia anticoagulante, com o uso de hemostáticos locais quando necessários (celulose oxidada, enxague bucal com ácido tranexâmico, esponja de gelatina, selante de fibrina), pode ser uma forma segura para a maioria dos casos cirúrgicos ambulatoriais.[7] No entanto, salienta-se que a análise da condição sistêmica do paciente, com a verificação dos seus níveis de coagulação, é mandatória, levando em conta o grau de complexidade do procedimento cirúrgico proposto. Pacientes em uso de dicumarínicos (p. ex.: Warfarin) com RNI (INR - índice normatizado internacional - exame laboratorial capaz de avaliar a via extrínseca e comum da coagulação) menor que 4,1 podem passar por exodontias sem alteração da medicação.

Lembrar do aumento do risco de acidentes tromboembólicos para o paciente com a interrupção do anticoagulante oral,[4] assim a avaliação criteriosa do procedimento cirúrgico a ser instituído e a eventual interconsulta com o profissional prescritor do anticoagulante é essencial para a obtenção da melhor janela de oportunidade para a execução do ato cirúrgico. (Ver capítulo 11. **Aspectos Cardiológicos Impactantes no Atendimento Odontológico**.)

Exames Laboratoriais Prévios aos Procedimentos

Os exames laboratoriais são indicados pela anamnese bem conduzida do paciente. A avaliação dos índices hematológicos e do perfil de hemostasia são os mais comuns. Assim, o hemograma, o leucograma, a dosagem de plaquetas, o tempo de protrombina e de tromboplastina parcial ativada, com o parâmetro dado pelo RNI (INR), estão entre os mais comuns. De acordo com as informações obtidas no exame clínico, exames para saber índices glicêmicos, do perfil hepático e integridade renal, entre outros, poderão ser solicitados. Em casos de pacientes com maior comprometimento sistêmico, interconsultas com os demais profissionais que os atendem são mandatórias.

Medicamentos de Uso Inapropriado em Idosos

A condição de polifarmácia pode induzir a efeitos colaterais potencialmente perigosos. O Manual Merck cita vários medicamentos que podem ser lesivos a esses pacientes.[6] Os critérios de Beer, da American Geriatric Society, classificam os medicamentos como **inadequados**, sempre devem ser evitados; **potencialmente inapropriados**, devem ser evitados em certas doenças ou síndromes e aqueles para ser usados com cautela (o benefício deve compensar o risco em alguns pacientes). A maioria é utilizada no tratamento de patologias gerais, porém dois deles, os analgésicos e os anti-inflamatórios, são de uso corriqueiro na Clínica de Cirurgia Oral (Quadro 23-1).

Quadro 23-1. Analgésicos e AINE's

Usados por cerca de 30% de pacientes com idade acima de 60 anos. Muitos vendidos sem necessidade de apresentação de prescrição médica.
Fatores que aumentam a incidência e a gravidade dos efeitos danosos desses medicamentos.

- Grande solubilidade em lipídios. Em idosos, existe o aumento do tecido adiposo, o que aumenta as áreas de distribuição dos AINE's.
- Diminuição da concentração de proteína plasmática. Maiores níveis de fármaco não ligado. Aumento dos efeitos farmacológicos.
- Diminuição da função renal é vista em muitos idosos, com redução da depuração renal e consequente aumento de níveis desses medicamentos.
- Entre os efeitos, encontramos sangramento gastrintestinal e úlcera péptica, com maior incidência com o aumento da dose. Em pacientes que utilizam varfarina ou antiagregantes plaquetários, o risco é aumentado, bem como a possível incidência de acidentes cardiovasculares, de retenção de líquidos e possibilidade de nefropatia.
- Essa classe de medicamentos pode ocasionar o aumento da pressão arterial. Para a prevenção do aumento de eventuais tratamentos de hipertensão, o uso de AINE's deve ser sempre pesquisado em pacientes idosos.
- Embora os inibidores seletivos de COX-2 causem menor irritação gastrintestinal e inibição plaquetária, o risco de sangramento persiste. Os coxibes têm efeito renal semelhante aos outros AINE's e parecem aumentar o risco de eventos cardiovasculares.

Uma alternativa terapêutica de analgésicos de menor risco, como, por exemplo, o uso de paracetamol, deve ser considerada. A dosagem eficaz mais baixa de AINE's nos idosos deve ser ponderada e sua necessidade de uso contínuo monitorada, com a análise dos níveis de creatinina e da PA, principalmente em pacientes com histórico de insuficiência cardíaca, renal, cirrose e em uso de diuréticos. (Ver Capítulo 7 – **Farmacologia e Envelhecimento**).

Profilaxia Antibiótica[7-12]

O uso profilático de antibióticos em Cirurgia Odontológica, **para impedir a colonização bacteriana dos tecidos**, ainda que sem evidência clínica de infecção, deve ser considerado, e esquemas terapêuticos para essa profilaxia, em diferentes tipos de abordagens cirúrgicas, devem ser realizados. Nas exodontias realizadas por via não alveolar, com atuação sobre os tecidos ósseos (osteotomias e ostectomias) e sobre os tecidos dentários (odontossecção), e também em cirurgias com amplo descolamento tecidual, as seguintes medicações devem ser ministradas 1 hora antes do procedimento: **amoxicilina 1 g ou clindamicina 300 mg (para alérgicos à penicilina)**. Exodontias por via não alveolar (ostectomia e odontossecção) e cirurgias pré-protéticas com descolamento tecidual extenso e envolvimento ósseo, remoção de dentes inclusos e/ou impactados podem ser indicadas quando há relato de história prévia de pericoronarite. Nesse caso, administrar **1 h antes da intervenção: amoxicilina 1 g ou clindamicina 300 mg (para alérgicos à penicilina)**. Cirurgias de Implante: Nos procedimentos de implante dentário, recomenda-se levar em consideração o comprometimento do sistema imunológico, o grau de invasividade tecidual e o uso de biomateriais. Em cirurgias com grande deslocamento dentário: **1 hora antes**

da cirurgia, administrar **1 g de amoxicilina ou clindamicina 600 mg (para alérgicos à penicilina)**. Não se indica a
medicação no pós-operatório.

Em procedimento de implante com uso de biomateriais,
sugere-se **1 g de amoxicilina, 1 h antes do início do procedimento, e prescrição de amoxicilina 500 mg a cada 8 h,
por 3 dias. Em caso de alergia às penicilinas, clindamicina
600 mg, 1 h antes, e 300 mg a cada 8 h, por 3 dias.**

Profilaxia para a Prevenção da Endocardite Infecciosa

Infecção do endocárdio, comprometendo também outras
estruturas cardíacas, é um fator de risco em pacientes portadores de defeitos cardíacos ou próteses valvares.

Endocardite Bacteriana Infecciosa

Não é uma doença frequente. É de origem inflamatória
exsudativa e proliferativa, iniciada pela deposição de plaquetas e fibrinas em defeitos cardíacos, colonizados por bactérias
e outros microrganismos. As bactérias mais presentes são
as do grupo *Viridans*, com maior capacidade de adesão aos
agregados plaquetários. A mortalidade varia de acordo com
o agente etiológico sendo de 4-16% com o grupo *Viridans* e
25-47% com o *Staphylococcus aureus*. A **American Heart Association** (AHA), nos últimos 50 anos, tem apresentado vários protocolos de profilaxia antibiótica para a prevenção da
endocardite infecciosa (EI) relacionada com procedimentos
odontológicos, gastrintestinais e geniturinários invasivos em
pacientes predispostos a esse quadro.

As recomendações para profilaxia de endocardite bateria-
na tanto do ponto de visto cardiológico quanto do cirúrgico
estão descritas no Capitulo 11.

Tendo em vista os itens apresentados anteriormente, os
procedimentos de cirurgia oral a serem executados no ambiente ambulatorial requerem análise criteriosa de sua indicação e de sua execução com propriedade e segurança. Assim,
pacientes idosos que sejam portadores de patologias sistêmicas devem estar compensados. Todos os eventuais desdo-
bramentos de um procedimento eletivo devem ser considerados, seja em um paciente diabético ou em um portador de
osteoporose, em uso de antirreabsortivos. Eventuais cirurgias
mais invasivas devem ser desdobradas em procedimentos de
menor tempo cirúrgico, visando a um menor impacto na saúde geral do paciente. É importante considerar não apenas o
estado geral atual do paciente, mas também o uso de medicamentos que podem interferir na atuação do profissional e
podem modificar o resultado às condutas clínico-cirúrgicas.

A anamnese cuidadosa, o conhecimento das alterações
locais e sistêmicas do paciente e o cuidado de consultar previamente profissionais que também têm o paciente sob seus
cuidados são os nossos fatores de garantia de um atendimento
seguro e satisfatório.

TRAUMA MAXILOFACIAL NO IDOSO

O paciente idoso tem uma propensão maior a quedas devido a condições neurológicas e perda da propriocepção. Com

isso há diminuição dos reflexos, presença de tremores que,
juntamente com a perda de massa muscular, leva a uma dificuldade de mobilidade. Por isso, a queda da própria altura é
a maior causa das fraturas faciais no idoso.[13]

O idoso requer uma atenção especial por precisar de
maior tempo de internação, maiores custos e riscos de infecções hospitalares.[14,15]

A localização mais comum das fraturas ocorre nos complexos nasais e zigomáticos, pois são as regiões mais proeminentes do terço médio da face.[16] É importante lembrar que o
edentulismo nestes pacientes e consequente mandíbulas atróficas levam a uma maior incidência de fraturas mandíbulares,
principalmente nas faixas etárias mais avançadas.

No planejamento do tratamento, temos que levar em consideração a condição sistêmica e local do paciente.

A presença de doenças crônicas (diabetes melito, osteoporose, doenças cardiovasculares, renais e neurológicas) e o
uso de medicamentos podem dificultar a reparação em um
eventual tratamento cirúrgico, levando a maior morbidade
e maior tempo de internação hospitalar, com maiores riscos
de complicações.

Doenças periodontais, ausência de dentes e presença de
próteses são aspectos importantes no tratamento e podem
dificultar a necessidade de um eventual bloqueio maxilo-
mandibular.

Normalmente, a indicação cirúrgica está baseada em todos esses aspectos citados acima e na condição da fratura propriamente dita. Deve-se levar em conta os fatores funcionais
em detrimento dos fatores estéticos. O comprometimento
das funções oculares, respiratórias e mastigatórias (essa última traduzida em mobilidade de mandíbula) são aspectos
essenciais para definição do tratamento.

Normalmente as fraturas expostas e com grande mobilidade que trazem déficits funcionais importantes são indicações cirúrgicas absolutas em qualquer paciente.[17,18]

Porém, no paciente idoso, se a cirurgia for um tratamento complexo que pode colocar o paciente em uma ameaça da
vida, esses aspectos têm de ser revistos (Fig. 23-2).

Devido ao edentulismo parcial ou total do paciente idoso,
a oclusão dentária não é um guia absoluto para a cirurgia.[19]
Na redução das fraturas nesse tipo de mandíbula, o aspecto principal é a redução anatômica e não necessariamente a
oclusão dentaria.[20]

Nos casos de indicação cirúrgica em fraturas de mandíbula no idoso, a fixação interna deve seguir algumas recomendações.[21,22]

Existem placas que compartilham a carga com o tecido
ósseo remanescente, chamadas de *load-sharing*, e existem
placas que absorvem mais a carga preservando o tecido ósseo, chamadas de *load-bearing*. Nas mandíbulas atróficas dos
idosos, as placas indicadas são as load-bearing que são normalmente placas e parafusos de sistemas 2,4 mm a 2,7 mm
(Fig. 23-3).[23,24]

Além desse aspecto, as placas chamadas *locking* também
são indicadas devido à fragilidade do tecido ósseo no idoso.

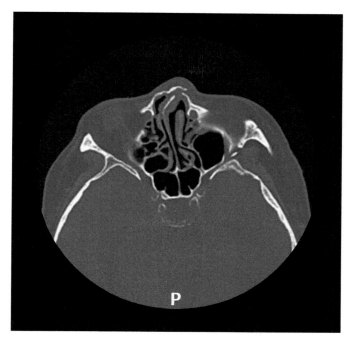
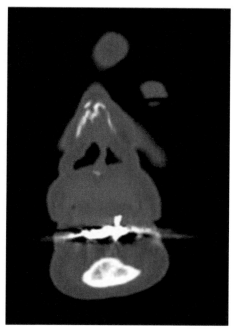

Fig. 23-2. Cortes coronais e frontais de tomografia de uma paciente de 87 anos com fratura nasal com indicação de tratamento cirúrgico, porém com doenças severas neurológicas e cardiovasculares. Sem indicação de tratamento cirúrgico devido ao quadro sistêmico.

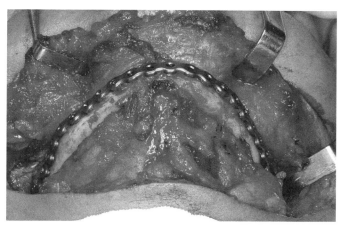

Fig. 23-3. Placa do tipo *load-bearing* em acesso extraoral para tratamento de fratura de mandíbula atrófica bilateral.

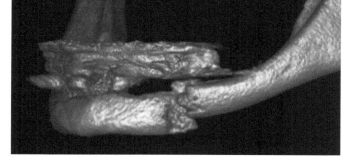

Fig. 23-4. Fratura de parassíntese mandibular em mandíbula atrófica reabilitada com implantes dentários.

Nesse sistema, o parafuso é travado na placa e não no tecido ósseo (Figs. 23-4 e 23-5). Eles apresentam algumas vantagens:

- Não há necessidade de adaptação precisa entre a placa e o tecido ósseo (dificuldade técnica nas placas *load-bearing*).
- Não interrompem a perfusão do osso cortical mais superficial, o que não acontece nos sistemas comuns que comprimem esse tecido cortical.
- Diminuem a carga no tecido ósseo fragilizado no idoso.
- Fornecem estabilidade primária maior do que nos sistemas convencionais.

O acesso indicado é o extraoral devido à melhor visualização para a redução anatômica e diminuição dos riscos de infecção por acessos intraorais.

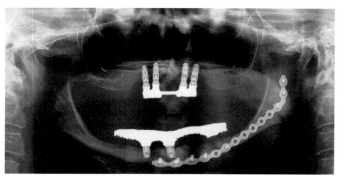

Fig. 23-5. Fratura de parassíntese mandibular fixada com placa de 2,4 *locking*.

OSTEONECROSE DOS MAXILARES RELACIONADA COM O USO DE MEDICAMENTOS

Os medicamentos antirreabsortivos são usados na medicina para tratamento de diversas patologias em que ocorre reabsorção óssea e perda de densidade óssea. Dentre as doenças podemos citar: osteoporose, osteopenia, metástases ósseas provenientes de câncer de mama e próstata, doença de Paget e mieloma múltiplo.

Esses pacientes que usam essas drogas antirreabsortivas têm o risco de desenvolver a osteonecrose dos maxilares, também conhecida como: *Medication – Related Osteonecrosis of the Jaw* (MRONJ).

Apesar de, no início de 2003,[25] os casos serem associados somente ao grupo de medicamentos bifosfonatos, mais recentemente os denosumabes também estão associados à osteonecrose medicamentosa.[26,27]

Importante explicar que eles têm mecanismos de ação diferentes e isso pode influenciar na extensão e prognóstico da osteonecrose.

Os bifosfonatos são os medicamentos mais utilizados para o tratamento da osteoporose. Estas drogas têm alta afinidade pela hidroxiapatita e consequentemente a matriz óssea. Atuam nos osteoclastos alterando sua função em diversas formas, inibindo assim a reabsorção e remodelação óssea.[28] Pela afinidade com a hidroxiapatita, os bifosfonatos podem ficar por, pelo menos, 10 anos no organismo, dependendo no *turnover* ósseo do paciente, o que eleva o risco de **osteonecrose**.[29]

Os denosumabes são anticorpos humanos monoclonais e atuam diretamente inibindo a diferenciação e ativação dos osteoclastos, suprimindo assim a reabsorção óssea. Ao contrário dos bifosfonatos, os denosumabes não têm afinidade óssea e seus efeitos cessam após sua descontinuidade.[30] O Quadro 23-2 contém os principais medicamentos antirreabsortivos.

Quadro 23-2. Medicamentos que podem causar osteonecrose

Alendronatos: bifosfonato nitrogenado • Alendil: VO, osteoporose • Alendil Cálcio D: VO, osteoporose • Alendronato de Sódio: VO, inibidor da reabsorção óssea • Apodrolen: VO, osteoporose • Arendal: VO, osteoporose • Bonalen: VO, regulador ósseo • Boneprev: VO, osteoporose • Cleveron: VO, inibidor da reabsorção óssea • Dronadil: VO, osteoporose • Endronax: VO, osteoporose • Endrostan: VO, osteoporose • Endrox: VO, osteoporose • Fosamax D: VO, inibidor da reabsorção óssea • Fosval: VO, osteoporose • Marvil: VO, osteoporose • Minusorb: VO, osteoporose • Ossomax: VO, osteoporose • Ostenan: VO, osteoporose • Osteofar 70 mg: VO, osteoporose • Osteoform: VO, osteoporose • Osteoral: VO,osteoporose • Osteolox: VO, osteoporose • Recalfe: VO, osteoporose • Terost: VO, inibidor da reabsorção óssea

Clodronato: bifosfonato não nitrogenado • Bonefós: VO e EV, reabsorção óssea por doenças malignas • Loron • Ostac

Tiludronato: bifosfonato não nitrogenado • Skelib

Etidronato: bifosfonato não nitogenado • Didronel

Ibandronato: bifosfonato nitrogenado • Afrat: VO, osteoporose • Bonames: VO, menopausa • Bondronat: EV, metástases ósseas • Boniva: VO, osteoporose • Bonviva: VO, inibidor da reabsorção óssea • Bonviva IV: EV, osteoporose • Ibandil: VO, osteoporose • Oseum: VO, osteoporose • Osteotec: VO, osteoporose • Osteoban: VO, osteoporose

Pamidronato: bifosfonato nitrogenado • Aredia: EV, inibidor da reabsorção óssea • Faulpami: EV, inibidor da reabsorção óssea • Pamidronato dissódico: EV, inibidor da reabsorção óssea • Pamired: EV, inibidor da reabsorção óssea • Pamidron: EV, doença de Paget, hipercalcemia, osteólise

Risedronato: bifosfonato nitrogenado • Actonel 35 mg uma vez por semana: VO, inibidor do catabolismo ósseo • Actonel 150 mg uma vez ao mês: VO, osteoporose • Ductonar 150: VO, osteoporose • Natolox: VO, osteoporose • Orafix 150: VO, osteoporose • Osteoblock: VO, osteoporose • Osteotrat: VO, osteoporose • Risedronato: VO, osteoporose • Risedronato sódico: VO, osteoporose • Risedronel: VO, osteoporose • Risedross: VO, osteoporose • Risedroteg: VO, osteoporose • Risonato: VO, osteoporose

Zoledronato: bifosfonato nitrogenado • Ácido zoledrônico: EV, inibidor da reabsorção óssea • Aclasta: EV, osteoporose • Blaztere: EV, metástase óssea • Cenozoic: EV, metástases e mieloma múltiplo • Eriophos: EV, hipercalcemia • Leuzotev: EV, fraturas patológicas, hipercalcemia • Reclast: EV, osteoporose (USA) • Zidronic: EV, coadjuvante do câncer de mama • Zoletech: EV, osteoporose • Zolibbs: EV, hipercalcemia maligna • Zolnic: EV, osteoporose • Zometa: EV, hipercalcemia produzida por tumor

Denosumab: • Prolia: Subcutâneo, osteoporose e câncer • Xgeva: Subcutâneo, metástases ósseas

Antiangiogênicos: • Sunitinib (Sutent): inibidor da tirosina quinase, tumores gastrointestinais, metástase de carcinoma de células renais, tumor neuroendócrino do pâncreas. • Sorafenib (Nexavar): inibidor da tirosina quinase, carcinoma hepatocelular, metástase de carcinoma de células renais • Bevasicumab (Avastin): anticorpo monoclonal humanizado, carcinoma colo retal metastático, carcinoma de pulmão, glioblastoma, carcinoma de células renais metastático • Sirolimus (Rapamune): inibe a rejeição de órgãos no transplante renal • Ramucirumab (Cyramza): anticorpo monoclonal para tratamento de câncer de estômago • Panzopanib (Votrient): tratamento de carcinoma de células renais avançado e/ou metastático • Axitinib (Inlyta): tratamento de pacientes adultos com carcinoma de células renais claras após insucesso do tratamento sistêmico prévio com Sunitinibe ou Citocina • Everolimus (Afinitor): tratamento do câncer renal com metástases. É antiangiogênico e inibidor de mTor

Romosozumabe: • Evenity

Outros Medicamentos incluídos em 2022: • Aflibercepte (Eylia): proteína de fusão, indicado para degeneração macular • Rádio 223 (Xofigo): isótopo radiativo antineoplásico • Raloxifeno (Evista): modulador seletivo de receptor de estrógeno • Inibidores de mTor: Temsirolimus, Resveratrol • Inibidores da Tirosina Quinase: Imatinibe, Nilotinibe, Desatinibe, Bosutinibe, Ponatinibe • Metotrexato ou MTX: antimetabólito, droga usada no tratamento de câncer e doenças autoimunes (artrite reumatoide e psoríase grave). Inibe o metabolismo do ácido fólico. Nomes comerciais: Biometrox, Reutraxato, Miantrex CS, Tecnomet, Trexeron, Metrexato, Fauldmetro, Enbrel, Endofolin. • Corticoides: alteram a função do cortisol, influenciando na função da pele, tecido gorduroso e ossos. Adalimumabe: não está na lista da AAMOS, mas já existe artigo publicado relatando osteonecrose após uso • Humira

O desenvolvimento da osteonecrose é muito baixo comparado com os benefícios dos bifosfonatos, estes diminuem os riscos de fratura de ossos longos. Um trabalho recente demonstra que apenas 3% dos pacientes tomando bifosfonatos para câncer de mama desenvolveram osteonecrose e nenhum dos pacientes tomando bifosfonatos para osteoporose desenvolveu osteonecrose.[31]

Podemos dividir os riscos para a osteonecrose como sistêmicos e locais. Os sistêmicos são: diabetes, artrite reumatoide, hipertensão, fumantes, outros medicamentos (corticoides, agentes antitrombogênicos). Além disso, o longo uso dos medicamentos (mais de 5 anos) e com boa aderência ao tratamento também são considerados como fatores de risco.

Os fatores locais são: características anatômicas, infecção, inflamações crônicas, traumas e procedimentos invasivos em cavidade oral. A mucosa oral é particularmente fina em algumas regiões da boca (linha milióidea, tórus) e mais propícia ao trauma. Além disso, os fatores inflamatórios locais, como doenças periodontais, cáries, próteses fixas e removíveis mal-adaptadas e má higiene oral, também são fatores de risco associados à osteonecrose.

É de extrema importância que o paciente que necessita ser submetido a um procedimento invasivo em cavidade oral relate ao cirurgião-dentista que está em uso de medicamentos antirreabsortivos. Fazer um procedimento invasivo com pacientes que fazem o uso desses medicamentos pode aumentar e muito o risco de desenvolvimento da MRONJ.

A Associação Americana de Cirurgia Oral e Maxilofacial publica, desde 2007, artigos com as principais recomendações para diagnóstico, prevenção e tratamento destas condições, e a última atualização data de 2022. As classificações são um ótimo guia para quantificar o risco deste paciente ter a doença, com base nos medicamentos usados, no tempo de uso e nas condições locais de saúde bucal.[26,27]

Resumindo, podemos citar:

- *Menor RISCO*: sem osso necrótico aparente em pacientes que foram tratados com antirreabsortivos ou antiangiogênicos (intravenosos ou orais).
- *Tratamento*: nenhum. Esclarecer os riscos ao paciente e orientar a higiene.

Estágio 0, ou Risco Aumentado

Pacientes sem evidência de necrose óssea, mas com sintomas inespecíficos (odontalgia sem causa aparente, dor óssea) e alterações radiológicas no trabeculado ósseo padrão.

Tratamento

Esclarecer quanto aos riscos, orientar a higiene bucal, e o uso de analgésicos e antibióticos à base de penicilina.

Estágio 1

Osso necrótico exposto ou fístulas que podem ser sondadas até o osso, em pacientes que são assintomáticos e sem evidência de infecção, resultados radiográficos, como no estágio 0.

Tratamento

Orientar a higiene bucal, esclarecer riscos, o uso de enxaguatórios à base de clorexidina 0,12%, 2 a 3 vezes ao dia, o acompanhamento a cada 2 meses, a comunicação da lesão ao oncologista.

Estágio 2

Osso necrótico exposto ou fístulas que podem ser sondadas até o osso, mais infecção evidenciada por dor e eritema na região do osso exposto, com ou sem drenagem purulenta.

Tratamento

Enxaguatórios com clorexidina 0,12%, analgésicos para controle da dor, antibióticos à base de penicilina ou clindamicina, associação com metronidazol, debridamento para aliviar a irritação dos tecidos moles e para controlar a infecção.

Acompanhamento com o dentista e comunicação com o oncologista.

Estágio 3

Osso necrótico exposto ou fístulas que podem ser sondadas até o osso em pacientes com infecção, dor e com, pelo menos, um desses achados clínicos: osso necrótico exposto que se estende além da região do osso alveolar, ou seja, borda inferior e ramo da mandíbula, seio maxilar e zigomático na maxila, resultando em fraturas patológicas, fístula extraoral, oroantral ou comunicação nasal ou osteólise até a borda inferior da mandíbula ou até o assoalho do seio.

Tratamento

Enxaguatórios bucais de ação antimicrobiana, antibióticos, controle da dor, debridamento cirúrgico ou ressecção, acompanhamento com o dentista, comunicação com o oncologista, diminuição dos fatores de risco.

Independentemente do estágio, segmentos destacáveis de sequestros ósseos devem ser removidos sem expor o osso que não está envolvido. Exodontias de dentes sintomáticos e remoção de implantes dentários envolvidos por osso necrótico exposto devem ser realizadas. Quando indicadas, as exodontias devem seguir os protocolos medicamentosos preconizados (descritos no capítulo), e o fechamento do alvéolo dentário com tecido gengival para o fechamento por primeira intenção é primordial para o sucesso. Implantes dentários em pacientes em uso de medicamentos antirreabsortivos devem ser evitados.[32]

A MRONJ já instalada com tecido necrótico aparente deve ser tratada com desbridamento cirúrgico para remoção do tecido necrótico, além do protocolo medicamentoso citado. Evitar o uso de biomateriais para regeneração óssea e material de síntese (placas e parafusos).

O protocolo medicamentoso mais preconizado envolve o uso de três tipos de medicamentos: Pentoxifilina (vasodilatador), Tocoferol (antioxidante) e antibiótico. Normalmente eles são administrados pré-operatoriamente, se há tecido ósseo infectado, e por tempo indeterminado até que a cicatrização das partes moles esteja completa.

Os antibióticos indicados são a base de penicilina (amoxicilina ou amoxicilina associada a clavulanato de potássio e, se houver alergia às penicilinas, usar a clindamicina).

A combinação de Cilostazol (medicamento usado para doença vascular periférica) com o Tocoferol aparece como uma nova combinação promissora.[33]

A discussão com colegas infectologistas para a melhor escolha do antibiótico em casos refratários ao tratamento preconizado inicialmente é imprescindível, assim como o envio do material removido na cirurgia para exame anatomopatológico e cultura e antibiograma.

Outros tratamentos, como laserterapia com ou sem fotoestimulação, curativos biológicos (plasma rico em fibrina), gel de clorexidina e câmera hiperbárica, são citados na literatura e acreditamos que o uso de técnicas adjuvantes vai depender da experiência profissional.[34]

O contato do cirurgião-dentista com a equipe de especialidades médicas que assiste o paciente é de suma importância. O contato deve ser antes de iniciar a terapia com antirreabsortivos, durante o tratamento com estes medicamentos e para a correta decisão sobre qual tratamento deverá ser executado no caso de presença de MRONJ.

É inegável que os medicamentos antirreabsortivos têm suas indicações e enorme eficácia clínica, e que a porcentagem de pacientes que usam esses medicamentos que desenvolvem MRONJ é pequena. Ou seja, os benefícios do medicamento não superam os riscos de desenvolvimento da MRONJ. Cabe aos profissionais envolvidos no tratamento destes pacientes encaminhá-los ao cirurgião-dentista para uma avaliação inicial para prevenção da MRONJ.

Os medicamentos estão cada vez mais eficazes e a tendência é que a evolução destes tragam menos risco de MRONJ. Porém, a opinião dos autores é que o paciente que está em terapia com medicamentos antirreabsortivos devem evitar procedimentos cirúrgicos eletivos em cavidade oral. Como, por exemplo, cirurgia para instalação de implantes dentários.

A Figura 23-6 exemplifica um caso de MRONJ da clínica diária de consultórios odontológicos.

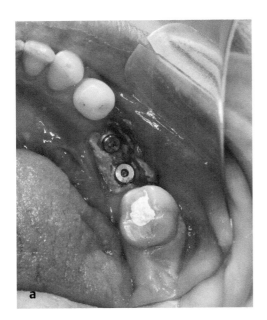
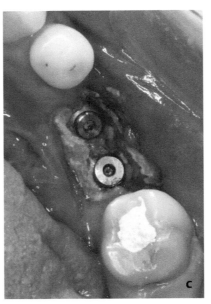
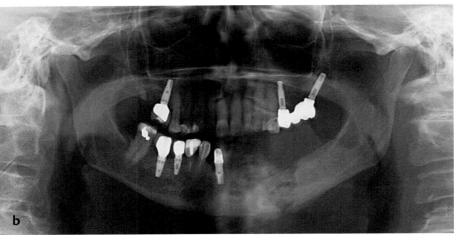

Fig. 23-6. (a) Osteonecrose ao redor de implantes dentários de paciente em uso de bifosfonato. Neste caso, o tratamento envolve imprescindivelmente a cirurgia para a remoção do tecido necrótico, juntamente com os implantes dentários envolvidos e protocolo medicamentoso. Terapias adjuvantes são descritas na literatura e cabe ao profissional usá-las conforme experiência individual. (b) Osteonecrose após remoção de implantes. Paciente tomou bifosfonato 1 semana antes de fazer os implantes. (c) Mesma paciente após desbridamento cirúrgico e protocolo medicamentosos adequado.

REFERÊNCIAS BIBLIOGRÁFICAS

1. Alencar CRB, Andrade FJP, Catão Vasconcelos MHC. Cirurgia oral em pacientes idosos: considerações clínicas, cirúrgicas e avaliação de riscos. RSBO. 2011;8(2):200-10.
2. Doyle SJ, Hendrix JM, Garmon EH. American Society of Anesthesiologists Classification. In: StatPearls [Internet]. Treasure Island (FL): StatPearls Publishing; 2022.
3. Dartigues JF, Bourdonnec K, Tavue-Teguo M, et al. Co-occurrence of geriatric syndromes and diseases in the general population: Assessment of the dimensions of aging. J Nutr Health Aging. 2022;26(1):37-45
4. Oliveira, QG. Cuidados odontológicos a cardiopatas. Trabalho apresentado ao Curso de Especialização em Atenção Básica em Saúde da Família da Universidade Federal de Minas, como requisito parcial para obtenção de título de especialista. Orientador: Prof. Dr. Marco Túlio de Freitas Ribeiro. Governador Valadares – MG. 2013.
5. Essado AG. Uso de mepivacaína 2% associada à epinefrina em pacientes hipertensos durante tratamento odontológico - Dissertação apresentada a Universidade de Uberaba, como requisito parcial para a obtenção do título de Mestre em Odontologia, área de concentração Biopatologia. Orientador: Prof. Dr. Marcelo Rodrigues Pinto. Uberaba, MG. 2019.
6. Manual MSD Versão para Profissionais de Saúde. Direitos autorais © Merck & Co., Inc., Rahway, NJ, EUA e suas afiliadas. Todos os direitos reservados. 2023.
7. Gonçalves IN. Mestrado Integrado em Medicina Dentária Profilaxia Antimicrobiana em Medicina Dentária: uma Revisão da Literatura. Trabalho submetido para a obtenção do grau de Mestre em Medicina Dentária Instituto Superior de Ciências da Saúde EGAS Moniz. Trabalho orientado por Professor Doutor José António Mesquita Martins dos Santos. 2013.
8. Rateiro FS. A importância da profilaxia antibiótica na prevenção da endocardite infecciosa no tratamento odontológico. Trabalho de conclusão de curso apresentado ao curso de Odontologia da Faculdade São Lucas como requisito para obtenção de título de Cirurgiã Dentista. Orientadora: Profª Dra. Patrícia Sousa Closs. Porto Velho – RO. 2015.
9. Rutherford SJ, Glenny AM, Roberts G, et al. Antibiotic prophylaxis for preventing bacterial endocarditis following dental procedures (Review) - Copyright © 2022 The Cochrane Collaboration. Published by John Wiley & Sons, Lt. 2022.
10. Lachowski R, Lima AAS, Araujo MR. Terapêutica aplicada à Odontologia: Profilaxia Antibiótica - Terapêutica aplicada à Odontologia – UFPR. 2019.
11. Bolger A, Kazi D. Antibiotic prophylaxis against endocarditis prior to invasive dental procedures - Filling in the gaps. J A C C V O L. 2022;80(11):1042-4.
12. Branco-de-Almeida LS, Castro ML, Cogo K, et al. Profilaxia da endocardite infecciosa: Recomendações Atuais da "American Heart Association (AHA)."R. Periodontia. 2009;l19(4).
13. Chrcanovic BR, Souza LN, Freire-Maia B, Abreu MHNG. Facial fractures in the elderly: a retrospective study in a hospital in Belo Horizonte, Brazil. Journal of Trauma and Acute Care Surgery. 2010;69(6):E73-E78.
14. Velayutham L, Sivanandara Jasingam A, O'Meara C, Hyam D. Elderly patients with maxillofacial trauma: the effect of an ageing population on a maxillofacial unit's workload. British Journal of Oral and Maxillofacial Surgery. 2013;51(2):128-32.
15. Haines TP, Hill AM, Hill KD, et al. Cost effectiveness of patient education for the prevention of falls in hospital: economic evaluation from a randomized controlled trial. BMC Med. 2013;11:135.
16. Liu FC, Halsey JN, Oleck NC, et al. Facial fractures as a result of falls in the elderly: Concomitant injuries and management strategies. Craniomaxillofac Trauma Reconstr. 2019;12(1):45-53.
17. Bojino A, et al. A multicentric prospective analysis of maxillofacial trauma in the elderly population. Dent Traumatol. 2022;38(3):185-95.
18. Buchbinder D. Treatment of fractures of the edentulous mandible, 1943 to 1993: A review of literature. J Oral Maxillofac Surg. 1993;51:1174-80.
19. Arangio P, Leonardi A, Torre U, et al. Management of facial trauma in patients older than 75 years. Journal of Craniofacial Surgery. 2012;23(6):1690-2.
20. Haug H. Management of atrophic mandible fractures. Oral Maxillofacial Surg. 2009;21:175-83.
21. Miloro, M. Princípios de cirurgia Bucomaxilofacial de Peterson. 2 ed. São Paulo: ED Santos; 2013. 1502 p.
22. Fonseca R. Trauma bucomaxilofacial. 4 ed. Rio de Janeiro: ED Elsevier; 2015. p. 912.
23. Marciani RD. Invasive management of the fractured atrophic edentulous mandible. J Oral Maxillofac Surg. 2001;59(7):792-5.
24. Ehrenfeld M, et al. Principles of internal fixation of the craniomaxillofacial skeleton – Trauma and orthognathic surgery 2020. AO Foundation Switzerland. 2012.
25. Migliorati CA, Casiglia JEJ, Jacobsen PL, Siegel MA, WOO S-B. Managing the care of patients with bisphosphonate associated osteonecrosis: an American Academy of Oral Medicine position paper. J Am Dent Assoc. 2005;136(12):1658-68.
26. Ruggiero SL, Dodson TB, Fantasia J, et al. American Association of Oral and Maxillofacial Surgeons position paper on medication-related osteonecrosis of the jaw—2014 update. J Oral Maxillofac Surg. 2014;72(10):1938.
27. Ruggiero SL, Dodson TB, Aghaloo T, et al. American Association of Oral and Maxillofacial Surgeons' position paper on medication-related osteonecrosis of the jaws-2022 update. J Oral Maxillofac Surg. 2022;80(5):920-43.
28. Drake MT, Clarke BL, Khosla S. Bisphosphonates: mechanism of action and role in clinical practice. Mayo Clin Proc. 2008;83(9):1032-45.
29. Ott SM. What is the optimal duration of bisphosphonate therapy? Cleve Clin J Med. 2011;78(9):619-30.
30. Bone HG, Wagman RB, Brandi ML, et al, Cummings SR et al. 10 years of denosumab treatment in postmenopausal women with osteoporosis: results from the phase 3 randomized FREEDOM trial and open-label extension. Lancet Diabetes Endocrinol. 2017;5(7):513-23.
31. Soares AL, Simon S, Gebrim LH, et al. Prevalence and risk factors of medication-related osteonecrosis of the jaw in osteoporotic and breast cancer patients: a cross-sectional study. Support Care Cancer. 2020;28(5):2265-71.
32. Madeira M, Rocha AC, Moreira CA, et al. Prevention and treatment of oral adverse effects of antiresorptive medications for osteoporosis - A position paper of the Brazilian Society of Endocrinology and Metabolism (SBEM), Brazilian Society of Stomatology and Oral Pathology (SOBEP), and Brazilian Association for Bone Evaluation and Osteometabolism (ABRASSO). Arch Endocrinol Metab. 2021;64(6):664-72.
33. de Carvalho EF, Bertotti M, Migliorati CA, Rocha AC. Cilostazol and Tocopherol in the management of medication-related osteonecrosis of the jaw: New insights from a case report. J Oral Maxillofac Surg. 2021;79(12):2499-506.
34. Cavalcante RC, Tomasetti G. Pentoxifylline and tocopherol protocol to treat medication-related osteonecrosis of the jaw: A systematic literature review. J Craniomaxillofac Surg. 2020;48(11):1080-6.

IMPLANTODONTIA NA ODONTOGERIATRIA

CAPÍTULO 24

Túlio Eduardo Nogueira ▪ Danilo Rocha Dias ▪ Luis Claudio Suzuki
Christian Wehba ▪ Cláudia Storti

INTRODUÇÃO

Com o aumento da expectativa de vida da população mundial, a manutenção da saúde bucal em pessoas idosas tornou-se um aspecto essencial para garantir qualidade de vida e bem-estar geral. Nesse contexto, a Implantodontia tem desempenhado um papel crucial, oferecendo soluções efetivas e personalizadas para a reabilitação oral de pacientes idosos desdentados totais e parciais. Este capítulo tem como objetivo explorar a importância da Implantodontia na Odontogeriatria, abordando as considerações clínicas específicas para esse grupo de pacientes, as vantagens dos implantes dentários nessa população, e as melhores práticas para alcançar resultados efetivos e duradouros.

CONSIDERAÇÕES PRÉ-CIRÚRGICAS NA IMPLANTODONTIA GERIÁTRICA

Diante da situação clínica de uma ou mais perdas dentárias, a realização de um tratamento reabilitador que envolva implantes dentários irá requerer, obrigatoriamente, pelo menos uma etapa cirúrgica para instalação dos implantes e, em algumas situações clínicas, uma ou mais etapas de reconstrução óssea e/ou melhoria dos tecidos moles do sítio implantar previamente à instalação do(s) implante(s). A abordagem cirúrgica requer atenção especial em pacientes idosos devido às particularidades sistêmicas e locais que podem estar presentes (Quadro 24-1). Neste contexto, torna-se essencial considerar e avaliar uma série de aspectos previamente à realização da etapa cirúrgica, assegurando assim maiores chances de sucesso e garantindo segurança e previsibilidade do tratamento.[1]

Quando se trata do planejamento cirúrgico de implantes em pacientes idosos, deve-se considerar dois aspectos essenciais: em primeiro lugar, minimizar ao máximo o trauma cirúrgico para o paciente; e, em segundo lugar, considerar que os fatores de risco médicos coexistentes são mais comuns nessa faixa etária.[2] Assim, como é imperativo para qualquer outro paciente das demais faixas etárias, deve-se realizar uma avaliação médica minuciosa para identificar condições de saúde preexistentes, avaliar os medicamentos em uso e suas possíveis interferências, e resgatar o histórico de problemas sistêmicos. Portanto, a colaboração interprofissional entre o cirurgião-dentista e o médico responsável é essencial para assegurar a indicação do paciente idoso para procedimentos envolvendo implantes dentários, ou mesmo para permitir a realização de adaptações no plano de tratamento, a fim de proporcionar uma abordagem mais segura e efetiva.

Neste contexto, deve-se também compreender que nem sempre a idade por si só ou as condições sistêmicas presentes serão sinônimos de contraindicação ou de menores taxas de sucesso dos implantes dentários em pessoas idosas. Uma revisão sistemática com metanálise conduzida por Schimmel *et al.* (2018)[3] analisou a sobrevida de implantes dentários em pacientes geriátricos ($\geq$ 75 anos) e o impacto de sete das condições sistêmicas mais frequentes em pessoas idosas na sobrevida implantar. Foram incluídos 60 estudos, os quais revelaram uma taxa geral de sobrevida implantar de 97,3% em 1 ano e 96,1% em 5 anos. Pacientes com doenças cardiovasculares, Parkinson ou *diabetes mellitus* tipo II apresentaram taxas de sobrevida semelhantes ou melhores que pessoas saudáveis. Pacientes com câncer, especialmente os submetidos à

Quadro 24-1. Aspectos a serem considerados no contexto de implementação e prognóstico de tratamentos com implantes dentários em pessoas idosas[1]

Riscos relacionados com a cirurgia de instalação do implante	▪ Aumento da quantidade de doenças sistêmicas + aumento do número de medicamentos em uso ▪ Piora na condição periodontal ▪ Deterioração na capacidade de higienizar e manusear a cavidade oral ▪ Deterioração das funções cognitivas
Deterioração nas funções do(s) implante(s)	▪ Deterioração no corpo do implante e nos componentes protéticos ▪ Hipofunção oral
Piora na condição de manutenção	▪ Deterioração do organismo (p. ex., redução da destreza manual) ▪ Piora do ambiente da cavidade oral (p. ex., presença de boca seca) ▪ Piora do ambiente social (p. ex., residir em uma Instituição de Longa Permanência) ▪ Piora na condição financeira (diminuição da renda)

radioterapia, apresentaram taxas mais baixas. Indivíduos com metástase óssea que haviam recebido terapia antirreabsortiva de alta dose para metástases ósseas apresentaram maior risco de complicações pós-operatórias, enquanto aqueles em terapia antirreabsortiva de baixa dose para osteoporose apresentaram altas taxas de sobrevida dos implantes. Não foram localizadas evidências para algumas condições como demência, doenças respiratórias, cirrose hepática e osteoartrite. Em suma, os autores concluíram que o implante dentário é uma opção viável para pessoas idosas, com alta taxa de sobrevida. No entanto, destacaram que os benefícios funcionais e psicossociais do tratamento devem superar os riscos associados às condições sistêmicas comuns.[3]

Outra etapa de extrema importância é a obtenção de exames por imagem e solicitação de exames complementares, que permitirão uma avaliação precisa da anatomia óssea do paciente geriátrico e da saúde sistêmica, respectivamente. Além das radiografias bidimensionais, como panorâmicas e periapicais, a tomografia computadorizada de feixe cônico (TCFC) é um recurso valioso para avaliar a qualidade e quantidade de osso disponível, especialmente em áreas com atrofia óssea. Essas informações são fundamentais para o planejamento cirúrgico e a escolha adequada do tipo de implante a ser utilizado, bem como para determinar a necessidade de execução de procedimentos de reconstrução óssea, como enxerto, previamente à instalação do(s) implante(s) dentários.

Ainda, em relação às considerações sobre a etapa cirúrgica, é importante destacar que o controle da saúde oral do paciente, tanto previamente quanto após a realização da cirurgia, é fundamental para reduzir o risco de infecções e complicações pós-operatórias. Em relação ao pré-operatório, a adequação do meio bucal por meio da realização de procedimentos de profilaxia e pela resolução de condições periodontais ou endodônticas é crucial para garantir um ambiente bucal saudável e adequado para a instalação dos implantes. Já, em relação ao pós-operatório, orientações de higiene oral devem ser reforçadas e a capacidade do paciente e/ou dos cuidadores em manter boa higienização deve ser inclusive um aspecto a ser observado na etapa de estabelecimento do plano de tratamento, visto que algumas alternativas de reabilitação, como próteses totais fixas sobre implante, requerem um cuidado mais rigoroso.

Por fim, assim como em qualquer outro tipo de tratamento em saúde, é crucial fornecer ao paciente orientações claras e detalhadas sobre o plano de tratamento proposto, bem como os riscos e benefícios associados. No entanto, considerando o contexto da pessoa idosa, muitas vezes, este momento irá requerer a participação de um membro da família, especialmente em situações em que há comprometimento cognitivo, e que a autonomia do paciente está impactada em um grau que dificulta o discernimento no processo de decisão. O consentimento informado deve ser obtido após o paciente e seus familiares compreenderem plenamente o tratamento proposto, suas expectativas realistas e possíveis complicações. Esse processo garante que o paciente esteja bem-informado e confiante em sua decisão de prosseguir com o tratamento envolvendo implantes dentários.

CONSIDERAÇÕES PROTÉTICAS NA IMPLANTODONTIA GERIÁTRICA: CRITÉRIOS PARA A ESCOLHA E OPÇÕES DE TRATAMENTO

Diante das diversas possibilidades de reabilitação oral envolvendo implantes dentários para a pessoa idosa, alguns fatores devem ser identificados no paciente e podem auxiliar na tomada de decisão:

- *Força manual e destreza do paciente*: estes aspectos devem ser avaliados no contexto do planejamento do tratamento, visando a garantir um manuseio autônomo (ou pelo cuidador) da prótese dentária, se for o caso, com a possibilidade de realização da higiene oral, do implante e da prótese.
- *Participação dos cuidadores e/ou familiares*: durante o planejamento do tratamento, cuidadores e/ou familiares devem participar da discussão para se assegurar como acontecerá o acompanhamento pós-tratamento. Eles devem ser informados de que os implantes dentários e as próteses exigem limpeza adequada, e que os retornos são necessários para a manutenção, auxiliando na prevenção de complicações biológicas.
- *Expectativas e explicações*: explorar as expectativas do(a) paciente, explicar os detalhes do tratamento e fornecer informações sobre cuidados pós-tratamento são elementos essenciais para o sucesso do tratamento e para garantir a satisfação do paciente. Nesta etapa, a partir do diálogo estabelecido, o cirurgião-dentista poderá perceber aspectos que direcionem à oferta de um determinado tipo de reabilitação em detrimento de outra.

Além disso, destaca-se a importância do planejamento reverso, ou seja, realizar o planejamento protético previamente ao cirúrgico. Para isso, deve ser considerado sobretudo o tipo de osso disponível, a qualidade dos tecidos moles na região e a necessidade de procedimentos prévios de reconstrução (enxertos) de tecido ósseo ou gengivais. Tais avaliações atualmente se tornaram muito mais previsíveis com o desenvolvimento das tecnologias digitais de escaneamento da cavidade bucal associadas às tomografias digitais, permitindo a confecção de guias cirúrgicos muito mais precisos e inclusive instalações de implantes sem retalho cirúrgico (*flapless*) ou com retalhos de dimensões mínimas, diminuindo a morbidade das cirurgias.

Embora o planejamento do tratamento se torne mais diversificado à medida que os pacientes envelhecem, há quatro indicações típicas de reabilitação oral com uso de implantes dentários no contexto da Odontogeriatria:

REABILITAÇÃO DE ESPAÇOS DESDENTADOS UNITÁRIOS

Para a substituição de um único elemento dentário, os implantes são geralmente uma opção de tratamento viável, desde que a dentição residual apresente uma boa condição e prognóstico favorável (Fig. 24-1a-c). A possibilidade de realizar procedimentos em uma única etapa cirúrgica e a ausência de fatores de risco significativos são pré-requisitos em pacientes geriátricos. Um implante pode ser uma solução menos onerosa quando comparado a uma prótese dentária fixa convencional, a menos que os dentes adjacentes necessitem de coroas. No entanto, quando a dentição remanescente do

CAPÍTULO 24 ▪ IMPLANTODONTIA NA ODONTOGERIATRIA

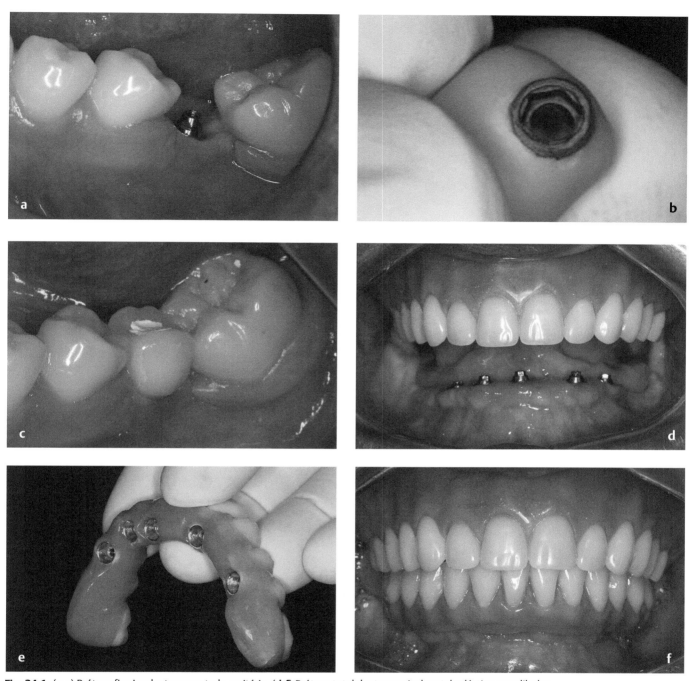

Fig. 24-1. (a-c) Prótese fixa implantossuportada, unitária. (d-f) Prótese total dentogengival metaloplástica mandibular.

paciente apresenta um prognóstico ruim, os implantes devem ser considerados apenas em posições estratégicas para evitar próteses complexas.[2]

ESTABILIZAÇÃO DE PRÓTESES PARCIAIS REMOVÍVEIS COM IMPLANTES

A estabilização de próteses parciais com implantes distais curtos é uma opção para próteses parciais removíveis de extensão unilateral ou bilateral distal. Trata-se da colocação de implantes dentários o mais distal possível para obter a maior área de suporte possível. Os implantes distais podem servir como assentos de suporte, mas, ao mesmo tempo, atuam como elementos de fixação e proporcionam retenção. Há escassez de estudos clínicos de longo prazo que avaliam essa abordagem de tratamento, mas as evidências disponíveis confirmam o sucesso clínico em termos de aumento da força de mordida, conforto e satisfação do paciente.[4-6]

SUBSTITUIÇÃO POR IMPLANTES DE ELEMENTOS DENTÁRIOS PILARES DE PRÓTESES REMOVÍVEIS

O funcionamento efetivo de próteses parciais removíveis convencionais depende da sobrevida dos elementos dentários de suporte (pilares). No entanto, sabe-se que a carga suportada ao longo do tempo e a cobertura do esmalte dos dentes pilares pelos elementos metálicos da prótese reduzem a taxa de sobrevivência dos pilares. Elementos dentários de suporte com importância estratégica, como os caninos, são particularmente difíceis de substituir. Neste contexto, uma indicação pode ser a substituição de dentes pilares por implantes para restaurar o suporte e a retenção da prótese parcial existente. Tal abordagem não apenas mantém os custos do tratamento moderados, mas também faz sentido do ponto de vista fisiológico, visto que pacientes geriátricos podem ter dificuldade em se adaptar a novas próteses, sendo vantajoso preservar as existentes.

ESTABILIZAÇÃO DE PRÓTESES TOTAIS

O uso de implantes dentários para a estabilização de próteses totais é uma das grandes conquistas da Odontologia moderna. No contexto do paciente desdentado total, no momento, **o padrão mínimo** de cuidado recomendado por diversos consensos de especialistas para o paciente desdentado total é uma prótese total maxilar convencional mucossuportada e uma *overdenture* mandibular mucossuportada e implantorretida por dois implantes,[7-9] ambas removíveis. Está amplamente documentado na literatura que a estabilização de próteses mandibulares com dois implantes reduz a atrofia óssea peri-implantar,[10] aumenta a eficiência mastigatória,[11] reduz a atrofia do músculo masseter[12] e melhora significativamente a satisfação e a qualidade de vida relacionada com a saúde bucal do paciente.[13,14]

Apesar de a recomendação descrita acima ser considerada o mínimo a ser ofertado ao paciente desdentado total, alternativas de diferentes graus de complexidade cirúrgico-protéticas podem ainda ser indicadas e apresentadas ao paciente, a depender do contexto clínico, socioeconômico, expectativas e condição geral do paciente.

Em relação à maxila, opções envolvendo implantes podem ser realizadas, tanto de forma fixa (prótese total fixa suportada por implantes) como de forma removível (*overdenture* maxilar mucossuportada e retida por implantes). O número de implantes recomendado para a opção fixa é de 4 a 6 e, para a opção removível, de pelo menos 4 implantes esplintados (unidos).[15,16] Na maxila, a preocupação não se limita apenas à estética, já que a fonética também pode ser impactada. Além disso, os pacientes costumam apresentar perda óssea vestibular, o que pode tornar desafiadora a instalação de vários implantes com paralelismo adequado sem a realização enxertos prévios. Tal fato pode também contraindicar o uso de próteses do tipo *overdenture*, já que estas são mucossuportadas e implantorretidas. Quando realizadas, a união dos implantes instalados por meio de uma barra metálica é altamente recomendada para *overdentures* maxilares, pois, mesmo com implantes paralelos entre si, em situações de uso de encaixes unitários, a *overdenture* pode-se soltar ou deslocar durante sua utilização, repercutindo negativamente na função e gerando desconforto e insegurança ao paciente.

Ainda em relação à maxila, de forma geral, duas opções de próteses fixas podem ser consideradas: próteses dentogengivais (com dente e gengiva, podendo ser metalocerâmicas ou de resina termicamente polimerizada sobre uma estrutura metálica) ou próteses dentárias (geralmente metalocerâmicas). Embora a prótese fixa seja a opção mais procurada pelos pacientes, ela apresenta maiores dificuldades de planejamento e confecção. Contudo, atualmente é possível confeccionar próteses cerâmicas sobre estruturas de zircônia, o que resulta em uma estética incomparável, embora com custo financeiro mais elevado.

Para a mandíbula, além da *overdenture* retida por dois implantes já apresentada, há a possibilidade da *overdenture* retida por implante único (instalado na região de sínfise mandibular) (Fig. 24-2).[17] Esta alternativa é respaldada por uma considerável quantidade de evidências que reforçam sua superioridade em relação à prótese total convencional em termos de efetividade clínica e impacto positivo em resultados centrados no paciente, como satisfação e qualidade de vida relacionada com a saúde oral.[18-22] Além disso, esta abordagem oferece menor tempo clínico de tratamento, custos reduzidos e pode apresentar efetividade semelhante à *overdenture* retida por dois implantes.[23]

Em relação às opções fixas para a mandíbula, tem-se a tradicional prótese total fixa suportada por implantes (protocolo de Brånemark), sendo composta por uma prótese total de resina acrílica que é confeccionada sobre uma **ferradura** (barra metálica) aparafusada sobre os implantes instalados, geralmente de 4 a 6 implantes na região anterior da mandíbula, entre a saída dos forames mentonianos (Fig. 24-1d,e). Essa barra possui várias retenções mecânicas para ser incorporada na prensagem de resina termicamente ativada para a confecção da prótese protocolo. Alternativas simplificadas também têm sido discutidas, como o uso de somente três implantes, já com evidências de taxa de sucesso similares às opções com quatro ou mais implantes.[24]

Em 1993, Paulo Maló, um cirurgião-dentista português, apresentou a técnica *All-on-Four*, uma abordagem considerada eficiente, simples e segura de instalação imediata de uma prótese total fixa sobre somente quatro implantes e com carregamento imediato. Essa técnica ficou amplamente conhecida por sua capacidade de reabilitar maxilas atróficas sem a necessidade de abordagens reconstrutivas prévias. A técnica consiste na instalação de dois implantes verticais na região dos incisivos laterais superiores, visando a sua ancoragem na base da fossa nasal.[25] Os outros dois implantes são instalados inclinados, com a utilização de implantes mais longos (em alguns casos a reabilitação é feita sobre implantes zigomáticos), entre os caninos e pré-molares, e uma angulação visando a desviar o assoalho do seio maxilar e buscar sua ancoragem no pilar canino. Na mandíbula, os mesmos implantes são instalados, mas os posteriores visam a evitar a saída do nervo alveolar inferior pelo forame mentoniano. Em ambos os casos (maxila e mandíbula), geralmente uma prótese provisória é confeccionada para ser instalada logo após a cirurgia. Isso permite uma melhor cicatrização dos tecidos moles e uma imediata reabilitação do paciente para posterior confecção de uma prótese final, que pode ser fixa ou removível.[26]

É importante destacar que, durante as etapas de confecção da prótese mandibular total fixa suportada por implantes, planeja-se um espaço para higienização entre a base da prótese e o rebordo alveolar. Esse espaço não pode ser visualizado sem o afastamento labial, sendo funcional para a higiene e fonética, sem comprometer a estética. Um fator a ser

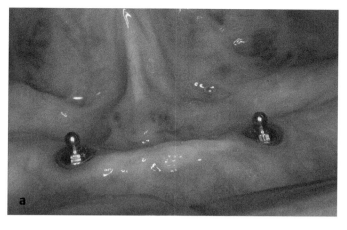
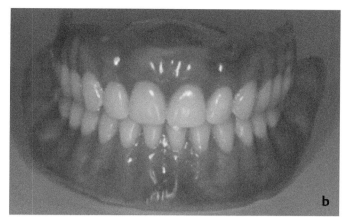
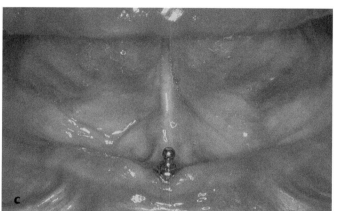
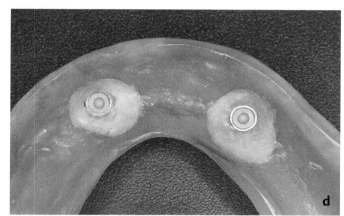
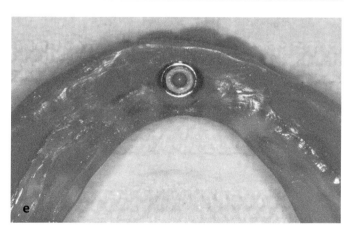

Fig. 24-2. Prótese total removível implantorretida (*overdenture*) mandibular: (**a-d**) Esta prótese pode ser retida por dois implantes; (**c-e**) ou por um implante unitário centralizado.

considerado para os pacientes geriátricos seria a dificuldade de higienizar este espaço pelos cuidadores e pelos próprios pacientes, não sendo uma reabilitação de eleição nestes casos. Nestas situações, próteses do tipo *overdenture* podem ser uma indicação mais adequada.

COMPLICAÇÕES E GERENCIAMENTO DE RISCOS EM IMPLANTODONTIA GERIÁTRICA

Uma estratégia de recuo (do inglês, *back-off strategy*) sempre deve ser considerada ao planejar o tratamento reabilitador com implantes de pacientes idosos. Implantes instalados em pacientes idosos provavelmente permanecerão em boca até o fim de suas vidas, quando podem depender de cuidados, ser afetados por multimorbidade, polifarmácia e até mesmo demência. Portanto, o tratamento reabilitador em pessoas idosas deve ser planejado de modo que seus elementos, componentes e sistemas de retenção possam ser substituídos por outros que necessitem de manutenção mais simplificada (por exemplo, permitindo a conversão de uma prótese total fixa sobre implantes em uma *overdenture*), ou até mesmo removidos, como uma estratégia de recuo para facilitar a higiene bucal quando em situações limitantes.[27] Nesse aspecto, implantes de duas peças parecem superiores aos implantes de peça única, por exemplo, embora os implantes de duas peças geralmente tenham diâmetros maiores e a cirurgia de instalação possa ser mais invasiva.[2]

Em algumas situações, quando as próteses não podem mais ser utilizadas e o controle da higiene não é mais possível pelo próprio paciente ou mesmo por um cuidador, os encaixes ou pilares podem ser substituídos por cicatrizadores, evitando assim uma sensação incômoda de corpo estranho na boca. Neste contexto, implantes de peça única apresentam algumas desvantagens quando precisarem ser desativados, pois são fornecidos com encaixes fixos que precisam ser cortados ou deverão ser removidos cirurgicamente.

CONSIDERAÇÕES FINAIS

O tratamento com implantes dentários em pacientes idosos tornou-se uma prática rotineira e se tornará ainda mais importante no futuro, conforme demonstrado pelas tendências demográficas atuais da população mundial. As estratégias descritas neste capítulo devem ser implementadas, continuamente submetidas a uma análise crítica e adaptadas, se necessário. Ao tratar pacientes idosos, é imperativo considerar as características especiais deste grupo etário, especialmente os fatores de risco médicos, a deterioração funcional e o possível surgimento de dependência e fragilidade. Na cirurgia de implantes, é importante minimizar a morbidade para os pacientes idosos. Em particular, isso pode ser alcançado evitando ou simplificando procedimentos de aumento ósseo por meio do uso de implantes curtos e de diâmetro estreito. Além disso, em pacientes idosos, a cirurgia de instalação de implantes deve ser realizada como um procedimento sem retalho sempre que possível.[2]

Fatores como a resiliência do paciente, o estado físico e mental, o histórico médico, as prescrições medicamentosas, as expectativas e o ambiente social são extremamente variáveis em pacientes geriátricos e devem ser avaliados caso a caso. O planejamento protético torna-se cada vez mais complexo à medida que a diversidade interindividual aumenta com a idade.

Próteses dentárias para pacientes **idosos-jovens** podem ter o mesmo desenho que próteses para pacientes mais adultos jovens, embora a simplificação (*back-off strategy*) deva ser uma opção mais tarde na vida.[2] No entanto, muitas vezes é necessário divergir das abordagens acadêmicas padrão de tratamentos com implantes para encontrar uma solução individual satisfatória para o paciente idoso. Isso é especialmente verdadeiro para aqueles que são frágeis ou dependentes de assistência nas atividades diárias. O planejamento do tratamento em Implantodontia para pacientes idosos muitas vezes requer uma abordagem altamente interdisciplinar que leve em conta as características biológicas, psicológicas e sociais específicas das pessoas idosas.

Parâmetros conhecidos da medicina geral, como as atividades da vida diária, também devem ser considerados ao selecionar pacientes geriátricos para tratamento com implantes. Atualmente, não existem fatores validados que possam prever o resultado do tratamento com implantes em pessoas idosas. No entanto, pacientes altamente dependentes de ajuda para as atividades da vida diária podem não ser bons candidatos para tratamento com implantes.[2] Neste contexto, nota-se a necessidade do desenvolvimento e da implementação de cuidados pós-tratamento adequados para pacientes que possuem implantes dentários e tornam-se dependentes ou frágeis.

REFERÊNCIAS BIBLIOGRÁFICAS

1. Sato Y, Kitagawa N, Isobe A. Current consensus of dental implants in the elderly—What are the limitations? Curr Oral Health Rep. 2020;7:321-6.
2. Schimmel M, Müller F, Suter V, Buser D. Implants for elderly patients. Periodontol 2000. 2017;73(1):228-40.
3. Schimmel M, Srinivasan M, McKenna G, Müller F. Effect of advanced age and/or systemic medical conditions on dental implant survival: A systematic review and meta-analysis. Clin Oral Implants Res. 2018;29(16):311-30.
4. El Mekawy NH, El-Negoly SA, Grawish Mel A, El-Hawary YM. Intracoronal mandibular Kennedy Class I implanttooth supported removable partial overdenture: a 2-year multicenter prospective study. Int J Oral Maxillofac Implants. 2012;27:677-83.
5. Park JH, Lee JY, Shin SW, Kim HJ. Effect of conversion to implant-assisted removable partial denture in patients with mandibular Kennedy classification I : A systematic review and meta-analysis. Clin Oral Implants Res. 2020;31(4):360-73.
6. Zancope K, Abrao GM, Karam FK, Neves FD. Placement of a distal implant to convert a mandibular removable Kennedy Class I to an implant-supported partial removable Class III dental prosthesis: a systematic review. J Prosthet Dent 2015;113:528-33.
7. Feine JS, Carlsson GE, Awad MA, et al. The McGill consensus statement on overdentures. Mandibular two-implant overdentures as first choice standard of care for edentulous patients. Montreal, Quebec, May 24-25, 2002. Int J Oral Maxillofac Implants. 2002;17(4):601-2.
8. Thomason JM, Feine J, Exley C, Moynihan P, et al. Mandibular two implant-supported overdentures as the first choice standard of care for edentulous patients--the York Consensus Statement. Br Dent J. 2009;207(4):185-6.
9. Thomason JM, Kelly SA, Bendkowski A, Ellis JS. Two implant retained overdentures--a review of the literature supporting the McGill and York consensus statements. J Dent. 2012;40(1):22-34.
10. Kremer U, Schindler S, Enkling N, et al. Bone resorption in different parts of the mandible in patients restored with an implant overdenture. A retrospective radiographic analysis. Clin Oral Implants Res. 2016;27(3):267-72.
11. Fontijn-Tekamp FA, Slagter AP, Van Der Bilt A, et al. Biting and chewing in overdentures, full dentures, and natural dentitions. J Dent Res. 2000;79(7):1519-24.
12. Müller F, Hernandez M, Grütter L, et al. Masseter muscle thickness, chewing efficiency and bite force in edentulous patients with fixed and removable implant-supported prostheses: a cross-sectional multicenter study. Clin Oral Implants Res. 2012;23(2):144-50.
13. Kutkut A, Bertoli E, Frazer R, et al. A systematic review of studies comparing conventional complete denture and implant retained overdenture. J Prosthodont Res. 2018;62(1):1-9.
14. Egido Moreno S, Ayuso Montero R, Schemel Suárez M, et al. Evaluation of the quality of life and satisfaction in patients using complete dentures versus mandibular overdentures. Systematic review and meta-analysis. Clin Exp Dent Res. 2021;7(2):231-41.
15. Raghoebar GM, Meijer HJ, Slot W, et al. A systematic review of implant-supported overdentures in the edentulous maxilla, compared to the mandible: how many implants? Eur J Oral Implantol. 2014;7(2):S191-201.

16. Guenin C, Martín-Cabezas R. How many implants are necessary to stabilize an implant-supported maxillary overdenture? Evid Based Dent. 2020;21(1):28-9.
17. Coutinho PC, Nogueira TE, Leles CR. Single-implant mandibular overdentures: Clinical, radiographic, and patient-reported outcomes after a 5-year follow-up. J Prosthet Dent. 2022;128(5):949-55.
18. Fu L, Liu G, Wu X, et al. Patient-reported outcome measures of edentulous patients restored with single-implant mandibular overdentures: A systematic review. J Oral Rehabil. 2021;48(1):81-94.
19. Nogueira TE, Dias DR, Leles CR. Mandibular complete denture versus single-implant overdenture: a systematic review of patient-reported outcomes. J Oral Rehabil. 2017;44(12):1004-16.
20. Nogueira TE, Dias DR, Rios LF, et al. Perceptions and experiences of patients following treatment with single-implant mandibular overdentures: A qualitative study. Clin Oral Implants Res. 2019;30(1):79-89.
21. Nogueira TE, Esfandiari S, McKenna G, Leles CR. A 1-year parallel-group randomized clinical trial comparing effectiveness of mandibular complete denture versus early loaded single-implant overdenture. Int J Prosthodont. 2022.
22. Nogueira TE, Silva JR, Nascimento LN, et al. Immediately loaded single-implant mandibular overdentures compared to conventional complete dentures: A cost-effectiveness analysis. J Dent. 2021;115:103846.
23. Resende GP, Jordão LMR, de Souza JAC, et al. Single versus two-implant mandibular overdentures using early-loaded titanium-zirconium implants with hydrophilic surface and ball attachments: 1-year randomized clinical trial. Clin Oral Implants Res. 2021;32(3):359-68.
24. Brandão TB, Vechiato-Filho AJ, Vedovato E, et al. Is the fixed mandibular 3-implant retained prosthesis safe and predicable for full-arch mandibular prostheses? A systematic review. J Prosthodont. 2021;30(2):119-27.
25. Patzelt SB, Bahat O, Reynolds MA, Strub JR. The all-on-four treatment concept: a systematic review. Clin Implant Dent Relat Res. 2014;16(6):836-55.
26. Soto-Penaloza D, Zaragozí-Alonso R, Penarrocha-Diago M, Penarrocha-Diago M. The all-on-four treatment concept: Systematic review. J Clin Exp Dent. 2017;9(3):e474-e488.
27. Müller F, Schimmel M. Revised success criteria: A vision to meet frailty and dependency in implant patients. Int J Oral Maxillofac Implants. 2016;31(1):15.

ODONTOGERIATRIA COM ÊNFASE EM CUIDADOS PALIATIVOS

CAPÍTULO 25

Mariana Sarmet Smiderle Mendes

CUIDADOS PALIATIVOS: PRINCÍPIOS, CONCEITOS E RELAÇÃO INTERDISCIPLINAR

Cuidados Paliativos (CPs) são uma parte fundamental dos serviços de saúde centrados nas pessoas, pois são eles que aliviam o sofrimento relacionado com a saúde, seja ele físico, psicológico, social ou espiritual.[1]

Em 2020, a Organização Mundial da Saúde (OMS) publicou a definição mais atual de CP, na qual o define como:

Abordagem de cuidados que visa melhorar a qualidade de vida de pacientes, e seus cuidadores, diante do enfrentamento de condições e doenças graves, que ameaçam a continuidade da vida, através do alívio da dor e do sofrimento em todas as suas esferas.

Esta abordagem deve ser individualizada ao paciente e sua familia. Não existe um protocolo de atendimento em CP, portanto, ele deve ser com base em alguns princípios definidos pela OMS, como:[2,3]

- Promover o alívio da dor e outros sintomas desagradáveis
- Afirmar a vida e considerar a morte como um processo normal da vida
- Não acelerar nem adiar a morte
- Integrar os aspectos psicológicos e espirituais no cuidado ao paciente
- Oferecer um sistema de suporte que possibilite o paciente viver tão ativamente quanto possível, até o momento da sua morte
- Oferecer sistema de suporte para auxiliar os familiares durante a doença do paciente e a enfrentar o luto
- Abordagem multiprofissional para focar as necessidades dos pacientes e seus familiares, incluindo acompanhamento no luto
- Melhorar a qualidade de vida e influenciar positivamente o curso da doença
- Deve ser iniciado o mais precocemente possível, juntamente com outras medidas de prolongamento da vida

O CP **não é restrito** para **pacientes no final da vida** e esses princípios fazem com que tenhamos uma **mudança de pensamento e atitudes** em relação a indicação desta abordagem.

Estima-se que apenas 14% dos pacientes que precisam de CPs os recebem.[1] Portanto, vale salientar que esta abordagem deve estar disponível em todos os níveis de atenção em saúde e os profissionais necessitam de acesso ao conhecimento sobre esse tema, para que minimamente possam saber indicar o paciente para um serviço especializado quando for o caso.

Cerca de 57 milhões de pessoas no mundo precisam de CP a cada ano. Dentre elas, 40% são idosos de 70 anos ou mais.[4] A idade do paciente isoladamente não é um fator determinante para a indicação do CP. No entanto, a necessidade dessa abordagem tem crescido na população idosa, decorrente ao aumento da expectativa de vida e, consequentemente, das doenças crônicas degenerativas.

A maioria dos adultos com necessidade de CP apresenta doenças cardiovasculares, neoplasias malignas, demência, doenças respiratórias crônicas, Síndrome da Imunodeficiência Adquirida (SIDA) e diabetes.[4] No entanto, muitas outras condições podem exigir esta abordagem, como a insuficiência renal, doença hepática crônica, esclerose múltipla, doença de Parkinson, artrite reumatoide, doenças congênitas e tuberculose resistente a medicamentos, ou seja, todas as doenças que ameaçam a vida.[1]

Idealmente, a descoberta do diagnóstico e a introdução do CP coincidem com o início da progressão da doença. Infelizmente, na prática, nem sempre isso acontece. Enquanto os tratamentos modificadores da doença são instituídos como uma possibilidade de cura, o CP já se faz presente no estabelecimento de vínculo e alinhamento da comunicação. Com a progressão da doença (fase chamada de **doença avançada**), as intervenções paliativas passam a ter a mesma proporção/necessidade em relação ao tratamento modificador da doença de base. É nesta fase que há a necessidade de controle de sintomas e planejamento das diretivas antecipadas de vontade realizada em conjunto com a equipe multiprofissional. A fase da terminalidade inicia-se quando não há mais terapias modificadoras da doença (exceto transplante de órgãos, quando possível). Nesta fase, as necessidades do paciente e familiares são mais complexas, exigindo o cuidado paliativo especializado. A fase final de vida é marcada por sintomas de difícil controle, nos quais apenas o tratamento da doença não é mais suficiente. O processo ativo de morte corresponde às horas finais do paciente, até a morte propriamente dita.[2] Após o óbito, a equipe especializada em CP continua acompanhando os familiares para enfrentamento do luto.

Para cada doença e pessoa, a **fase final de vida** e o **processo ativo de morte** cursam em tempos e maneiras diferentes. Há, entretanto, uma dificuldade de estimar a sobrevida dos pacientes em alguns casos, especialmente em idosos frágeis com declínio funcional lento.[5,6] Além disso, a alteração dessas duas

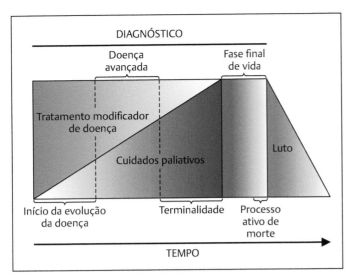

Fig. 25-1. Necessidade de cuidado paliativo de acordo com o momento da história natural da doença.[2]

últimas fases é de difícil percepção, por isso elas foram representadas com uma mudança progressiva de cores (Fig. 25-1).

Não é adequado questionar se o paciente tem indicação/necessidade de CP, mas qual alocação de recurso é necessária em cada fase da história da doença.[2]

> À medida que o paciente evolui para a fase final de vida, as metas precisam ser readequadas e é importante que o plano de cuidados odontológicos esteja alinhado com o plano de cuidado geral do paciente.

Para que o CP possa ser realizado, os profissionais da saúde precisam considerar as dimensões físicas, psicossociais e espirituais do paciente, além de incluir a família neste cenário. Diante de tantas necessidades a serem abordadas, a única maneira de abranger todos os aspectos que envolvem o paciente e a família é trabalhar de forma multiprofissional.[7] A sinergia das habilidades de cada profissional dentro da sua respectiva área em conjunto com o compartilhamento de ideias em prol do bem-estar do paciente faz com que a equipe multiprofissional tenha uma postura interdisciplinar.

> No Cuidado Paliativo, um profissional complementa e ao mesmo tempo necessita do outro.

SENILIDADE E CUIDADOS PALIATIVOS: UM OLHAR DIFERENCIADO DO CIRURGIÃO-DENTISTA

O idoso por si só apresenta alterações sistêmicas que podem impactar diretamente no planejamento odontológico. As últimas décadas do século XX foram marcadas por profunda transição demográfica e epidemiológica com o aumento do envelhecimento e a prevalência de doenças crônicas degenerativas incuráveis,[8,9] processo chamado de senilidade.

Neste mesmo cenário, a formação dos profissionais da saúde tem sido até então com abordagem meramente curativa, sem levar em consideração, na maioria das vezes, que o fim da vida e a morte podem estar muito próximos e que determinados tratamentos podem ser desproporcionais.[6] É neste contexto, portanto, de envelhecimento populacional com o aumento progressivo de doenças crônicas e subsequentes falências orgânicas, que o Cuidado Paliativo se apresenta como uma modalidade de assistência imprescindível.[10]

O cirurgião-dentista, membro essencial e indispensável da equipe interdisciplinar que se propõe a atuar em Cuidados Paliativos, tem como principal objetivo manejar os pacientes com doenças progressivas e avançadas, nos quais a cavidade oral é comprometida pela doença e/ou pelo seu tratamento, direta ou indiretamente, e o foco do cuidado é promover a saúde bucal e melhorar a qualidade de vida.[11,12]

Alterações bucais são altamente prevalentes em idosos que recebem CP.[13] Cerca de 80% dessas pessoas apresentam pelo menos uma queixa orofacial[14] e aproximadamente 90,5% dos pacientes no final da vida apresentam mais de um sinal ou sintoma na cavidade oral.[15] Além da boca ser frequentemente o primeiro local de dor e perda de função,[16] a autopercepção de uma boa saúde bucal nesta população vai além do número de dentes na boca,[17] mostrando que todas as estruturas do sistema estomatognático precisam de atenção.

ODONTOLOGIA EM CUIDADOS PALIATIVOS

Os sinais e sintomas orofaciais rotineiramente encontrados nos pacientes em CP são as disfunções de glândulas salivares, infecções oportunistas, como candidíase oral ou herpes simples, ulcerações devido ao tratamento da doença de base, automutilação ou mutilação por desadaptação protética, dor orofacial, alteração do paladar,[18] disfunção do movimento mandibular, halitose e higiene oral insatisfatória, o que leva ao desenvolvimento de doença periodontal e cárie,[19,20] sendo a cárie radicular a mais prevalente. Esses sinais e sintomas relatados são mais encontrados a depender da doença que o paciente apresenta, podendo estar no grupo de doenças neurodegenerativas, falências orgânicas ou câncer (Quadro 25-1).[20,21]

As complicações orofaciais podem causar impacto negativo à saúde sistêmica, como broncoaspirações de secreções contaminadas, que levam a infecção pulmonar, e dor orofacial,[18] que leva a quadros de agitação, agressividade[16] e automutilação. Além disso, essas condições podem gerar sobrecarga de atenção aos cuidadores ao mesmo tempo que se agravam se houver negligência da higiene oral diária.

O papel do cirurgião dentista é prevenir, diagnosticar, tratar doenças, controlar sintomas orofaciais e realizar orientações referentes à saúde bucal ao paciente, familiares e cuidadores.[5,22,23] Sabe-se que o CP deve ser instituído desde o diagnóstico de uma doença ameaçadora da vida, portanto os cuidados odontológicos devem ser iniciados desde o início da doença com acompanhamento até os últimos momentos da vida. Jales, em 2011,[24] definiu que a abordagem odontológica em CP pode ser dividida, de forma didática, em três tipos de tratamentos. Como complemento a esta definição, levando em consideração que o acompanhamento deve-se iniciar desde o diagnóstico de uma doença, pode-se considerar que a abordagem odontológica em um paciente com necessidade de CP pode ser reabilitadora, extensiva, preventiva e/ou paliativa (Quadro 25-2) e o mesmo paciente pode ser submetido a mais de uma abordagem a depender dos fatores de influência que determinam o planejamento odontológico (Quadro 25-3).

CAPÍTULO 25 ■ ODONTOGERIATRIA COM ÊNFASE EM CUIDADOS PALIATIVOS 185

Quadro 25-1. Características gerais e bucais de pacientes com doenças neurodegenerativas, falências orgânicas e câncer[5]

Doenças	Característica geral (doenças)	Exemplos de complicações bucais
Doenças neurodegenerativas	O paciente apresenta baixa funcionalidade desde o diagnóstico e a incapacidade funcional com alta dependência pode persistir por meses ou anos por a doença apresentar uma curva de evolução lenta e progressiva (TCE, sequela de AVC, epilepsia, PC, síndromes congênitas, doença de Alzheimer, Parkinson, ELA, entre outras)	■ Trismo secundário ■ Bruxismo secundário ■ Automutilação ■ Sialorreia/babação ■ Cárie e doença periodontal ■ Sangramento ■ Dor orofacial (atentar-se à manifestação não verbal de dor) ■ Higiene oral insatisfatória e saburra lingual
Falências orgânicas	O paciente apresenta períodos de crises com pioras agudas e possível recuperação, mas, a cada descompensação, o paciente não retoma a sua funcionalidade anterior (doenças cardiológicas, respiratórias, hepáticas, renais, infectocontagiosas, reumatológicas e dermatológicas)	■ Xerostomia/hipossalivação ■ Ressecamento labial ■ Cárie e doença periodontal ■ Sangramento ■ Infecções oportunistas ■ Dor orofacial ■ Disgeusia ■ Higiene oral insatisfatória e saburra lingual ■ Desadaptação protética
Câncer	O paciente apresenta alta funcionalidade inicial e, conforme a doença evolui de forma progressiva por falência de tratamento ou recidiva, há uma diminuição drástica da capacidade funcional	■ Xerostomia/hipossalivação ■ Ressecamento labial ■ Cárie e doença periodontal ■ Mucosite oral ■ Dor orofacial ■ Infecções oportunistas ■ Disgeusia ■ Sangramento ■ Feridas neoplásicas (CCP ou metástase)

TCE: trauma cranioencefálico; AVC: acidente vascular cerebral; PC: paralisia cerebral; ELA: esclerose lateral amiotrófica; CCP: câncer de cabeça e pescoço.

Quadro 25-2. Tipos de abordagem odontológica no CP para paciente geriátrico (ferramenta didática)

Abordagem odontológica	Características da indicação	Exemplos
Reabilitadora	Quando paciente tem performance para se alimentar por via oral, mas a falta dos dentes é o único limitador e/ou quando a reabilitação protética influenciar positivamente para a fonação	■ Confecção e/ou conserto de próteses dentárias, sejam elas próteses totais, parciais, fixas unitárias ou sob implantes
Extensiva	Nada mais é do que os demais procedimentos odontológicos, sendo eles invasivos ou não. São chamados de extensivos, pois o propósito dessa abordagem é dar suporte para as necessidades do paciente por meio dos procedimentos odontológicos e tem o objetivo curar doenças bucais, realizar diagnóstico diferencial e resolver sintomas ou queixas estéticas de forma definitiva	■ Exodontias ■ Restauração para remover focos infecciosos e/ou reestabelecer a estética ■ Tratamento periodontal (cirúrgico ou não) ■ Tratamento endodôntico ■ Aplicação de *laser* de baixa potência (a depender da indicação) ■ Aplicação de toxina botulínica (a depender da indicação)
Paliativa	Está sempre indicada quando há qualquer sintoma/queixa do paciente ou familiares/cuidadores	■ Controle de sintomas de forma medicamentosa ou com produtos tópicos ■ Arredondamento de bordas cortantes ■ Ferulização de dentes ■ Instalação de dispositivos intraorais para evitar traumas de mordida em mucosas ■ Aplicação de *laser* de baixa potência (a depender da indicação) ■ Aplicação de toxina botulínica (a depender da indicação) ■ Higiene oral de conforto
Preventiva	É o conjunto de ações com o objetivo de orientar, treinar e prevenir doenças bucais e/ou outros desconfortos	■ Orientação de higiene oral e das próteses ■ Treinamento de higiene oral para equipe de cuidadores ■ Terapia periodontal de suporte e profilaxias periódicas

ATENÇÃO: A abordagem odontológica não deve ser algo engessado, mas sim um direcionamento de cuidado após a avaliação individualizada.

Quadro 25-3. Fatores de influência para a definição do tratamento odontológico em paciente idoso[14]

Fatores de influência para a definição do tratamento odontológico
■ Queixas do paciente obtidas de forma espontânea ou por meio de um questionamento direcionado
■ Observação de necessidades odontológicas dos cuidadores ou da equipe multiprofissional
■ Avaliação da funcionalidade por escalas, como *Palliative Performance Scale* (PPS)
■ Características gerais da doença principal que levou à necessidade de Cuidados Paliativos
■ O momento da história natural da doença que o paciente se encontra (fase de vida)
■ A existência de comorbidades associadas
■ A utilização de uma polifarmácia e quais medicamentos podem impactar diretamente a cavidade oral
■ A presença de síndromes geriátricas
■ O local onde será realizado o tratamento odontológico (Unidade de Terapia Intensiva, enfermaria, hospice, domicílio ou ambulatório/consultório)
■ Discussão do caso clínico com a equipe interdisciplinar

O último tópico deve estar sempre em evidência, pois os tratamentos odontológicos dependem da condição física, social e psicológica do paciente observada por todos os membros da equipe. Além disso, é a equipe interdisciplinar, em muitos casos, que detectará necessidades odontológicos e/ou prestará os cuidados bucais prescritos e orientados pelos cirurgiões-dentistas.

À medida que o momento da história natural da doença evolui, a abordagem paliativa torna-se mais frequente e necessária e, em contrapartida, as abordagens reabilitadora e extensiva tornam-se menos frequentes e até desproporcionais. A abordagem preventiva muda seu objetivo ao longo do tempo, por exemplo, na fase de **terminalidade**; o objetivo é prevenir infecções bucais. Já, na **fase final de vida**, o objetivo é prevenir o desconforto. Se houver dúvidas sobre qual abordagem instituir para o paciente, deve-se fazer a pergunta norteadora:

Minha escolha de tratamento proporciona dignidade ao paciente neste momento?

Dentre todas as abordagens odontológicas no contexto dos CPs, a mais rotineiramente utilizada é a Abordagem Paliativa. Ela deve ser considerada e realizada em qualquer momento da história natural de uma doença grave, tornando-se ainda mais importante no final da vida, momento em que os sinais e sintomas indesejados decorrentes à progressão das doenças tendem a aumentar de forma considerável. Por isso, enfatiza-se a necessidade do cirurgião-dentista especializado em CP em todas as fases de evolução de uma doença grave, principalmente na **fase final de vida** e no **processo ativo de morte**.

A atuação do cirurgião-dentista em conjunto com uma equipe multiprofissional de CP ainda é muito incipiente no Brasil e no mundo,[25] sendo esta uma das principais barreiras para o cuidado da saúde bucal ocorrer de forma efetiva em todas as fases de evolução de uma doença ameaçadora da vida. Contudo, quando o cirurgião-dentista está inserido no contexto de CP, o maior desafio é definir se o plano de tratamento odontológico proposto é adequado e proporcional. Diante disso, este capítulo desenvolveu um fluxograma para nortear os cirurgiões-dentistas que realizam atendimentos a pacientes idosos que apresentam indicação e necessidade de **cuidados paliativos** (Fig. 25-2).

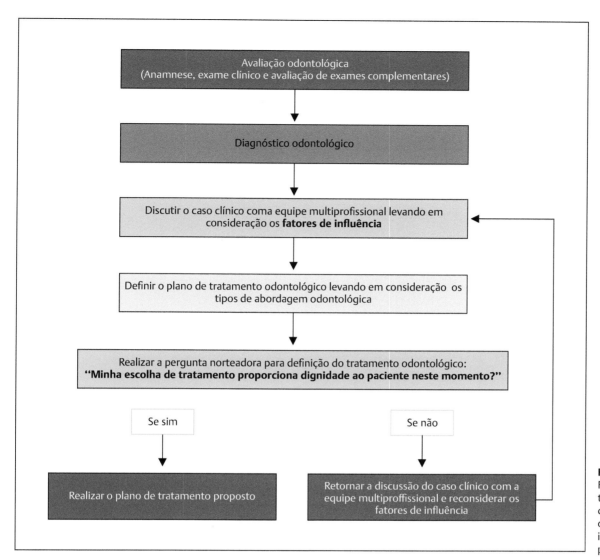

Fig. 25-2. Fluxograma para tomada de decisão do tratamento odontológico de idosos em cuidados paliativos.

REFERÊNCIAS BIBLIOGRÁFICAS

1. WHO. Palliative care. World Health Organization [Internet]. 2020.
2. Carvalho RT. Cuidados paliativos. Conceitos e princípios. In: Carvalho, RT et al., editor. Manual da Residência de Cuidados Paliativos: Abordagem multidisciplinar. Barueri, SP: Manole; 2018.
3. WHO. National cancer control programs: policies and managerial guidelines. 2nd ed. [Internet]. 2002.
4. Global Atlas of Palliative Care. London, UK: Worldwide Hospice Palliative Care Alliance [Internet]; 2020.
5. Jales SMCP, Vilas Boas PD. Avaliação orofacial e tratamento odontológico. In: Carvalho, RT et al., editor. Manual da Residência de Cuidados Paliativos: Abordagem multidisciplinar. Barueri, SP: Manole; 2018.
6. Chen X, Chen H, Douglas C, et al. Dental treatment intensity in frail older adults in the last year of life. J Am Dent Assoc. 2013;144(11):1234-42.
7. Angelo M, Pizze M. Abordagem multiprofissional: uma necessidade. In: Carvalho RT, Rocha JA, Frank EM, editor. Cuidados paliativos - Falências orgânicas. Rio de Janeiro, RJ: Atheneu; 2019.
8. Mendes M, Marchini L. Novas tecnologias e inovação nas atividades de promoção de saúde bucal para idosos com doença de Alzheimer. In: Miranda, AF, editor. Gerontologia e estratégias em Odontogeriatria Interdisciplinaridade na doença de Alzheimer. Curitiba, PR: Appris; 2022. p. 331-45.
9. WHO. World report on ageing and health. Wolrd Health Organization. 2015.
10. Carvalho RT, Silva D. Cuidados Paliativos e falência orgânica: contexto no cenário mundial. In: Carvalho RT, Rocha JA, Frank EM, editor. Cuidados paliativos - Falências orgânicas. Rio de Janeiro, RJ: Atheneu; 2019.
11. Wiseman MA. Palliative care dentistry. Gerodontology. 2000;17(1):49-51.
12. Wiseman M. Palliative care dentistry: Focusing on quality of life. Compend Contin Educ Dent; quiz 35. 2017;38(8):529-34.
13. Chen X, D'Souza V, Thomsen TA, et al. Oral health in adult patients receiving palliative care: A mixed method study. Am J Hosp Palliat Care. 2021;38(12):1516-25.
14. Mendes MSS. Estrutura da assistência odontológica em uma equipe de Cuidado Paliativo [Monografia]. 2019.
15. Vilas Boas PD. Avaliação da condição bucal e da qualidade de vida em pacientes em cuidados paliativos [Monografia]. Aprimoramento profissional em odontologia hospitalar do

Hospital das Clínicas da Faculdade de Medicina da Universidade de São Paulo. São Paulo; 2015.

16. Jales SMCP, Andrade AP, Mendes MSS, Damasceno NNL. Interface da odontologia com o cuidado paliativo. In: Santos PSS, Junior LAVS. Medicina bucal: A prática na odontologia hospitalar. 2 ed. 2022.

17. Mendes MSS, Chester LN, Fernandes dos Santos JF, Chen X, Caplan DJ, Marchini L. Self-perceived oral health among institutionalized older adults in Taubate, Brazil. Spec Care Dentist. 2020;40(1):49-54.

18. Venkatasalu MR, Murang ZR, Ramasamy DTR, Dhaliwal JS. Oral health problems among palliative and terminally ill patients: an integrated systematic review. BMC Oral Health. 2020;20(79).

19. Chen X, Clark JJ, Preisser JS, et al. Dental caries in older adults in the last year of life. J Am Geriatr Soc. 2013;61(8):1345-50.

20. Chen X, Kistler CE. Oral health care for older adults with serious illness: when and how? J Am Geriatr Soc. 2015;63(2):375-8.

21. Murray SA, Kendall M, Boyd K, Sheikh A. Illness trajectories and palliative care. BMJ. 2005;330(7498):1007-11.

22. Mol RP. The role of dentist in palliative care team. Indian Journal of Palliative Care. 2010;16(2):74-8.

23. Chiodo GT, Tolle SW, Madden T. The dentist's role in end-of-life care. Gen Dent. 1998;46(6):560-5.

24. Jales S. Avaliação da efetividade de um protocolo de cuidados odontológicos no alívio da dor, sintomas bucais e melhora da qualidade de vida em pacientes com câncer de cabeça e pescoço em cuidados paliativos: ensaio clínico não controlado. São Paulo: Universidade de São Paulo; 2011.

25. Fitzgerald R, Gallagher J. Oral health in end-of-life patients: A rapid review. Spec Care Dentist. 2018;38(5):291-8.

ODONTOLOGIA DOMICILIAR

CAPÍTULO 26

Diana Rosado Lopes Fernandes ▪ Maria Cecilia Azevedo de Aguiar

CONCEITO

A Odontologia Domiciliar (OD), também conhecida como *home care* odontológico, é a modalidade de atenção odontológica desenvolvida na residência do paciente ou na instituição onde ele vive. Essa abordagem difere do atendimento em unidades móveis, em que o paciente precisa ser deslocado até o veículo para receber tratamento. Inclui ações educativas e assistenciais, de modo que procedimentos odontológicos possam ser realizados com conforto e comodidade, evitando a necessidade de deslocamento do paciente.

Essa prática integra os cuidados dos ambientes ambulatorial e hospitalar, sendo considerada uma área de atuação da Odontologia Hospitalar (OH), conforme a Resolução nº 204/2019 do Conselho Federal de Odontologia.[1]

OBJETIVOS

A OD visa a proporcionar uma assistência odontológica cômoda, acessível e humanizada a pacientes que não podem, não devem ou não desejam se deslocar até um consultório. No Quadro 26-1, estão listados os principais objetivos gerais e específicos dessa modalidade de atuação.

PÚBLICOS-ALVO

Compreender o público-alvo é de extrema importância para os serviços de OD, pois influencia diretamente nos conhecimentos e habilidades necessários, bem como na estruturação geral do atendimento. Isso inclui decisões sobre equipamentos, logística, relacionamento, comunicação e parcerias.

Quadro 26-1. Objetivos gerais e específicos da odontologia domiciliar

Objetivos gerais	Objetivos específicos
▪ Prestar assistência à saúde dentro de um contexto interdisciplinar ▪ Contribuir para a qualidade de vida ▪ Agregar qualidade à assistência ▪ Dar suporte ao fim de vida ▪ Reduzir o uso de fármacos, reinternações e uso de serviços de urgência ▪ Promover a desospitalização responsável	▪ Prevenir e tratar focos de dor, desconforto e infecção bucal ▪ Proporcionar estética e autoestima ▪ Contribuir para as funções orais ▪ Minimizar problemas bucais decorrentes de alterações sistêmicas ▪ Orientar pacientes, familiares e cuidadores

De maneira geral, este público-alvo é constituído por pessoas que recebem assistência odontológica domiciliar por limitação de locomoção ou por mera comodidade.

Nesse contexto, os principais grupos beneficiados pelos serviços da OD são as pessoas idosas e acamadas, que encontram nesse atendimento uma forma acessível e adequada de cuidado médico e odontológico.

CONTEXTO E ASPECTOS HISTÓRICOS

Até a segunda metade do século XIX, o modelo predominante de assistência à saúde recaía sobre os cuidados domiciliares. Entretanto, os diversos avanços científicos e tecnológicos resultaram numa transformação significativa do paradigma de atenção à saúde, com o hospital ascendendo como o epicentro dos cuidados médicos.[2]

Contudo, cerca de um século depois, a diminuição das taxas de natalidade e mortalidade resultou no envelhecimento populacional. E, por sua vez, esta mudança no perfil demográfico se desdobrou em transição epidemiológica, com redução da incidência de doenças infecciosas e parasitárias e aumento expressivo na prevalência de doenças crônicas e suas consequências.

Nesse contexto, as internações hospitalares passaram a ser mais frequentes, prolongadas e onerosas, o que desequilibra os sistemas de saúde. Assim, ressurge a abordagem da Assistência Domiciliar (AD), com foco principal na desospitalização. O presente modelo busca antecipar a alta hospitalar, com a transição dos cuidados profissionais para o domicílio, visando a uma assistência segura e de qualidade, além de uma gestão mais eficiente dos custos.

A partir da década de 1990, no Brasil, os serviços privados de AD cresceram significativamente e esta modalidade foi regulamentada no Sistema Único de Saúde (SUS), por meio da lei 8080/1990.[3] Nos anos seguintes, a implementação gradual da assistência domiciliar ocorreu tanto por meio da Estratégia de Saúde da Família, na atenção básica, quanto pelo Melhor em Casa – Serviço de Atenção Domiciliar (SAD) do SUS, nos casos de maior complexidade.

A OD ainda é uma área com oferta de profissionais menor do que a demanda do mercado, o que lhe confere perspectivas promissoras de fortalecimento e crescimento.[4]

DIRETRIZES PARA O ATENDIMENTO DOMICILIAR

O atendimento odontológico domiciliar, em relação ao ambulatorial, apresenta peculiaridades inerentes ao público-alvo atendido, à organização do serviço em si e ao ambiente em que será realizado o atendimento. De modo a superar as dificuldades da modalidade portátil, são necessárias ações táticas e operacionais, empregadas previamente, durante e após o atendimento em si.

Para tanto, é fundamental o desenvolvimento de conhecimentos e competências específicas pela equipe de saúde bucal. Além disso, é indispensável a organização dos equipamentos, materiais e instrumentais a serem empregados.

A Figura 26-1 ilustra a sequência de ações de um atendimento odontológico que pode servir como diretriz para equipes domiciliares, desde que adequada ao serviço.

EQUIPAMENTOS ODONTOLÓGICOS PORTÁTEIS

Há diversos equipamentos portáteis no mercado, com tamanhos, pesos, potências e custos variados, alguns inclusive com terminais de rotação, aspirador, seringa tríplice, ultrassom e fotopolimerizador.

Tais equipamentos oferecem uma série de benefícios significativos para os profissionais da área. Ao optar por esses dispositivos, é possível melhorar a percepção da imagem do profissional, uma vez que a mobilidade e a praticidade transmitidas por esses equipamentos são bem-vistas pelos clientes. Além disso, possibilitam a diversificação de procedimentos, agregando maior versatilidade ao trabalho do cirurgião-dentista (CD). Sua utilização também favorece a ergonomia, garantindo maior conforto e bem-estar durante as intervenções clínicas, o que é fundamental para a saúde do profissional a longo prazo. A consequente melhoria da produtividade e a otimização dos recursos financeiros também são aspectos vantajosos ao adotar essas tecnologias, o que pode resultar em um aumento do lucro do serviço de OD.

Todos os equipamentos apresentam vantagens e desvantagens, de modo que não há modelo ideal e sim o mais interessante para cada serviço ou profissional, no momento. Inclusive, em algumas situações, são menos importantes ou até dispensáveis.

A decisão sobre quais equipamentos adotar deve ser criteriosa, buscando encontrar a solução mais adequada para as necessidades específicas de cada serviço odontológico, devendo basear-se principalmente em público-alvo, valor disponível para investimento, presença de um auxiliar e meio de transporte.

BIOSSEGURANÇA

Cumprir as normas de biossegurança é de extrema importância em todas as instâncias dos cuidados de saúde, especialmente nos atendimentos prestados aos idosos. Garantir práticas adequadas nos atendimentos domiciliares pode ser um desafio devido às particularidades inerentes a esse tipo de serviço. Abaixo, seguem estratégias que podem ser utilizadas para minimizar os riscos físicos, químicos, biológicos, acidentais e de ergonomia:

- Transportar aventais para proteção radiológica de forma que não sejam danificados.
- Utilizar o arco plumbífero do equipamento de raios X portátil.
- Priorizar o uso de equipamentos mais leves, de mais fácil manuseio e elétricos (no caso de usar compressor, que este

seja mais silencioso ou que possa ser mantido distante durante o atendimento).
- Realizar manutenção periódica dos equipamentos.
- Usar réguas elétricas com fusíveis.
- Usar calçados de borracha, roupas leves e iluminação adicional por fotóforos de testa.
- Priorizar ambientes mais ventilados, iluminados e espaçosos do domicílio.
- Fechar bem cilindros e frascos a cada atendimento.
- Utilizar veículo com porta-malas sem desníveis, colocando e retirando os equipamentos em local mais próximo de elevadores ou entrada do domicílio.
- Capacitar a equipe e planejar todo o atendimento.
- Realizar atividade física laboral e de fortalecimento muscular.
- Priorizar o leito tipo hospitalar.
- Considerar compra de cadeira e mocho para o serviço.
- Posicionar o paciente mais próximo ao CD e trocar de posição periodicamente durante o atendimento.
- Lavar, embalar e esterilizar os instrumentais em clínicas odontológicas ou empresas de esterilização.
- Transportar o lixo infectante e os perfurocortantes em caixas próprias, de paredes rígidas e com travas, e descartar em local apropriado para esse fim.
- Solicitar para que os animais não permaneçam no mesmo cômodo do atendimento.
- Observar com atenção os espaços, ao caminhar, e as mobílias, ao manipulá-las.

PROCEDIMENTOS

Todos os procedimentos realizados em ambulatório podem também ocorrer em domicílio, desde que a condição sistêmica do paciente permita e o CD disponha dos recursos necessários.

As pessoas idosas atendidas em *home care* frequentemente são disfágicas e não cooperativas e, portanto, todos os cuidados empregados em ambulatório com o objetivo de reduzir riscos devem também ser utilizados na OD.

Neste grupo de pacientes, os procedimentos mais comumente realizados em domicílio são os periodontais, protéticos e cirúrgicos. De uma forma geral, alguns cuidados devem ser considerados, como:

- As orientações pós-operatórias devem ser individualizadas, já que, comumente, muitos pacientes encontram-se em repouso absoluto, necessitam de mudança de decúbito periodicamente e permanecem com a cabeceira da cama levantada.
- O cuidador deve fazer parte de todo o processo, acompanhando os procedimentos e sendo orientado em relação aos cuidados diários.
- A posição da cabeceira durante os procedimentos, especialmente em moldagens para trabalhos protéticos, pode ser ajustada com o auxílio de travesseiros ou rolinhos.
- O paciente hipersecretivo deve ter a orofaringe aspirada antes, durante e após cada atendimento.
- Próteses dentárias fixas defeituosas podem ser reparadas, preservadas ou removidas.

CAPÍTULO 26 ■ ODONTOLOGIA DOMICILIAR

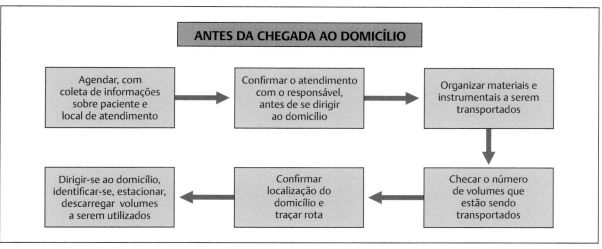

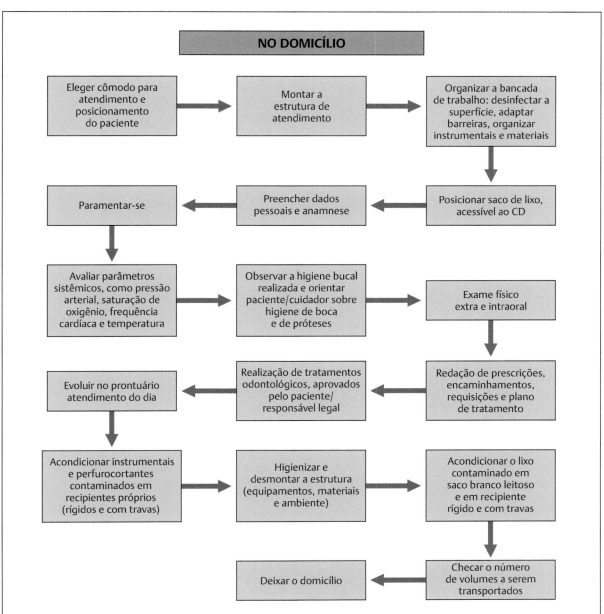

Fig. 26-1. Sequência de ações da primeira visita em Odontologia Domiciliar. *(Continua.)*

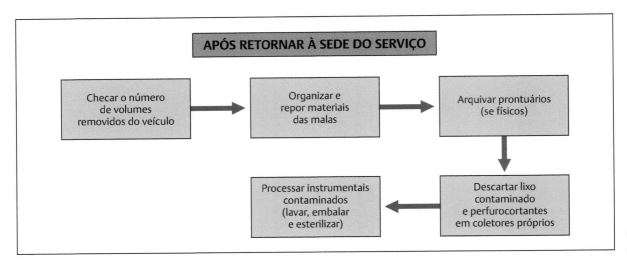

Fig. 26-1. (Cont.)

- A confecção de próteses dentárias removíveis deve ser priorizada em relação às fixas, pela maior simplicidade de higienização pelo idoso ou seu cuidador.
- O idoso acamado em cuidados paliativos (CP) deve ser avaliado com um olhar criterioso, priorizando prevenção e remoção de dor e desconforto.
- Curativo endodôntico, sepultamento de raízes, preservação de elementos dentários comprometidos, reembasamento, suspensão do uso ou reparo de próteses, por exemplo, devem ser consideradas condutas prováveis para idosos dependentes em CP.
- O idoso institucionalizado precisa de um olhar diferenciado, já que, comumente, não possui um cuidador específico, e a higiene bucal e de próteses não é satisfatória.

ASPECTOS LEGAIS

As diretrizes para o funcionamento de serviços de AD foram estabelecidas em 2006, pela RDC 11.[5] Apesar de se aplicarem à OD, ainda não há consenso claro sobre os requisitos que os CDs devem seguir ao atuar em domicílio, gerando interpretações divergentes entre as autoridades sanitárias municipais.

Da mesma forma, apesar do Conselho Federal de Odontologia (CFO)[6,7] ter enquadrado a OD como um ramo da Odontologia Hospitalar, não há menções específicas sobre os requisitos profissionais a serem seguidos pelo CD.

Com base nos consensos atuais, alguns critérios podem ser listados para atuar com legalidade. Para Pessoa Física, é necessário estar inscrita e regular no Conselho Regional de Odontologia (CRO) nessa modalidade, possuir licença concedida pela autoridade sanitária local, contar com um local de referência para a sede do serviço e realizar a esterilização neste local ou por meio de uma empresa de esterilização terceirizada. Já para a atuação como Pessoa Jurídica (PJ), além dos mesmos critérios adequados à modalidade PJ, faz-se necessário estar inscrita no Cadastro Nacional de Estabelecimentos de Saúde (CNES).

ASPECTOS ÉTICOS

Se comparada aos ambientes ambulatoriais e hospitalares, a atuação em OD apresenta desafios éticos distintos, pois favorece uma maior proximidade e interação entre pacientes, famílias e equipe de cuidados.[8]

Todas as normas e princípios éticos que regem a prática odontológica em consultórios também se aplicam à atuação em OD. É fundamental garantir princípios éticos fundamentais, como privacidade, confidencialidade e consentimento informado. Para tanto, é imperativo o uso do Termo de Consentimento Livre e Esclarecido (TCLE) assinado, e a atenção quanto aos aspectos éticos relacionados com a prestação de serviços domiciliares, garantindo a segurança, o bem-estar e a dignidade dos pacientes, cuidadores e familiares ou responsáveis.

Se por um lado, é essencial a adoção de cuidados específicos ao trabalhar em OD, evitando julgamentos e estabelecendo acordos com a família e equipe de cuidados, por outro, em situações de maus-tratos, o profissional tem o dever ético de tomar uma posição e, se necessário, denunciar às autoridades.

Quanto à divulgação dos serviços de OD, o Código de Ética Odontológica[9] prevê a possibilidade de divulgar por meio de anúncios, placas e materiais impressos a modalidade **atendimento domiciliar**.

GESTÃO

A maneira de gerir um serviço tem impacto direto em sua qualidade e eficiência. Contudo, para o *home care* odontológico, devem ser consideradas algumas peculiaridades, listadas no Quadro 26-2. Além disso, são sintetizados os riscos ou problemas associados e estratégias a serem adotadas de modo a superá-los.

CAPÍTULO 26 ■ ODONTOLOGIA DOMICILIAR

Quadro 26-2. Peculiaridades, riscos ou problemas associados e estratégias a serem adotadas para uma gestão eficiente em OD

Peculiaridades	Riscos ou problemas	Estratégias
O responsável pelo paciente nem sempre está no domicílio e o contato com o profissional frequentemente se dá por telefone ou plataformas de mensagens de texto	Desperdício de tempo Perda de qualidade na comunicação com o cliente	Ter *scripts* para contato com o cliente Desenvolver técnicas de comunicação efetivas
Necessidade de transporte de materiais, instrumentais e equipamentos até o domicílio	Desperdício de tempo e atrasos Queda de produtividade e credibilidade	Ter rotinas estruturadas Ter *checklists* com itens dos volumes transportados
Pacientes/responsáveis desconhecem que há dentistas que atuam em domicílio	Dificuldades de captação de pacientes	Divulgar o serviço por meio de ações de *Marketing* Desenvolver parcerias com instituições de longa permanência, empresas de cuidadores e técnicos de enfermagem, bem como profissionais que atuam em AD
Maior depreciação de equipamentos e materiais devido aos efeitos do calor e do deslocamento (transporte em veículos, montagem e desmontagem e trepidação)	Necessidade mais frequente de troca e manutenção	Ter um fundo de reserva com um percentual do lucro do serviço com essa finalidade
Peculiaridades sobre custos operacionais: combustível, estacionamento, pedágio e tempo gasto com deslocamento, montagem e desmontagem da estrutura necessária ao atendimento	Custos operacionais altos Prejuízos na lucratividade	Realizar precificação dos procedimentos levando em conta as peculiaridades listadas. Reduzir custos sempre que possível Gestão de tempo eficiente, reduzindo a duração do atendimento e, com isso, reduzindo a hora-clínica

CONSIDERAÇÕES FINAIS

Para o CD com atuação junto a pacientes idosos, a OD representa uma oportunidade única de atuação no mercado de trabalho, especialmente diante dos desafios e obstáculos enfrentados na inserção e remuneração satisfatória. Essa abordagem permite ao profissional diversificar os tratamentos oferecidos, acompanhar a evolução do tratamento, ajustar terapias e proporcionar um suporte abrangente aos pacientes e seus familiares. Ademais, a atuação em domicílio torna-se um diferencial valioso no mercado, uma vez que se trata de uma área com demanda crescente, especialmente, em um contexto em que a população idosa está em constante aumento.

Para os pacientes idosos e suas famílias, a OD proporciona tratamentos odontológicos mais cômodos e individualizados, levando em conta as particularidades e necessidades específicas dessa faixa etária. Essa abordagem garante uma maior acessibilidade aos cuidados odontológicos, evitando deslocamentos e oferecendo um ambiente familiar e acolhedor, que resulta em maior conforto e segurança para o paciente. Além disso, contribui de maneira significativa para a recuperação e a manutenção da saúde bucal dos idosos, minimizando as chances de necessidade de utilização de serviços de urgência.

Ao proporcionar um atendimento especializado e personalizado, essa abordagem fortalece os laços entre dentistas, pacientes e familiares, resultando em uma maior qualidade de vida para a população idosa e atendendo às demandas de um mercado em expansão.

REFERÊNCIAS BIBLIOGRÁFICAS

1. Brasil. Resolução Conselho Federal de Odontologia n° 204 de 21 de maio de 2019. Altera as alíneas do art. 2° da Resolução CFO-163/2015. Brasília, DF; 2019.
2. Amaral NN, Cunha MCB, Labronici RHDD, et al. Assistência domiciliar à saúde (home health care): sua história e sua relevância para o sistema de saúde atual. Rev Neurociências. 2001;9(3):111-17.
3. Brasil. Presidência da República. Lei n° 8.080 de 19 de setembro de 1990. Brasília. 1990;128(182):18055-9.
4. Carnaúba CMD, Silva TDA, Viana JF, et al. Caracterização clínica e epidemiológica dos pacientes em atendimento domiciliar na cidade de Maceió, AL, Brasil. Rev Bras Geriatr Gerontol. 2017;20(3):353-63.
5. Brasil. Resolução da Diretoria Colegiada N° 11, de 26 de janeiro de 2006. Dispõe sobre o Regulamento Técnico de Funcionamento de Serviços que prestam Atenção Domiciliar. Brasília, DF: Diário Oficial da União; 2006.
6. Conselho Federal de Odontologia - CFO. Resolução CFO. Resolução n° 163, de 09 de novembro de 2015. Conceitua a Odontologia Hospitalar e define a atuação do Cirurgião-Dentista habilitado a exercê-la. Brasília, DF: Diário Oficial da União, Seção 1; 2015.
7. Conselho Federal de Odontologia - CFO. Resolução CFO. Resolução n° 203, de 21 de maio de 2019. Altera a Resolução CFO-162/2015 e dá outras providências. Brasília, DF: Diário Oficial da União, Seção 1; 2019.
8. Tedeschi-Oliveira SV, Melani RFH. Atendimento odontológico domiciliar: considerações éticas. Revista UNINGÁ. 2007;14:117-28.
9. Conselho Federal de Odontologia - CFO. Resolução n° 118, de 11 de maio de 2012. Revoga o Código de Ética Odontológica aprovado pela Resolução CFO-42/2003 e aprova outro em substituição. Brasília, DF: Diário Oficial da União, Seção 1; 2012. p. 157-8.

CAPÍTULO 27

TELEODONTOLOGIA E INTERFACE COM ODONTOGERIATRIA

Lilian Citty Sarmento ▪ Monira Samaan Kallás ▪ Márcia Maria Rendeiro ▪ Stefania Carvalho Kano

INTRODUÇÃO

As novas tecnologias de comunicação permitem o desenvolvimento das Ciências da Saúde, o que ajuda a melhorar a qualidade de vida da população. A Rede Internet permitiu a expansão da teleodontologia e o surgimento do telediagnóstico e da teleconsulta odontológica, que terão grande importância no futuro, pois permitem a realização de diagnósticos e consultas entre centros de saúde e profissionais localizados a grandes distâncias entre si. Isto possibilita o avanço na distribuição da saúde em geral, e permite a formação à distância e a redução de custos gerais. Considerando a Internet como meio de transmissão de dados, atualmente podem ser realizados telediagnósticos e teleconsultas[1]

O uso das Tecnologias de Informação e Comunicação (TIC) para a troca de dados e informações em Odontologia, provendo serviços de saúde nas situações em que seja necessário transpor barreiras geográficas, temporais, sociais e culturais, é chamado de teleodontologia, e apresenta uma grande variabilidade em seus campos de aplicação e experiências documentadas, agrupados em dois ramos principais: Teleassistência e Tele-educação.[2,3]

O termo teleodontologia é uma combinação de telecomunicações e odontologia que envolve a troca de informações clínicas e imagens a distâncias remotas, podendo ser utilizadas para consultas odontológicas e planejamento de tratamento. Esta ferramenta tem a capacidade de melhorar o acesso aos cuidados de saúde bucal, melhorar a prestação de cuidados de saúde bucal e reduzir os seus custos. Além disso, tem o potencial de eliminar as disparidades nos cuidados de saúde bucal entre as comunidades rurais e urbanas.[4]

A aplicação destas tecnologias, como ferramentas de planejamento, monitoramento e acompanhamento em saúde bucal, tem-se tornado cada vez mais frequente nos últimos anos, o que promoveu o surgimento da Teleodontologia, prática que vem sendo aprimorada cada vez mais no âmbito da Telessaúde e do Sistema Único de Saúde (SUS). O uso da teleodontologia para minimizar as barreiras geográficas e fornecer uma assistência adequada às populações mais vulneráveis evidencia o potencial de tornar o atendimento à população mais acessível.[5]

A teleodontologia tem a capacidade de melhorar o acesso e a prestação de cuidados de saúde oral a um custo relativamente mais baixo, além de complementar os métodos tradicionais de ensino na educação odontológica. No entanto, apesar da natureza promissora da teleodontologia na melhoria da saúde bucal, a prestação de cuidados de saúde está associada a alguns problemas de atendimento e desafios.[6]

Estudos recentes definem que a teleodontologia pode assumir duas formas:[7]

1. *Tecnologia interativa bidirecional ou consulta em tempo real*: o dentista e pacientes em várias localidades podem-se comunicar por meio de videoconferência utilizando tecnologias avançadas de telecomunicações e conexões de rede de largura de banda ultra-alta. Permite, dessa forma, que uma pessoa em um local remoto ou distante veja imagens ou ouça sons que ocorrem em um local de origem em tempo real.
2. *Tipo de armazenamento e encaminhamento*: dados clínicos no histórico do caso, fotografias e radiografias coletadas e armazenadas podem ser encaminhados para exame e plano de tratamento por meio da rede estabelecida. Assim, o tratamento pode ser fornecido em tempo hábil e de maneira econômica.

Segundo Shenoy *et al.*, em 2023, as vantagens e limitações da teleodontologia são:[7]

▪ Vantagens
- *Acesso aos cuidados em saúde*: a instalação de telecomunicações é benéfica para pacientes idosos, e pacientes com deficiência, pacientes de áreas rurais ou área geograficamente remota, pois não há necessidade de visitar as clínicas para atendimento odontológico.
- *Custo-benefício*: *smartphones* com conexões de rede e aplicações móveis recentemente desenvolvidas revelaram-se a maneira mais simples de transferir dados para teleconsulta sem nenhuma despesa extra. A teleodontologia pode ajudar no diagnóstico precoce e tratamento preventivo. Nas lesões pré-cancerosas, o diagnóstico precoce pode restringir essas lesões de evoluírem para malignidade, bem como na detecção de uma lesão cariosa em seu estágio inicial.

- *Tempo curto*: por meio da teleodontologia, o acesso ao especialista é fácil e pode ter o seu tempo reduzido.
- *Comunicação aprimorada*: imagens clínicas podem ser compartilhadas com um colega especialista para uma opinião adicional e consulta entre pares, levando a uma melhor compreensão e diagnóstico do caso. Pode também melhorar a comunicação dentista-técnico de laboratório.
- *Armazenamento de dados*: Os detalhes do paciente podem ser armazenados em computadores ou dispositivos móveis para fins de registro e referência, facilitando arquivos e registros de pacientes.

- Limitações
  - *Precisão do diagnóstico*: o procedimento gradual de exame não pode ser realizado em teleodontologia. Palpação e percussão, as etapas mais críticas no diagnóstico, são ignoradas, reduzindo a precisão.
  - *O tratamento requer uma visita à clínica*: a teleodontologia pode ser eficaz apenas no diagnóstico e procedimentos preventivos. O paciente deverá visitar a clínica odontológica para abordagens restauradoras e cirúrgicas.
  - *Sensibilidade da técnica*: transferir as fotografias capturadas da lesão e encaminhá-las posteriormente ao especialista para pareceres são procedimentos sensíveis à técnica. Qualquer atraso técnico e conexões falhas podem causar atrasos nas telecomunicações.
  - *Investimento inicial*: a configuração inicial de uma câmera intraoral, celular ou computador com uma rede de alta velocidade é cara.
  - *Exame virtual*: fotografias intraorais podem ser exibidas de forma diferente da lesão quando comparadas aos exames clínico e físico.
  - *Precisão diminuída*: na teleodontologia, os especialistas têm de depender dos dados fornecidos pelo dentista, pois não podem realizar o exame prático. Assim, a precisão do diagnóstico depende do exame feito pelo dentista e a relação entre eles.
  - *Treinamento*: os cursos educacionais devem ser orientados por instrutores que têm experiência em liderar comunicação *on-line*, capazes de promover discussões e familiarizados com computadores e tecnologia.
  - *Questões legais*: o paciente deve estar ciente de todo o processo de teleodontologia, que os dados sejam transmitidos eletronicamente e o risco da informação ser interceptada, apesar dos esforços máximos para manter a segurança. Deve ficar claro que diagnóstico inadequado pode ocorrer devido a dificuldades técnicas durante a transmissão de dados. Outra preocupação é com relação a confidencialidade dos registros dos pacientes. O consentimento informado deve ser obtido do paciente antes do início do procedimento.

Com o intuito de melhorar o sistema público de saúde e ampliação do acesso universal, a Organização Mundial da Saúde (OMS) tem recomendado aos seus membros a adesão do Telessaúde.

Segundo o manual prático para uso da teleodontologia publicado pelo Ministério da Saúde:[8]

A pandemia mostrou claramente a necessidade da otimização de processos na Odontologia e como a teleodontologia pode ser uma ferramenta poderosa, na medida em que permite a realização de telemonitoria e teleorientação, possibilitando a comunicação com o paciente, melhorando a compreensão da gravidade do caso e definindo a necessidade urgente ou não de visita presencial. Pode-se realizar orientações, como prescrição de medicamentos, orientação de higiene, orientação pós-procedimentos. Outro aspecto relevante é que a teleodontologia contribui para evitar aglomeração, auxiliando no controle da pandemia. Portanto, é possível afirmar que a aplicação da teleodontologia, se bem planejada e bem compreendida, e a partir de dados coletados corretamente e com segurança, pode gerar otimização de processos, resultando em economia de recursos financeiros e de tempo para o sistema de saúde e para os usuários.[8]

Cabe aos cirurgiões-dentistas conhecer os limites éticos e as formas de aplicabilidade destas tecnologias na Odontologia.[8,9]

Compreende-se por teleorientação o ato de orientar por meios digitais ou telefone, sendo uma forma de coletar informações (questionário pré-clínico) e aconselhar sobre situações de saúde. Por meio desta conduta pode-se realizar acolhimento, triagem, escuta inicial e orientação do paciente, para soluções de dúvidas, e realização de atividades educativas individuais e coletivas, bem como definir o momento mais oportuno para realização de procedimentos operatórios. Por sua vez, o telemonitoramento possibilita que sejam acompanhadas as questões de saúde, mantendo o contato para verificar a evolução da condição do paciente e monitorar após atendimento presencial a situação da saúde bucal. É uma estratégia de rastreamento de famílias com usuários que tenham fatores de risco comum para doenças crônicas não transmissíveis.[8]

Estudos realizados no Brasil durante a pandemia de Covid-19 demonstraram que a teleodontologia pode ser uma excelente ferramenta, contribuindo para a diminuição no fluxo de pessoas em unidades de saúde e colaborando com os processos instituídos no atendimento, o que possibilita a manutenção da assistência de casos.[10] No Chile, durante a Covid-19, a teleodontologia foi relatada como solução de emergência para tratamentos prioritários em uma população altamente vulnerável, pacientes geriátricos em condições de pandemia. A medição clínica dos indicadores de gestão de Garantias Explícitas de Saúde (GES) contribuíram para atender ao Ministério da Saúde do Chile; são eles: Acesso, Atenção Oportuna, Qualidade e Proteção Financeira.[11]

A utilização da teleodontologia, como tecnologia remota para monitoramento de pacientes com câncer de boca e cabeça e pescoço durante a pandemia do Covid-19, demonstrou ser bem aceita pelos pacientes. A continuidade do atendimento odontológico, a redução das visitas dos pacientes ao hospital, a redução do risco de infecção pelo coronavírus, a limitação do atendimento presencial e as consultas para proteção dos profissionais de saúde são benefícios que reforçam a utilização da teleodontologia pelas instituições de saúde. Embora esses estudos apontem alguns benefícios do uso de tecnologias remotas para o tratamento de pacientes com câncer, ainda são necessárias mais evidências científicas robustas a este respeito.[12]

No que concerne a utilização dessa tecnologia em pacientes idosos, a teleodontologia apresentou-se como uma estratégia importante de manejo de pacientes geriátricos, principalmente, durante o período pandêmico da Covid-19. Dentre a população mais atingida neste período estão os idosos, e, dentre estes, existem aqueles que têm a doença de Parkinson. Com o distanciamento social devido ao coronavírus, novas estratégias e ferramentas foram direcionadas para o acompanhamento em saúde da população. Um estudo com pacientes parkinsonianos mostrou que os problemas de saúde bucal mais prevalentes durante esse período de isolamento foram: dor, ferida na boca e necessidade de extração dentária. O telemonitoramento foi essencial para o controle da saúde bucal, e verificou-se que existe ainda um défice muito grande desses pacientes, tanto nas práticas de higienização básicas e informação sobre saúde bucal como nos cuidados com as próteses dentárias. As pessoas com doença de Parkinson necessitam de atenção especial e devem tomar todos os cuidados para evitar a contaminação, por se tratar de um grupo de risco (idosos).[13]

O protocolo de teleodontologia para atendimento odontológico urgente e prioritário de idosos no contexto da pandemia de Covid-19 com foco no dentista generalista, apoiado remotamente por uma equipe de especialistas, foi uma ferramenta útil para sistematizar efetivamente o atendimento aos pacientes idosos. A utilização dessa medida contribuiu reduzindo o risco de exposição à Covid-19 e a resolução das urgências odontológicas.[14]

A acurácia e a validade são fatores cruciais para a eficácia da teleodontologia no atendimento aos idosos. A acurácia diz respeito à capacidade da teleodontologia em fornecer diagnósticos precisos e confiáveis.[15] Para isso, é essencial que as imagens e dados coletados remotamente, como radiografias e informações clínicas, sejam transmitidos com alta resolução e qualidade.

Além disso, a validade está relacionada com a eficácia dos tratamentos propostos com base nas avaliações realizadas à distância. Os profissionais de saúde devem garantir que os planos de tratamento sejam apropriados e adequados às necessidades específicas de cada paciente idoso.[16]

Estudos mostraram o acesso facilitado aos serviços de saúde bucal advindo da teleodontologia. Muitos idosos enfrentam desafios de mobilidade, o que torna as visitas regulares ao consultório odontológico um obstáculo. A teleodontologia permite que esses pacientes recebam atendimento de qualidade no conforto de suas casas ou em instalações de assistência geriátrica. Isso não apenas melhora o acesso aos cuidados, mas também pode reduzir o estresse e a ansiedade associados às visitas ao dentista, que são comuns em idosos.[16]

A teleodontologia também desempenha um papel vital na educação em saúde bucal para idosos. Por meio de consultas virtuais, os profissionais de saúde podem fornecer orientações e informações sobre práticas adequadas de higiene oral, prevenção de cáries e doenças periodontais, além de promover a conscientização sobre a importância da saúde bucal na terceira idade. Essa abordagem contribui para a capacitação dos idosos no autocuidado bucal e para o aumento do seu conhecimento sobre as melhores práticas para manter a saúde oral. A educação contínua nesse aspecto pode ter um impacto significativo na qualidade de vida dos idosos e na prevenção de problemas bucais.[17]

Os idosos frequentemente enfrentam desafios adicionais quando se trata de acessar cuidados de saúde, incluindo a odontologia. Mobilidade reduzida, dificuldades de locomoção, limitações financeiras e até mesmo a falta de transporte adequado podem dificultar o acesso a consultórios odontológicos tradicionais.[18] Além disso, muitos idosos têm uma maior prevalência de problemas bucais, como doenças periodontais, cáries, xerostomia (boca seca) e perda de dentes, o que requer atenção odontológica regular e contínua.[19]

A teleodontologia surge como uma solução para superar esses desafios. Por meio dessa modalidade de atendimento, os idosos podem receber determinados cuidados dentários, eliminando a necessidade de deslocamentos e minimizando riscos associados a visitas presenciais. Utilizando tecnologias, como videoconferências, imagens digitais, aplicativos e dispositivos portáteis, os profissionais de odontologia podem realizar consultas virtuais, diagnósticos, triagens, aconselhamentos e até mesmo fornecer orientações sobre cuidados bucais preventivos.[4]

No Brasil, a teleodontologia para idosos tem ganhado destaque, especialmente nas áreas rurais e remotas, onde o acesso a serviços odontológicos presenciais é limitado. Programas governamentais, como o Programa Telessaúde Brasil Redes, têm promovido a implementação da telemedicina e teleodontologia em todo o país, visando a ampliar o acesso aos cuidados de saúde, inclusive para a população idosa.[20]

Por meio de consultas virtuais, profissionais de odontologia podem realizar triagem, diagnóstico e orientações de cuidados bucais preventivos para os idosos, diminuindo a necessidade de deslocamentos e proporcionando maior comodidade. Além disso, a teleodontologia tem sido utilizada para facilitar a integração entre os profissionais de saúde envolvidos no cuidado dos idosos, permitindo uma abordagem mais abrangente e coordenada,[21] que possibilita a ampliação ao acesso por parte dos pacientes e impacta positivamente na saúde bucal da população (Fig. 27-1)

A teleodontologia representa uma ferramenta promissora para melhorar o acesso e a qualidade dos cuidados odontológicos para os idosos. Ao superar barreiras geográficas, financeiras e logísticas, essa abordagem inovadora permite que os idosos recebam atendimento personalizado, prevenção, triagem e orientações de cuidados bucais sem sair de casa. Com a expansão contínua da teleodontologia, espera-se que mais idosos possam desfrutar de uma saúde bucal adequada e uma melhor qualidade de vida.[4,22-24]

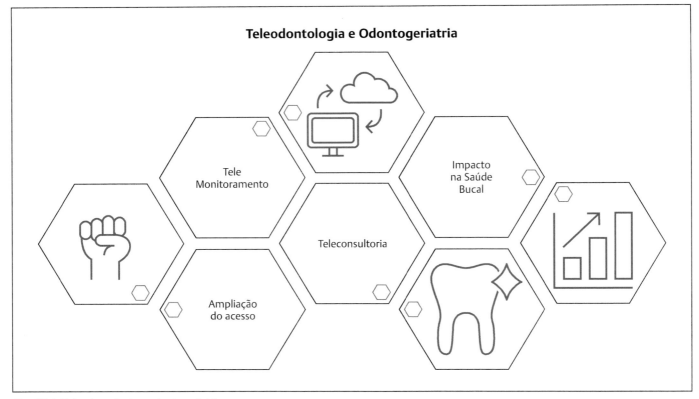

Fig. 27-1. Teleodontologia e odontogeriatria.

REFERÊNCIAS BIBLIOGRÁFICAS

1. Tessier J. El telediagnóstico y la odontología del nuevo milenio/Telediagnosis and dentistry of the new milenium. Rev Asoc Odontol Argent. 2000;88(5):485-8.
2. Folke LE. Teledentistry. An overview. Tex Dent J. 2001;118(1):10-8.
3. Cartes-Velásquez R, Bustos-Leal A. Teleodontología: Conceptos, experiencias y proyecciones. Odontoestomatología. 2012;14(20):17-25.
4. Jampani ND, Nutalapati R, Dontula BS, Boyapati R. Applications of teledentistry: A literature review and update. J Int Soc Prev Community Dent. 2011;1(2):37-44.
5. Teixeira CNG, Rodrigues MIdQ, Frota LMA, et al. Panorama situacional da Teleodontologia no mundo: uma revisão integrativa. Revista da ABENO. 2018;18(3):24-34.
6. Tella AJ, Olanloye OM, Ibiyemi O. Potential of teledentistry in the delivery of oral health services in developing countries. Ann Ib Postgrad Med. 2019;17(2):115-23.
7. Shenoy S, Bhat SS, Bhat VS. Tele dentistry - A modern day boon to dental practice. Arch Dent Res. 2023;13(1):59-63.
8. Brasil. Manual prático para uso da teleodontologia [versão preliminar]. In: Ministério da Saúde, Departamento de Saúde da Família, editor. Brasilia: [Internet]; 2022. p. 52.
9. Conselho Federal de Odontologia. Resolução CFO 226,04/06/2020. Dispõe sobre o exercício da Odontologia a distância, mediado por tecnologias, e dá outras providências [Internet]. 2020.
10. Souza Junior GdR, de Vargas GJ, Figueiredo DdR. O uso emergente da teleodontologia durante a pandemia de Covid-19: experiência de um município do sul do Brasil. RFO UPF. 2021;26(2):198-205.
11. Ly P, von Marttens A, Ly A, et al. Análisis de indicadores clínicos del manejo de la teleodontología para la población adulta mayor durante la pandemia del COVID-19 en Chile. Journal of Oral Research. 2022.
12. da Silva HEC, Santos GNM, Leite AF, et al. The role of teledentistry in oral cancer patients during the COVID-19 pandemic: an integrative literature review. Support Care Cancer. 2021;29(12):7209-23.
13. Silva VAN, Cunha RdO, Leite ICG. Pandemia de covid-19 e aplicabilidade da teleodontologia na atenção primária à saúde a partir de experiências internacionais/COVID-19 Pandemic and applicability of teledentistry in primary health care based on international experiences/La pandemia de COVID-19 y la aplicabilidad de la teleoodntología en la atención primaria de salud a partir de experiencias Internacionales. Rev Cienc Plu R. 2022;8(2):e26130.
14. Sanzana-Luengo C, Díaz L, Abarza L, et al. Teledentistry protocol for the elderly in the context of the COVID-19 pandemic through a web platform/mobile app: approach from the general dentist. J Oral Res (Seminário Científico). 2022;S-1:1-8.
15. Queyroux A, Saricassapian B, Herzog D, et al. Accuracy of teledentistry for diagnosing dental pathology using direct examination as a gold standard: Results of the Tel-e-dent study of older adults living in nursing homes. J Am Med Dir Assoc. 2017;18(6):528-32.
16. Alabdullah JH, Daniel SJ. A systematic review on the validity of teledentistry. Telemed J E Health. 2018;24(8):639-48.
17. Roxo-Gonçalves M, Strey JR, Bavaresco CS, et al. Teledentistry: A Tool to promote continuing education actions on oral medicine for primary healthcare professionals. Telemed J E Health. 2017;23(4):327-33.

18. Aquilanti L, Santarelli A, Mascitti M, et al. Dental care access and the elderly: What Is the role of teledentistry? A systematic review. Int J Environ Res Public Health. 2020;17(23):9053.

19. Moreira R. A saúde bucal do idoso brasileiro: revisão sistemática sobre o quadro epidemiológico e acesso aos serviços de saúde bucal. Cad Saúde Pública. 2005;21(6).

20. Haddad AE, Rendeiro M, Correia ADMS, et al. Experiência da rede brasileira de teleodontologia/Brazilian Teledentistry Network experience. J Bras Telessaúde. 2013;2(2):81-3.

21. Bavaresco CS, Hauser L, Haddad AE, Harzheim E. Impact of teleconsultations on the conduct of oral health teams in the Telehealth Brazil Networks Programme. Braz Oral Res. 2020;34:e011.

22. Oishi MM, Childs CA, Gluch JI, Marchini L. Delivery and financing of oral health care in long-term services and supports: A scoping review. J Am Dent Assoc. 2021;152(3):215-23.e2.

23. Tynan A, Deeth L, McKenzie D, et al. Integrated approach to oral health in aged care facilities using oral health practitioners and teledentistry in rural Queensland. Aust J Rural Health. 2018:26:290-4.

24. Ben-Omran MO, Livinski AA, Kopycka-Kedzierawski DT, et al. The use of teledentistry in facilitating oral health for older adults: A scoping review. J Am Dent Assoc. 2021;152(12):998-1011.e17.

ODONTOGERIATRIA NO AMBIENTE HOSPITALAR

CAPÍTULO 28

Eliana da Penha Campostrini ▪ Carla Cristina Nunes de Araujo ▪ Julliana Sousa Lage

INTRODUÇÃO

A Odontologia Hospitalar é definida como uma prática que visa aos cuidados das alterações bucais e do sistema estomatognático de pacientes em âmbito hospitalar, que aborda o paciente de forma integral e exige interação multidisciplinar.[1]

São competências do cirurgião-dentista que atua em ambiente hospitalar:

- Ajudar na assistência integral e no processo de humanização hospitalar.
- Colaborar para o bem-estar psicossocial (p. ex.: autoestima × convívio social).
- Favorecer a rápida recuperação do paciente com condutas preventivas e de cunho educacional para pacientes e profissionais envolvidos.
- Eliminar processos inflamatórios, infecciosos e acompanhar o paciente até a alta hospitalar.

INTERNAÇÃO DO PACIENTE IDOSO

No Brasil, 52% das internações em Unidade de Terapia Intensiva (UTI) são de pacientes idosos.[2] Sua hospitalização é considerada de grande risco, e a permanência hospitalar é mais prolongada, com recuperação lenta e complicada. Como consequência, há uma diminuição da sua capacidade funcional e mudança de qualidade de vida.[3] Os idosos apresentam maior suscetibilidade a agravos nosocomiais e iatrogenias.[4]

Tratando-se de pacientes geriátricos, é conhecido que alterações de saúde bucal, como lesões cariosas e doenças periodontais, podem estar associadas a aspectos fisiológicos, como comprometimento cognitivo, aumento de comorbidades e sarcopenia (**ver Capítulo 09 – Figura 9.1. O ciclo da fragilidade**). A inadequada higiene oral (HO) aumenta o risco de hospitalização associado a infecções, impactando em maiores índices de mortalidade.[5]

Estudos recentes demonstraram que a hospitalização afeta negativamente a saúde bucal dos pacientes geriátricos, evidenciada por um aumento do acúmulo de biofilme e placa dentária e colonização com potenciais patógenos respiratórios. Traumas bucais, práticas de cuidados e HO ineficazes contribuem significativamente para o agravamento das patologias sistêmicas.[6,7]

Os pacientes idosos, geralmente, são os indivíduos que mais precisam de assistência odontológica em ambiente hospitalar.[4] Os cuidados com a saúde bucal de idosos fragilizados visam a eliminar focos de infecção de origem odontogênica, controlar lesões orais como as infecções fúngicas por uso de próteses, infecções virais por baixa de imunidade e lesões traumáticas associadas ao processo de intubação – ventilação mecânica (VM) e tubo orotraqueal (TOT).

Além disso, é relevante considerar algumas ações nestes cuidados: ajudar na redução nos índices de pneumonia associada à ventilação mecânica (PAVM), agir para diminuir a incidência de endocardite bacteriana, indicar o uso de produtos específicos para aliviar o desconforto da xerostomia devido à polifarmácia, fazer ajustes para melhorar a retenção das próteses dentárias (perda funcional devido ao emagrecimento por dificuldade de alimentação por via oral) e aplicar a laserterapia.

É certo que demandas odontológicas também estão presentes em pacientes terminais sob cuidados paliativos. Diante dessa necessidade, a adequação do meio bucal é fundamental para controlar a dor e prevenir complicações bucais e sistêmicas.

Os pacientes idosos internados em UTI podem apresentar alteração cognitiva[8] e de níveis de consciência, e, com isso, perda da capacidade funcional, ficando impossibilitados de realizar a higienização dos dentes e das próteses. Geralmente, a HO desses pacientes é deficiente com acúmulo de biofilme exacerbado em superfícies dentárias, dorso de língua, próteses removíveis e fixas e no TO, facilitando a colonização de patógenos respiratórios Gram-negativos e favorecendo a complexidade patogênica do biofilme. Por isso, esses pacientes devem receber assistência de uma equipe capacitada de enfermagem com suporte e orientação da equipe de Odontologia Hospitalar, visando, com a parceria, a melhorar as técnicas de manejo, abordagem e adaptação da HO.

No atendimento interprofissional ao paciente idoso em ambiente hospitalar, o cirurgião-dentista exerce potencial papel em promover saúde e prevenir complicações por meio de procedimentos, como apresentado no Quadro 28-1.

Quadro 28-1. Principais considerações do atendimento odontológicos ao idoso em ambiente hospitalar

O trabalho é realizado em equipe multidisciplinar	CD tem facilidades de obter informações sobre o estado de saúde geral do paciente
Diagnóstico de doenças bucais	Colaborar com o diagnóstico de doenças bucais e sistêmicas: através dos exames: clinico, radiográfico e laboratorial
Adequação do meio bucal	Extrair raízes residuais. Tratar periodontopatias. Realizar higiene bucal. Aplicar flúor e agentes antimicrobianos. Fazer procedimentos restauradores minimamente invasivos
Protocolos de higiene bucal (técnica, acessórios e produtos específicos)	Colaborar na elaboração de protocolos e na educação continuada com a equipe, paciente e cuidador/família
Controle de dor e desconforto	Alisar estruturas remanescentes de dentes fraturados para evitar afta. Consertar próteses quebradas. Tratar pulpite, abscesso dentário. Aplicar a laserterapia (p. ex.: mucosites, aftas, herpes labial)

CONSIDERAÇÕES ODONTOLÓGICAS DURANTE INTERNAÇÃO HOSPITALAR

Em pacientes geriátricos, a saúde bucal deficiente e alta prevalência de doenças bucais na admissão hospitalar são fatores que podem estar associados à mortalidade intra-hospitalar. Durante a internação de pacientes idosos, intercorrências mais comuns poderão ser esperadas, como:

Infecção Nosocomial

As infecções de origem nosocomial são aquelas adquiridas durante a estadia do paciente em ambiente hospitalar ou mesmo após a alta, sendo relacionadas com internação ou procedimentos hospitalares.[9] Estas infecções estão entre as principais causas de mortalidade de pacientes graves. A cavidade bucal apresenta-se com um reservatório de patógenos, podendo estar associado à pneumonia nosocomial.

A PAVM é a infecção nosocomial mais comum no ambiente de cuidados intensivos e surge após 48 horas da intubação orotraqueal (IOT) e a instituição de VM invasiva, gerando altas taxas de mortalidade em pacientes geriátricos. Essa infecção pode estar associada à colonização microbiana de orofaringe e placa dental, com alta prevalência de bactérias anaeróbias como *P. aeruginosa, S. aureus, Acinetobacter* spp., *Escherichia coli, Klebsiella* spp., *Enterobacter* spp., *Proteus mirabilis, Klebsiella pneumoniae, Streptococcus hemolyticus e S. pneumoniae.*[10,11]

A pneumonia por aspiração, causada por inalação de conteúdo orofaríngeo, pode-se desenvolver em pacientes idosos com disfagia, como resultado da aspiração de bactérias presentes em cavidade bucal.[12,13]

Hipofunção de Glândulas Salivares Relacionada com Medicamentos

As doenças crônico-degenerativas e distúrbios mentais são as causas mais comuns de internação hospitalar na população idosa. Essas condições (ver Capítulos 9 e 10) fazem com que pacientes necessitem de farmacoterapia em grande escala, o que pode levar a efeitos adversos na saúde geral do idoso, com repercussão bucal. A maioria dos idosos internados apresenta queixa de boca seca durante maior parte do dia. Os medicamentos mais relacionados com esta queixa são: antidepressivos, antipsicóticos, anti-hipertensivos, diuréticos, antiparkinsonianos e broncodilatadores. Estes fármacos têm como efeito colateral a xerostomia e/ou outras manifestações características de hipofunção das glândulas salivares, como hipossalivação, síndrome da ardência bucal, gosto metálico na boca.[14]

O papel da saliva é importante na manutenção da saúde bucal, dado que suas propriedades físico-químicas influenciam na mastigação, na deglutição dos alimentos, fonação, proteção contra lesões de cárie e doença periodontal, além de gerar proteção das mucosas bucal e gastrointestinal.

Os sinais e sintomas clínicos mais observados em casos de disfunção da glândula salivar são ressecamento labial, presença de fissuras, saliva espessa, queilite angular, atrofia de papilas linguais e cárie rampante. Outros sintomas observados: dificuldade de mastigar e engolir, ardência bucal, necessidade de ingestão frequente de água e boca seca.

Durante a internação de idosos, a prescrição médica pode pedir para diminuir a ingestão de água para redução do risco de broncoaspiração ou para usar a água com espessante para facilitar a deglutição, o que aumenta a sensação de boca seca e mucosas ressecadas.

A perda do paladar (ageusia) é uma alteração muito frequente em pacientes com câncer. O tratamento por quimioterapia e radioterapia, associado a ageusia, problemas nutricionais, candidíase e infecções virais, pode evoluir para dieta nasoenteral e/ou parenteral e perda de peso. Isso pode favorecer a desadaptação e perda da estabilidade protética.

O baixo fluxo salivar contribui para o aumento do acúmulo do biofilme bacteriano e, consequentemente, o aumento dos patógenos respiratórios, ocasionando pneumonia por aspiração. A utilização de saliva artificial, soluções manufaturadas com pH neutro e eletrólitos semelhantes a saliva natural atenua os efeitos da hipofunção das glândulas salivares.

Lesões por Pressão Decorrentes de Dispositivos Médicos em UTI

Pacientes internados em UTI apresentam risco aumentado de desenvolver lesões por pressão, pois o tratamento desses pacientes inclui diversos dispositivos médicos. Os principais fatores de risco para a formação de lesão por úlcera de pressão são: motivo grave da internação, tempo de internação, instabilidade hemodinâmica, uso de fármacos (certas drogas influenciam na percepção sensorial e alteram a integridade da pele por meio de vasoconstricção periférica, como sedativos, analgésicos e drogas vasoativas), comorbidades que agravam o prognóstico e alterações na pele causadas por lesões anteriores.[15]

Portanto, pacientes com percepção sensorial prejudicada (neuropatias, déficit de comunicação), em VM e uso de fixador de TO em lábios, apresentam maior risco ao desenvolvimento desse tipo de lesão. Todas estas observações reforçam a necessidade de treinamento da equipe multidisciplinar e a presença do cirurgião-dentista nesse ambiente, a fim de detectar lesões iniciais e intervir precocemente, com condutas terapêuticas, como a laserterapia, auxiliando no processo de cicatrização da ferida.

DELIRIUM

Nas UTIs, 60% dos pacientes atendidos são idosos críticos,[16] e o *delirium* destaca-se como um dos problemas comumente apresentados nesses ambientes. O *delirium* consiste em uma síndrome de natureza aguda caracterizada por alterações do nível de consciência, déficit de atenção e percepção, agitação ou apatia. É uma complicação frequente em decorrência da exposição do paciente a iluminação artificial constante, ruídos, isolamento familiar, admissão de emergência, dor, abstinência de álcool ou tabagismo,[17] desidratação, estresse, infecções, constipação grave, retenção urinária entre outras causas.

Para prevenção do *delirium*, destaca-se primordialmente a identificação dos fatores de risco e forma farmacológica de intervir ou não.[18] Dentre as estratégicas farmacológicas, destaca-se o uso de haloperidol (antipsicótico), metade da dose para adultos, e de dexmedetomidina, como sedativo de escolha. O haloperidol tem efeitos colaterais de interesse odontológico, como rigidez muscular, boca seca ou hipersecreção salivar, entre outros.

Já as estratégias não farmacológicas consistem em: atendimento psicológico na UTI, presença do familiar, desmobilização da contenção física, promoção de ambiente calmo, silencioso e com redução de estímulos sonoros e luminosos a noite, musicoterapia, estimulação cognitiva, remoção precoce de dispositivos invasivos.

É importante que se reconheça sinais e sintomas característicos do *delirium* em idosos hospitalizados para se instituir rotinas de rastreio para a prevenção e diagnóstico. É prudente não realizar procedimentos odontológicos quando o paciente se apresentar diante dessa síndrome geriátrica aguda. Aguardar autorização médica.

IMPORTÂNCIA DA MANUTENÇÃO DA SAÚDE E HIGIENE ORAL EM AMBIENTE HOSPITALAR

O período de internação hospitalar do paciente geriátrico é um momento oportuno para promoção de saúde bucal, prevenção e identificação de alterações na cavidade bucal, como acúmulo de biofilme e saburra lingual, presença de halitose, sangramentos e lesões de mucosa, e má adaptação de prótese dentária.[19]

Os fatores que contribuem para desequilíbrio da saúde bucal se referem à questão física, cognitiva e ambiental (espaço onde o idoso vive), sendo os dependentes de cuidados os mais suscetíveis a má higiene, necessitando de maior atenção dos profissionais de saúde. Nessa população, necessita-se atenção diferenciada, uma vez que está mais predisposta ao adoecimento associado a alteração nos mecanismos de defesa,

deglutição comprometida (disfagia), menor ou maior fluxo salivar e uso de medicamentos.[12]

Adicionado a isso, em caso de idosos que apresentam doenças que comprometem a deglutição, há a necessidade de atenção e ações protetivas no cuidado à cavidade oral. Muitas vezes, o atendimento odontológico em pacientes disfágicos requer cuidado interdisciplinar. Estas ações protetivas devem abranger melhorias nos aspectos de HO, assim como avaliação de possíveis lesões na cavidade oral, observação das alterações no processo da deglutição e gerenciamento de recursos materiais para promoção de higiene.[20]

A manutenção da HO durante o período de internação do paciente idoso é fator primordial na prevenção de processos infecciosos. É oportuno durante o período da hospitalização cuidar dos problemas bucais, principalmente, dos pacientes com demência, pois, dependendo do estágio da doença, não conseguem relatar a dor, e este desconforto pode piorar o quadro de agitação, agressividade, irritabilidade, confusão mental, delírio, entre outros sintomas.

Visando a prevenção e melhora na qualidade de vida, torna-se fundamental intensificar a educação e manejo da HO a fim de manter a saúde periodontal e auxiliar pacientes e seus cuidadores na adaptação da HO às limitações físicas durante a internação hospitalar.[6]

A assistência aos cuidados de HO do idoso deve apresentar formas diferentes, individualizadas, de acordo com a patologia, e ser adaptada a diferentes cenários no ambiente hospitalar, como UTI ou unidade ambulatorial.[21] A higiene em pacientes dependentes, semidependentes e totalmente dependentes possui as suas peculiaridades, bem como o uso de dispositivos, como a VM e o uso de prótese dentária.

Unidade de Terapia Intensiva

Podem ser recomendadas medidas para prevenção de pneumonia em terapia intensiva, como: manter decúbito elevado (30-45 graus); adequar nível de sedação e o teste de respiração espontânea; aspirar a secreção subglótica rotineiramente; realizar cuidado com a HO com antissépticos e com recomendação do uso de clorexidina 0,12%; realizar monitoramento da pressão do *cuff* (balonete ou balão) do tubo ou cânula endotraqueal[22,23] (o *cuff* dos dispositivos ventilatórios invasivos tem a função de vedar as vias aéreas e evitar o escape de ar, como também impedir a passagem de líquidos e secreções para os pulmões).

O padrão utilizado nesses pacientes é a desorganização mecânica desse biofilme com clorexidina 0,12%, pois essa solução apresenta ação bactericida, bacteriostática e de substantividade por 12 horas nos tecidos orais.[24]

Essa conduta em pacientes intubados, traqueostomizados e/ou com sedação profunda deve ser realizada sob sucção a vácuo com sonda de aspiração, para evitar broncoaspiração antes, durante e após o protocolo de higienização oral. A cabeceira da cama deve estar entre 30 e 45 graus e os produtos complementares devem ser usados para aumentar o conforto dos pacientes, como saliva artificial e hidratantes labiais.

Desbridamento da língua por meio de raspagem também é defendido como um meio para reduzir a halitose e a colonização bacteriana em superfície dorsal da língua.[24]

Unidade de Internação

Nesse ambiente, a assistência também deve ser realizada de forma cuidadosa, reduzindo o risco de aspirações e processos infecciosos. Recomendações de cuidados bucais a idosos incluem: manter cabeceira elevada a 45 graus em todos os momentos, a menos que seja contraindicado; manter cabeceira elevada a 90 graus na ingestão da dieta; realizar diariamente a HO a cada 12 horas, com escova dentária, dentifrício e/ou solução aquosa de clorexidina 0,12% e aplicação de lubrificante labial.[19,22]

Cuidados Relacionados com Próteses Dentárias

O uso de próteses dentárias provoca uma alteração qualitativa e quantitativa do biofilme na cavidade oral, aumentando a predisposição a patologias com processos inflamatórios da mucosa.

Os cuidados de manutenção e higiene das próteses dentárias devem ser garantidos no período de hospitalização dos idosos, incluindo métodos mecânicos ou químicos, ou associação de ambos, para higienização e consequente prevenção de patologias associadas.

CONSIDERAÇÕES FINAIS

A padronização de cuidados de higiene oral direcionado para prevenir o agravamento do doente é um componente essencial na redução da carga de microrganismos orais durante a hospitalização. Isso pode minorar processos infecciosos e reduzir despesas hospitalares.

Na prática diária, a presença do cirurgião-dentista em ambiente hospitalar, inserido na equipe multidisciplinar, traz benefícios ao cuidado integral, como: atuar na higienização e adequação do meio bucal, no diagnóstico precoce de doenças bucais e sistêmicas, e no tratamento paliativo, trazendo conforto e bem-estar ao paciente idoso.

REFERÊNCIAS BIBLIOGRÁFICAS

1. Brasil. Conselho Federal de Odontologia (CFO). Habilitação em Odontologia Hospitalar – aprovada pela Resolução do CFO-162. Brasília: [Internet]; 2015.
2. Bonfada D, Santos MM, Lima KC. Survival analysis of elderly patients in Intensive Units. Res Bras Geriat Gerontol. 2017;20(2):198-206.
3. Cruz APM, Pinto LRC, Lage YG, et al. Changes in functional capacity of elderly during hospitalization. Rev Cient Hosp Santa Rosa. 2011;3(3):22-9.
4. Teixeira JJ, Bastos GF, Souza AC. Profile of hospitalization of the elderly. Rev Soc Clin Med. 2017;15(1):15-20.
5. Maeda K, Mori N. Poor oral health and mortality in geriatric patients admitted to an acute hospital: an observational study. BMC Geriatr. 2020;20-6.
6. Prendergast V, Kleiman C, King M. The bedside oral exam and the barrow oral care protocol: translating evidence-based oral care into practice. Intensive Crit Care Nurs. 2013;29(5):282-90.
7. Liu YCG, Lan SJ, Hirano H, et al. Update and review of the gerodontology prospective for 2020's: Linking the interactions of oral (hypo)-functions to health vs. systemic diseases. J Dent Sci. 2021;16(2):757-73.
8. Cunha FCM, Cintra MTG, Cunha LCM, et al. Fatores que predispõem ao declínio funcional em idosos hospitalizados. Rev Bras Geriatr Gerontol. 2009;12(3):475-87.
9. Gibney JM, Wright C, Sharma A, et al. The oral health status of older patients in acute care on admission and day 7 in two Australian hospitals. Age and Ageing. 2017;46(5):852-6.
10. Modi AR, Kovacs CS. Hospital-acquired and ventilator-associated pneumonia: Diagnosis, management, and prevention. Cleve Clin J Med. 2020;87(10):633-9.
11. Kallás MS, Mendes MA, Dias M, et al. Evaluation of oral changes and modification of the oral microbiome in patients admitted to the Intensive Care Unit. Research, Society and Development. 2022;11(3):e59411326866.
12. Vilela MC, Ferreira GZ, Santos PS, Rezende NP. Oral care and nosocomial pneumonia: a systematic review. Einstein (Sao Paulo). 2015;13(2):290-6.
13. Luyt CE, Hékimian G, Koulenti D, Chastre J. Microbial cause of ICU-acquired pneumonia: hospital-acquired pneumonia versus ventilator-associated pneumonia. Curr Opin Crit Care. 2018;24(5):332-8.
14. Freitas DN, Lock NC, Unfer B. Salivary gland hypofunction in elderly people hospitalized related to drugs. Geriatr Gerontol Aging. 2013;7:179-83.
15. Cavalcanti EO, Kamada I. Lesão por pressão relacionada a dispositivos médicos: frequência e fatores associados. ESTIMA, Braz J Enterostomal Ther. 2021;20:e0322.
16. Barros MAA, Figueirêdo DSTO, Fernandes MGM, et al. Delirium em idosos em unidades de terapia intensiva: revisão integrativa da literatura. Rev. Pesqui Univ Fed Estado Rio J. (on-line). 2015;7(3):2738-48.
17. Costa LM, Germano RM. Insônia em idosos hospitalizados: fatores relacionados e cuidados de enfermagem. Rev Rene. 2004;5(2):28-34.
18. Miranda AF. Gerontologia e estratégias em Odontogeriatria. Interdisciplinaridade na doença de Alzheimer. São Paulo: Appris; 2022.
19. Gibney JM, Wright FA, D'Souza M, Naganathan V. Improving the oral health of older people in hospital. Australas J Ageing. 2019;38(1):33-8.
20. Higashiguchi T, Ohara H, Kamakura Y, et al. Efficacy of a New Post-Mouthwash Intervention (Wiping Plus Oral Nutritional Supplements) for preventing aspiration pneumonia in elderly people: A multicenter, randomized, comparative trial. Ann Nutr Metab. 2017;71(3-4):253-60.
21. Scannapieco FA, Giuliano KK, Baker D. Oral health status and the etiology and prevention of nonventilator hospital-associated pneumonia. Periodontol 2000. 2022;89(1):51-8.
22. Brasil. Agência Nacional de Vigilância Sanitária. Medidas de prevenção de infecção relacionada à assistência à saúde. Brasília: ANVISA [Internet]; 2017.
23. Kim EK, Park EY, Sa Gong JW, et al. Lasting effect of an oral hygiene care program for patients with stroke during in-hospital rehabilitation: a randomized single-center clinical trial. Disabil Rehabil. 2017;39(22):2324-9.
24. Noguchi S, Yatera K, Kato T, et al. Using oral health assessment to predict aspiration pneumonia in older adults. Gerodontology. 2018;35(2):110-16.

ODONTOLOGIA DO SONO APLICADA À ODONTOGERIATRIA

Ricardo Castro Barbosa ▪ Milena Fazolin

INTRODUÇÃO AO SONO NORMAL

O objetivo deste capítulo é apresentar as variações que ocorrem no sono do idoso, a importância destas e os cuidados que devemos observar. Para isso vimos a necessidade de navegar pelo sono normal, no avançar da infância, alcançando o sono no idoso, seus distúrbios e características próprias.

Qualidade de vida era um termo usado quase exclusivamente por profissionais de saúde. Agora, todo mundo se preocupa com isso. Porém, o que isso quer dizer na verdade? E como os profissionais da saúde podem ajudar a melhorá-la? À medida que avanços médicos ajudam a aumentar a longevidade, nosso objetivo agora é não só aumentar quantidade de vida, mas também a qualidade de vida. O sono é um dos principais protagonistas para isso.

Dormir é fundamental e abrange uma enorme quantidade de funções vitais, benefícios tanto para o cérebro quanto para todo o organismo.

O sono otimiza nossa capacidade de memória, racionalização, poder cognitivo e criativo. Além disso, potencializa o fluxo emocional e psicológico de autocontrole. O sono de qualidade reajusta o sistema imunológico e combate infecções e doenças, reestabelece o equilíbrio metabólico e hormonal do organismo, também mantém o bom funcionamento do intestino. Dormir de forma eficiente melhora as condições do sistema cardiovascular e o controle da pressão arterial.[1-4]

O sono humano normal é dividido em duas grandes fases, o sono não REM e o sono REM (*Rapid Eye Movement*), de acordo com os padrões bioelétricos observados na polissonografia, pelo registro do eletroencefalograma (EEG), do eletro-oculograma (EOG), do eletromiograma (EMG) do queixo, entre outros sensores.

O sono NREM é composto pelos estágios N1, N2 e N3, no sentido do estágio mais superficial (N1) para o mais profundo (N3). Durante uma noite de sono, num adulto normal, observa-se a seguinte distribuição:

▪ *Estágio N1*: É um estágio de transição entre o estado de vigília e de sono. A respiração torna-se lenta e regular, a frequência cardíaca diminui e ocorre um lento movimento de rolamento dos olhos. Este estágio compõe 2-5% do tempo total de sono de uma pessoa.
▪ *Estágio N2:* É um estágio de sono profundo em que imagens e pensamentos fragmentados ocorrem na mente. Os movimentos oculares praticamente desaparecem, ocorre um relaxamento muscular com muito pouco movimento

corporal. É o estágio predominante nos adultos, representando aproximadamente 45% a 55% do tempo total de sono.
▪ *Estágio N3*: Estágio com baixa frequência cardíaca e respiratória. Ocorre queda da temperatura corpórea e os movimentos oculares estão ausentes. Este estágio é responsável por, aproximadamente, 13% a 23% do sono total. A maior incidência é em crianças e adolescentes, diminui levemente em jovens adultos e decresce drasticamente na meia-idade e senilidade. É a fase mais profunda do sono onde o despertar é mais difícil. Este estágio praticamente só ocorre durante a primeira metade da noite.

Estágio REM: É responsável por 20-25% do sono total. Após aproximadamente 90 minutos de NREM ocorre o primeiro período de REM. Inicialmente durante poucos minutos até alcançar 15 a 20 minutos a cada ciclo, no decorrer da noite. Esta fase se distingue dos outros estágios pela acentuada diminuição do tônus muscular, ativação do EEG e movimentos oculares rápidos. A atividade mental do sono REM humano é associada com sonhos; apesar de que não sonhamos apenas em sono REM, sonhamos em todos os estágios, mas o sonho do sono REM é mais vivido, mais constante, intenso e comum. O sono REM faz manutenção dos circuitos emocionais no cérebro humano, ele também usa as memórias para criar ideias e estimula a criatividade.

As regiões do cérebro que fazem a percepção visual, de espaço, de movimento, da memória e das lembranças ficam superativadas durante o sono REM, funcionando até 30% mais. Ao mesmo tempo, outras regiões do cérebro diminuem, como as regiões responsáveis pelo pensamento racional e lógico.

Esta distribuição dos estágios do sono pode ser modificada por fatores como, por exemplo, temperatura ambiente, ingestão de drogas, determinadas fases do sistema de temporização circadiana, distúrbios do sono e idade (Fig. 29-1).

O sono normal é um processo dinâmico e ativo, em que vemos um padrão cíclico de atividade cerebral que se repete em cerca de 90 a 120 minutos. Após 8 horas de sono, um indivíduo experimenta cerca de 5 a 6 ciclos do sono que envolvem estágios diferentes (Fig. 29-2).

O sono é um acervo complexo, dinâmico, metabolicamente ativo e organizado em estágios. A manutenção cerebral depende do sono, e cada estágio do sono colabora para as funções do cérebro, como a memória.

A memória é uma das funções mais importantes sedimentadas pelo sono. O sono restaura a capacidade de aprender e abre espaço para a consolidação de novas memórias. A

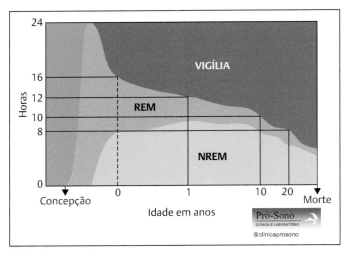

Fig. 29-1. Ontogenia do sono.[41]

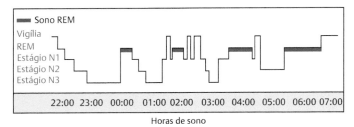

Fig. 29-2. Hipnograma de sono normal – Absono. (Cortesia Associação Brasileira do Sono).

manutenção da memória está diretamente ligada ao estágio de sono NREM (estágio N2), e, durante o sono, as memórias de curto prazo, armazenadas no hipocampo, são transferidas para o córtex, onde se consolidam como memórias de longo prazo. Este processo diminui consideravelmente com o tempo; sendo assim, os idosos têm menor capacidade de retenção de novas memórias durante o dia. Esse fato é importante para o entendimento de como é sério o tema do sono nos idosos.[5-7]

RITMOS DO SONO

Nosso organismo trabalha em ritmos. Alguns deles são rápidos e menores que o período das 24 horas do dia, os chamados de infradianos, como os ritmos cardíacos e respiratórios, dentre outros. Outros são de frequência maiores que as 24 horas diárias, os chamados de ultradianos, por exemplo, o ciclo menstrual. Os circadianos ocorrem no período das 24 horas do dia e noite, e o principal representante é o sono.

Ciclo Circadiano

O relógio biológico é comandado pelo ciclo circadiano, que cria um ritmo diário e noturno, em que o indivíduo sente sonolência e animação em horários padronizados. Ele controla os períodos de preferência para consumo de alimentos e bebidas, sono e despertar, emoções, urina, temperatura, metabolismo e hormônios. A luz é o principal sinal que o cérebro usa para ajustar o ritmo do relógio biológico. Este relógio está situado na região central do cérebro e é denominado como **núcleo supraquiasmático**; ele percebe os sinais luminosos advindos da visão e ajusta este ritmo.

O ciclo circadiano também ajusta a temperatura do corpo. Devido a isso, quando o indivíduo se aproxima do horário de dormir, há uma tendência de ter uma queda de temperatura, e essa temperatura fica no seu ponto mais baixo cerca de 2 horas depois do início do horário do sono, independentemente de ele estar acordado ou dormindo.

LUZ, ALCOOL E TEMPERATURA

Dentre outras, as principais circunstâncias corriqueiras que afetam diretamente a quantidade e a qualidade do sono são: a luz constante (tanto solar quanto artificial), a temperatura externa e o álcool.

Luz

O ser humano é um animal biologicamente coordenado pela luz, e cerca de um terço do cérebro é dedicado ao processamento de dados visuais (imagens). No ciclo circadiano, ao anoitecer, a diminuição da luz faz com que o núcleo supraquiasmático ative a liberação do hormônio melatonina pela glândula pineal. A claridade do amanhecer estimula a liberação do hormônio cortisol, responsável pelo aumento da energia que nos deixa despertos e produtivos. Retornando ao início do ciclo, o anoitecer estimula a liberação da melatonina, citada anteriormente, hormônio que nos deixa relaxados e nos faz adormecer. É importante que, próximo ao momento de dormir, não haja exposição à luz, seja ela solar ou artificial, pois ambas promovem o mesmo efeito de ativação do núcleo supraquiasmático e inibem a liberação de melatonina, em diferentes intensidades. Por conta disso, o sono do indivíduo fica mais tardio, a vontade de dormir que deveria surgir entre 21 ou 22 horas passa a surgir entre as 23 ou 0 horas. O período de retardo do sono é de aproximadamente 2 horas.

Álcool

O álcool é uma droga sedativa, ou seja, ele atrapalha a transmissão de impulsos elétricos pelos neurônios. Essa droga entorpece e diminui gradualmente a energia do indivíduo e não leva a um sono reparador normal e natural.

As principais consequências do álcool ao sono são: a fragmentação do sono e perturbação do sono REM; este estágio tem total ligação com a consolidação de memórias e aprendizado. É comprovado que os efeitos de perturbação do sono REM podem ser postergados em até 3 dias após o consumo do álcool, prejudicando justamente essa preservação das memórias e aprendizados.[8]

Temperatura

A temperatura ambiente e a temperatura do corpo influenciam fortemente o adormecer e a qualidade do sono. A temperatura ambiente reduzida é percebida por células do hipotálamo termossensíveis, muito próximas do núcleo supraquiasmático. Quando anoitece e o sol se põe, a temperatura cai e o ambiente fica mais fresco, com isso o próprio corpo do indivíduo também reduz sua temperatura. Isso é importante para que o núcleo supraquiasmático faça a liberação de melatonina. O corpo, com temperatura reduzida, promove o adormecer eficiente e um sono restaurador e constante.

Banhos quentes antes de dormir são excelentes aliados do sono, pois o sangue vai para a superfície do corpo, os vasos sanguíneos irão se dilatar, o calor do corpo é dissipado e a temperatura central do corpo reduz. O indivíduo adormece com mais facilidade e isso pode causar um aumento do sono NREM de até 15%.[9-12]

SONO NO IDOSO

Em pacientes mais velhos, há uma tendência de sono mais conturbado e desequilibrado. No envelhecimento, é comum diminuir a quantidade de horas de sono, principalmente à noite, mas há uma compensação com cochilos durante o dia. Nessa fase da vida, há a maior incidência de distúrbios do sono. É comum que idosos façam uso de medicamentos ou/e possuam doenças sistêmicas, o que interfere diretamente na qualidade de sono.

Existe uma impressão de que os idosos precisem de menos horas de sono, o que não é verdade. Pesquisas mostram que, idealmente, o tempo necessário para o sono restaurador, na velhice, é o mesmo de um jovem adulto; porém, percebe-se que a população idosa sofre com a redução da qualidade e da quantidade de sono, diminuição da eficiência do sono e problemas para adormecer. Isso ocorre fundamentalmente por três fatores: a recessão do sono profundo NREM, a fragmentação do sono e a do ciclo circadiano (Fig. 29-3).

Recessão do Sono Profundo NREM

As regiões do cérebro que se atrofiam e degeneram-se com o envelhecer, de forma mais severa, compreendem justamente as áreas de origem do sono profundo (NREM). O sono profundo é de vital importância para a memória do paciente. Não é por acaso que a deficiência de memória e sono na velhice tenham a tendência de ocorrer de forma simultânea.

Fragmentação do Sono

Em pacientes mais velhos, também é comum episódios de fragmentação do sono, ou seja, diversos e constantes despertares noturnos. Isso ocorre especialmente pela bexiga enfraquecida.

A quantidade de tempo de sono diminui por conta da fragmentação, consequentemente a eficiência do sono também regride. Jovens adultos possuem uma média de 95% de eficiência do sono, contudo, por volta dos oitenta anos de idade, essa eficiência declina em aproximadamente 70% ou 80%.

Alteração do Ciclo Circadiano

É comum que o ciclo circadiano, na velhice, passe por modificações. Os pacientes idosos frequentemente vão dormir mais cedo que os pacientes mais jovens. Essa tendência é denominada como: regressão do sono.

Devido a uma liberação adiantada de melatonina, antes do horário de dormir, os idosos sentem muita sonolência, e, por conta disso, é comum que observemos cochilos em horários inadequados. Como consequência, muitos destes pacientes acham que sofrem de insônia, mas, na realidade, o impedimento do sono é consequência desses cochilos. Além do mais, na velhice, a melatonina é produzida em menor quantidade, e o ritmo circadiano pela manhã tende a levar população mais velha ao estímulo de acordar mais cedo que as populações mais jovens.

É indispensável, a urgência para o desenvolvimento de insumos e técnicas que restabeleçam a qualidade e a quantidade de sono nesses pacientes. Pacientes idosos têm uma melhoria geral de saúde quando seu sono ideal é restaurado.[13-15]

MEDICAMENTOS, EXERCÍCIOS FÍSICOS E ALIMENTAÇÃO

Medicamentos para Dormir

O aumento do uso de comprimidos para dormir controlados tem sido uma grande preocupação para a medicina do sono. Esses remédios não criam um sono natural. A grande maioria, como o Diazepam, são **sedativos hipnóticos**, e, assim como o álcool, não geram um sono natural e tão pouco restaurador.

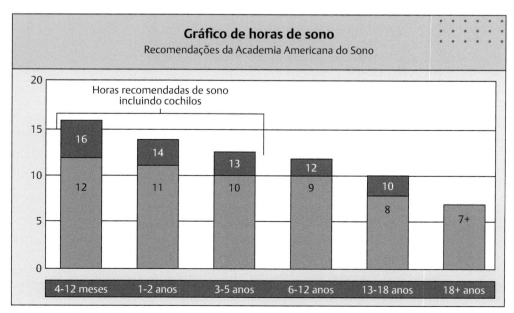

Fig. 29-3. Horas de sono × idade – Absono. (Cortesia Associação Brasileira do Sono.)

A insônia é comum em indivíduos que fazem uso dos medicamentos para dormir, pois são drogas viciantes para o organismo. Sendo assim, quando o consumo é interrompido, o corpo age com abstinência e gera uma grande dificuldade para dormir.

O uso de pílulas para dormir aumenta o risco de mortalidade em até 5,3 vezes. Isso ocorre porque esses medicamentos aumentam substancialmente os níveis de infecção, pois o sono gerado por eles não tem as mesmas características e qualidades do sono natural.

A população idosa é a maior usuária de medicamentos para dormir; 5 a cada 10 pessoas que usam comprimidos para dormir estão na terceira idade. Os medicamentos para dormir também estão relacionados com o agravamento de doenças cardíacas e derrames cerebrais. O aumento do risco de câncer para esses usuários de medicamentos para dormir pode-se intensificar em cerca de 30%.[16-20]

Exercícios Físicos e Sono

Fazer exercícios físicos induz uma melhora na quantidade de sono NREM profundo. Tanto a qualidade quanto a quantidade de sono melhoram em indivíduos que fazem exercícios físicos. Essa relação é bidirecional, pois o sono insuficiente e de baixa qualidade piora o desempenho do indivíduo nas atividades físicas.

Alimentação

Uma dieta rica em açúcares e carboidratos (pesada), pouco nutritiva e pobre em fibras, diminui a quantidade de sono NREM profundo e aumenta os despertares noturnos.[21,22]

Café

A cafeína bloqueia os receptores de adenosina, e, com isso, a liberação de acetilcolina se mantém e o indivíduo continua em bom estado de vigília e alerta, porém esse efeito é temporário.[23,24]

Melatonina

É preciso verificar a real necessidade de uso de Melatonina para cada pessoa, individualmente, pois, como citado anteriormente, a melatonina começa a ser liberada com o anoitecer, aumenta rapidamente até aproximadamente 4 horas da madrugada e, a partir daí, tende a diminuir. Ao amanhecer, quando a luz do sol é identificada pelo organismo, a liberação de melatonina encerra-se. O uso desequilibrado desta substância pode atrapalhar este mecanismo.

Adenosina

É uma substância química que vai sendo liberada, durante o dia, com o indivíduo acordado. Ela vai se acumulando no decorrer do dia e seu acúmulo gera uma **pressão do sono**, um aumento gradativo da vontade de dormir e cansaço.[25]

DISTÚRBIOS DO SONO

Dois terços dos adultos na sociedade moderna não completam as 8 horas de sono diárias recomendadas. A Organização Mundial da Saúde declarou que **há uma epidemia de privação de sono em todos os países industrializados**. A rotina de dormir menos de seis horas por noite degrada o sistema imunológico do paciente e dobra os riscos de câncer. A ineficiência de sono contínua, a longo prazo, agrava o risco de desenvolvimento de demência e Alzheimer. A quantidade e a qualidade de sono inadequados, mesmo que seja a curto prazo, pode alterar os níveis de açúcar no sangue do paciente, de tal forma que pode gerar diagnósticos de pré-diabetes. O sono inadequado tem total relação com a liberação de substâncias hormonais que controlam a sensação de saciedade e fome durante o dia, desta forma, o sono ineficaz é diretamente ligado ao sobrepeso e até à obesidade. Indivíduos em processo de reeducação alimentar, dietas e exercícios físicos, sentem-se desmotivados muitas vezes, pois sofrem o ganho de peso, sem saber que isso é consequência de um sono de má qualidade. O sono ineficiente amplia os riscos de artérias coronárias sofrerem obstruções ou obterem mais fragilidade, intensificando os derrames cerebrais, deficiências e insuficiências cardiovasculares. Além disso, um sono conturbado é diretamente ligado à evolução de doenças psiquiátricas.

Existem casos em que, mesmo dormindo o tempo suficiente, existem os sintomas. Esses pacientes provavelmente sofrem de algum distúrbio do sono que prejudica a qualidade de sono. Os mais comuns são a insônia e a síndrome de apneia obstrutiva do sono.

PRIVAÇÃO DE SONO E PROBLEMAS CEREBRAIS

A privação de sono possui muitos malefícios para a saúde do corpo e do cérebro, contribuindo no desenvolvimento de muitas doenças, como Alzheimer, ansiedade, depressão, transtorno bipolar, suicídios, derrames cerebrais, dores crônicas, demências, câncer, diabetes, ataques cardíacos, infertilidade, ganho de peso, obesidade, imunodeficiências, além do agravamento dos próprios distúrbios do sono. Abaixo citaremos alguns com prevalência em idosos.

Sono e Problemas Psiquiátricos

O sono insuficiente causa comportamentos emocionalmente impulsivos. Irritação e agressividade, muitas vezes inconvenientes, são reações emocionais agravadas pela privação do sono.

O sono ineficaz é um potencial exacerbador de transtornos psiquiátricos, como a depressão, a ansiedade, o transtorno de estresse pós-traumático, a esquizofrenia e o transtorno bipolar. A mesma área do cérebro que é afetada por essas doenças faz parte do controle do sono. Grande parte dos genes que se ligam ao desenvolvimento de transtornos psiquiátricos são os mesmos genes que auxiliam na regularização do ciclo circadiano.[26-32]

Sono e Doenças Cardiovasculares

Todas as células, tecidos, órgãos e sistemas do corpo sofrem quando o indivíduo reduz seu sono profundo. O sono diminuído reduz também o tempo de vida.

O sistema nervoso simpático é quem comanda as ações fisiológicas, como a respiração, imunidade, níveis de estresse, pressão sanguínea e frequência cardíaca. Quando a pessoa dorme insuficientemente, observa-se que o sistema nervoso simpático se torna demasiadamente ativo.[33]

Sono, Ganho de Peso, Obesidade, Intestino e Diabetes

A privação de sono faz com que a pessoa aumente seu consumo de alimentos, e o corpo afetado fica cada vez mais incapacitado de lidar com a metabolização desse excesso de calorias, principalmente os açúcares.

Indivíduos que dormem menos de seis horas por noite tendem a aumentar seus riscos de ganho de peso e, consequentemente, o desenvolvimento de obesidade. Além disso, ampliam-se as chances de diagnósticos de diabetes do tipo 2.

Sono, Problemas no Sistema Imunológico e Câncer

O sono tem papel de defesa contra as infecções, tanto que é comum que pacientes com infecções sintam mais sono, pois o próprio sistema imune está estimulando o repouso como um remédio natural.

A privação de sono afeta diretamente o desenvolvimento e crescimento de células cancerosas no organismo, o que aumenta os riscos da origem de diversos tipos de câncer no indivíduo. Comprovadamente, hoje, isso inclui a relação com o câncer de mama, câncer de próstata, câncer da parede do útero, câncer de cólon e endométrio. Cada vez mais estudos científicos têm comprovado mais tipos de tumores malignos associados com a privação de sono.

Insônia

Esse é o distúrbio do sono mais comum em toda a população, com especial prevalência em idosos. A insônia ocorre em indivíduos que não conseguem de dormir da forma ou pelo período adequados, mesmo possuindo a oportunidade e o tempo suficientes para isso. Existem dois tipos de insônia: aquela que afeta indivíduos que possuem dificuldade para adormecer (insônia do início do sono) e aquela que afeta indivíduos que tem dificuldade para se manter dormindo (insônia da manutenção do sono). Existem pacientes que terão ambas.[34]

Sono e Alzheimer

O sono tem sido o tópico mais reconhecido como um dos agentes significativos nos hábitos para o desenvolvimento da doença de Alzheimer. A doença de Alzheimer é gradual e progressiva, e ocorre devido à morte das células neuronais. É comum que pacientes com Alzheimer tenham relatos de passarem noites sem dormir ou dormirem demasiadamente durante o período diurno. Aproximadamente mais de 60% dos pacientes com Alzheimer possuem, no mínimo, um tipo de distúrbio do sono, sendo a insônia o mais comum.

Sabemos que sono NREM profundo é um estágio que tende a diminuir no sono à medida que o indivíduo envelhece. Esse estágio é diretamente ligado à consolidação da memória. Ao observar pacientes com Alzheimer, constatou-se que o sono NREM profundo deles é muito mais prejudicado do que o do idoso normalmente já perde fisiologicamente. Por conta disso, é comum que pacientes portadores de Alzheimer tenham problemas e perturbações no sono. Porém, não é apenas a doença de Alzheimer que piora o sono. O contrário também é verdadeiro, o sono ruim agrava a doença de Alzheimer.[35-40]

INTERVENÇÃO ODONTOLÓGICA NOS DISTÚRBIOS DO SONO EM IDOSOS

Na intenção de melhorar a qualidade de sono, a odontologia atua principalmente usando os métodos citadosa seguir.

Higiene do Sono

Hábitos e rotinas são muito importantes para todos e, principalmente, para idosos, ainda mais quando tratamos dos distúrbios do sono. A manutenção de hábitos saudáveis em sono chamamos de **higiene do sono** (HS). Seguem as orientações de HS:[41]

- Manter horários relativamente constantes para dormir e acordar. Mudanças de hábitos, como nos finais de semana, podem atrapalhar o sono.
- Procurar dormir somente o necessário. Manter-se acordado e deitado por muito tempo na cama não melhora a qualidade do sono.
- O quarto de dormir não deve ser utilizado para trabalhar, estudar ou comer.
- Quem tem insônia deve evitar ler e assistir à televisão, na cama, antes de dormir.
- Evitar cochilos excessivos durante o dia; entretanto, sestas habituais não atrapalham o sono.
- Exercícios físicos devem ser feitos, no máximo, de seis a quatro horas antes de ir para a cama.
- Procurar relaxar o corpo e a mente de sessenta a noventa minutos antes de ir para a cama. Nunca tentar resolver problemas antes de dormir.
- Não tomar café, chá preto, chocolate ou qualquer bebida estimulante após as 17 horas.
- Bebidas alcoólicas, embora ajudem a relaxar, perturbam a qualidade do sono. Pessoas que roncam devem evitá-las, pois pode haver piora do ronco e das pausas respiratórias, devido ao relaxamento provocado pelo álcool na musculatura respiratória.
- Não fumar antes de dormir, pois a nicotina favorece a insônia e um sono não reparador.
- Procurar fazer refeições mais leves.
- Calor e frio excessivos alteram bastante o sono; portanto, tentar manter o quarto com temperatura agradável.
- Ruídos podem ser a causa de um sono ruim.

Síndrome da Apneia Obstrutiva do Sono e Ronco (SAOS)

O ronco é um distúrbio respiratório decorrente do estreitamento da via aérea superior na parte terminal do palato mole, envolvendo a úvula, parede posterior da orofaringe e estruturas adjacentes. O fluxo aéreo provoca uma vibração dos tecidos moles com consequente ruído característico. O principal problema do ronco, além do social, é a associação deste à SAOS, que é uma afecção incapacitante com alto grau de morbidade e potencialmente fatal. A SAOS promove a fragmentação do sono, podendo ser classificada como grave (mais de 30 eventos por hora), leve-moderada (entre 15 e 30 eventos por hora) e leve (entre 5 e 15 eventos por hora). Tal fragmentação favorece a ocorrência de um sono de baixa qualidade, com significante diminuição do estágio REM. A consequência da diminuição desse estágio é um estado de hipersonolência

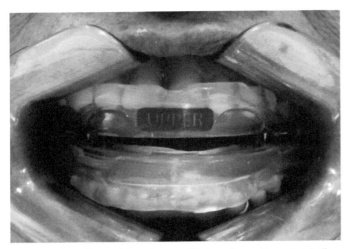

Fig. 29-4. Aparelho posicionador mandibular sobre próteses totais.[42]

diurna além de distúrbios fisiológicos importantes, como hipertensão arterial com suas consequências.

O mecanismo das apneias obstrutivas durante o sono é semelhante ao do ronco, porém com uma obstrução completa ou quase total (hipopneia) da faringe.

A intervenção odontológica no tratamento de pacientes portadores da SAOS em idosos vem ganhando espaço no que diz respeito à aplicação de aparelhos intraorais, que visam a reposicionar as estruturas adjacentes à região do colapso, a saber: palato mole, base da língua e parede posterior da faringe, com o objetivo de aumentar a luz da via aérea superior na altura da orofaringe. Estes aparelhos atuam de diferentes maneiras, desde o tracionamento direto da língua até o posicionamento controlado da mandíbula e estruturas afins. Em sua maioria, estes aparelhos são removíveis, confeccionados individualmente conforme as condições anatomofisiológicas do paciente, inclusive aplicados sobre próteses removíveis, totais ou parciais, tão comuns em idosos, sendo usados exclusivamente para dormir (Fig. 29-4).[42]

REFERÊNCIAS BIBLIOGRÁFICAS

1. Organização Mundial da Saúde. 1948.
2. Nacional Sleep Fundation. USA; 1990.
3. Sleepless in America. Nacional Geographic; 2014.
4. Kushida C. Encyclopedia of Sleep. Elsevier; 2013. p. 1.
5. Hammond N. Fragmentary voices: Memory and education at Port Royal. Tubingen, Alemanha: Narr Dr. Gunter; 2004.
6. Martin-Ordas G, Call J. Memory processing in great apes: the effect of time and sleep. Biology Letters. 2011;7(6):829-32.
7. Jenkins JG, Dallenbach KM. Obliviscence during sleep and waking. American Journal of Psychology. 1924;35:605-12.
8. Zarcone V. Alcoholism and sleep. Advances in Bioscience and Biotechnology. 1978;21:29-38.
9. Raymann RJ, Van Someren. Diminished capability to recognize the optimal temperature for sleep initiation may contribute to poor sleep in elderly people. Sleep. 2008;31(9):1301-9.
10. Horne JÁ, Shacknell BS. Slow wave sleep elevations after body heating: Proximity to sleep and effects of aspirin. Sleep. 1987;10(4):383-92.
11. Horne JÁ, Reid AJ. Night-time sleep EEG changes following body heating in warm bath. Electroencephalography and Clinical Neurophysiology. 1985;60(2):154-7.
12. Kaida K, Ogawaka K, Hayashi M, Hori T. Self awakening prevents acute rise in blood pressure and heart rate at the time of awakening in elderly people. Industrial Health. 2005;43(1):179-85.
13. Wade AG, Ford I, Crawford G, et al. Efficacy of prolonged release melatonin in insomnia patients aged 55-80 years: Quality of sleep and next-day alertness outcomes. Current Medical Research and Opinion. 2007;23(10): 2597-605.
14. Foley DJ, Monjan AA, Brown SL, Simonsick EM, et al. Sleep complaints among elderly persons: an epidemiologic study of three communities. Sleep. 1995;19(6):425-32.
15. Foley DJ, Monjan AA, Simonsick EM, et al. Incidence and remission of insomnia among elderly adults: an epidemiologic study of 6.800 persons over three years. Sleep. 1999;22(2):S366-72.
16. Arbon EL, Knurowska M, Dijk DJ. Randomized clinical trial of the effects of prolonged release melatonin, Termazepam and Zolpidem on slow-wave activity during sleep in healthy people. Journal of Psychopharmacology. 2015;29(7):764-76.
17. Huedo-Medina TB, Kirsch I, Middelmass J, et al. Effectiveness of non-benzodiazepine hypnotics in treatment of adult insomnia: Meta-analysis of data submitted to the Food and Drug Administration. BMJ. 2012;345:e8343.
18. MacFarlane J, Morin CM, Montplaisir J. Hypnotics in insomnia: The experience of Zolpidem. Clinical Therapeutics. 2014;36(11):1676-701.
19. Kripke DF. The dark side of sleeping pills: Mortality and cancer risks. With Pills to Avoid & Better Alternatives. 2013.
20. Smith MT, Perlis ML, Park A, et al. Comparative meta-analysis of pharmacotherapy and behavior therapy for persistent insomnia. American Journal of Psychiatry. 2002;159(1):5-11.
21. St-Onge MP, Roberts A, Shechter A, Choudhury AR. Fiber and saturated fat are associated with sleep arousals and slow wave sleep. Journal of Clinical Sleep Medicine. 2016;12:19-24.
22. Berry W. The unsetting of America. Culture & Agriculture. 1996:62.
23. Yang A, Palmer AA, Wit de H. Genetics of caffeine consumption and responses to caffeine. Psychopharmacology [Internet]. 2010;311(3):245-57.
24. Noever R, Cronise J, Relwani RA. Using spider-web patterns to determine toxicity, NASA Tech Briefs 19, n 4 (1995): p.82. In: Witt PN, Jerome S. Rovner JS. Spider communication: Mechanisms and ecological significance. Princeton University Press; 1982.
25. Erland LA, Saxena PK. Melatonin natural health products and supplements: Presence of serotonin and significant variability of melatonin content. Journal of Clinical Sleep Medicine. 2017;13(2):275-81.
26. Brower KJ, Perron BE. Sleep disturbance as universal risk factor for relapses in addictions to psychoative substances. Medical Hypotheses. 2010;74(5):928-33.
27. Ciraulo DA, Piechniczek-Buczek J, Iscan EN. Outcomes predictors in substance use disorders. Psychiatric Clinics of North America. 2003;26(2): 381-409.
28. Dimsdale JE, Norman D, DeJardin D, Wallace MS. The effect of opioids on sleep architecture. Journal of Clinical Sleep Medicine. 2007;3(1):33-6.
29. Pace-Schott EF, Stickgold R, Muzur A, et al. Sleep quality deteriorates over a binge-abstinence cycle in chronic smoked cocaine users. Psychopharmacology (Berl). 2005;179(4):873-83.
30. Arnet JT, Conroy DA, Brower KL. Treatment options for sleep disturbances during alcohol recovery. Journal of Addictive Diseases. 2007;26(4):41-54.
31. Brower KJ, Perron BE. Sleep disturbance is a universal risk factor for relapses in addictions to psychoactive substances. Medical Hypotheses. 2010;74(5):928-33.

32. Volkow ND, Tomasi D, Wang GJ, et al. Hyperstimulation of Striatal D2 receptors with sleep deprivation: Implications for cognitive impairment. Neurolmage. 2009;45(4):1232-40.

33. Tochikubo O, Ikeda A, Miyajima E, Ishii M. Effects of insufficient sleep on blood pressure monitored by a new multibiomedical recorder. Hypertension. 1996;27(6):1318-24.

34. National Sleep Foundation. Sleep in America Poll [internet]. Washington, D.C.: National Sleep Foundation; 2015.

35. Lim AS, et al. Sleep fragmentation and the risk of incident Alzheimer's disease and cognitive decline in older persons. Sleep. 2013;36:1027-32.

36. Lim AS, et al. Modification of the relationship of the Apolipoprotein E Epsilon4 allele to the risk of Alzheimer's disease and neurofibrillary tangle density by sleep. JAMA Neurology. 2013;70:1544:51.

37. Osorio RS, et al. Greater risk of Alzheimer's disease in older adults with insomnia. Journal of the American Geriatric Society. 2011;59:559-62.

38. Yaffe K, et al. Sleep-disordered breathing, hypoxia, and risk of mild cognitive impairment and dementia in older women. JAMA. 2011;306:613-19.

39. Ancoli-Israel S, et al. Cognitive effects of treating obstructive sleep apnea in Alzheimer's disease: a randomized controlled study. Journal of American Geriatric Society. 2008;56:2.076-81.

40. Moraes WdS, et al. The effect of Donepezil on sleep and REM sleep EEG in patients with Alzheimer's disease a double-blind placebo-controlled study. Sleep. 2006;29:199-205.

41. Barbosa RC, Fazolin M. Orientações da Clínica Pró-Sono – www. pro-sono.com.br. 1988.

42. Barbosa RC, et al. Avaliação de aparelhos auto-moldáveis em idosos usuários de próteses totais com apneia do sono. Rev Assoc Paul Cir Dent (APCD). 2018;72(1):49-56.

DOR OROFACIAL EM ODONTOGERIATRIA

CAPÍTULO 30

Danilo Rocha Dias ▪ Ênio Lacerda Vilaça ▪ Frederico Santos Lages
Ivana Márcia Alves Diniz ▪ Lia Silva de Castilho ▪ Tulio Eduardo Nogueira

INTRODUÇÃO

O processo de senescência é dinâmico e progressivo, envolvendo alterações morfológicas, funcionais, bioquímicas e psicológicas, resultantes da adaptação ao ambiente durante a vida.[1] O histórico de patologias bucais, como cárie e doença periodontal, problemas oclusais, traumatismos, perdas dentárias e uso de próteses, pode levar a alterações morfológicas e dificultar funções como, por exemplo, mastigação, deglutição e fala. Muitas destas condições estão associadas à presença de dor, seja ela aguda ou crônica.

DOR NO PACIENTE IDOSO

A Associação Internacional para o Estudo da Dor (*International Association for the Study of Pain – IASP*) define dor como sendo **uma experiência sensorial e emocional desagradável associada a dano tecidual real ou potencial aos tecidos, ou descrita com as características de tais danos.**[2] A dor é uma experiência pessoal influenciada por fatores biológicos, psicológicos e sociais, que, apesar de seu papel adaptativo, pode ter efeitos adversos na função e no bem-estar social e psicológico. A dor pode ser expressa por vários comportamentos, sendo a descrição verbal apenas um deles, e, por isso, a incapacidade de se comunicar não significa que um indivíduo não esteja sentindo dor.[3]

Em comparação aos jovens, a dor pode ter características diferentes para os idosos e os idosos frágeis. Enquanto a intensidade percebida da dor superficial não é muito influenciada pela idade, a dor profunda ou referida parece ser menos frequente ou menos intensa em certas desordens agudas.[4] A dor crônica associada aos distúrbios musculoesqueléticos e cardiovasculares torna-se mais frequente e, em alguns casos, mais intensa. O impacto da dor crônica no idoso não tem sido sistematicamente explorado principalmente para os longevos e para os frágeis.[4] Dados de estudos epidemiológicos descrevem que a prevalência de dor crônica em idosos pode chegar a 55%, após os 60 anos, e até 62%, após os 75 anos de idade.[5]

A dor orofacial pode ser definida como dor relacionada com a face ou a boca, o que abrange um conjunto de condições, incluindo dores associadas aos dentes e seus tecidos de suporte, disfunções temporomandibulares (DTM), dores neuropáticas e alguns tipos de cefaleias. Estas condições representam um desafio para o clínico, pois, muitas vezes, apresentam um padrão recorrente, persistente ou incapacitante, devido à complexa anatomia regional da face e da região da boca, e às dificuldades no diagnóstico e tratamento.[6] A dor orofacial é um problema comum que afeta pelo menos 10% da população adulta e 50% da população idosa.[7]

De Siqueira *et al.*[1] observaram uma alta prevalência (55,5%) de cefaleia e dor orofacial em adultos e idosos em um distrito de São Paulo (Brasil). A cefaleia foi mais prevalente nos idosos do que nos adultos, enquanto a dor facial foi numericamente, mas não estatisticamente, mais prevalente nos idosos (56,6%).

Em um estudo que avaliou 5.221 adultos e idosos acima de 46 anos (idade média de 55 anos) no Irã, a prevalência de dor orofacial foi de 11,2%. A síndrome da ardência bucal foi mais prevalente, seguida pela DTM e neuralgia do trigêmeo.[8]

Em uma amostra de 4.342 coreanos acima de 55 anos de idade, 42% relataram pelo menos um sintoma de dor orofacial, sendo os mais frequentes aqueles relacionados com dor dentária, feridas orais e dor articular. Os sintomas de dor articular, ardência bucal e dor de dente foram associados aos altos níveis de incapacidade.[6]

Em pessoas idosas, a dor orofacial afeta a qualidade de vida relacionada com a saúde oral,[9] e pode ser fator de risco para o desenvolvimento de sintomas depressivos.[10]

Dor dentária e DTM têm sido associadas à piora na qualidade de vida.[8] Embora a literatura aponte prevalência mais baixa de sintomas relacionados com a DTM nos idosos em comparação às pessoas mais jovens,[11,12] processos degenerativos nas articulações temporomandibulares (ATM) podem resultar em dor e limitações funcionais na mandíbula. Além disso, o edentulismo, o uso de próteses removíveis e o mau estado das próteses, condições comumente observadas entre os idosos, estão associados à maior incidência e intensidade de sinais e sintomas relacionados com a DTM.[13,14]

A xerostomia, uma condição comum em idosos, está relacionada com dificuldades na deglutição, mastigação e fala, sensação de queimação e dor nas glândulas salivares, impactando também na qualidade de vida.[8]

Dor em mucosa oral pode estar presente em pacientes com doenças inflamatórias, como líquen plano oral e estomatite aftosa recorrente, deficiências nutricionais, diabetes, malignidades hematológicas, e com infecções como candidíase ou herpes.[15] A prevalência de estomatite protética entre usuários de próteses dentárias varia de 15% a mais de 70%, sendo maior entre usuários idosos de próteses dentárias e entre mulheres.[16]

TIPOS DE DOR

A dor pode ser classificada de acordo com o tempo de evolução e patologia física (aguda ou crônica), por seu mecanismo fisiopatológico (nociceptiva, neuropática, nociplástica ou mista) ou pelo local de origem (somática, visceral, central, periférica) (Fig. 30-1).[17,18]

A dor aguda é geralmente causada por um dano tecidual identificável, tem início repentino e curso característico, e manifesta-se por um período relativamente curto (de minutos a semanas). A localização e a causa desse tipo de dor são identificadas mais facilmente e, em geral, o quadro resolve-se à medida que a lesão cicatriza. No entanto, pode tornar-se crônica caso não seja diagnosticada e controlada devidamente.[17,19,20] Se a dor persiste por mais de três a seis meses, passa a ser considerada crônica. A dor crônica pode ser consequência de uma lesão já curada, estendendo-se além do curso natural de cicatrização ou do curso da doença, ou pode ser resultante de uma condição crônica subjacente.[17] A dor crônica é mais prevalente no sexo feminino e entre os fatores de risco para o seu desenvolvimento estão envelhecimento, fatores ambientais, experiência prévia de dor e fatores psicológicos.[20,21] Por sua natureza complexa, a dor crônica normalmente requer uma assistência interdisciplinar e interprofissional.

Em relação ao mecanismo fisiopatológico, a dor crônica pode ser nociceptiva, quando originada por dano tecidual potencial ou real, e neuropática, quando causada por lesão ou doença do sistema nervoso somatossensorial.[17] A dor nociplástica ocorre por nocicepção alterada (plasticidade nociceptiva), sem danos tecidual real ou potencial, causando ativação dos nociceptores periféricos, e sem evidências de lesão no sistema somatossensorial,[17] como nos casos de fibromialgia e de síndrome do intestino irritável. Em alguns casos, a dor é causada por uma combinação de mais de um mecanismo fisiopatológico, sendo denominados estados mistos de dor, como na dor lombar crônica e na osteoartrite.[18]

De acordo com o local de origem, a dor nociceptiva pode ser somática ou visceral. A dor somática tem origem nos nociceptores de tecidos superficiais (mucosa, pele) ou profundos (músculos, ligamentos, articulações, ossos). A dor visceral surge de órgãos internos, mas geralmente é percebida em tecidos somáticos da parede do corpo que recebem a mesma inervação sensorial de um órgão interno.[21]

A dor neuropática é classificada como central ou periférica, dependendo da localização primária dos nervos danificados. Lesão da medula espinhal e a dor após acidente vascular cerebral são exemplos de dores neuropáticas centrais. Entre as dores neuropáticas periféricas, pode-se citar a neuralgia pós-herpética, radiculopatia lombar ou cervical e dor pós-operatória persistente.[21]

A dor é classificada ainda como primária, quando o local em que é sentida corresponde ao local de origem da dor, ou secundária, quando é sentida em um local diferente de sua origem. Quanto ao estímulo de origem, pode ser classificada como dor evocada, quando provocada por estímulo das estruturas neurais que inervam o local da dor, sendo geralmente proporcional ao estímulo, ou como dor espontânea, se acontece independentemente da ocorrência de um estímulo.[22]

DOR OROFACIAL
Classificação

A Classificação Internacional da Dor Orofacial (*International Classification of Orofacial Pain – ICOP*) foi proposta, em 2020, pelo Comitê de Classificação de Dor Orofacial e fornece uma descrição abrangente das condições de dor que afetam a região orofacial e critérios de diagnóstico para tais condições.[2] Trata-se de uma classificação hierárquica, na qual o nível de detalhamento do diagnóstico depende do uso pretendido, que propõe seis categorias principais para dores orofaciais (Quadro 30-1).

Adicionalmente, a ICOP propõe a avaliação psicossocial do paciente com dor orofacial.[2] São apresentados construtos e instrumentos de avaliação, em consonância com o modelo biopsicossocial de assistência e com as recomendações estabelecidas para os critérios diagnósticos para DTM (DC/TMD), para os principais fatores psicológicos associados às condições dolorosas, que incluem ansiedade, catastrofização, depressão, relato de sintomas físicos, medo e evitação. Entre os fatores sociais estão o acesso à assistência médica, o estigma e o apoio de familiares e amigos.

Diagnóstico

O processo de diagnóstico começa pela anamnese com a coleta de informações sobre o histórico médico e odontológico do paciente. Devem ser investigadas condições médicas preexistentes, revisão de sistemas, história familiar e social, cirurgias, medicamentos em uso, bem como o histórico de saúde bucal, tratamentos dentários prévios e problemas anteriores na região orofacial. A revisão dos sistemas deve ser completa, com ênfase particular nos sintomas de doenças neurológicas e musculoesqueléticas. Como os fatores psicológicos desempenham um papel importante em vários distúrbios da dor orofacial, conhecer a história familiar e social é importante para detectar se fatores como depressão, ansiedade e estresse estão presentes e se afetam, de alguma forma, a apresentação da dor.[23]

Em relação à queixa de dor, são fundamentais as informações sobre a localização, início e evolução, e as características da dor, que incluem a qualidade da dor, a frequência, a duração, a intensidade e sintomas concomitantes. Deve-se

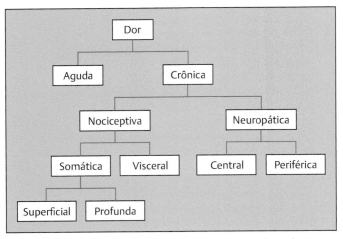

Fig. 30-1. Classificação da dor de acordo com o tempo de evolução e o mecanismo fisiopatológico.

CAPÍTULO 30 ■ DOR OROFACIAL EM ODONTOGERIATRIA

questionar o paciente sobre fatores agravantes, como a função mastigatória, ou atenuantes, como o uso de analgésicos e anti-inflamatórios.[22,24]

O exame clínico deve iniciar pelo exame extraoral, que inclui avaliação da face, da simetria facial, avaliação muscular e articular. O exame dos músculos por palpação bilateral pode direcionar o clínico para a fonte da dor, buscando identificar sensibilidade à palpação e irradiação da dor, pontos álgicos e pontos-gatilho, que referem a dor para regiões adjacentes. O exame das ATMs inclui a avaliação da função e a mobilidade, identificando problemas, como ruídos, limitações de movimento ou dor. O exame intraoral deve incluir tecidos moles, dentes, gengivas e língua, buscando sinais de inflamação, infecção, lesões, problemas dentários e outros achados relevantes. As glândulas salivares maiores devem ser palpadas para avaliação de sensibilidade e ordenhadas para verificação da liberação de saliva pelos ductos.[23]

Exames complementares devem ser indicados quando necessário, podendo incluir exames de imagem (radiografias, tomografia computadorizada, ressonância magnética e ultrassonografia), testes anestésicos de diagnóstico, exames laboratoriais, entre outros.[24]

A avaliação dos pares de nervos cranianos deve fazer parte do exame de um paciente com dor orofacial para descartar lesão do SNC, como tumor, aneurisma ou esclerose múltipla.[23] Se houver hipótese de dor orofacial neuropática, uma avaliação neurológica específica pode ser necessária para identificar possíveis causas, como neuralgia do trigêmeo. Em alguns casos, pode ser necessário envolver outros profissionais de saúde, como neurologistas, fisioterapeutas, médicos de dor e especialistas em dor orofacial.[22]

DESAFIOS PARA O DIAGNÓSTICO DE DOR EM IDOSOS

O processo diagnóstico e o tempo necessário para investigar a queixa de dor podem ser mais complexos para o paciente idoso.[25] O desafio para diagnóstico da dor orofacial e a identificação de potenciais causas deve-se a fatores como comunicação limitada, presença de comorbidades e possíveis complicações relacionadas com a idade.[1] Estes pacientes podem ter dificuldade em expressar sua dor, levando a erros de diagnóstico ou atraso no tratamento. Medicamentos prescritos para várias condições médicas (polifarmácia) podem contribuir para agravar a dor orofacial, ou mascará-la, dificultando o diagnóstico.

A dor pode estar associada a diversas doenças crônicas que necessitam de medicação contínua, aos estados emocionais (ansiedade e depressão) e aos distúrbios do sono. Algumas doenças sistêmicas apresentam fisiopatologias inflamatórias que estão associadas à sensibilização periférica e à redução dos limiares de dor, como artrite, doenças pulmonares, renais, digestivas, ósseas e doenças da coluna. O comprometimento emocional e do sono pode estar perpetuando as queixas de dor ou ser consequência delas.[1]

Por outro lado, Boggero et al.[26] observaram que, em níveis mais altos de intensidade da dor, os adultos mais velhos relataram menos interferência da dor nas funções sociais, recreativas, familiares e conjugais do que os mais jovens. Segundo os autores, seus resultados sugerem que os idosos são adeptos da manutenção do bem-estar psicológico diante da dor, sugerindo que eles também são capazes de manter as atividades diárias, apesar da dor. Em uma revisão sistemática, Dibello et al. [27] verificaram pouca evidência da associação entre dor dentária ou na boca e a fragilidade em idosos.

Cárie dentária, doença periodontal e infecções orais são frequentes em pessoas idosas e, se não tratadas, podem levar a dor intensa e desconforto na região orofacial. No estudo de Riley et al.,[28] a dor dentária foi o sintoma bucal mais prevalente em idosos (12,0%). Entretanto, alterações nos dentes associadas ao envelhecimento podem dificultar o diagnóstico de doenças odontogênicas, incluindo: o aumento da dentina secundária, promovendo atresia da câmara pulpar e canais radiculares; diminuição em número e tamanho dos odontoblastos; presença de dentina esclerótica; aumento de fibras colágenas maduras, especialmente na polpa radicular; e redução nos nervos e vasos sanguíneos.[29]

Existem instrumentos que podem auxiliar na quantificação da intensidade da dor, favorecendo o diagnóstico e o monitoramento do paciente. O paciente pode, de forma verbal (escala verbal), quantificar a experiência dolorosa usando frases que representam diferentes intensidades subjetivas de dor, como nenhuma dor, dor leve, dor moderada, dor forte, dor insuportável e a pior dor possível.[30]

A Escala Visual Analógica consiste em uma linha reta, de 10 cm, na qual o paciente marca um ponto entre as extremidades definidas como **sem dor** e **dor insuportável**. A distância medida entre as extremidades e a marca do paciente definirá o valor numérico para a intensidade de dor. Esta escala requer um maior nível da função cognitiva, e, por isso, pode ser inapropriada para indivíduos com baixa escolaridade ou com alterações cognitivas e visuais.[30]

Uma alternativa é a Escala de Faces para Adultos, que consiste em uma série de desenhos de faces expressando níveis progressivos de angústia. Esta escala pode ser indicada em indivíduos com baixo nível educacional, sem alterações cognitivas ou com alterações cognitivas leves, porém apresenta limitações quando utilizada em pacientes com alterações cognitivas graves.[30]

O uso das escalas de mensuração da dor pode ser limitado pela presença de alterações importantes nas habilidades cognitivas, sensório-perceptivas e motoras, que interferem na habilidade de comunicação e mensuração da dor. Nestes casos, a expressão da dor pode ocorrer de outras formas, como por isolamento social, confusão mental e apatia.[30]

DOR OROFACIAL EM IDOSOS COM DÉFICIT COGNITIVO OU DEMÊNCIA

Problemas de saúde bucal em indivíduos que não se expressam verbalmente podem impactar negativamente na qualidade de vida, uma vez que eles não conseguem comunicar sua dor e desconforto.[31] A frequência de idosos com demência que sofrem de dor orofacial é maior do que a dos idosos sem demência, o que, associado à deterioração das habilidades de comunicação verbal e a maior prevalência de doenças bucais, pode agravar o sofrimento.[31,32]

Delwel et al.[33] avaliaram a presença de dor orofacial e suas possíveis causas em idosos com Comprometimento Cognitivo Leve (CCL) ou demência. A dor orofacial foi relatada por um quarto (25,7%) dos participantes com CCL ou demência, que foram considerados capazes de apresentar um autorrelato confiável, enquanto não pôde ser determinada para pessoas com comprometimento cognitivo mais grave. Participantes com comprometimento cognitivo mais grave tinham significativamente menos dentes presentes, mais dentes com cáries coronárias e mais remanescentes de raízes dentárias. Quando o número de dentes com cárie coronal ou cárie radicular, o número de remanescentes de raízes dentárias e o número de úlceras foram combinados, condições orais dolorosas potenciais estavam presentes em 50,3% dos participantes.

Os profissionais devem buscar reconhecer sinais não verbais, como expressões paralinguísticas (grito, gemido), expressões faciais (franzir a testa, fazer caretas, arquear as sobrancelhas), posturas antálgicas e rubor.[30,34] Expressões faciais relacionadas com a dor orofacial são semelhantes em pessoas com ou sem comprometimento cognitivo e podem ser úteis no tratamento tanto de pacientes idosos cognitivamente intactos quanto daqueles com comprometimento cognitivo.[35] Além disso, uma relação de proximidade com os pacientes e a experiência em cuidar deles auxiliam na identificação da dor ou angústia, e os familiares podem contribuir para o processo de identificação da dor por meio de experiências e conhecimentos potencialmente diferentes daqueles usados pelos profissionais.[34]

Os cuidados com a saúde bucal devem fazer parte da rotina de cuidados de idosos institucionalizados, principalmente daqueles com demência, para melhorar a saúde bucal e diminuir o risco de desenvolver dor orofacial.[32]

ABORDAGEM PARA TRATAMENTO E MANEJO DA DOR

O manejo eficaz da dor orofacial em idosos requer uma abordagem multidisciplinar, desde o processo de diagnóstico até a definição do plano de tratamento e acompanhamento. Um plano personalizado de controle da dor envolvendo medicamentos, fisioterapia e intervenções comportamentais pode auxiliar no alívio da dor. Visitas regulares ao cirurgião-dentista para limpezas profiláticas, procedimentos restauradores e ajustes de próteses totais removíveis podem ajudar na detecção precoce e tratamento de problemas de saúde bucal e dor orofacial. Pacientes mais velhos devem ser informados sobre a importância da saúde bucal e buscar atendimento oportuno pode capacitá-los a lidar com a dor orofacial de maneira eficaz.

Em pacientes com dor crônica, é importante considerar fatores, como o curso natural das doenças, o retorno à média e a resposta placebo, que podem melhorar significativamente os sintomas de dor orofacial. Os clínicos precisam estar familiarizados com tais elementos, para poder utilizá-los durante o manejo das dores orofaciais.[36]

Em relação a pacientes com déficit cognitivo e demência, as equipes odontológicas devem buscar ativamente as opiniões daqueles que passam mais tempo com os pacientes para auxiliarem na avaliação e no planejamento do tratamento, mesmo que não compareçam às consultas. A educação das equipes de atendimento é altamente valiosa para melhorar a detecção da dor e incentivar o trabalho em equipe interdisciplinar e interprofissional.[34]

CONSIDERAÇÕES FINAIS

A dor orofacial é uma preocupação significativa que merece atenção e cuidados especializados, especialmente em Odontogeriatria. Reconhecer os desafios únicos enfrentados pelos idosos no diagnóstico e gerenciamento dessa condição é crucial para melhorar sua qualidade de vida geral. Detecção precoce, avaliação abrangente, abordagem multidisciplinar e planos de tratamento personalizados podem ajudar no manejo da dor orofacial.

REFERÊNCIAS BIBLIOGRÁFICAS

1. de Siqueira SR, Vilela TT, Florindo AA. Prevalence of headache and orofacial pain in adults and elders in a Brazilian community: an epidemiological study. Gerodontology. 2015;32(2):123-31.
2. Conti PCR, Gonçalves DADG, Conti ACDCF, et al. Classificação Internacional de Dor Orofacial (ICOP). 1a ed. Headache Medicine. 2022;13(1):3-97.
3. Raja SN, Carr DB, Cohen M, et al. The revised International Association for the Study of Pain definition of pain: concepts, challenges, and compromises. Pain. 2020;161(9):1976-82.
4. Harkins SW. Geriatric pain. Pain perceptions in the old. Clin Geriatr Med. 1996;12(3):435-59.
5. Zis P, Daskalaki A, Bountouni I, et al. Depression and chronic pain in the elderly: links and management challenges. Clin Interv Aging. 2017;12:709-20.
6. Chung JW, Kim JH, Kim HD, et al. Chronic orofacial pain among Korean elders: prevalence, and impact using the graded chronic pain scale. Pain. 2004;112(1-2):164-70.
7. Madland G, Newton-John T, Feinmann C. Chronic idiopathic orofacial pain: I: What is the evidence base? Br Dent J. 2001;191(1):22-4.
8. Derafshi R, Rezazadeh F, Ghapanchi J, et al. Prevalence of chronic orofacial pain in elderly patients referred to Shiraz Dental School from 2005 to 2017. Anesth Pain Med. 2019;9(6):e91182.
9. van de Rijt LJM, Stoop CC, Weijenberg RAF, et al. The influence of oral health factors on the quality of life in older people: A Systematic Review. Gerontologist. 2020;60(5):e378-e394.
10. Hanindriyo L, Yoshihara A, Takiguchi T, Miyazaki H. Chronic intra oral pain and depressive symptoms in Japanese community-dwelling elderly: A longitudinal study. Community Dent Health. 2018;35(2):102-8.
11. Carlsson GE, Ekbäck G, Johansson A, et al. Is there a trend of decreasing prevalence of TMD-related symptoms with ageing among the elderly? Acta Odontol Scand. 2014;72(8):714-20.
12. Prakash J, Ranvijay K, Devi LS, et al. Assessment of symptoms associated with temporomandibular dysfunction and bruxism among elderly population: An epidemiological survey. J Contemp Dent Pract. 2022;23(4):393-8.
13. Katyayan PA, Katyayan MK, Patel GC. Association of edentulousness and removable prosthesis rehabilitation with severity of signs and symptoms of temporomandibular disorders. Indian J Dent Res. 2016;27(2):127-36.
14. Oliveira HKC, Batista AFS, da Silva Costa IC, et al. Dor orofacial associada à disfunção temporomandibular em edêntulos: uma revisão integrativa. Archives of Health Investigation. 2023;12(4):577-83.
15. Shephard MK, Macgregor EA, Zakrzewska JM. Orofacial pain: a guide for the headache physician. Headache. 2014;54(1):22-39.
16. Gendreau L, Loewy ZG. Epidemiology and etiology of denture stomatitis. J Prosthodont. 2011;20(4):251-60.

17. Macedo BFS, Virgolino GL, Almeida JJP, et al. Anatomia e fisiopatologia da dor. In: Araújo M. Manual de avaliação e tratamento da dor. Belém: EDUEPA; 2020. p. 1-12.
18. Gebke KB, McCarberg B, Shaw E, et al. A practical guide to recognize, assess, treat and evaluate (RATE) primary care patients with chronic pain. Postgrad Med. 2023;135(3):244-53.
19. Hersh EV. Mecanismos da dor. In: Pertes RA, Gross SG. Tratamento clínico das disfunções temporomandibulares e da dor orofacial. São Paulo: Quintessence; 2005. p. 35-44.
20. Noroozian M, Raeesi S, Hashemi R, et al. The neglect issue in old people's life. Open Access Maced J Med Sci. 2018;6(9):1773-8.
21. Stanos S, Brodsky M, Argoff C, et al. Rethinking chronic pain in a primary care setting. Postgrad Med. 2016;128(5):502-15.
22. Okeson JP. Dores bucofaciais de Bell: tratamento clínico da dor bucofacial. 6a ed. São Paulo: Quintessence; 2006.
23. Stern I, Greenberg MS. Clinical assessment of patients with orofacial pain and temporomandibular disorders. Dent Clin North Am. 2013;57(3):393-404.
24. Pertes RA, Heir GM. Dor orofacial: diagnóstico diferencial. In: Pertes RA, Gross SG. Tratamento clínico das disfunções temporomandibulares e da dor orofacial. São Paulo: Quintessence; 2005. p. 297-313.
25. Clark GT, Minakuchi H, Lotaif AC. Orofacial pain and sensory disorders in the elderly. Dent Clin North Am. 2005;49(2):343-62.
26. Boggero IA, Geiger PJ, Segerstrom SC, Carlson CR. Pain intensity moderates the relationship between age and pain interference in chronic orofacial pain patients. Exp Aging Res. 2015;41(4):463-74.
27. Dibello V, Zupo R, Sardone R, et al. Oral frailty and its determinants in older age: a systematic review. Lancet Healthy Longev. 2021;2(8):e507-e520.
28. Riley JF, Ahern DK, Follick MJ. Chronic pain and functional impairment: assessing beliefs about their relationship. Arch Phys Med Rehabil. 1988;69(8):579-82.
29. Cox MO. The issues and challenges of orofacial pain in the elderly. Spec Care Dentist. 2000;20(6):245-9.
30. Andrade FA, Pereira LV, Sousa FAEF. Mensuração da dor no idoso: uma revisão. Rev Latino-Am Enfermagem. 2006;14(2):271-6.
31. Lauritano D, Moreo G, Della Vella F, et al. Oral health status and need for oral care in an aging population: A systematic review. Int J Environ Res Public Health. 2019;16(22):4558.
32. van de Rijt LJ, Feast AR, Vickerstaff V, et al. Prevalence and associations of orofacial pain and oral health factors in nursing home residents with and without dementia. Age Ageing. 2020;49(3):418-24.
33. Delwel S, Scherder EJA, de Baat C, et al. Orofacial pain and its potential oral causes in older people with mild cognitive impairment or dementia. J Oral Rehabil. 2019;46(1):23-32.
34. Geddis-Regan AR, Stewart M, Wassall RR. Orofacial pain assessment and management for patients with dementia: A meta-ethnography. J Oral Rehabil. 2019;46(2):189-99.
35. Hsu KT, Shuman SK, Hamamoto DT, et al. The application of facial expressions to the assessment of orofacial pain in cognitively impaired older adults. J Am Dent Assoc. 2007;138(7):963-1022.
36. Melis M, Di Giosia M, Colloca L. Ancillary factors in the treatment of orofacial pain: A topical narrative review. J Oral Rehabil. 2019;46(2):200-7.

ÍNDICE REMISSIVO

Entradas acompanhadas por um *f* ou *q* em itálico indicam figuras e quadros, respectivamente.

A

ABVD (Atividades Básicas da Vida Diária)
  avaliação das, 118*q*
Acesso
  endodôntico, 137
    no paciente idoso, 137
      considerações durante, 137, 139
Adaptação
  transtorno de, 63
    envelhecimento e, 63
Adenosina
  sono e, 208
AGA (Avaliação Geriátrica Ampla), 109
Ageusia
  e estado nutricional, 42
AH (Anti-Hipertensivos)
  manifestações bucais dos, 72
    atendimento odontológico e, 72
Álcool
  sono e, 206
Alerta
  da depressão, 28*q*, 30*q*
    para encaminhamento, 30*q*
      para avaliação neuropsicológica, 30*q*
    sintomas comuns como, 28*q*
Alimentação
  sono e, 207, 208
Alimento(s)
  impacto da ingestão de, 41
    na manutenção, 41
      dos tecidos orais, 41
Alteração(ões)
  implicações clínicas, 80, 81
    para a odontologia, 80, 81
      osteomioarticulares, 80
      posturais, 81
  na boca, 49
    e estruturas, 49
      uso de medicamento e, 49
  na percepção do paladar, 42
    e estado nutricional, 42
      ageusia, 42
      disgeusia, 42
      hipogeusia, 42
      perda do, 42
      redução do, 42
  no envelhecimento, 47
    farmacocinéticas, 47
      absorção, 47
      distribuição, 47
      eliminação, 48
      metabolismo, 48

farmacodinâmicas, 48
    fisiológicas, 47
  no fluxo salivar, 42
    e estado nutricional, 42
      hipossalivação, 42
      redução do, 42
      xerostomia, 42
  no idoso, 37
    cognitivas, 37-39
      dificuldades, 39
        estratégias de comunicação, 39
      transformações na, 38
        na cognição, 38
    sensoriais, 37-39
      dificuldades, 39
        estratégias de comunicação, 39
      transformações, 38
        na audição, 38
        na visão, 38
  no paciente geriátrico, 151-159
    lesões, 151, 156
      malignas, 156, 159*f*
      por trauma mecânico, 151
      potencialmente malignas, 156, 158*f*,
        159*f*
    na mucosa, 151-159
      de coloração, 151
      mucosite oral, 157*f*
    nas estruturas da cavidade oral,
      151-159
      da ATM, 152
      de língua, 152
    nas glândulas salivares, 151-159
    orais, 152, 154, 155
      em terapias antineoplásicas, 155
      em transplantes, 155
      ligadas, 154
        a hábitos, 154
        a parte neurológica, 154
      por alterações, 152
        autoimunes, 152
        sistêmicas, 152
      por condições, 154
        cognitivas, 154
        motoras, 154
    periapicais, 136
      diagnóstico das, 136
        considerações para, 136
    pulpares, 136
      diagnóstico das, 136
        considerações para, 136

Alzheimer
  sono e, 209
Amálgama
  tatuagem por, 151
    na mucosa oral, 151
Ambiente Hospitalar
  odontogeriatria no, 201-204
    delirium, 203
      importância da manutenção em, 203
        da HO, 203
        da saúde oral, 203
    internação, 202
      considerações odontológicas, 202
        hipofunção de glândulas salivares,
          202
        infecção nosocomial, 202
        lesões por pressão de dispositivos
          médicos, 202
Analgésico(s)
  idosos e, 50
Anamnese
  na avaliação global, 110
    do idoso, 110
Anestésico(s)
  locais, 50, 166
    idosos e, 50
    na cirurgia bucomaxilofacial, 166
      em odontogeriatria, 166
Ansiedade, 28
  controle da, 166
    na cirurgia bucomaxilofacial, 166
      em odontogeriatria, 166
  envelhecimento e, 64
  odontológica, 29
Antibiótico(s)
  idosos e, 49
Anticoagulante(s)
  orais, 75
    manejo dos, 75
      risco de sangramento e, 75
  uso de, 167
    na cirurgia bucomaxilofacial, 167
      em odontogeriatria, 167
AP (Angina *Pectoris*)
  atendimento odontológico e, 73
Aparelho(s) Protético(s)
  removíveis, 113
    avaliação dos, 113
APs (Antiagregantes Plaquetários)
  manejo dos, 76
    risco de sangramento e, 76
  uso em odontogeriatria de, 167
    na cirurgia bucomaxilofacial, 167

219

ÍNDICE REMISSIVO

Arritmia(s)
cardíacas, 72
atendimento odontológico e, 72
Aspecto(s)
do envelhecimento, 21-24, 33-35
biológicos 21-24
bases biológicas, 21-24
bases fisiológicas, 21-24
bases imunológicas, 21-24
como acontece, 21
o que muda com o, 22
por que acontece, 21
familiares, 33-35
estágio tardio da vida, 34
sociais, 33-35
alguns componentes, 33
Atendimento Odontológico
aspectos cardiológicos no, 71-77
impactantes, 71-77
arritmias cardíacas, 72
cardiopatia isquêmica, 72
EI, 74
HA, 71
risco, 75, 76
cirúrgico, 76
de sangramento por medicações,
75
contribuições ao, 27-30
da psicologia do envelhecimento, 27-30
estressores, 27
e saúde mental, 27
longevidade, 27
Cronos, 27
Kairós, 27
transtornos neurocognitivos, 29
velhices, 27-30
e interdisciplinaridade, 27-30
ATM (Articulação Temporomandibular)
alterações da, 150
no paciente geriátrico, 150
Audição
transformações da, 23, 38
no idoso, 38
senescentes, 23
Autoavaliação
do idoso, 120
questionário odontológico, 120q
Avaliação
ambiental, 119
autoavaliação, 120
da fragilidade, 119
da situação, 113
econômica, 113
estrutura familiar, 113
função social, 113
psicossocial, 113
do estado funcional, 117
ABVD, 118q
função física, 117
do estado mental, 114
função cognitiva, 114
lista de palavras, 114
do CERAD, 114
memória de figuras, 117
MEEM, 114, 115q
teste, 114, 116f
de fluência mental, 114

do relógio, 114, 116f
dos aparelhos protéticos, 113
removíveis, 113
extrabucal, 112
exame, 112
intrabucal, 112
exame, 112
neuropsicológica, 30q
encaminhamento para, 30q
alerta para, 30q
nutricional, 119
odontológica, 109
estratégias no processo da, 109
ambiente, 109
favorável, 109
seguro, 109
comunicação, 109
conduta do profissional, 109
psíquica, 117
função afetiva, 117
Avaliação Global
do idoso, 109-126
em odontologia, 109-126
ambiental, 119
anamnese, 110
aparelhos protéticos, 113
removíveis, 113
autoavaliação, 120
avaliação, 112
extrabucal, 112
intrabucal, 112
estado funcional, 117
ABVD, 118q
função física, 117
estado mental, 114
fluência mental, 114
função cognitiva, 114
lista de palavras do CERAD, 114
MEEM, 114, 115q
memória de figuras, 117
teste do relógio, 114, 116f
estratégias relevantes, 109
exame físico, 111
frequência respiratória, 112
PA, 112
sinais vitais, 111
temperatura, 111
exames complementares, 113
laboratoriais, 113
radiológico, 113
teste elétrico, 113
tomografia computadorizada, 113
fragilidade, 119
história médica, 111
atual, 111
familiar, 111
pregressa, 111
revisão dos sistemas, 111
história odontológica, 110
nutricional, 119
psíquica, 117
função afetiva, 117
queixa principal, 110
questionário de atividades
funcionais, 126
situação, 113
econômica, 113

estrutura familiar, 113
psicossocial, 113
sugestões, 122

B

Benzodiazepínico(s)
idosos e, 50
Boca
alterações na, 49
e estruturas, 49
uso de medicamento e, 49
lesões da, 156
potencialmente malignas, 156, 158f,
159f
apresentação clínica, 159f
características das, 158f
lesões na, 156
malignas, 156
CEC, 156
melanoma, 156
Brasil
1950-2100, 16f, 17f
grupos etários no, 17f
taxa de dependência no, 16f
de idosos, 16f
1999 a 2019, 15f
proporção de óbitos, 15f
após completar 80 anos, 15f
2019, 15f
número de homens, 15f
para cada 100 mulheres, 15f
expectativa de vida, 14f
2000-2060, 14f
aos 60, 14f
aos 70, 14f
aos 80, 14f
aos 90, 14f
idoso no, 104
saúde bucal do, 104
sorridente, 104
programa, 104
ESB, 105

C

Café
sono e, 208
Canal
preparo do, 139
no paciente idoso, 139
considerações durante, 139
Câncer
características no, 185q
bucais, 185q
gerais, 185q
sono e, 209
Candidíase
alterações orais por, 152
no paciente geriátrico, 152
subtipos da, 153f
tratamento, 153f
Cardiopatia
isquêmica, 72
atendimento odontológico e, 72
AP, 73
dispositivos cardíacos, 73
IC, 73
IM, 73

Cárie
de irradiação, 155
alterações orais e, 155
Cárie Dentária, 42, 129-132
abordagem profissional, 131
manejo das lesões, 131
intervenções não invasivas, 131
técnicas estauradoras, 131
minimamente invasivas, 131
cuidados preventivos, 130
orientações sobre, 130
ao paciente, 130
aos cuidadores, 130
de raiz, 130
características, 130
forma primária em idosos, 130
decisão clínica, 129-132
diagnóstico, 130
dieta, 129
e estado nutricional, 42
em idosos, 98
epidemiologia, 98
manejo em idosos, 129-132
saliva, 129
Cavidade Bucal
lesões malignas em, 159*f*
apresentação clínica, 159*f*
mandíbula, 43*f*
língua elevada, 43*f*
maxila, 43*f*
língua estendida, 43*f*
transformações na, 24
senescentes, 24
Cavidade Oral
trauma em, 151*q*
lesões relacionadas com, 151*q*
CCL (Comprometimento Cognitivo Leve)
envelhecimento e, 65
CCS (Comprometimento Cognitivo Subjetivo)
envelhecimento e, 65
CD (Cirurgião-Dentista)
apresentação para, 43
do instrumento da MAN, 43
noções básicas para, 1-94
de geriatria e gerontologia, 1-94
a morada da velhice, 3-6
aspectos do envelhecimento, 21-24, 33-35
biológicos 21-24
familiares, 33-35
sociais, 33-35
atendimento odontológico, 71-77
aspectos cardiológicos no, 71-77
comunicação com o idoso, 37-40
estratégias de, 37-40
técnicas de, 37-40
desordens no idoso, 79-83
funcionais, 79-83
posturais, 79-83
envelhecimento, 47-50, 63-68
desordens neuropsiquiátricas e, 63-68
farmacologia e, 47-50
nutrição, 41-45
e saúde bucal, 41-45
paciente idoso, 53-60, 85-89

doenças crônico-degenerativas do, 53-60
equipe multiprofissional, 85-89
síndromes geriátricas do, 53-60
prática do odontogeriatra, 91-94
importância da empatia na, 91-94
transição no Brasil, 7-18
demográfica, 7-18
epidemiológica, 7-18
velhices e interdisciplinariedade, 27-30
CEC (Carcinoma Espinocelular)
na boca, 156
na cavidade oral, 159*f*
CERAD (*Consortium to Establish a Registry for Alzheimer's Disease*)
lista de palavras do, 114
Ciclo
circadiano, 206
alteração do, 207
Cirurgia e Traumatologia Bucomaxilofacial
em odontogeriatria, 165-172
DA, 165
diabetes, 165
doenças, 165, 166
cardiovasculares, 165
respiratórias, 166
infecções urinárias, 166
anestésicos locais, 166
controle da ansiedade, 166
exames laboratoriais prévios, 167
prevenção da EI, 168
profilaxia antibiótica, 167
uso de medicamentos, 167
anticoagulantes, 167
AP, 167
inapropriados, 167
mal de Parkinson, 166
neoplasias malignas, 166
osteoporose, 166
Clearance
de creatinina, 23*f*
Clínica Odontológica
e paciente idoso, 95-213
avaliação global, 109-126
em odontologia, 109-126
cárie dentária, 129-132
decisão clínica, 129-132
manejo em idosos, 129-132
considerações, 135-140, 161-164
endodônticas, 135-140
sobre tratamento protético, 161-164
doenças bucais, 97-100
epidemiologia das, 97-100
OD, 189-193
odontogeriatria, 165-172, 175-180, 183-188, 195-198, 201-210, 213-216
cirurgia bucomaxilofacial em, 165-172
com ênfase em CPs, 183-188
dor orofacial em, 213-216
implantodontia na, 175-180
interface com, 195-198
no ambiente hospitalar, 201-210
odontologia do sono aplicada à, 205-210
teleodontologia com, 195-198

traumatologia bucomaxilofacial em, 165-172
periodontia, 143-148
e envelhecimento humano, 143-148
principais alterações, 151-159
na mucosa, 151-159
nas estruturas da cavidade oral, 151-159
nas glândulas salivares, 151-159
principais manifestações, 151-159
na mucosa, 151-159
nas estruturas da cavidade oral, 151-159
nas glândulas salivares, 151-159
saúde bucal, 103-106
promoção de, 103-106
Cognição
comprometimento da, 163
próteses dentárias e, 163
transformações na, 38
no idoso, 38
Coloração
alterações de, 151
na mucosa oral, 151
pigmentadas, 151
melânica, 152
nevos, 151
por medicamentos, 151
tatuagem por amálgama, 151
vasculares, 152
equimoses, 152
hemangioma, 152
petéquias, 152
varizes linguais, 152
Complicação(ões)
em implantodontia, 179
geriátrica, 179
Componente(s)
do envelhecimento, 33
sociais, 33
Composição
corpórea, 23
transformações da, 23
senescentes, 23
Comprometimento
multissensorial, 79
implicações clínicas, 79
para a odontologia, 79
Comunicação
com o idoso, 37-40
estratégias de, 37-40
pessoas com dificuldades, 39
cognitivas, 39
sensoriais, 39
saúde bucal e, 37
técnicas de, 37-40
alterações no, 37
cognitivas, 37
sensoriais, 37
Condição(ões)
alterações ligadas às, 154
orais, 154
cognitivas, 154
motoras, 154
Confusão
mental, 48
uso de medicamento e, 48

ÍNDICE REMISSIVO

Consideração(ões)
  na implantodontia geriátrica, 175, 176
    pré-cirúrgicas, 175
    protéticas, 176
  sobre tratamento protético, 161-164
    em paciente idoso, 161-164
      planejamento, 161
        tomada de decisão no, 161
      por que reabilitar, 161
      uso de próteses dentárias, 163
      casos especiais, 163
Consideração(ões) Endodôntica(s)
  no paciente idoso, 135-140
    durante, 137, 139
      acesso endodôntico, 137
      preparo do canal, 139
    para diagnóstico das alterações, 136
      periapicais, 136
      pulpares, 136
    sobre reparo, 139
    tratamento endodôntico, 136, 138*f*, 140*q*
      orientações clínicas, 140*q*
    planejamento do, 136
Controle
  da ansiedade, 166
    na cirurgia bucomaxilofacial, 166
      em odontogeriatria, 166
Corpo
  morada da velhice, 3-6
    existência, 3
      limites da, 3
      virtualidades da, 3
CPs (Cuidados Paliativos)
  idosos em, 187*f*
    tratamento odontológico de, 187*f*
      tomada de decisão do, 187*f*
  odontogeriatria com ênfase em, 183-188
    abordagem odontológica, 185*q*
      tipos de, 185*q*
    conceitos, 183
    odontologia em, 184
    princípios, 183
    relação interdisciplinar, 183
    senilidade e, 184
      olhar diferenciado, 184
Creatinina
  clearance de, 23*f*
Crise
  hipertensiva, 72
    atendimento odontológico e, 72
Cuidado
  morada da velhice e, 3-6
    cuidar, 4
      expressão da alteridade, 4
      sentido para a vida, 4
Cuidar
  expressão da alteridade, 4
  sentido para a vida, 4

D

DA (Demência de Alzheimer)
  envelhecimento e, 66
    estágio, 66
      leve, 66
      moderado, 66
    exames complementares, 67

    fases clínicas, 66
      de CCL, 66
      pré-clínica, 66
      forma grave, 66
      tratamento, 67
DA (Doença de Alzheimer)
  odontogeriatria e, 165
    cirurgia bucomaxilofacial em, 165
Delirium
  o ambiente hospitalar, 203
Demência
  envelhecimento e, 65
    DA, 66
    evolução, 65*f*
    outras, 67
    prevenção, 67
    prevalência de, 15*f*
      em São Paulo, 15*f*
Depressão, 28
  alerta da, 28*q*
    sintomas comuns como, 28*q*
Desafio(s)
  da saúde bucal, 143-148
    na longevidade, 143-148
Desordem(ns)
  no idoso, 79-83
    funcionais, 79-83
      alterações osteomioarticulares, 80
      comprometimento multissensorial, 79
      distúrbios da marcha, 81
      dor, 80
    implicações clínicas, 79-83
      para a odontologia, 79-83
    posturais, 79-83
      alterações, 81
      distúrbios da marcha, 81
      DTM, 82
      quedas, 82
Desordem(ns) Neuropsiquiátrica(s)
  e envelhecimento, 63-68
    ansiedade, 64
    parkinsonismo, 67
    transtornos, 63
      ansiosos, 64
      bipolar, 64
      cognitivos, 65
        CCL, 65
        CCS, 65
        demência, 65
        evolução, 65*f*
      de adaptação, 63
      depressivos, 64
      psicóticos, 64
      prevenção, 67
Diabetes
  odontogeriatria e, 165
    cirurgia bucomaxilofacial em, 165
  sono e, 209
Diabetes Melito
  alterações orais por, 153
    no paciente geriátrico, 153
Diabetes *Mellitus*
  paciente idoso, 58
Dieta
  cárie dentária e, 129

Disfagia
  tratamento da, 163
    próteses dentárias e, 163
Disgeusia
  e estado nutricional, 42
Dispositivo(s) Cardíaco(s)
  atendimento odontológico e, 73
    desfibriladores, 73
    marca-passo, 73
    ressincronizadores, 73
Distúrbio(s)
  da marcha, 81
    implicações clínicas, 81
      para a odontologia, 81
  do sono, 205, 209
    intervenção odontológica nos, 209
      HS, 209
      SAOS, 209
        e ronco, 209
DNA
  reparação do, 22
    teoria da, 22
      no envelhecimento, 22
Doença(s)
  cardiovasculares, 208
    sono e, 208
  crônico-degenerativas, 56-60
    do paciente idoso, 53-60
      fragilidade, 56, 57
        ciclo da, 57*f*
      principais, 56
        diabetes *mellitus*, 58
        OA, 60
        osteoporose, 59
        sarcopenia, 56, 58
        SARC-F, 59*q*
  neurodegenerativas, 185*q*
    características nas, 185*q*
      bucais, 185*q*
      gerais, 185*q*
  odontogeriatria e, 165, 166
    cirurgia bucomaxilofacial em, 165, 166
    cardiovasculares, 165
    respiratórias, 165
  periodontal, 41, 98, 144, 145
    comprometimento sistêmico e, 145
    e estado nutricional, 41
    em idosos, 98
      epidemiologia, 98
    no idoso, 144, 145*q*, 147
      tratamento da, 147
    nova classificação das, 144*q*
Doença(s) Bucal(is)
  epidemiologia das, 97-100
    em idosos, 97-100
      definição, 97
      conceitos em, 97
      cárie dentária, 98
      periodontal, 98
      edentulismo, 99
Dor
  implicações clínicas, 80
    para a odontologia, 80
  orofacial, 213-216
    em odontogeriatria, 213-216
      abordagem da, 216
      para manejo da, 216

ÍNDICE REMISSIVO

para tratamento, 216
classificação, 216
diagnóstico, 216
desafios, 215
no paciente idoso, 213
com déficit cognitivo, 215
com demência, 215
tipos de, 214
DTM (Distúrbios Temporomandibulares)
relação com a postura, 82
implicações clínicas, 82
para a odontologia, 82

E
Edentulismo
em idosos, 99
epidemiologia, 99
EH (Emergência Hipertensiva)
situações clínicas de, 72*q*
EI (Endocardite Infecciosa)
atendimento odontológico e, 74
prevenção da, 168
profilaxia para, 168
bacteriana, 168
profilaxia da, 74*q*
e procedimentos dentários, 74*q*
situações de risco para, 74*q*
clínicas, 74*q*
profilaxia, 74*q*
Empatia
na prática do odontogeriatra, 91-94
importância da, 91-94
particularidades da, 92
trabalhando habilidades, 92
Envelhecimento
aspectos do, 21-24, 33-35
biológicos 21-24
bases biológicas, 21-24
bases fisiológicas, 21-24
bases imunológicas, 21-24
como acontece, 21
o que muda com o, 22
por que acontece, 21
familiares, 33-35
estágio tardio da vida, 34
sociais, 33-35
alguns componentes, 33
como se define, 21
senescência, 21
conceito de, 21
desordens neuropsiquiátricas e, 63-68
ansiedade, 64
parkinsonismo, 67
transtornos, 63
ansiosos, 64
bipolar, 64
cognitivos, 65
CCL, 65
CCS, 65
demência, 65
evolução, 65*f*
de adaptação, 63
depressivos, 63
prevenção, 67
psicóticos, 64
farmacologia e, 47-50
alterações, 47

farmacocinéticas, 47
absorção, 47
distribuição, 47
eliminação, 48
metabolismo, 48
farmacodinâmicas, 48
fisiológicas, 47
medicamentos, 49
frequentemente prescritos, 49
analgésicos, 49
anestésicos locais, 50
antibióticos, 49
benzodiazepínicos, 50
prescrição médica, 48
revisão da, 48
uso de medicamentos, 48
riscos associados, 48
alterações na boca, 49
confusão mental, 49
de quedas, 48
feminização do, 15
psicologia do, 27-30
contribuições ao atendimento
odontológico, 27-30
estressores, 27
e saúde mental, 27
longevidade, 27
Cronos, 27
Kairós, 27
transtornos neurocognitivos, 29
teorias do, 21
da glicosilação, 21, 22*f*
da instabilidade genômica, 22
da reparação do DNA, 22
do estresse oxidativo, 21
dos radicais livres, 21, 22*f*
transformações senescentes, 22
audição, 23
cavidade bucal, 24
composição corpórea, 23
sistema, 22-24
cardiovascular, 22
digestivo, 23
endócrino, 23
imunológico, 24
neurológico, 24
osteoarticular, 23
renal, 23
respiratório, 23
visão, 23
Envelhecimento Humano
periodontia e, 143-148
desafios da saúde bucal, 143-148
na longevidade, 143-148
doença periodontal, 144, 145
comprometimento sistêmico e, 145
no idoso, 144, 145*q*
nova classificação das, 144*q*
tratamento da, 147
periodonto e o, 143
Epidemiologia
das doenças bucais, 97-100
em idosos, 97-100
cárie dentária, 98
conceitos em, 97
definição, 97
edentulismo, 99

periodontal, 98
Equimose(s)
alterações de coloração por, 152
na mucosa oral, 152
Equipe Multiprofissional
no atendimento, 85-89
ao paciente idoso, 85-89
definições, 86
fatores que afetam a, 87
formação da, 87
integração da, 88
ESB (Equipes de Saúde Bucal)
no programa Brasil sorridente, 105
Espaço(s)
desdentados, 176
unitários, 176
reabilitação de, 176
Estabilização
de próteses, 177, 178
parciais removíveis, 177
com implantes, 177
totais, 178
Estado Funcional
avaliação do, 117
no idoso, 117
função física, 117
Estado Mental
do idoso, 114
avaliação do, 114
função cognitiva, 114
lista de palavras, 114
do CERAD, 114
MEEM, 114, 115*q*
teste, 114, 116*f*, 117
de fluência mental, 114
de memória de figuras, 117
do relógio, 114, 116*f*
Estado Nutricional
manutenção do, 41
impacto na, 41
das condições de saúde bucal, 41
Estratégia(s)
de comunicação, 39
para pessoas com dificuldades, 39
cognitivas, 39
sensoriais, 39
educativas, 105
na promoção, 105
de saúde bucal, 105
no processo, 109
da avaliação odontológica, 109
ambiente, 109
favorável, 109
seguro, 109
comunicação, 109
conduta do profissional, 109
Estresse
oxidativo, 21
teoria do, 21
no envelhecimento, 21
Estressor(e)
e saúde mental, 27
ansiedade, 28
odontológica, 29
depressão, 28
Estrutura(s)
da cavidade oral, 151-159

no paciente geriátrico, 151-159
    alterações nas, 151-159
    mudanças nas, 151-159
Exame(s)
  de saúde bucal, 42
    orientação para, 42
      para nutricionistas, 42
      para profissionais de saúde, 42
  laboratoriais prévios, 167
    em odontogeriatria de, 167
      na cirurgia bucomaxilofacial, 167
  na avaliação do idoso, 111
    complementares, 113
      laboratoriais, 113
      radiológico, 113
      teste elétrico, 113
      tomografia computadorizada, 113
    físico, 111
      frequência respiratória, 112
      PA, 112
      sinais vitais, 111
      temperatura, 111
Exercício(s)
  físicos, 207, 208
    e sono, 207, 208
Existência
  limites da, 3
  virtualidades da, 3
Expectativa de Vida
  Brasil, 2000-2060, 14f
    aos 60, 14f
    aos 70, 14f
    aos 80, 14f
    aos 90, 14f

F

Falência(s)
  orgânicas, 185q
    características nas, 185q
      bucais, 185q
      gerais, 185q
Família(s)
  estágio tardio da vida, 34
Farmacologia
  e envelhecimento, 47-50
    alterações, 47
      farmacocinéticas, 47
        absorção, 47
        distribuição, 47
        eliminação, 48
        metabolismo, 48
      farmacodinâmicas, 48
      fisiológicas, 47
    medicamentos, 49
      frequentemente prescritos, 49
        analgésicos, 50
        anestésicos locais, 50
        antibióticos, 49
        benzodiazepínicos, 50
    prescrição médica, 48
      revisão da, 48
    uso de medicamentos, 48
      riscos associados, 48
        alterações na boca, 49
        confusão mental, 49
        de quedas, 48

Fecundidade
  caiu, 9
    1980 a 2000, 9
  taxa de, 10f
    1950-2100, 10f
Feminização
  do envelhecimento, 15
Figura(s)
  memória de, 117
    teste de, 117
      no idoso, 117
Fluxo Salivar
  e estado nutricional, 42
    alterações no, 42
      hipossalivação, 42
      redução do, 42
      xerostomia, 42
Formulário
  da MAN, 45q
Fragilidade
  do idoso, 119
    avaliação da, 119
  paciente idoso, 56, 57
    ciclo da, 57f
FRAIL (*Fatigue, Resistance, Ambulation, Illnesses, Loss of weight*)
  escala, 53q
    versão brasileira, 53q
Frequência Respiratória
  no exame físico, 112
    do idoso, 112

G

Ganho de Peso
  sono e, 209
Geriatria
  noções básicas de, 1-94
    para CD, 1-94
      a morada da velhice, 3-6
      aspectos do envelhecimento, 21-24, 33-35
        biológicos 21-24
        familiares, 33-35
        sociais, 33-35
      atendimento odontológico, 71-77
        aspectos cardiológicos no, 71-77
      comunicação com o idoso, 37-40
        estratégias de, 37-40
        técnicas de, 37-40
      desordens no idoso, 79-83
        funcionais, 79-83
        posturais, 79-83
      envelhecimento, 47-50, 63-68
        desordens neuropsiquiátricas e, 63-68
        farmacologia e, 47-50
      nutrição, 41-45
        e saúde bucal, 41-45
      paciente idoso, 53-60, 85-89
        doenças crônico-degenerativas do, 53-60
        equipe multiprofissional, 85-89
        síndromes geriátricas do, 53-60
      prática do odontogeriatra, 91-94
        importância da empatia na, 91-94
      transição no Brasil, 7-18
        demográfica, 7-18

epidemiológica, 7-18
  velhices e interdisciplinaridade, 27-30
Gerontologia
  noções básicas de geriatria, 1-94
    para CD, 1-94
      a morada da velhice, 3-6
      aspectos do envelhecimento, 21-24, 33-35
        biológicos, 21-24
        familiares, 33-35
        sociais, 33-35
      atendimento odontológico, 71-77
        aspectos cardiológicos no, 71-77
      comunicação com o idoso, 37-40
        estratégias de, 37-40
        técnicas de, 37-40
      desordens no idoso, 79-83
        funcionais, 79-83
        posturais, 79-83
      envelhecimento, 47-50, 63-68
        desordens neuropsiquiátricas e, 63-68
        farmacologia e, 47-50
      nutrição, 41-45
        e saúde bucal, 41-45
      paciente idoso, 53-60, 85-89
        doenças crônico-degenerativas do, 53-60
        equipe multiprofissional, 85-89
        síndromes geriátricas do, 53-60
      prática do odontogeriatra, 91-94
        importância da empatia na, 91-94
      transição no Brasil, 7-18
        demográfica, 7-18
        epidemiológica, 7-18
      velhices e interdisciplinaridade, 27-30
Glândula(s)
  salivares, 149-157, 202
    hipofunção de, 202
      por medicamentos, 202
    no paciente geriátrico, 151-159
      alterações nas, 151-159
      mudanças nas, 151-159
Glicosilação
  teoria da, 21, 22f
    no envelhecimento, 21, 22f
Grupo(s) Etário(s)
  no Brasil, 17f
    1950-2100, 17f

H

HA (Hipertensão Arterial), 71q
  atendimento odontológico e, 71
    AH, 72
      manifestações bucais dos, 72
    crise hipertensiva, 72
Hábito(s)
  alterações ligadas a, 154
    orais, 154
Hemangioma
  alterações de coloração por, 152
    na mucosa oral, 152
Herpes Simples
  alterações orais por, 152
    no paciente geriátrico, 152

ÍNDICE REMISSIVO

Herpes-Zóster
  alterações orais por, 155
    no paciente geriátrico, 155
Hipnograma
  de sono normal, 206f
    absono, 206f
Hipofunção
  de glândulas salivares, 202
    por medicamentos, 202
      na internação hospitalar, 202
Hipogeusia
  e estado nutricional, 42
Hipossalivação
  e estado nutricional, 42
História
  na avaliação do idoso, 110
    médica, 111
      atual, 111
      familiar, 111
      pregressa, 111
      revisão dos sistemas, 111
    odontológica, 110
      atual, 110
      pregressa, 110
HO (Higiene Oral), 201
  manutenção da, 203
    em ambiente hospitalar, 203
    importância da, 203
Homem(ns)
  número de, 15f
    para cada 100 mulheres, 15f
    Brasil, 2019, 15f
Hora(s)
  de sono, 207f
    versus idade, 207f
HS (Higiene do Sono), 209
HSV (Herpes-vírus Simples)
  fase bolhosa, 152f

I

Iatrogenia
  paciente idoso, 56
IC (Insuficiência Cardíaca), 71
  atendimento odontológico e, 73
  classificação da, 73q
    funcional, 73q
Idade
  horas de sono versus, 207f
Idoso(s)
  alterações no, 37
    cognitivas, 37, 38
      transformações na, 38
        na cognição, 38
    sensoriais, 37-39
      transformações, 38
        na audição, 38
        na visão, 38
  avaliação global do, 109-126
    em odontologia, 109-126
      ambiental, 119
      anamnese, 110
      aparelhos protéticos, 113
        removíveis, 113
      autoavaliação, 120
      avaliação, 112
        extrabucal, 112
        intrabucal, 112

estado funcional, 117
  ABVD, 118q
  função física, 117
estado mental, 114
  fluência mental, 114
  função cognitiva, 114
  lista de palavras do CERAD, 114
  MEEM, 114, 115q
  memória de figuras, 117
  teste do relógio, 114, 116f
estratégias relevantes, 109
exame físico, 111
  frequência respiratória, 112
  PA, 112
  sinais vitais, 111
  temperatura, 111
exames complementares, 113
  laboratoriais, 113
  radiológico, 113
  teste elétrico, 113
  tomografia computadorizada, 113
fragilidade, 119
história médica, 111
  atual, 111
  familiar, 111
  pregressa, 111
  revisão dos sistemas, 111
história odontológica, 110
nutricional, 119
psíquica, 117
  função afetiva, 117
queixa principal, 110
questionário de atividades
  funcionais, 126
situação, 113
  econômica, 113
  estrutura familiar, 113
  psicossocial, 113
sugestões, 122
comunicação com o, 37-40
  estratégias de, 37-40
    pessoas com dificuldades, 39
      cognitivas, 39
      sensoriais, 39
    saúde bucal e, 37
  técnicas de, 37-40
    alterações no, 37
      cognitivas, 37
      sensoriais, 37
desordens no, 79-83
  funcionais, 79-83
    alterações osteomioarticulares, 80
    comprometimento multissensorial, 79
    distúrbios da marcha, 81
    dor, 80
  implicações clínicas, 79-83
    para a odontologia, 79-83
  posturais, 79-83
    alterações, 81
    distúrbios da marcha, 81
    DTM, 82
    quedas, 82
doenças bucais em, 97-100
  epidemiologia das, 97-100
    cárie dentária, 98
    conceitos em, 97

definição, 97
edentulismo, 99
periodontal, 98
medicamentos prescritos para, 49
  frequentemente, 49
    analgésicos, 50
    anestésicos locais, 50
    antibióticos, 49
    benzodiazepínicos, 50
muito idosos, 13
octogenários, 14f
  na população brasileira, 14f
    1950-2100, 14f
onda de, 10
  2000 a 2020, 10
proporção de, 13f
  na população brasileira, 13f
    1950-2100, 13f
saúde bucal em, 103-106
  promoção de, 103-106
    componentes da, 103f
    estratégias educativas, 105
    no Brasil, 104
    perspectivas futuras, 106
    programa Brasil sorridente, 104
      ESB, 105
sono no, 207
  ciclo circadiano, 207
    alteração do, 207
  fragmentação do, 207
  profundo NREM, 207
  recessão do, 207
taxa de dependência de, 16f
  no Brasil, 16f
    1950-2100, 16f
IM (Infarto do Miocárdio), 71
  atendimento odontológico e, 73
Imobilismo
  paciente idoso, 55
Impacto
  na manutenção, 41
    do estado nutricional, 41
      das condições de saúde bucal, 41
    dos tecidos orais, 41
    da ingestão de alimentos, 41
Implante(s)
  de elementos pilares, 177
  de próteses removíveis, 177
    substituição por, 177
  dentários, 175q
    tratamento com, 175q
      implementação de, 175q
      prognóstico de, 175q
Implantodontia
  na odontogeriatria, 175-180
    complicações, 179
    considerações, 175, 176
      pré-cirúrgicas, 175
      protéticas, 176
    espaços desdentados, 176
      reabilitação de, 176
    estabilização de próteses, 177, 178
      parciais removíveis, 177
        com implantes, 177
      totais, 178
    gerenciamento de riscos, 179

226 ÍNDICE REMISSIVO

Incapacidade
no paciente idoso, 54, 56
cognitiva, 54
comunicativa, 56
Incontinência
paciente idoso, 55
Infecção(ões)
nosocomial, 202
na internação hospitalar, 202
considerações odontológicas, 202
oportunistas, 156
alterações orais e, 156
Infecção(ões) Urinária(s)
odontogeriatria e, 166
cirurgia bucomaxilofacial em, 166
anestésicos locais, 166
controle da ansiedade, 166
exames laboratoriais prévios, 167
prevenção da EI, 168
profilaxia antibiótica, 167
uso de medicamentos, 167
anticoagulantes, 167
AP, 167
inapropriados, 167
Ingestão
de alimentos, 41
impacto da, 41
na manutenção dos tecidos orais, 41
Insônia, 209
Instabilidade
genômica, 22
teoria da, 22
no envelhecimento, 22
postural, 54
no paciente idoso, 54
Insuficiência
familiar, 56
paciente idoso, 56
Interdisciplinaridade
velhices e, 27-30
estressores, 27
e saúde mental, 27
longevidade, 27
Cronos, 27
Kairós, 27
psicologia do envelhecimento, 27-30
contribuições ao atendimento
odontológico, 27-30
transtornos neurocognitivos, 29
caso clínico, 30
Interface
com odontogeriatria, 195-198
Internação
do paciente idoso, 201
hospitalar, 202
considerações odontológicas, 202
hipofunção de glândulas salivares,
202
infecção nosocomial, 202
lesões por pressão de dispositivos
médicos, 202
Intestino
sono e, 209
Irradiação
cárie de, 155
alterações orais e, 155

L

Lesão(ões)
de cárie, 131
manejo das, 131
intervenções não invasivas, 131
técnicas restauradoras, 131
minimamente invasivas, 131
malignas, 156, 159*f*
em cavidade bucal, 159*f*
apresentação clínica, 159*f*
na boca, 156
CEC, 156
melanoma, 156
na mucosa bucal, 42
e estado nutricional, 42
por pressão, 202
de dispositivos médicos, 202
em UTI, 202
por trauma, 151
em cavidade oral, 151*q*
mecânico, 151
reacionais, 151
potencialmente malignas, 156, 158*f*, 159*f*
apresentação clínica, 159*f*
características das, 158*f*
da boca, 156
Língua
alterações de, 152
no paciente geriátrico, 1502
possíveis, 152*q*
elevada, 43*f*
mandíbula, 43*f*
estendida, 43*f*
maxila, 43*f*
Líquen Plano
alterações orais por, 153
no paciente geriátrico, 153
Lista
de palavras, 114
do CERAD, 114
Longevidade
Cronos, 27
Kairós, 27
saúde bucal na, 143-148
desafios da, 143-148
Lúpus Eritematoso
alterações orais por, 153
no paciente geriátrico, 153
Luz
sono e, 206

M

Mal de Parkinson
odontogeriatria e, 166
cirurgia bucomaxilofacial em, 166
MAN (Miniavaliação Nutricional), 41
apresentação da, 43
para cirurgiões-dentistas, 43
para profissionais de saúde, 43
formulário da, 45*q*
Mandíbula
língua elevada, 43*f*
Manifestação(ões)
no paciente geriátrico, 151-159
lesões, 151, 156
malignas, 156, 159*f*

por trauma mecânico, 151
potencialmente malignas, 156, 158*f*,
159*f*
na mucosa, 151-159
de coloração, 151
mucosite oral, 157*f*
nas estruturas da cavidade oral,
151-159
da ATM, 152
de língua, 152
nas glândulas salivares, 151-159
orais, 152, 154, 155
em terapias antineoplásicas, 155
em transplantes, 155
ligadas, 154
a hábitos, 154
a parte neurológica, 154
por alterações, 152
autoimunes, 152
sistêmicas, 152
por condições, 154
cognitivas, 154
motoras, 154
Manutenção
da saúde oral, 203
em ambiente hospitalar, 203
importância da, 203
impacto na, 41
do estado nutricional, 41
das condições de saúde bucal, 41
dos tecidos orais, 41
da ingestão de alimentos, 41
Marcha
distúrbios da, 81
implicações clínicas, 81
para a odontologia, 81
Maxila
língua estendida, 43*f*
Maxilar(es)
osteonecrose dos, 170
por uso de medicamentos, 170
Medicação(ões)
risco de sangramento por, 75
atendimento odontológico e, 75
anticoagulantes orais, 75
APs, 76
Medicamento(s)
envelhecimento e, 48
riscos associados ao uso de, 48
alterações na boca, 49
confusão mental, 49
de quedas, 48
frequentemente prescritos, 49
para idosos, 49
analgésicos, 50
anestésicos locais, 50
antibióticos, 49
benzodiazepínicos, 50
pigmentações por, 151
na mucosa oral, 151
sono e, 207
para dormir, 207
uso em odontogeriatria de, 167
na cirurgia bucomaxilofacial, 167
anticoagulantes, 167
AP, 167
inapropriados, 167

ÍNDICE REMISSIVO

MEEM (Miniexame do Estado Mental), 115*q*
do idoso, 114
Melanoma
na boca, 156
na cavidade oral, 159*f*
Melatonina
sono e, 208
Memória
de figuras, 117
teste de, 117
no idoso, 117
Morada da Velhice
corpo, 3-6
existência, 3
limites da, 3
virtualidades da, 3
cuidado, 3-6
cuidar, 4
expressão da alteridade, 4
sentido para a vida, 4
Mortalidade
caiu, 7
1940 a 1970, 7
elevada, 7
no início, 7
do século passado, 7
proporcional, 11*f*
por idade, 11*f*
1999, 11*f*
2019, 11*f*
Mucosa
do paciente geriátrico, 151-159
alterações na, 151-159
de coloração, 151
manifestações na, 151-159
Mucosa Bucal
lesões na, 42
e estado nutricional, 42
Mucosite
alterações orais e, 156
oral, 156*q*, 157*f*
classificação de, 156*q*
e laserterapia, 157*f*
Mundo
transição demográfica no, 7

N

Neoplasia(s)
malignas, 166
odontogeriatria e, 166
cirurgia bucomaxilofacial em, 166
Neuropatia
periférica, 156
alterações orais e, 156
Nevo(s)
alterações de coloração por, 151
na mucosa oral, 151
Nevralgia
de trigêmeo, 154
alterações orais por, 154
no paciente geriátrico, 154
Nutrição
e saúde bucal, 41-45
impacto das condições de, 41
no estado nutricional, 41
orientação para exame de, 42
para nutricionistas, 42

para profissionais de saúde, 42
impacto nos tecidos orais, 41
da ingestão de alimentos, 41
instrumento da MAN, 43
para cirurgiões-dentistas, 43
para profissionais de saúde, 43
Nutricionista(s)
orientações para, 42
para exame, 42
de saúde bucal, 42

O

OA (Osteoartrite)
no paciente idoso, 60
Obesidade
sono e, 209
Óbito(s)
proporção de, 15*f*
após completar 80 anos, 15*f*
Brasil, 1999 a 2019, 15*f*
OD (Odontologia Domiciliar), 189-193
AD, 189
diretrizes para, 189
aspectos, 189, 192
éticos, 192
históricos, 189
legais, 192
biossegurança, 190
conceito, 189
contexto, 189
equipamentos odontológicos, 190
portáteis, 190
gestão, 192
eficiente, 193*q*
estratégias adotadas, 193*q*
peculiaridades, 193*q*
problemas associados, 193*q*
riscos associados, 193*q*
objetivos, 189
específicos da, 189*q*
gerais, 189*q*
primeira visita em, 191*f*
sequência de ações da, 191*f*
procedimentos, 190
públicos-alvo, 189
Odontogeriatra
cirurgia bucomaxilofacial em, 165-172
DA, 165
diabetes, 165
doenças, 165, 166
cardiovasculares, 165
respiratórias, 166
infecções urinárias, 166
anestésicos locais, 166
controle da ansiedade, 166
exames laboratoriais prévios, 167
prevenção da EI, 168
profilaxia antibiótica, 167
uso de medicamentos, 167
anticoagulantes, 167
AP, 167
inapropriados, 167
mal de Parkinson, 166
neoplasias malignas, 166
osteoporose, 166
com ênfase em CPs, 183-187
abordagem odontológica, 185*q*

tipos de, 185*q*
conceitos, 183
odontologia em, 184
princípios, 183
relação interdisciplinar, 183
senilidade e, 184
olhar diferenciado, 184
dor orofacial em, 213-216
abordagem da, 216
para manejo da, 216
para tratamento, 216
classificação, 214
diagnóstico, 214
desafios, 215
no paciente idoso, 213
com déficit cognitivo, 215
com demência, 215
tipos de, 214
empatia na prática do, 91-94
importância da, 91-94
particularidades da, 92
trabalhando habilidades, 92
implantodontia na, 175-180
complicações, 179
considerações, 175, 176
pré-cirúrgicas, 175
protéticas, 176
espaços desdentados, 176
reabilitação de, 176
estabilização de próteses, 177, 178
parciais removíveis, 177
com implantes, 177
totais, 178
gerenciamento de riscos, 179
interface com, 195-198
no ambiente hospitalar, 201-210
delirium, 203
importância da manutenção em, 203
da HO, 203
da saúde oral, 203
internação, 201
considerações odontológicas, 202
hipofunção de glândulas salivares, 202
infecção nosocomial, 202
lesões por pressão de dispositivos médicos, 202
OD, 189-193
odontologia do sono aplicada à, 205-210
adenosina, 208
álcool, 206
alimentação, 207, 208
café, 208
diabetes, 209
distúrbios do, 208, 209
intervenção odontológica nos, 209
higiene do sono, 209
ronco, 209
SAOS, 209
e Alzheimer, 209
e câncer, 209
e doenças cardiovasculares, 208
e problemas cerebrais, 208
psiquiátricos, 208
exercícios físicos, 207, 208
ganho de peso, 209
horas de sono, 207*f*

ÍNDICE REMISSIVO

versus idade, 207f
insônia, 209
intestino, 209
luz, 206
medicamentos, 207
  para dormir, 207
melatonina, 208
no idoso, 207
  ciclo circadiano, 207
    alteração do, 207
    fragmentação do, 207
    NREM, 207
      recessão do, 207
normal, 205
  introdução ao, 205
obesidade, 209
privação de, 208
problemas, 209
  no sistema imunológico, 209
ritmo do, 206
  ciclo circadiano, 206
temperatura, 206
teleodontologia com, 195-198
traumatologia bucomaxilofacial em, 165-172
  osteonecrose dos maxilares, 170
    por uso de medicamentos, 170
  trauma maxilofacial, 168
Odontologia
  avaliação global em, 109-126
  do idoso, 109-126
    ambiental, 119
    anamnese, 110
    aparelhos protéticos, 113
      removíveis, 113
    autoavaliação, 120
    avaliação, 112
      extrabucal, 112
      intrabucal, 112
    estado funcional, 117
      ABVD, 118q
      função física, 117
    estado mental, 114
      fluência mental, 114
      função cognitiva, 114
      lista de palavras do CERAD, 114
      MEEM, 114, 115q
      memória de figuras, 117
      teste do relógio, 114, 116f
    estratégias relevantes, 109
    exame físico, 111
      frequência respiratória, 112
      PA, 112
      sinais vitais, 111
      temperatura, 111
    exames complementares, 113
      laboratoriais, 113
      radiológico, 113
      teste elétrico, 113
      tomografia computadorizada, 113
    fragilidade, 119
    história médica, 111
      atual, 111
      familiar, 111
      pregressa, 111
      revisão dos sistemas, 111
    história odontológica, 110

nutricional, 119
psíquica, 117
  função afetiva, 117
queixa principal, 110
situação, 113
  econômica, 113
  estrutura familiar, 113
  psicossocial, 113
do sono, 205-210
  aplicada à odontogeriatria, 205-210
    adenosina, 208
    álcool, 206
    alimentação, 207, 208
    café, 208
    diabetes, 209
    distúrbios do, 208, 209
      intervenção odontológica nos, 209
    e Alzheimer, 209
    e câncer, 209
    e doenças cardiovasculares, 208
    e problemas cerebrais, 208
      psiquiátricos, 208
    exercícios físicos, 207, 208
    ganho de peso, 209
    horas de sono, 207f
      versus idade, 207f
    insônia, 209
    intestino, 209
    luz, 206
    medicamentos, 207
      para dormir, 207
    melatonina, 208
    no idoso, 207
      alteração do ciclo circadiano, 207
      fragmentação do, 207
      recessão do NREM, 207
    normal, 205
      introdução ao, 205
    obesidade, 209
    privação de, 208
    problemas, 209
      no sistema imunológico, 209
    ritmo do, 206
      ciclo circadiano, 206
    temperatura, 206
  em CPs, 184
  implicações clínicas para a, 79-83
    desordens no idoso, 79-83
      funcionais, 79-83
      posturais, 79-83
Onda
  de idosos, 10
  2000 a 2020, 10
Ontogenia
  do sono, 206f
Osteonecrose
  dos maxilares, 170
    por uso de medicamentos, 170
  em implantes dentários, 170f
  medicamentos que podem causar, 168q
  medicamentosa, 156
    alterações orais e, 156
Osteoporose
  odontogeriatria e, 166
    cirurgia bucomaxilofacial em, 166
  paciente idoso, 59

Osteorradionecrose
  alterações orais e, 156

P

PA (Pressão Arterial)
  de consultório, 71q
    para adultos, 71q
      classificação da, 71q
  no exame físico, 112
    do idoso, 112
Paciente Idoso
  clínica odontológica e, 95-216
    avaliação global, 109-126
      em odontologia, 109-126
    cárie dentária, 129-132
      decisão clínica, 129-132
      manejo em idosos, 129-132
    considerações no, 135-140, 161-164
      endodônticas, 135-140
      sobre tratamento protético, 161-164
    doenças bucais, 97-100
      epidemiologia das, 97-100
    OD, 189-193
    odontogeriatria, 165-172, 175-180, 183-187, 195-198, 201-210, 213-216
      cirurgia bucomaxilofacial em, 165-172
      com ênfase em CPs, 183-187
      dor orofacial em, 213-212
      implantodontia na, 175-180
      interface com, 195-198
      no ambiente hospitalar, 201-210
      odontologia do sono aplicada à, 205-210
      teleodontologia com, 195-198
      traumatologia bucomaxilofacial em, 165-172
    periodontia, 143-148
      e envelhecimento humano, 143-148
    principais alterações, 151-159
      na mucosa, 151-159
      nas estruturas da cavidade oral, 151-159
      nas glândulas salivares, 151-159
    principais manifestações, 151-159
      na mucosa, 151-159
      nas estruturas da cavidade oral, 151-159
      nas glândulas salivares, 151-159
    saúde bucal, 103-106
      promoção de, 103-106
  doença periodontal no, 147
    tratamento da, 147
  doenças crônico-degenerativas do, 53-60
    fragilidade, 56, 57
      ciclo da, 57f
    principais, 56
      diabetes *mellitus*, 58
      OA, 60
      osteoporose, 59
      sarcopenia, 56, 58
      SARC-F, 59q
  equipe multiprofissional, 85-89
    definições, 86
    fatores que afetam a, 87
    formação da, 87

ÍNDICE REMISSIVO

integração da, 88
síndromes geriátricas do, 53-60
iatrogenia, 56
imobilismo, 55
incapacidade, 54, 56
cognitiva, 54
comunicativa, 56
incontinência, 55
instabilidade postural, 54
e quedas, 54
insuficiência familiar, 56
Paladar
alterações na percepção do, 442
e estado nutricional, 42
ageusia, 42
disgeusia, 42
hipogeusia, 42
perda do, 42
redução do, 42
no paciente geriátrico, 153
alterações de, 153
perda de, 153
Palavra(s)
lista de, 114
do CERAD, 114
Parkinsonismo
envelhecimento e, 67
Pênfigo Vulgar
alterações orais por, 153
no paciente geriátrico, 153
Penfigoide Benigno
alterações orais por, 153
no paciente geriátrico, 153
Percepção
do paladar, 42
alterações na, 42
disgeusia, 42
e estado nutricional, 42
Perda
dentária, 42
e estado nutricional, 42
do paladar, 42
e estado nutricional, 42
ageusia, 42
Periodontia
e envelhecimento humano, 143-148
desafios da saúde bucal, 143-148
na longevidade, 143-148
doença periodontal, 144, 145
comprometimento sistêmico e, 145
no idoso, 144, 145q
nova classificação das, 144q
tratamento da, 147
periodonto e o, 143
Periodonto
e o envelhecimento, 143
Perspectiva(s)
para as próximas décadas, 15
Petéquia(s)
alterações de coloração por, 152
na mucosa oral, 152
Pigmentação(ões)
na mucosa oral, 151
melânica, 152
por medicamentos, 151
Pigmentada(s)
alterações na mucosa, 151

melânica, 152
nevos, 151
por medicamentos, 151
tatuagem por amálgama, 151
Pirâmide
etária, 8f, 9f, 12f
da população brasileira, 8f, 9f, 12f
em 1950, 8f
em 1980, 9f
em 2020, 12f
populacional, 18f
brasileira, 18f
em 2100, 18f
População
brasileira, 8f, 9f, 12f-14f
1950-2100, 13f, 14f
idosos octogenários na, 14f
proporção de idosos na, 13f
pirâmide etária da, 8f, 9f, 12f
em 1950, 8f
em 1980, 9f
em 2020, 12f
cresceu, 7
1940 a 1970, 7
envelheceu, 9
1980 a 2000, 9
Prescrição Médica
revisão da, 48
envelhecimento e, 48
Prevalência
de demência, 15f
em São Paulo, 15f
Privação
de sono, 208
e problemas cerebrais, 208
diabetes, 209
e Alzheimer, 209
e câncer, 209
e doenças cardiovasculares, 208
ganho de peso, 209
insônia, 209
intestino, 209
obesidade, 209
problemas, 209
no sistema imunológico, 209
psiquiátricos, 208
Problema(s) Cerebral(is)
privação de sono e, 208
diabetes, 209
e Alzheimer, 209
e câncer, 209
e doenças cardiovasculares, 208
ganho de peso, 209
insônia, 209
intestino, 209
no sistema imunológico, 209
obesidade, 209
psiquiátricos, 208
Profilaxia
na cirurgia bucomaxilofacial, 167
em odontogeriatria de, 167
antibiótica, 167
prevenção da EI, 168
Profissional(is)
de saúde, 42, 43
apresentação para, 43
do instrumento da MAN, 43

orientações para, 42
para exame de saúde bucal, 42
Programa
Brasil sorridente, 104
ESB, 105
saúde bucal no, 105f
do idoso, 105f
Promoção
de saúde bucal, 103-106
em idoso, 103-106
componentes da, 103f
estratégias educativas, 105
no Brasil, 104
perspectivas futuras, 106
programa Brasil sorridente, 104
ESB, 105
Prótese(s)
estabilização de, 177, 178
parciais removíveis, 177
com implantes, 177
totais, 178
fixa, 177f
implantossuportada, 177f
removíveis, 177
elementos pilares de, 177
substituição por implantes de, 177
total, 177f, 177f
dentogengival, 177f
metaloplástica mandibular, 177f
removível, 178f
implantorretida, 178f
Prótese(s) Dentária(s)
inadequadas, 42
e estado nutricional, 42
uso de, 163
casos especiais e, 163
reabilitação com, 163f
doenças neurodegenerativas e, 163f
Psicologia
do envelhecimento, 27-30
contribuições ao atendimento
odontológico, 27-30
estressores, 27
e saúde mental, 27
longevidade, 27
Cronos, 27
Kairós, 27
transtornos neurocognitivos, 29

Q

Queda(s)
implicações clínicas, 82
para a odontologia, 82
paciente idoso, 54
risco de, 48
uso de medicamento e, 48
Queixa
principal, 110
na avaliação global, 110
do idoso, 110
Questionário
sobre tecidos bucais, 44q

R

Radical(is) Livre(s)
teoria dos, 21, 22f
no envelhecimento, 21, 22f

230 — ÍNDICE REMISSIVO

Razão
de sexos, 15f
número de homens, 15f
para cada 100 mulheres, 15f
Reabilitação
de espaços desdentados, 174
unitários, 174
Redução
do fluxo salivar, 42
e estado nutricional, 42
do paladar, 42
e estado nutricional, 42
hipogeusia, 42
Relógio
teste do, 114, 116f
REM (*Rapid Eye Movement*), 205
Reparação
do DNA, 22
teoria da, 22
no envelhecimento, 22
Reparo
no paciente idoso, 139
considerações sobre, 139
Revisão
da prescrição médica, 48
envelhecimento e, 48
Risco(s)
associados, 48
ao uso de medicamentos, 48
alterações na boca, 49
confusão mental, 49
de quedas, 48
atendimento odontológico e, 75, 76
cirúrgico, 76
de sangramento, 75
por medicações, 75
em implantodontia, 179
geriátrica, 179
gerenciamento de, 179
Ritmo
do sono, 206
ciclo circadiano, 206
Ronco
SAOS e, 209
RSTC (Remoção Seletiva do Tecido Cariado)
nas lesões de cárie, 131

S

SAB (Síndrome da Ardência Bucal)
alterações orais por, 155
no paciente geriátrico, 155
Saliva
cárie dentária e, 129
Sangramento
por medicações, 75
risco de, 75
atendimento odontológico e, 75
São Paulo
prevalência em, 15f
de demência, 15f
SAOS (Síndrome da Apneia Obstrutiva do Sono)
e ronco, 209
Sarcopenia
paciente idoso, 56, 58
SARC-F, 59q

Saúde
profissionais de, 42, 43
apresentação para, 43
do instrumento da MAN, 43
orientações para, 42
para exame de saúde bucal, 42
Saúde Bucal
e comunicação, 37
no idoso, 37
em idoso, 103-106
promoção de, 103-106
componentes da, 103f
estratégias educativas, 105
no Brasil, 104
perspectivas futuras, 106
programa Brasil sorridente, 104
ESB, 105
impacto das condições de, 41
no estado nutricional, 41
na longevidade, 143-148
desafios da, 143-148
nutrição e, 41-45
impacto nos tecidos orais, 41
da ingestão de alimentos, 41
instrumento da MAN, 43
para cirurgiões-dentistas, 43
para profissionais de saúde, 43
orientação para exame de, 42
para nutricionistas, 42
para profissionais de saúde, 42
Saúde Mental
estressores e, 27
ansiedade, 28
odontológica, 29
depressão, 28
Saúde Oral
manutenção da, 203
em ambiente hospitalar, 203
importância da, 203
Senescência
conceito de, 21
Senilidade
e CPs, 184
olhar diferenciado, 184
do CD, 184
Sensação
de boca seca, 42
e estado nutricional, 42
Sífilis
alterações orais por, 153
no paciente geriátrico, 153
Sinal(is) Vital(is)
no exame físico, 111
do idoso, 111
Síndrome(s)
geriátricas, 53-60
do paciente idoso, 53-60
iatrogenia, 56
imobilismo, 55
incapacidade, 54, 56
cognitiva, 54
comunicativa, 56
incontinência, 55
instabilidade postural, 54
insuficiência familiar, 56
quedas, 54

Sistema(s)
imunológico, 209
problemas no, 209
sono e, 209
transformações dos, 22-24
senescentes, 22-24
cardiovascular, 22
digestivo, 23
endócrino, 23
imunológico, 24
neurológico, 24
osteoarticular, 23
renal, 23
respiratório, 23
Situação
do idoso, 113
avaliação da, 113
econômica, 113
estrutura familiar, 113
função social, 113
psicossocial, 113
Sono
odontologia do, 205-210
aplicada à odontogeriatria, 205-210
adenosina, 208
álcool, 206
alimentação, 207, 208
café, 208
diabetes, 209
distúrbios do, 208, 209
intervenção odontológica nos, 209
e Alzheimer, 209
e câncer, 209
e doenças cardiovasculares, 208
e problemas cerebrais, 208
psiquiátricos, 208
exercícios físicos, 207, 208
ganho de peso, 209
horas de sono, 207f
versus idade, 207f
insônia, 209
intestino, 209
luz, 206
medicamentos, 207
para dormir, 207
melatonina, 208
no idoso, 207
alteração do ciclo circadiano, 207
fragmentação do, 207
recessão do NREM, 207
normal, 205
introdução ao, 205
obesidade, 209
privação de, 208
problemas, 209
no sistema imunológico, 209
ritmo do, 206
ciclo circadiano, 206
temperatura, 206

T

Tatuagem
por amálgama, 151
na mucosa oral, 151

ÍNDICE REMISSIVO

231

Taxa
  de dependência, 16*f*
    de idosos, 16*f*
      no Brasil, 1950-2100, 16*f*
Tecido(s) Bucal(is)
  questionário sobre, 44*q*
Tecido(s) Oral(is)
  manutenção dos, 41
    impacto na, 41
      da ingestão de alimentos, 41
Técnica(s)
  restauradoras, 131
    minimamente invasivas, 131
      nas lesões de cárie, 131
Teleodontologia
  com odontogeriatria, 195-198
Temperatura
  no exame físico, 111
    do idoso, 111
  sono e, 204
Teoria(s)
  do envelhecimento, 21
    da glicosilação, 21, 22*f*
    da instabilidade genômica, 22
    da reparação do DNA, 22
    do estresse oxidativo, 21
    dos radicais livres, 21, 22*f*
Terapia(s)
  antineoplásicas, 155
    alterações orais em, 155
      cárie de irradiação, 155
      infecções oportunistas, 156
      mucosite, 156
      neuropatia periférica, 156
      no paladar, 155
      osteonecrose medicamentosa, 156
      osteorradionecrose, 156
      trismo, 156
      xerostomia, 155
Teste
  no idoso, 114, 116*f*, 117
    de fluência mental, 114
    de memória de figuras, 117
    do relógio, 114, 116*f*
TRA/ART (Tratamento Restaurador
  Atraumático)
  nas lesões de cárie, 131
Transformação(ões)
  senescentes, 22
    audição, 23
    cavidade bucal, 24
    composição corpórea, 23
    sistema, 22-24
      cardiovascular, 22

      digestivo, 23
      endócrino, 23
      imunológico, 24
      neurológico, 24
      osteoarticular, 23
      renal, 23
      respiratório, 23
      visão, 23
Transição no Brasil
  demográfica, 7-18
  e epidemiológica, 7-18
    1940 a 1970, 7
    1980 a 2000, 9
    2000 a 2020, 10
    feminização do envelhecimento, 15
    idosos muito idosos, 13
    perspectivas para as próximas
      décadas, 15
    século passado, 7
  no mundo, 7
Transplante(s)
  alterações orais em, 155
    no paciente geriátrico, 155
Transtorno(s)
  envelhecimento e, 63
    ansiosos, 64
    bipolar, 64
    cognitivos, 65
      CCL, 65
      CCS, 65
      demência, 65
      evolução, 65*f*
    de adaptação, 63
    depressivos, 63
    prevenção, 67
    psicóticos, 64
    neurocognitivos, 29
      caso clínico, 30
Tratamento
  endodôntico, 136, 136*f*, 140*q*
    no paciente idoso, 136, 138*f*, 140*q*
      orientações clínicas, 140*q*
      planejamento do, 136
Trauma
  maxilofacial, 168
  no idoso, 168
  mecânico, 151
    lesões reacionais por, 151
Traumatologia Bucomaxilofacial
  em odontogeriatria, 165-172
    osteonecrose dos maxilares, 170
      por uso de medicamentos, 170
      trauma maxilofacial, 168
Trigêmeo

  nevralgia de, 154
    alterações orais por, 154
      no paciente geriátrico, 154
Trismo
  alterações orais e, 156
Tuberculose
  alterações orais por, 153
    no paciente geriátrico, 153

U

UAR (Úlcera Aftosa Recorrente)
  alterações orais por, 154
    no paciente geriátrico, 154
  apresentações clínicas, 154*q*

V

Variz(es)
  linguais, 152
    alterações de coloração por, 152
      na mucosa oral, 152
Vascular(es)
  alterações na mucosa, 152
    equimoses, 152
    hemangioma, 152
    petéquias, 152
    varizes linguais, 152
Velhice(s)
  e interdisciplinaridade, 27-30
    estressores, 27
      e saúde mental, 27
    longevidade, 27
      Cronos, 27
      Kairós, 27
    psicologia do envelhecimento, 27-30
      contribuições ao atendimento
        odontológico, 27-30
      transtornos neurocognitivos, 29
        caso clínico, 30
Vida
  sentido para a, 4
  cuidar, 4
Visão
  transformações da, 23, 38
    no idoso, 38
    senescentes, 23

X

Xerostomia
  alterações orais e, 155
  e estado nutricional, 42